实用心血管疾病研究进展

主编 李 扬 马美红 韦 伟 柏 林
苏珊珊 牛欣青 王 勇 刘燕慧

上海科学技术文献出版社
Shanghai Scientific and Technological Literature Press

图书在版编目（CIP）数据

实用心血管疾病研究进展 / 李扬等主编. -- 上海：上海科学技术文献出版社,2023

ISBN 978-7-5439 8980-1

Ⅰ. ①实… Ⅱ. ①李… Ⅲ. ①心脏血管疾病－诊疗－研究 Ⅳ. ①R54

中国国家版本馆CIP数据核字（2023）第226156号

组稿编辑：张 树
责任编辑：张 树 仲书怡
封面设计：宗 宁

实用心血管疾病研究进展
SHIYONG XINXUEGUAN JIBING YANJIU JINZHAN

主　　编：李 扬 马美红 韦 伟 柏 林 苏珊珊 牛欣青 王 勇 刘燕慧
出版发行：上海科学技术文献出版社
地　　址：上海市长乐路746号
邮政编码：200040
经　　销：全国新华书店
印　　刷：山东麦德森文化传媒有限公司
开　　本：787mm×1092mm 1/16
印　　张：19
字　　数：513 千字
版　　次：2023年8月第1版 2023年8月第1次印刷
书　　号：ISBN 978-7-5439-8980-1
定　　价：198.00 元

Editorial Committee 编委会

主　编

李　扬　马美红　韦　伟　柏　林

苏珊珊　牛欣青　王　勇　刘燕慧

副主编

王雪玉　杨明伟　韩雅琴　李燕芳

孟庆燕　李百慧

编　委（按姓氏笔画排序）

马美红（山东颐养健康集团肥城医院）

王　勇（山东省军区济南第一退休干部休养所）

王雪玉（山东中医药大学第二附属医院）

韦　伟（安徽省宿州市第一人民医院）

牛欣青（济南市章丘区人民医院）

刘燕慧（庆云县人民医院）

苏珊珊（潍坊市中医院）

李　扬（山东国欣颐养集团枣庄医院）

李百慧（山东省邹平市码头镇卫生院）

李燕芳（湖北省兴山县人民医院）

杨明伟（宁阳县第二人民医院）

孟庆燕（聊城市东昌府人民医院）

赵立朝（解放军第九六〇医院）

柏　林（益阳市中心医院）

韩雅琴（上海交大医学院附属新华医院）

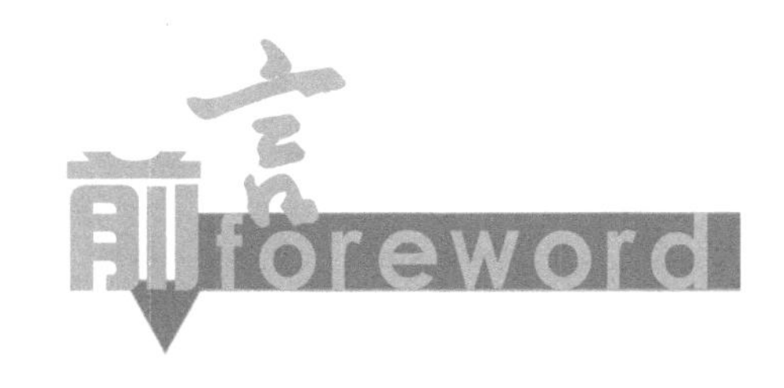

心血管疾病是临床常见病，占城乡居民总死亡原因的首位。随着人们生活节奏的加快和生活方式的改变，心血管疾病呈现出越来越年轻化的趋势，死亡率也在不断上升。然而由于科学技术和医学学科的发展，人们对心血管疾病的病因病理有了更加深刻的认识，相关的诊疗技术也层出不穷。因此，心血管科医师必须紧跟心血管疾病的发展步伐，掌握最新的理论基础和先进的诊疗技术，以便更好地为广大患者解除病痛，提高患者生活质量。鉴于此，我们特组织了一批经验丰富的心血管科专家精心编写了《实用心血管疾病研究进展》一书。

本书强调新理论与新技术的应用，首先介绍了心血管疾病的基础理论知识；然后叙述了心律失常、心包疾病、冠状动脉粥样硬化性心脏病等疾病，针对每个疾病的病因病理、发病机制、临床表现、诊断、鉴别诊断、治疗和预后等进行了比较全面的介绍。本书在编写过程中不仅总结了心血管科医师丰富的临床经验，而且参考了国内外最新的资料文献，重点突出、简明扼要、层次分明，是集科学性、权威性和实用性于一体的心血管疾病诊疗参考书。本书能够促进心血管科医师科学、规范、合理地进行临床诊疗，适合各级医院心血管科医师和医学院校学生阅读使用。

由于现代医学的发展日新月异，加上编者编写时间仓促，经验、水平有限，书中存在不足或疏漏之处在所难免。在此，我们恳请广大读者在阅读过程中提出宝贵的意见，以便我们再版时改进。

《实用心血管疾病研究进展》编委会

2023年6月

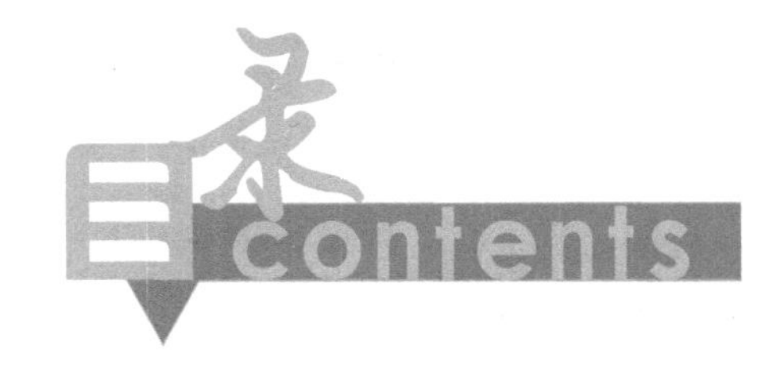

第一章　心血管系统的结构 ……………………………………………………（1）

第一节　心血管系统的组成 ……………………………………………………（1）

第二节　血管吻合及侧支循环 …………………………………………………（4）

第三节　血管的分布规律及其变异 ……………………………………………（5）

第二章　心血管疾病的常见症状 ……………………………………………（7）

第一节　胸痛 ……………………………………………………………………（7）

第二节　心悸 ……………………………………………………………………（9）

第三节　呼吸困难 ………………………………………………………………（11）

第四节　水肿 ……………………………………………………………………（14）

第五节　发绀 ……………………………………………………………………（16）

第三章　正常心电图 …………………………………………………………（19）

第一节　12 导联心电图的原理和技术 …………………………………………（19）

第二节　心电图的组成 …………………………………………………………（28）

第三节　电极误放和干扰 ………………………………………………………（32）

第四节　儿童心电图 ……………………………………………………………（37）

第五节　运动员心电图 …………………………………………………………（40）

第六节　正常起搏心电图 ………………………………………………………（43）

第四章　异常心电图 …………………………………………………………（48）

第一节　P 波异常 ………………………………………………………………（48）

第二节　ST 段异常 ……………………………………………………………（55）

第三节　PR 间期和 PR 段异常 …………………………………………………（62）

第四节　QRS 波群异常 …………………………………………………………………… (65)
第五节　T 波异常 ……………………………………………………………………… (76)
第六节　QT 间期异常 …………………………………………………………………… (82)
第七节　U 波异常 ……………………………………………………………………… (87)
第五章　心律失常 ……………………………………………………………………… (92)
第一节　窦性停搏 ……………………………………………………………………… (92)
第二节　窦性心动过速 …………………………………………………………………… (93)
第三节　窦性心动过缓 …………………………………………………………………… (94)
第四节　窦房传导阻滞 …………………………………………………………………… (96)
第五节　房室传导阻滞 …………………………………………………………………… (97)
第六节　期前收缩…………………………………………………………………… (111)
第七节　心房扑动…………………………………………………………………… (116)
第八节　心房颤动…………………………………………………………………… (118)
第九节　心室扑动和心室颤动……………………………………………………… (125)
第六章　心包疾病…………………………………………………………………… (127)
第一节　心包炎……………………………………………………………………… (127)
第二节　心包缩窄…………………………………………………………………… (135)
第三节　心包积液…………………………………………………………………… (138)
第七章　冠状动脉粥样硬化性心脏病……………………………………………… (156)
第一节　稳定型心绞痛 …………………………………………………………… (156)
第二节　不稳定型心绞痛和非 ST 段抬高型心肌梗死 ………………………… (165)
第三节　ST 段抬高型心肌梗死 ………………………………………………… (172)
第四节　隐匿型冠心病 …………………………………………………………… (191)
第八章　老年心血管疾病…………………………………………………………… (196)
第一节　老年高血压………………………………………………………………… (196)
第二节　老年心脏瓣膜病…………………………………………………………… (202)
第三节　老年扩张型心肌病………………………………………………………… (209)
第四节　老年心力衰竭……………………………………………………………… (211)
第五节　老年慢性肺源性心脏病…………………………………………………… (227)

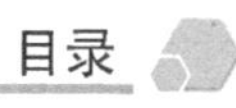

第九章　心血管疾病的护理……（230）
第一节　原发性高血压的护理……（230）
第二节　感染性心内膜炎的护理……（239）
第三节　病毒性心肌炎的护理……（243）
第四节　心绞痛的护理……（244）
第五节　急性心肌梗死的护理……（250）
第六节　心源性休克的护理……（263）
第七节　心源性猝死的护理……（267）
第八节　冠状动脉粥样硬化性心脏病的介入护理……（272）
第九节　心脏瓣膜病的介入护理……（279）
第十节　先天性心脏病的介入护理……（285）
参考文献……（295）

第一章
心血管系统的结构

第一节 心血管系统的组成

一、心血管系统的解剖结构

心血管系统由心、动脉、静脉和连于动、静脉之间的毛细血管组成。

(一)心

心主要由心肌组成,是连接动、静脉的枢纽及心血管系统的“动力泵”。心腔被房间隔和室间隔分为互不相通的左、右两侧,每侧又经房室口分为心房和心室,故心有4个腔室:左心房、左心室,右心房和右心室。同侧的心房和心室之间借房室口相通。心房接受静脉,以引流血液回心;心室发出动脉,以输送血液出心。左、右房室口和动脉口处均有瓣膜,它们颇似泵的阀门,可顺血流而开放,逆血流而关闭,以保证血液定向流动。

(二)动脉

动脉是运送血液离心的血管。动脉由心室发出,在行程中不断分支,越分越细,最后移行为毛细血管。动脉内血液压力高,流速较快,因而动脉管壁较厚,富有弹性和收缩性等特点。在活体的某些部位还可扪到动脉随心跳而搏动。

(三)静脉

静脉是引导血液回心的血管。小静脉由毛细血管静脉端汇合而成,在向心回流过程中不断接受属支,越合越粗,最后注入心房。与相应动脉比,静脉管壁薄,管腔大,弹性小,容血量较大。

(四)毛细血管

毛细血管是连接动、静脉的管道,彼此吻合成网。除软骨、角膜、晶状体、毛发、牙釉质和被覆上皮外,遍布全身各处。血液由其动脉端经毛细血管网流至静脉端。毛细血管数量多,管壁薄,通透性大,管内血流缓慢,是血液与组织液进行物质交换的场所。

二、血管壁的一般构造

血管的各级管道,其基本组织成分为内皮、肌组织、结缔组织,并具有共同的排列模式,即组织呈层状同心圆排列。

(一)动、静脉管壁的组织学结构

由于各段血管的功能不同,其管壁的微细结构也有所差异。除毛细血管外,动脉、静脉管壁有着共同的结构特点,从管腔面向外依次分为内膜、中膜和外膜(图 1-1)。

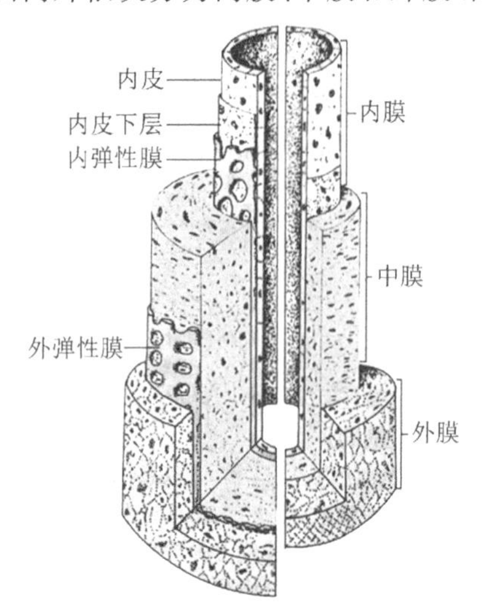

图 1-1　动、静脉管壁结构模式图

1.内膜

内膜为血管壁的最内层,是 3 层中最薄的一层,由内皮、内皮下层和内弹性膜组成。

(1)内皮:是衬贴于血管腔面的一层单层扁平上皮。内皮细胞很薄,含核的部分略厚,细胞基底面附着在基膜上。内皮细胞长轴与血流方向一致,表面光滑,利于血液的流动。电镜观察内皮细胞具有下列结构特征。

1)胞质突起:为内皮细胞游离面胞质向管腔伸出的突起,大小不等,形态多样,呈微绒毛状、片状、瓣状、细指状或圆柱状等,它们扩大了细胞的表面积,有助于内皮细胞的吸收作用及物质转运作用。此外,突起还能对血液的流体力学产生影响。

2)质膜小泡:质膜小泡又称吞饮小泡,是由细胞游离面或基底面的细胞膜内凹,然后与细胞膜脱离形成。质膜小泡可以互相连通,形成穿过内皮的暂时性孔道,称为穿内皮性管。质膜小泡以胞吐的方式,完成血管内、外物质运输的作用;质膜小泡还可能作为膜储备,备用于血管的扩张或延长、窗孔、穿内皮性管、内皮细胞微绒毛的形成等。

3)Weibel-Palad 小体(W-P 小体):又称细管小体,是内皮细胞特有的细胞器,呈杆状,外包单位膜,长约 3 μm,直径 0.1～0.3 μm,内有许多直径约为 15nm 的平行细管。其功能可能是参与凝血因子Ⅷ相关抗原的合成和储存。

4)其他:相邻内皮细胞间有紧密连接和缝隙连接,胞质内有发达的高尔基复合体、粗面内质网、滑面内质网等细胞器。还可见微丝,其收缩可改变间隙的宽度和细胞连接紧密程度,影响和调节血管的通透性。

内皮细胞有复杂的酶系统,能合成与分泌多种生物活性物质,如血管紧张素Ⅰ转换酶、血管内皮生长因子(VEGF)、前列环素(PGI_2)、内皮素(ET)等,在维持正常的心血管功能方面起重要作用。

（2）内皮下层：内皮下层是位于内皮和内弹性膜之间的薄层结缔组织，含有少量的胶原纤维和弹性纤维，有时有少许纵行平滑肌。

（3）内弹性膜：内弹性膜由弹性蛋白组成，膜上有许多小孔。在血管横切面上，由于血管壁收缩，内弹性膜常呈波浪状。通常以内弹性膜作为动脉内膜与中膜的分界。

2.中膜

中膜位于内膜和外膜之间，其厚度及组成成分因血管种类不同而有很大差别。大动脉中膜以弹性膜为主，其间有少许平滑肌；中、小动脉以及静脉的中膜主要由平滑肌组成，肌间有弹性纤维和胶原纤维。

血管平滑肌细而有分支，肌纤维间有中间连接和缝隙连接。平滑肌细胞可与内皮细胞形成肌-内皮连接，平滑肌通过该连接，与血液或内皮细胞进行化学信息交流。血管平滑肌可产生胶原纤维、弹性纤维和无定形基质。胶原纤维起维持张力的作用，具有支持功能；弹性纤维具有使扩张的血管回缩的作用；基质中含蛋白多糖，其成分和含水量因血管种类不同而略有不同。

3.外膜

外膜由疏松结缔组织组成，结缔组织细胞以成纤维细胞为主，当血管损伤时，成纤维细胞具有修复外膜的能力。纤维主要为螺旋状或纵向走行的胶原纤维和弹性纤维，并有小血管和神经分布。有的动脉在中膜和外膜交界处还有外弹性膜，也由弹性蛋白组成，但较内弹性膜薄。

（二）血管壁的营养血管和神经

管径 1 mm 以上的动脉和静脉管壁中，都有小血管分布，称为营养血管。其进入外膜后分支形成毛细血管，分布到外膜和中膜。内膜一般无血管，营养由管腔内的血液直接渗透供给。

血管壁上有神经分布，主要分布于中膜与外膜的交界部位。一般而言，动脉神经分布密度较静脉高，以中、小动脉最为丰富。它们能够调节血管的收缩和舒张。毛细血管是否存在神经分布尚有争议。

三、血液循环

在神经体液调节下，血液在心血管系统中循环不息。

体循环，又称大循环。血液由左心室搏出，经主动脉及其分支到达全身毛细血管，血液通过毛细血管壁与周围的组织、细胞进行物质和气体交换，再通过各级静脉回流，最后经上、下腔静脉及心冠状窦回至右心房。体循环的路径：左心室→主动脉→各级动脉→毛细血管→各级静脉→上、下腔静脉→右心房（图 1-2）。

肺循环，又称小循环。血液由右心室搏出，经肺动脉干及其各级分支到达肺泡毛细血管进行气体交换，再经肺静脉回至左心房。肺循环路径：右心室→肺动脉→各级肺动脉→肺内毛细血管→各级肺静脉→肺静脉→左心房。

体循环和肺循环同时进行，体循环的路程长，流经范围广，以动脉血滋养全身各部器官，并将全身各部的代谢产物和二氧化碳运回心。肺循环路程较短，只通过肺，主要使静脉血转变成含氧饱和的动脉血。

两个循环途径通过左、右房室口互相衔接。因此两个循环虽路径不同，功能各异，但都是人体整个血液循环的一个组成部分。血液循环路径中任何一部分发生病变，如心瓣膜病、房室间隔缺损、肺疾病等都会影响血液循环的正常进行。

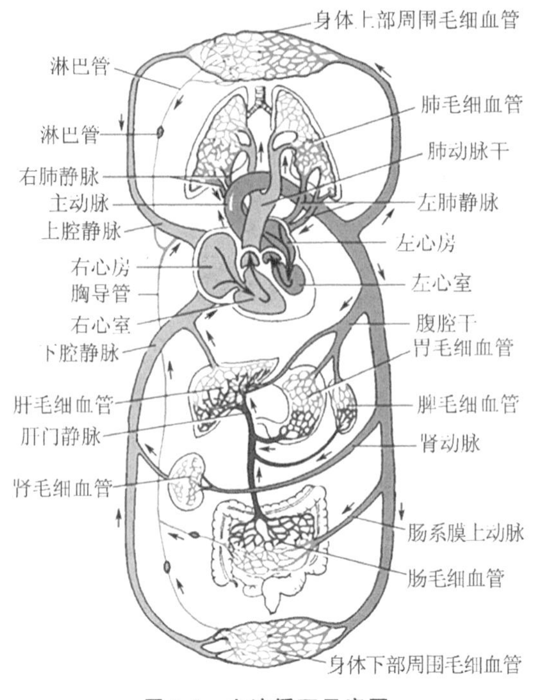

图 1-2 血液循环示意图

（李 扬）

第二节 血管吻合及侧支循环

一、血管吻合

人体的血管除经动脉-毛细血管-静脉相通连外，在动脉与动脉、静脉与静脉、动脉与静脉之间，也可凭借血管支（吻合管或交通支）彼此连接，形成血管吻合（图 1-3）。

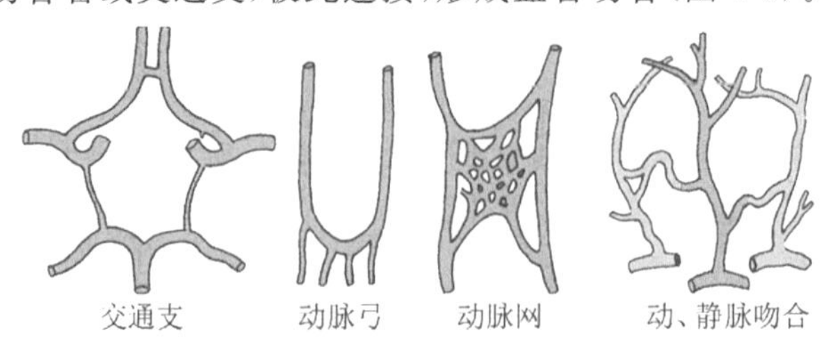

图 1-3 血管吻合形成

（一）动脉-动脉吻合

在许多部位或器官的两动脉干之间借交通支相连所形成的吻合（如脑底动脉之间）。此类吻合多在经常活动或易受压部位，其邻近的多条动脉分支互相吻合成动脉网（如关节网），在经常改变形态的器官，两动脉末端或其分支可直接吻合形成动脉弓（如掌浅弓、掌深弓等）。这些吻合都

有缩短循环时间和调节血流量的作用。

(二)静脉-静脉吻合

静脉与静脉之间的吻合数量更大,形式更多。除具有和动脉相似的吻合形式外,在某些部位,特别是容积变动大的器官的周围或器官壁内常形成静脉丛,以保证在器官扩大或腔壁受到挤压时局部血流依然畅通。

(三)动脉-静脉吻合

在体内的许多部位,如指尖、趾端、唇、鼻、外耳皮肤、生殖器勃起组织等处,小动脉和小静脉之间可借吻合支直接相连,形成小动静脉吻合。这种吻合具有缩短循环途径,调节局部血流量和体温的作用。

二、侧支循环

较大的动脉主干在行程中常发出侧支,也称侧副管,它与主干血管平行,可与同一主干远侧所发的返支或另一主干的侧支相连而形成侧支吻合。正常状态下,侧支管径比较细小,但当主干阻塞时,侧支血管逐渐增粗,血流可经扩大的侧支吻合到达阻塞以下的血管主干,使血管受阻区的血液循环得到不同程度的代偿性恢复。这种通过侧支吻合重建的循环称为侧支循环或侧副循环。侧支循环的建立体现了血管的适应能力和可塑性,对于保证器官在病理状态下的血液供应具有重要意义(图 1-4)。

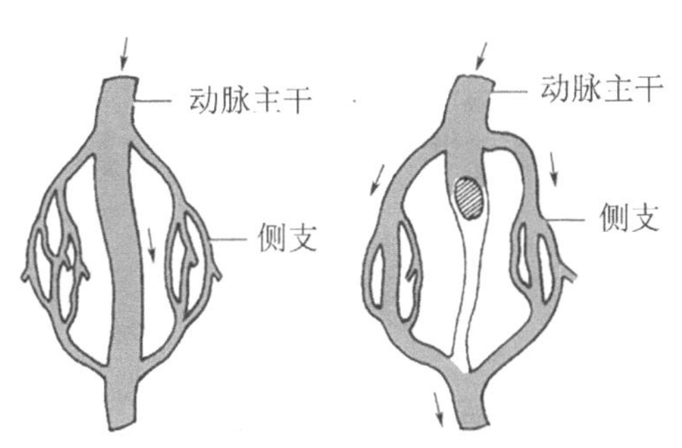

图 1-4 侧支吻合和侧支循环示意图

体内少数器官内的相邻动脉之间无吻合,这种动脉称终动脉。终动脉的阻塞易导致其供血区的组织缺血甚至坏死。视网膜中央动脉被认为是典型的终动脉。如果某一动脉与邻近动脉虽有吻合,但当此动脉阻塞后,邻近动脉不足以代偿其血液供应,这种动脉称功能性终动脉,如脑、肾和脾内的一些动脉分支。

(马美红)

第三节 血管的分布规律及其变异

人体每一个大的区域都有一条动脉主干,如头颈部的颈总动脉等。动脉、静脉和神经多相互伴行,并被结缔组织鞘包绕,组成血管神经束。一般动脉的位置与静脉相比通常要更深一些,但也有几支表浅动脉,如颞浅动脉等。静脉按其功能又称为容量性血管。静脉具有分布范围广,属支多，容血量大，血压低等特点。静脉依据位置的深浅可分为浅静脉和深静脉。浅静脉位于皮下的浅筋膜内，不与动脉伴行，最后注入深静脉。临床上常经浅静脉注射、输液、输血、取血和插入导管等。深静脉位于深筋膜的深面或体腔内。大部分深静脉与同名动脉伴行，常为2条，如四肢远侧端的深静脉等。

胚胎时期，血管是在毛细血管网的基础上发展起来的。在发育过程中，由于功能需要和血流动力因素的影响，有些血管扩大形成主干或分支，有些退化或消失，有的则以吻合管的形式存留下来。由于某种因素的影响，血管的起始或汇入、管径、数目和行程等常有不同变化。因此，血管的形态、数值，并非所有人一致，有时可出现血管的变异或畸形。

变异血管与正常血管的形态学改变不明显，一般不影响生理功能，这包括血管的来源、分支、数量、行程、管径及形状等。有的血管变异比较简单，如颈内动脉的迂曲；有的相对较复杂，如整条血管的缺如等。血管的变异或畸形则可能造成一定的功能障碍或存在一定的临床风险。而最常见的血管走行变异几乎具有无限的可能性，从微细的变化到巨大的改变，但对于某个血管而言，如髂内动脉的分支闭孔动脉（图1-5），其大多数的走行变异情况多局限于2～3种。

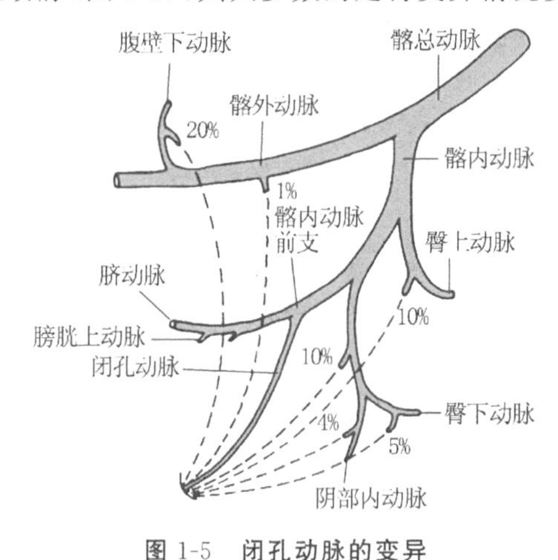

图1-5 闭孔动脉的变异

（韦 伟）

第二章

心血管疾病的常见症状

第一节　胸　　痛

胸痛主要由胸部疾病引起，少数由其他部位的病变所致，心血管系统疾病是胸痛的常见原因，但其他部位的疾病亦可引起胸痛症状，如肝脓肿等。因痛阈个体差异性大，胸痛的程度与原发疾病的病情轻重并不完全一致。

一、病因

（一）胸壁疾病

肋软骨炎、带状疱疹、肌炎、颈胸椎疾病、胸部外伤、肋间神经痛和肋骨转移瘤等。

（二）呼吸系统疾病

胸膜炎、肺炎、支气管肺癌和气胸等。

（三）纵隔疾病

急性纵隔炎、纵隔肿瘤、纵隔气肿等。

（四）心血管疾病

心绞痛、心肌梗死、心包炎、胸主动脉瘤、肺栓塞和夹层动脉瘤等。

（五）消化系统疾病

食管炎、胃十二指肠溃疡、胆囊炎、胰腺炎等。

（六）膈肌疾病

膈疝、膈下脓肿等。

（七）其他

骨髓瘤、白血病胸骨浸润、心脏神经症等。

二、临床表现

（一）发病年龄

青壮年胸痛，应注意结核性胸膜炎、自发性气胸、心肌炎、心肌病、风湿性心瓣膜病；年龄在

40 岁以上患者还应注意心绞痛、心肌梗死与肺癌。

(二)胸痛部位

(1)炎症性疾病局部有压痛,并伴有红、肿、热、痛表现。

(2)带状疱疹是成簇水疱沿一侧肋间神经分布伴剧痛,疱疹不越过体表中线。

(3)非化脓性肋骨软骨炎多侵犯第 1～2 肋软骨,对称或非对称性,呈单个或多个肿胀隆起,局部皮色正常,有压痛,咳嗽、深呼吸或上肢大幅度活动时疼痛加重。

(4)食管及纵隔病变,胸痛多位于胸骨后,进食或吞咽时加重。

(5)心绞痛和心肌梗死的疼痛多在心前区与胸骨后或剑突下,疼痛常放射至左肩、左臂内侧,达环指与小指,亦可放射于左颈与面颊部,患者误认为牙痛。

(6)夹层动脉瘤疼痛位于胸背部,向下放射至下腹、腰部及两侧腹股沟和下肢。

(7)自发性气胸、胸膜炎和肺梗死的胸痛多位于患侧腋前线与腋中线附近,后二者如累及肺底、膈胸膜,则疼痛也可放射于同侧肩部。肺尖部肺癌(肺上沟癌、Pancoast 癌)以肩部、腋下痛为主,疼痛向上肢内侧放射。

(三)胸痛性质

(1)带状疱疹呈刀割样痛或灼痛,剧烈难忍。

(2)食管炎则为烧灼痛。

(3)心绞痛呈绞窄性并有重压窒息感。

(4)心肌梗死则疼痛更为剧烈并有恐惧、濒死感。

(5)纤维素性胸膜炎常呈尖锐刺痛或撕裂痛。

(6)肺癌常为胸部闷痛,而 Pancoast 癌则呈火灼样痛,夜间尤甚。

(7)夹层动脉瘤为突然发生胸背部难忍撕裂样剧痛。

(8)肺梗死亦为突然剧烈刺痛或绞痛。常伴呼吸困难及发绀。

(四)持续时间

(1)平滑肌痉挛或血管狭窄缺血所致疼痛为阵发性。

(2)炎症、肿瘤、栓塞或梗死所致疼痛呈持续性。如心绞痛发作时间短暂,而心肌梗死疼痛持续时间很长且不易缓解。

(五)影响胸痛因素

影响胸痛因素包括诱因、加重与缓解因素。劳累、体力活动、精神紧张,可诱发心绞痛发作,休息、含服硝酸甘油或硝酸异山梨酯,可使心绞痛缓解,而对心肌梗死疼痛则无效。胸膜炎和心包炎的胸痛则可因深呼吸和咳嗽而加剧。反流性食管炎的胸骨后灼痛,饱餐后出现,仰卧或俯卧位加重,服用抗酸剂和促动力药多潘立酮或西沙必利后可减轻或消失。

三、胸痛伴随症状

(1)胸痛伴吞咽困难或咽下痛者,提示食管疾病,如反流性食管炎。

(2)胸痛伴呼吸困难者,提示较大范围病变,如大叶性肺炎、自发性气胸、渗出性胸膜炎和肺栓塞等。

(3)胸痛伴面色苍白、大汗、血压下降或休克表现时,多考虑心肌梗死、夹层动脉瘤、主动脉窦瘤破裂和大块肺栓塞等。

(柏　林)

第二节　心　　悸

心悸是患者自觉心慌、心跳的一种症状。当心率加快时多伴有心前区不适感，心率缓慢时则感搏动有力。心悸时心率可快、可慢，也可有心律失常、心搏增强，部分患者心率和心律亦可正常。

一、发生机制

心悸发生机制尚未完全清楚，一般认为心脏活动过度是心悸发生的基础，常与心率及心搏出量改变有关。

在心动过速时，舒张期缩短、心室充盈不足，当心室收缩时心室肌与心瓣膜的紧张度突然增加，可引起心搏增强而感心悸。

心律失常如期前收缩，在一个较长的代偿期之后的心室收缩，往往强而有力，这时患者可出现心悸。心悸出现与心律失常出现及存在时间长短有关，如突然发生的阵发性心动过速，心悸往往较明显，而在慢性心律失常，如心房颤动，患者可因逐渐适应而无明显心悸。

心悸的发生常与精神因素及注意力有关，焦虑、紧张及注意力集中时易于出现。心悸可见于心脏病者，但与心脏病不能完全等同，心悸患者不一定患有心脏病，反之心脏病患者也可不发生心悸。

二、病因

（一）心脏搏动增强

心脏收缩力增强引起的心悸，可分为生理性心悸或病理性心悸。

1.生理性心悸

生理性心悸见于下列情况。

（1）健康人在剧烈运动或精神过度紧张时。

（2）饮酒、进食浓茶或咖啡后。

（3）应用某些药物：如肾上腺素、麻黄碱、咖啡因、阿托品和甲状腺片等。

2.病理性心悸

病理性心悸见于下列情况。

（1）心室肥大：高血压心脏病、各种原因所致的主动脉瓣关闭不全、风湿性二尖瓣关闭不全等引起的左心室肥大，心脏收缩力增强，可引起心悸；动脉导管未闭、室间隔缺损回流量增多，增加心脏的工作量，导致心室增大，也可引起心悸；此外脚气性心脏病，因微小动脉扩张，阻力降低，回心血流增多，心脏工作量增加，也可出现心悸。

（2）其他引起心排血量增加的疾病。甲状腺功能亢进：由于基础代谢与交感神经兴奋性增高，导致心率加快；贫血：以急性失血时心悸为明显，贫血时血液携氧量减少，器官及组织缺氧，机体为保证氧的供应，通过增加心率，提高心排血量来代偿，于是心率加快导致心悸；发热时基础代谢率增高，心率加快，心排血量增加，也可引起心悸；低血糖症、嗜铬细胞瘤引起的肾上腺素释放增多，心率加快，也可发生心悸。

（二）心律失常

心动过速、过缓或心律不齐时，均可出现心悸。

1.心动过速

各种原因引起的窦性心动过速、阵发性室上性或室性心动过速等，均可发生心悸。

2.心动过缓

高度房室传导阻滞（二、三度房室传导阻滞）、窦性心动过缓或病态窦房结综合征，由于心率缓慢，舒张期延长，心室充盈度增加，心搏强而有力，引起心悸。

3.心律失常

房性或室性的期前收缩、心房颤动，由于心脏跳动不规则或有一段间歇，使患者感到心悸甚至有停跳感觉。

（三）心脏神经症

由自主神经功能紊乱所引起，心脏本身并无器质性病变，多见于青年女性。临床表现除心悸外尚有心率加快、心前区或心尖部隐隐作痛以及疲乏、失眠、头晕、头痛、耳鸣、记忆力减退等神经衰弱表现，且在焦虑、情绪激动等情况下更易发生。肾上腺素能受体反应亢进综合征也与自主神经功能紊乱有关，易在紧张时发生，其表现除心悸、心动过速、胸闷、头晕外尚可有心电图的一些改变，如出现窦性心动过速，轻度 ST 段下移及 T 波平坦或倒置，其易与心脏器质性病变相混淆。

三、伴随症状

（一）伴心前区痛

心前区痛见于冠状动脉硬化性心脏病（如心绞痛、心肌梗死）、心肌炎、心包炎，亦可见于心脏神经症等。

（二）伴发热

发热见于急性传染病、风湿热、心肌炎、心包炎和感染性心内膜炎等。

（三）伴晕厥或抽搐

晕厥或抽搐见于高度房室传导阻滞、心室颤动或阵发性室性心动过速、病态窦房结综合征等。

（四）伴贫血

贫血见于各种原因引起的急性失血，此时常有虚汗、脉搏微弱、血压下降或休克，慢性贫血则心悸多在劳累后较明显。

（五）伴呼吸困难

呼吸困难见于急性心肌梗死、心包炎、心肌炎、心力衰竭和重症贫血等。

（六）伴消瘦及出汗

消瘦及出汗见于甲状腺功能亢进。

（刘燕慧）

第三节　呼吸困难

呼吸困难是指患者主观上感到氧气不足、呼吸费力；客观上表现为用力呼吸，重者鼻翼扇动、张口耸肩，甚至出现发绀，并伴有呼吸频率、深度与节律的异常。

一、病因

引起呼吸困难的原因主要是呼吸系统和心血管系统疾病。

（一）肺源性呼吸困难

1.气道阻塞

咽后壁脓肿、喉头水肿、支气管哮喘、慢性阻塞性肺疾病及喉、气管与支气管的炎症、水肿、肿瘤或异物所致狭窄或阻塞，主动脉瘤压迫等。

2.肺疾病

如大叶性或支气管肺炎、肺脓肿、肺气肿、肺栓塞、肺淤血、肺水肿、肺泡炎、弥漫性肺间质纤维化、肺不张及细支气管肺泡癌等。

3.胸膜疾病

胸腔积液、气胸、胸膜肿瘤、胸膜肥厚粘连和脓胸等。

4.胸廓疾病

如严重胸廓脊柱畸形、气胸、大量胸腔积液和胸廓外伤等。

5.神经肌肉疾病

如脊髓灰质炎病变累及颈髓、急性多发性神经根神经炎和重症肌无力累及呼吸肌，药物（肌松药、氨基糖苷类药等）导致呼吸肌麻痹等。

6.膈运动障碍

纵隔气肿、纵隔肿瘤、急性纵隔炎、膈麻痹、高度鼓肠、大量腹水、腹腔巨大肿瘤、胃扩张和妊娠末期等。

（二）心源性呼吸困难

风湿性心脏病、缩窄性心包炎、心肌炎、心肌病、急性心肌梗死和肺源性心脏病等所致心力衰竭、心脏压塞、原发性肺动脉高压和肺栓塞等。

（三）血液和内分泌系统疾病

重度贫血、高铁血红蛋白血症、硫化血红蛋白血症、甲状腺功能亢进或减退和原发性肾上腺功能减退症等。

（四）神经精神因素

脑血管意外、脑水肿、颅内感染、颅脑肿瘤和脑膜炎等致呼吸中枢功能障碍；精神因素所致呼吸困难，如癔症等。

（五）中毒性呼吸困难

酸中毒、一氧化碳中毒、氰化物中毒、亚硝酸盐中毒、吗啡类药物中毒、农药中毒和尿毒症糖尿病酮症酸中毒等。

二、发生机制及临床表现

从发生机制及症状表现分析，将呼吸困难分为如下几种类型。

(一)肺源性呼吸困难

肺源性呼吸困难是由呼吸系统疾病引起通气、换气功能障碍，导致缺氧和/或二氧化碳潴留所引起的。临床上分为3种类型。

1.吸气性呼吸困难

特点是吸气费力，重者由于呼吸肌极度用力，胸腔负压增大，吸气时胸骨上窝、锁骨上窝和肋间隙明显凹陷，称“三凹征”，常伴有干咳及高调吸气性喉鸣。吸气性呼吸困难见于各种原因引起的喉、气管、大支气管的狭窄与阻塞：①喉部疾病，如急性喉炎、喉水肿、喉痉挛、喉癌、白喉会厌炎等；②气管疾病，如气管肿瘤、气管异物或气管受压(甲状腺肿大、淋巴结肿大或主动脉瘤压迫等)。

2.呼气性呼吸困难

特点是呼气费力，呼气时间明显延长，常伴有干啰音。这主要是由肺泡弹性减弱和/或小支气管狭窄阻塞(痉挛或炎症)所致；当有支气管痉挛时，可听到哮鸣音。呼气性呼吸困难常见于支气管哮喘、喘息型慢性支气管炎、弥漫性细支气管炎和慢性阻塞性肺气肿合并感染等。此外，后者由于肺泡通气或血流比例失调和弥散膜面积减少，严重时导致缺氧、发绀、呼吸增快。

3.混合性呼吸困难

特点是吸气与呼气均感费力，呼吸频率增快、变浅，常伴有呼吸音异常(减弱或消失)，可有病理性呼吸音。其原因是由肺部病变广泛或胸腔病变压迫，致呼吸面积减少，影响换气功能所致。混合性呼吸困难常见于重症肺结核、大面积肺不张、大块肺栓塞、肺尘埃沉着症、肺泡炎、弥漫性肺间质纤维化、肺泡蛋白沉着症、大量胸腔积液、气胸、膈肌麻痹和广泛显著胸膜增厚等。后者发生呼吸困难主要与胸壁顺应性降低，呼吸运动受限，肺通气明显减少，肺泡氧分压降低引起缺氧有关。

(二)心源性呼吸困难

主要由左心衰竭和右心衰竭引起，两者发生机制不同，左心衰竭所致呼吸困难较为严重。

1.左心衰竭

左心衰竭引发呼吸困难的主要原因是肺淤血和肺泡弹性降低。其机制为：①肺淤血，使气体弥散功能降低；②肺泡张力增高，刺激牵张感受器，通过迷走神经反射兴奋呼吸中枢；③肺泡弹性减退，其扩张与收缩能力降低，肺活量减少；④肺循环压力升高对呼吸中枢的反射性刺激。

急性左心衰竭时，常出现阵发性呼吸困难，多在夜间睡眠中发生，称为夜间阵发性呼吸困难。其发生机制为：①睡眠时迷走神经兴奋性增高，冠状动脉收缩，心肌供血减少，心功能降低；②小支气管收缩，肺泡通气减少；③仰卧位时肺活量减少，下半身静脉回心血量增多，致肺淤血加重；④呼吸中枢敏感性降低，对肺淤血引起的轻度缺氧反应迟钝，当淤血程度加重、缺氧明显时，才刺激呼吸中枢做出应答反应。

发作时，患者常于熟睡中突感胸闷憋气惊醒，被迫坐起，惊恐不安，伴有咳嗽，轻者数分钟至数十分钟后症状逐渐减轻、缓解；重者高度气喘、面色青紫、大汗，呼吸有哮鸣声，咳浆液性粉红色泡沫样痰，两肺底部有较多湿性啰音，心率增快，可有奔马律。此种呼吸困难，又称“心源性哮喘”，常见于高血压性心脏病、冠状动脉性心脏病、风湿性心瓣膜病、心肌炎和心肌病等。

2.右心衰竭

右心衰竭引发呼吸困难的原因主要是体循环淤血所致。其发生机制为:①右心房与上腔静脉压升高,刺激压力感受器反射性地兴奋呼吸中枢;②血氧含量减少以及乳酸、丙酮酸等酸性代谢产物增多,刺激呼吸中枢;③淤血性肝大、腹水和胸腔积液,使呼吸运动受限,肺受压气体交换面积减少。

(三)中毒性呼吸困难

在急、慢性肾衰竭,糖尿病酮症酸中毒和肾小管性酸中毒时,血中酸性代谢产物增多,强烈刺激颈动脉窦-主动脉体化学感受器或直接兴奋、强烈刺激呼吸中枢,从而导致出现深长、规则的呼吸,可伴有鼾声,称为酸中毒大呼吸(Kussmaul 呼吸)。

急性感染和急性传染病时,由于体温升高和毒性代谢产物的影响,兴奋呼吸中枢,使呼吸频率增快。

某些药物和化学物质如吗啡类、巴比妥类、苯二氮䓬类药物和有机磷杀虫药中毒时,呼吸中枢受抑制,致呼吸变缓慢、变浅,且常有呼吸节律异常如 Cheyne-Stokes 呼吸或 Biots 呼吸。

某些毒物可作用于血红蛋白,如一氧化碳中毒时,一氧化碳与血红蛋白结合成碳氧血红蛋白;亚硝酸盐和苯胺类中毒时,可使血红蛋白转变为高铁血红蛋白,失去携氧功能致组织缺氧。氰化物和含氰化物较多的苦杏仁、木薯中毒时,氰离子抑制细胞色素氧化酶的活性,影响细胞的呼吸作用,导致组织缺氧,可引起呼吸困难,严重时可引起脑水肿抑制呼吸中枢。

(四)神经精神性呼吸困难

重症颅脑疾病如颅脑外伤、脑出血、脑炎、脑膜炎、脑脓肿及脑肿瘤等,呼吸中枢因受增高的颅内压和供血减少的刺激,使呼吸变慢变深,并常伴呼吸节律的异常,如呼吸遏制(吸气突然终止)、双吸气(抽泣样呼吸)等。

癔症患者由于精神或心理因素的影响可有呼吸困难发作,其特点是呼吸浅表而频繁,1 分钟可达 60～100 次,并常因通气过度而发生呼吸性碱中毒,出现口周、肢体麻木和手足搐搦,严重时可有意识障碍。

有叹息样呼吸的患者自述呼吸困难,但并无呼吸困难的客观表现,偶然出现一次深大吸气,伴有叹息样呼气,在叹息之后自觉轻快,这实际上是一种神经症的表现。

(五)血液病

重度贫血、高铁血红蛋白血症或硫化血红蛋白血症等,因红细胞携氧减少,血氧含量降低,致呼吸加速,同时心率加快。大出血或休克时,因缺血与血压下降刺激呼吸中枢,也可使呼吸加速。

三、伴随症状

(一)发作性呼吸困难伴有哮鸣音

发作性呼吸困难伴有哮鸣音见于支气管哮喘、心源性哮喘;骤然发生的严重呼吸困难,见于急性喉水肿、气管异物、大块肺栓塞、自发性气胸等。

(二)呼吸困难伴一侧胸痛

呼吸困难伴一侧胸痛见于大叶性肺炎、急性渗出性胸膜炎、肺梗死、自发性气胸、急性心肌梗死、支气管癌等。

(三)呼吸困难伴发热

呼吸困难伴发热见于肺炎、肺脓肿、胸膜炎、急性心包炎和咽后壁脓肿等。

(四)呼吸困难伴咳嗽、咳脓痰

呼吸困难伴咳嗽、咳脓痰见于慢性支气管炎、阻塞性肺气肿并发感染、化脓性肺炎肺脓肿、支气管扩张症并发感染等,后两者脓痰量较多;呼吸困难伴大量浆液性泡沫样痰,见于急性左心衰竭和有机磷杀虫药中毒。

(五)呼吸困难伴昏迷

呼吸困难伴昏迷见于脑出血、脑膜炎、尿毒症、糖尿病酮症酸中毒、肺性脑病和急性中毒等。

(刘燕慧)

第四节 水 肿

人体组织间隙有过多的液体积聚使组织肿胀称为水肿。水肿可分为全身性水肿与局部性水肿。当液体在体内组织间隙呈弥漫性分布时呈全身性水肿(常为凹陷性);液体积聚在局部组织间隙时呈局部性水肿;发生于体腔内称积液,如胸腔积液、腹水、心包积液。一般情况下,水肿这一术语,不包括内脏器官局部的水肿,如脑水肿、肺水肿等。

一、发生机制

在正常人体中,一方面血管内液体不断地从毛细血管小动脉端滤出,至组织间隙成为组织液,另一方面组织液又不断地从毛细血管小静脉端回吸入血管中。两者经常保持动态平衡,因而组织间隙无过多液体积聚。

保持这种平衡的主要因素有:①毛细血管内静水压;②血浆胶体渗透压;③组织间隙机械压力(组织压);④组织液的胶体渗透压。当维持体液平衡的因素发生障碍出现组织间液的生成大于回吸收时,则可产生水肿。

产生水肿的主要因素为:①钠与水的潴留,如继发性醛固酮增多症;②毛细血管滤过压升高,如右心衰竭;③毛细血管通透性增高,如急性肾炎;④血浆胶体渗透压降低,如血浆清蛋白减少;⑤淋巴回流受阻,如丝虫病。

二、病因与临床表现

(一)全身性水肿

1.心源性水肿

风湿性心脏病、冠心病、肺源性心脏病等各种心脏病引起右心衰竭时出现。

心源性水肿主要由有效循环血量减少,肾血流量减少,继发性醛固酮增多引起水、钠潴留以及静脉淤血,毛细血管滤过压增高,组织液回吸收减少所致。前者决定水肿程度,后者决定水肿的部位。水肿程度可由于心力衰竭程度而有不同,可自轻度的踝部水肿以至严重的全身性水肿。

心源性水肿的特点是水肿首先出现于身体下垂部位(下垂部位流体静水压较高)。能起床活动者,水肿最早出现于踝内侧,行走活动后明显,休息后减轻或消失;经常卧床者以腰骶部水肿最为明显。水肿为对称性、凹陷性。此外通常有颈静脉怒张、肝大、静脉压升高,严重时还出现胸、腹水等右心衰竭的其他表现。

2.肾源性水肿

见于急慢性肾炎、肾盂肾炎、急慢性肾衰竭等，发生机制主要是由多种因素引起肾排泄水、钠减少，导致水、钠潴留，细胞外液增多，毛细血管静水压升高，引起水肿。水、钠潴留是肾性水肿的基本机制。导致水、钠潴留的因素如下。

(1)肾小球超滤系数及滤过率下降，而肾小管回吸收钠增加(球-管失衡)，导致水、钠潴留。

(2)大量蛋白尿致低蛋白血症，血浆胶体渗透压下降致使水分外渗。

(3)肾实质缺血，刺激肾素-血管紧张素-醛固酮系统，醛固酮活性增高，导致水、钠潴留。

(4)肾内前列腺素产生减少，致使肾排钠减少。

肾源性水肿特点是疾病早期晨间起床时有眼睑与颜面水肿，以后发展为全身水肿(肾病综合征时为重度水肿)。常有尿改变、高血压、肾功能损害的表现。

3.肝源性水肿

任何肝脏疾病引起血浆清蛋白明显下降时均可引起水肿。

失代偿期肝硬化主要表现为腹水，也可首先出现踝部水肿，逐渐向上蔓延，而头、面部及上肢常无水肿。

门静脉高压症、低蛋白血症、肝淋巴液回流障碍、继发醛固酮增多等因素是水肿与腹水形成的主要机制。肝硬化在临床上主要有肝功能减退和门静脉高压两方面表现。

4.营养不良性水肿

慢性消耗性疾病长期营养缺乏、神经性厌食、胃肠疾病、妊娠呕吐、消化吸收障碍、重度烧伤、排泄或丢失过多、蛋白质合成障碍等所致低蛋白血症或B族维生素缺乏均可产生水肿。

营养不良性水肿特点是水肿发生前常有消瘦、体重减轻等表现。皮下脂肪减少所致组织松弛，组织压降低，加重了水肿液的潴留。水肿常从足部开始逐渐蔓延至全身。

5.其他原因的全身水肿

(1)黏液性水肿时产生非凹陷性水肿(由于组织液所含蛋白量较高)，颜面及下肢水肿较明显。

(2)特发性水肿为一种原因不明或原因尚未确定的综合征，多见于妇女，特点为月经前7～14天出现眼睑、踝部及手部轻度水肿，可伴乳房胀痛及盆腔沉重感，月经后水肿逐渐消退。

(3)药物性水肿，可见于糖皮质激素、雄激素、雌激素、胰岛素、萝芙木制剂和甘草制剂等治疗程中。

(4)内分泌性水肿，腺垂体功能减退症、黏液性水肿、皮质醇增多症和原发性醛固酮增多症等。

(5)其他可见于妊娠中毒症、硬皮病、血管神经性水肿等。

(二)局部性水肿

(1)局部炎症所致水肿为最常见的局部水肿，见于丹毒、疖肿、蛇毒中毒等。

(2)淋巴回流障碍性水肿多见于丝虫病、非特发性淋巴管炎、肿瘤等。

(3)静脉阻塞性水肿常见于肿瘤压迫或肿瘤转移、静脉血栓形成、血栓性静脉炎、上腔或下腔静脉阻塞综合征等。

(4)变态反应性水肿见于荨麻疹、血清病以及食物、药物等引起的变态反应等。

(5)血管神经性水肿属变态反应或神经源性病变，部分病例与遗传有关。

三、伴随症状

(1)水肿伴肝大可为心源性、肝源性与营养不良性水肿,而同时有颈静脉怒张者则为心源性水肿。

(2)水肿伴重度蛋白尿常为肾源性水肿,而轻度蛋白尿也可见于心源性水肿。

(3)水肿伴呼吸困难与发绀常提示由心脏病、上腔静脉阻塞综合征等所致。

(4)水肿与月经周期有明显关系可见于特发性水肿。

(5)水肿伴失眠、烦躁、思想不集中等见于经前期紧张综合征。

(杨明伟)

第五节　发　　绀

发绀是指血液中还原血红蛋白增多,使皮肤、黏膜呈青紫色的表现。广义的发绀还包括少数由异常血红蛋白衍化物(高铁血红蛋白、硫化血红蛋白)所致皮肤黏膜青紫现象。发绀在皮肤较薄、色素较少和毛细血管丰富的部位,如口唇、鼻尖、颊部与甲床等处较为明显,易于观察。

一、发生机制

发绀是由血液中还原血红蛋白绝对含量增多所致。还原血红蛋白浓度可用血氧的未饱和度表示。正常动脉血氧未饱和度为5%,静脉内血氧未饱和度为30%,毛细血管中血氧未饱和度为前二者的平均数。每1 g血红蛋白约与1.34 mL氧结合。当毛细血管血液的还原血红蛋白量超过50 g/L时,皮肤黏膜即可出现发绀。

临床实践表明,此学说不完全可靠,因为以正常血红蛋白浓度150 g/L计算,50 g/L为还原血红蛋白时,提示已有1/3血红蛋白不饱和。当动脉血氧饱和度为66%时,相应动脉血氧分压已降低至4.5 kPa(34 mmHg)的危险水平。

二、病因与临床表现

由于病因不同,发绀可分为血液中还原血红蛋白增多和血液中存在异常血红蛋白衍化物两大类。

(一)血液中还原血红蛋白增多

1.中心性发绀

此类发绀是由心、肺疾病导致动脉血氧饱和度降低引起。发绀的特点是全身性的,除四肢与面颊外,亦见于黏膜(包括舌及口腔黏膜)与躯干的皮肤,但皮肤温暖。中心性发绀又可分为以下两种。

(1)肺性发绀:见于各种严重呼吸系统疾病,如呼吸道(喉、气管、支气管)阻塞、肺部疾病(肺炎、阻塞性肺气肿、弥漫性肺间质纤维化、肺淤血、肺水肿、急性呼吸窘迫综合征)和肺血管疾病(肺栓塞、原发性肺动脉高压、肺动静脉瘘)等,其发生机制是由于呼吸功能衰竭,通气或换气(通气或血流比例、弥散)功能障碍,肺氧合作用不足,致体循环血管中还原血红蛋白含量增多而出现

发绀。

(2)心性混血性发绀:见于发绀型先天性心脏病,如法洛四联症、艾森门格综合征等,其发绀机制是由于心与大血管之间存在异常通道,部分静脉血未通过肺进行氧合作用,即经异通道分流混入体循环动脉血中,如分流量超过心排血量的1/3时,即可引起发绀。

2.周围性发绀

此类发绀是由周围循环血流障碍所致,发绀特点是发绀常见于肢体末梢与下垂部位,如肢端、耳垂与鼻尖,这些部位的皮肤温度低、发凉,若按摩或加温耳垂与肢端,使其温暖,发绀即可消失。此点有助于与中心性发绀相鉴别,后者即使按摩或加温青紫也不消失。周围性发绀又可分为两种。

(1)淤血性周围性发绀:如右心衰竭、渗出性心包炎、心脏压塞、缩窄性心包炎和局部静脉病变(血栓性静脉炎、上腔静脉综合征、下肢静脉曲张)等,其发生机制是因体循环淤血、周围血流缓慢,氧在组织中被过多摄取所致。

(2)缺血性周围性发绀:常见于重症休克,由于周围血管痉挛收缩及心排血量减少,循环血容量不足,血流缓慢,周围组织血流灌注不足、缺氧,致皮肤黏膜呈青紫、苍白。

局部血循环障碍,如血栓闭塞性脉管炎、雷诺现象、肢端发绀症、冷球蛋白血症、网状青斑和严重受寒等,由于肢体动脉阻塞或末梢小动脉强烈痉挛、收缩,可引起局部冰冷、苍白与发绀。真性红细胞增多症所致发绀亦属周围性,除肢端外口唇亦可发绀。其发生机制是由红细胞过多,血液黏稠,致血流缓慢,周围组织摄氧过多,还原血红蛋白含量增高所致。

3.混合性发绀

中心性发绀与周围性发绀并存,可见于心力衰竭(左心衰竭、右心衰竭和全心衰竭),因肺淤血或支气管、肺病变,致肺内氧合不足以及周围血流缓慢,毛细血管内血液脱氧过多所致。

(二)血液中存在异常血红蛋白衍化物

1.药物或化学物质中毒所致的高铁血红蛋白血症

由于血红蛋白分子的二价铁被三价铁所取代,致失去与氧结合的能力,当血中高铁血红蛋白含量达30 g/L时,即可出现发绀。此种情况通常由伯氨喹、亚硝酸盐、氯酸钾、碱式硝酸铋、磺胺类、苯丙砜、硝基苯及苯胺等中毒引起。其发绀特点是急骤出现,暂时性,病情严重,经过氧疗青紫不减,抽出的静脉血呈深棕色,暴露于空气中也不能转变成鲜红色,若静脉注射亚甲蓝溶液、硫代硫酸钠或大剂量维生素C,均可使青紫消退。分光镜检查可证明血中高铁血红蛋白的存在。由于大量进食含有亚硝酸盐的变质蔬菜,而引起的中毒性高铁血红蛋白血症,也可出现发绀,称“肠源性青紫症”。

2.先天性高铁血红蛋白血症

患者自幼即有发绀,有家族史,而无心肺疾病及引起异常血红蛋白的其他原因,身体一般健康状况较好。此外,有所谓特发性阵发性高铁血红蛋白血症,见于女性,发绀与月经周期有关,机制未明。

3.硫化血红蛋白血症

硫化血红蛋白并不存在于正常红细胞中。凡能引起高铁血红蛋白血症的药物或化学物质也能引起硫化血红蛋白血症,但须患者同时有便秘或服用硫化物(主要为含硫的氨基酸),在肠内形成大量硫化氢为先决条件。所服用的含氮化合物或芳香族氨基酸则起触媒作用,使硫化氢作用于血红蛋白,而生成硫化血红蛋白,当血中含量达5 g/L时,即可出现发绀。发绀的特点是持续时间长，可达几个月或更长时间，因硫化血红蛋白一经形成，不论在体内或体外均不能恢复为血红蛋白，而红细胞寿命仍正常；患者血液呈蓝褐色，分光镜检查可确定硫化血红蛋白的存在。

三、伴随症状

(一)伴呼吸困难

常见于重症心、肺疾病和急性呼吸道阻塞、气胸等；先天性高铁血红蛋白血症和硫化血红蛋白血症虽有明显发绀，但一般无呼吸困难。

(二)伴杵状指(趾)

病程较长，主要见于发绀型先天性心脏病及某些慢性肺部疾病。

(三)急性起病伴意识障碍和衰竭表现

见于某些药物或化学物质急性中毒、休克、急性肺部感染等。

(李燕芳)

第三章

正常心电图

第一节　12导联心电图的原理和技术

用两块导电的金属板电极，分别置于体表不同部位，再用导联线与心电图机连接成完整的电路，即可描记出心电图，这种连接方式和描记方法称为心电图的导联。心电图导联系统的建立是心电图的重要组成部分。根据电子学测试原理，任何心电导联系统本质上讲都是双极导联。将双极导联的两极（正极和负极）置于人体表面上任意两点都能记录出心电波波形来。一百年来心电学者们先后制订过标准导联、加压单极肢体导联、单极胸壁导联、双极胸壁导联、F导联、XYZ导联等一百余种心电图导联系统。每一种导联系统在创建时都有它一定的理论依据。经过长期的临床检验，有的心电图导联系统缺陷太多或使用不方便而遭淘汰。在临床心电图工作中，为了便于对同一患者不同时期所做的心电图进行比较，特别是对所有受检人群，必须遵循心电图描记标准。国际上公认的常规12导联是标准导联Ⅰ、Ⅱ、Ⅲ，加压单极肢体导联aVR、aVL、aVF和单极胸壁导联V_1～V_6。特殊情况下加做V_{3R}～V_{6R}、V_7、V_8、V_9导联等，以弥补12导联系统的不足。

一、标准导联

自1903年艾因特霍芬创建心电图以来，直至20世纪40年代创建单极导联以前，描记心电图仅有这一套导联系统。这并不是说这一导联系统比下面将要介绍的加压肢体单极导联“标准”，而是习惯上把这一导联系统称为“标准导联”。

（一）标准Ⅰ导联（简称Ⅰ导联）

左上肢电极板连接于正极，右上肢电极板连于负极，组成双极Ⅰ导联，反映了两个电极间的电位差。左上肢电位高于右上肢时，描记出正向波；反之，右上肢电位高于左上肢时，描记出负向波；左上肢电位先正后负时，描记出正负双向波；左上肢电位先负后正时，描记出负正双向波（图3-1）。

（二）标准Ⅱ导联（简称Ⅱ导联）

左下肢电极板连接于正极，右上肢电极板连于负极，组成双极Ⅱ导联，反映了两个电极间的电位差。左下肢电位高于右上肢时，描记出正向波；反之，右上肢电位高于左下肢时，描记出负向波；左下肢电位先正后负时，描记出正负双向波；左下肢电位先负后正时，描记出负正双向波。

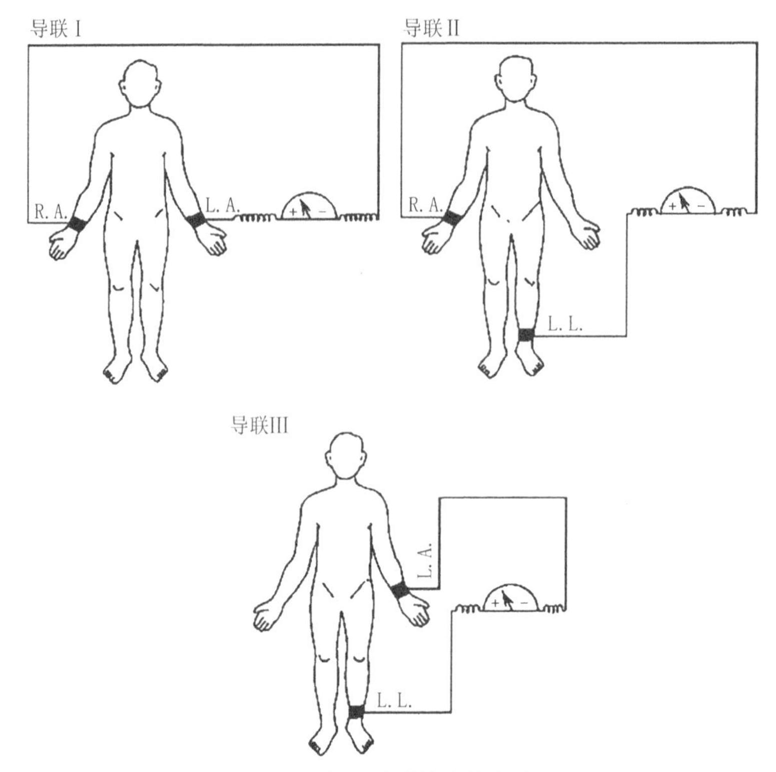

图 3-1 标准导联的连线方式

(三)标准Ⅲ导联(简称Ⅲ导联)

左下肢电极板连接于正极,左上肢电极板连于负极,组成双极Ⅲ导联,反映了两个电极间的电位差。左下肢电位高于右上肢时,描记出正向波;反之,左上肢电位高于左下肢时,描记出负向波;左下肢电位先正后负时,描记出正负双向波;左下肢电位先负后正时,描记出负正双向波。

除右位心患者,可有意识地将左、右手电极反接后描记心电图以外,在心电图常规检查工作中,应时刻警惕不要将四肢电极正负极的位置接错。常见的是左右手电极反接,目前,具有自动纠错左右上肢接错导联系统的心电图机已经问世。

二、加压单极肢体导联

20 世纪 40 年代,威尔逊在实验动物的心脏外膜上放上一个电极导联描记心电图,他把这种电极称为"探查电极",把另一个电极放在距心脏尽可能远的躯体表面上称为无关电极。应用这种导联的目的是想通过单极导联系统直接记录探查电极下的心电变化。从而更加准确地了解局部心肌的电生理病理变化情况。应用这种导联心电图,称为"直接单极导联心电图"。因电极直接与心肌膜接触,心电波形振幅异常高大。然而直接导联心电图是不可能在临床上得到推广应用的。威尔逊又继续从事他的研究工作,他把探查电极放在胸壁的相应位置上,描记出来的心电图振幅较小,但波形与直接导联心电图极为相似。并把这种导联称为"半直接导联"。另一个问题又出现了,把另一个电极放在身体的哪一个部位,才能使其电位经常处于 0 电位的状态呢?威尔逊根据艾因特霍芬的学说发展了一个"中心电端"。他把置于右上肢、左上肢与左下肢的电极连通,由于身体各部皮肤阻抗高低不等,足以影响中心电端的电压,为了消除这个干扰,在每根导

线上各加上 5 000 Ω 电阻，经过数学演算，中心电端的电压是零。因而可以看作是一个无关电极。根据艾因特霍芬假说，心脏激动过程中左上肢电压与它的心脏间距离(r)的平方成反比，与角的余弦(Cosθ)成正比，列出公式如下。

右上肢电位差：$E_R=\dfrac{K.\cos(\theta+120^\circ)}{r^2}$

左上肢电位差：$E_L=\dfrac{K.\cos\theta}{r^2}$

左下肢电位差：$E_F=\dfrac{K.\cos(\theta+240^\circ)}{r^2}$

中心电端是由这 3 点组成的，其电压点是 3 处电压的平均值。

经测定结果表明，中心电端并非在任一瞬间都是“零”电位点。电位浮动在 +0.89～-0.84 mV，一般偏正。

为了满足临床应用，把中心电端看作是一个接近于“无关电极”，在左、右上肢和左下肢各接上一根电极，每根导线各通过 5 000 Ω 电阻，以减少皮肤阻力差别的影响，将这 3 根导线连接起来，组成一个中心电端(图 3-2)。将这个中心电端与心电图机负极连接，探查电极与心电图机正极连接，便成为 20 世纪 40 年代以来广泛应用于临床的单极导联。

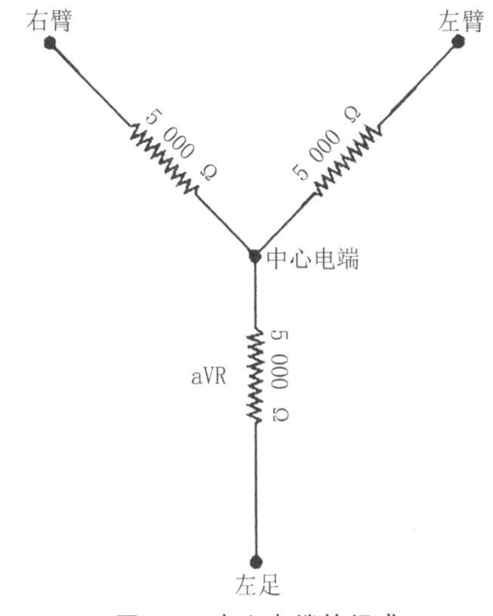

图 3-2　中心电端的组成

三、单极肢体导联

将探查电极分别置于右上肢、左上肢及左下肢，与心电图机的正极连接，负极与中心电端连接起来，把这样的导联分别称为 VR、VL、VF 导联(图 3-3)。

四、加压单极肢体导联

在临床心电图实践中发现，用 VR、VL、VF 导联系统记录出来的心电图波幅较小，不便于分析测量，也与标准导联心电图波幅不匹配。随后，戈德伯格改用加压单极肢体导联系统，方法很简单，在描记某一肢体单极导联心电图时，便将那个肢体的导联与中心电端的联系切断，心电图波幅增大 50%，而不影响威尔逊提出的“单极”导联的特性，这种导联称为戈德伯格的 aVR、 aVL、aVF 导联或称加压单极肢体导联,并一直沿用至今(图 3-4)。

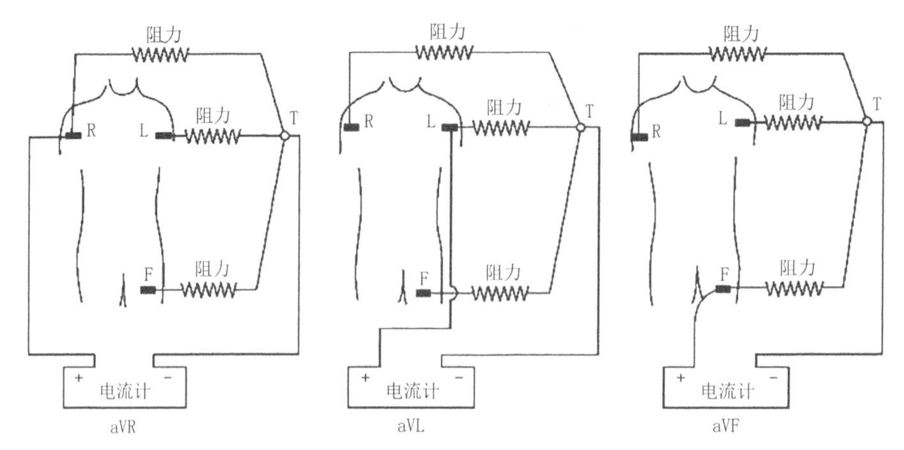

图 3-3 单极肢体导联的连接方式

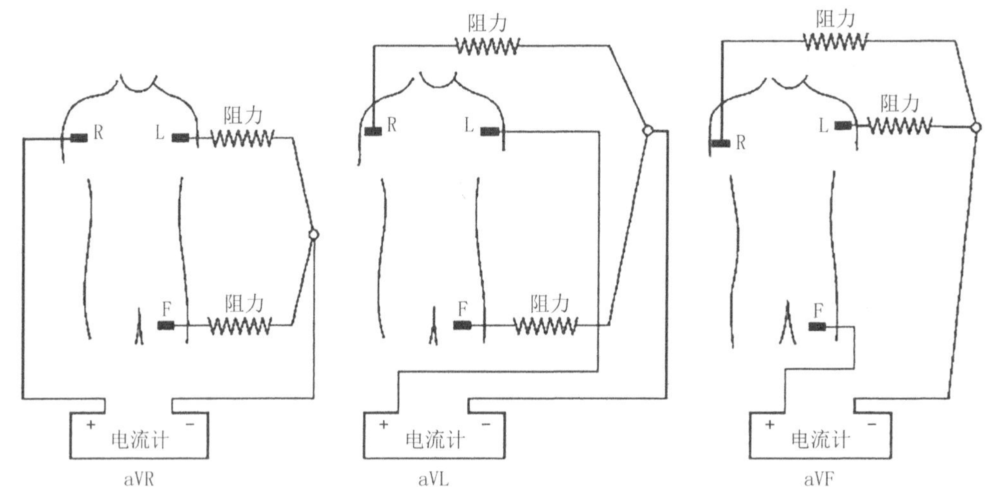

图 3-4 加压单极肢体导联的连接方式

(一)aVR 导联

探查电极置于右手腕内侧,中心电端与左手腕和左下肢导线组成的中心电端相连。

(二)aVL 导联

探查电极置于左手腕内侧,中心电端与右手腕和左下肢导线组成的中心电端相连。

(三)aVF 导联

探查电极置于左下肢,中心电端与左、右手腕导线组成的中心电端相连。

在实际工作中,不需要操作者这样一个一个地去连接电极,只要一次连接右上肢、左上肢、左下肢电极加上一根地线即可,工程技术人员生产心电图仪器时,在其内部已经规范化心电图导联系统,只需按动导联键,即可记录出所选择的任何导联心电图。

威尔逊创建单极导联理论的要点:它比双极导联更具有一定的优越性,能单纯记录出探查电极下那一部分心肌的电位活动。例如对心肌缺血、损伤、坏死的定位诊断等有很大帮助。aVR 导联面对右心室腔,反映了右心腔的电位变化。aVL 导联面对左心室高侧壁,反映出高侧壁心电变化。aVF 导联面对下壁,反映下壁心肌的电位变化。以及下面将要介绍的单极胸壁导联

V_1～V_6反映了从心室间隔部到侧壁的电活动情况。

用向量观点评价单极概念是错误的，但是单极概念至今仍有一定的指导意义。威尔逊创建的单极导联系统与艾因特霍芬创建的标准导联系统，是举世公认的常规12导联系统。

五、胸壁导联

早在20世纪30～40年代，威尔逊就倡导用V_1～V_6这6个“半单极胸壁导联”。当时成为心电图学上的重大进展，至此，12导联系统心电图体系已宣告成立。胸壁导联电极的连接方式：无干电极与肢体导联组成中心电端连接，探查电极置于胸壁特定的部位(图3-5、图3-6)。

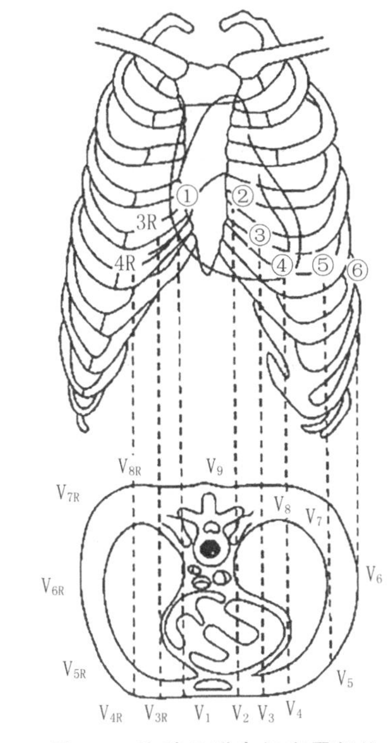

图3-5　胸壁导联电极安置部位

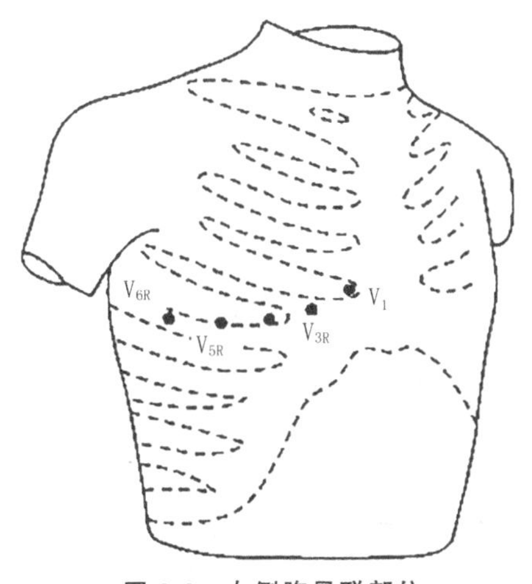

图3-6　右侧胸导联部位

主要用于儿童以及右心室心肌梗死的检测

V_1导联:探查电极置于胸骨右缘第 4 肋间。V_2导联:探查电极置于胸骨左缘第 4 肋间。V_3导联:探查电极置于 V_2～V_4连线的中点。V_4导联:探查电极置于左锁骨中线第 5 肋间。V_5导联:探查电极置于左腋前线与 V_4处于同一水平上。V_6导联:探查电极置于左腋中线与 V_4、V_5处于同一水平上。特殊情况下加做下列导联:V_7导联:探查电极置于左腋后线与 V_4～V_6同一水平。V_8导联:探查电极置于左肩胛线与 V_4～V_6同一水平。V_9导联:探查电极置于后正中线与 V_4～V_6同一水平。V_{3R}导联:探查电极置于 V_3导联的对应部位。V_{4R}导联:探查电极置于 V_4导联的对应部位。V_{5R}导联:探查电极置于 V_5导联的对应部位。V_{6R}导联:探查电极置于 V_6导联的对应部位。

描记胸壁导联心电图时,肢体导联必须按正常连接方式安放好电极。否则,记录不出心电图来。胸壁导联的电极安放部位一定要准确。

威尔逊在提倡应用 V_1～V_6导联时认为,胸壁导联虽然不是直接安放在心脏表面的"直接导联",但电极与心脏只隔一层胸壁,可以把 V_1～V_6导联看作"半直接胸壁导联"。他从单极概念出发,认为 V_1、V_2导联比较单纯地反映探查电极下面右心室的电位变化,V_4～V_6导联是反映探查电极下左心室的电位变化,V_3导联介于左、右心室之间,反映的是"过渡区"的电位变化,这是盛行一时的单极导联系统。用心向量概念考虑,单极导联上的心电图波形是立体心向量环经过两次投影产生的。

六、标准导联与加压肢体导联之间的关系

艾因特霍芬建立的 3 个标准导联的互相关系假设如下:①心脏激动过程中,犹如一对电偶在活动,人体是一个近圆形的良导体;②3 个导联的 3 条边组成一个等边三角形;③心脏恰好位于等边三角形的中心,又在 1 个额平面上。根据等边三角形原理,可以任意自 2 个标准导联测定心电轴。形成了早期的临床心电图学基础。

艾因特霍芬定律是由以下实际情况计算出来的。用 R、L、F 分别代表右上肢、左上肢及左下肢,V 代表电压的数值。

已知Ⅰ导联＝VL－VR,Ⅱ导联＝VF－VR,Ⅲ导联＝VF－VL。

所以Ⅰ＋Ⅲ＝VL－VR＋VF－VL＝VF－VR＝Ⅱ。

VF－VR＝Ⅱ,代入上式内,即得Ⅰ＋Ⅲ＝Ⅱ。

这项公式称为艾因特霍芬定律。在同一组心搏上(多导联同步记录),Ⅰ导联＋Ⅲ导联的电压＝Ⅱ导联电压。

艾因特霍芬定律的实际意义在于帮助我们判断导联电极有无接错,导联标记是否正确和心电轴度数。

标准导联系统在理论上有不足之处,例如标准导联的 3 条边所组成的并不是等边三角形,心脏也不是恰好位于等边三角形的中点等。以后有学者提出了斜边三角形及矫正的肢导联角度,但应用价值不大,又未被国际上所承认。实际上,将左下肢电极放置在右下肢。描记的肢体导联(包括标准导联)心电图波形并无变化。因此,矫正的导联系统也就随之失去了意义。

加压单极肢体导联 aVR＋aVL＋aVF＝0。

用向量观点考虑由标准导联和加压单极肢体导联组成的 Bailey 六轴系统可知,加压单极肢体导联实质上也是双极导联。它与标准导联没有优劣之分,而且它们均处于同一平面上。两种导联系统的不同之处:①各导联所处的角度不同,每根导联的夹角均相差 30°。以Ⅰ导联为水平

线，Ⅱ为0°，顺钟向排列，－aVR为＋30°，Ⅱ为＋60°，aVF为＋90°，Ⅲ为＋120°，－aVL为＋150°，－Ⅰ为±180°，aVR为210°(－150°)，－Ⅱ为240°(－120°)，－aVF为270°(－90°)，－Ⅲ为300°(－60°)，aVL为330°(－30°)。②各导联轴反映的量不同。标准导联＝加压单极肢体导联电压×1.15。临床上测量P、QRS、T波电轴时，如果用Ⅰ与aVF导联测量，aVF导联所测得的结果需×1.15，方较准确。从这一关系式还可以看出来加压单极肢体导联偏小。如果标准导联低电压，加压单极肢体导联也是低电压。

七、矫正后的导联

巴杰等认为艾因特霍芬的三角学说有欠缺，心脏并非位于人体正中，Ⅰ、Ⅱ、Ⅲ导联间的距离并非相等，所以不是等边三角形。他根据校正计算，Ⅰ、Ⅱ、Ⅲ导联相互比例不同，实际上是一个不等边三角形，各导联距心脏的距离不等和长短不一，敏感性不一样。导联越长，即正负极之间的距离越大，正侧与负侧的长短差别越大，所测的电势差就越大，其敏感性越大。根据成人心脏的平均位置，Burger设计的三角形如图3-7所示。可见Ⅲ导联最长，Ⅰ导联最短。根据心脏平均位置计算各导联的矫正系数。

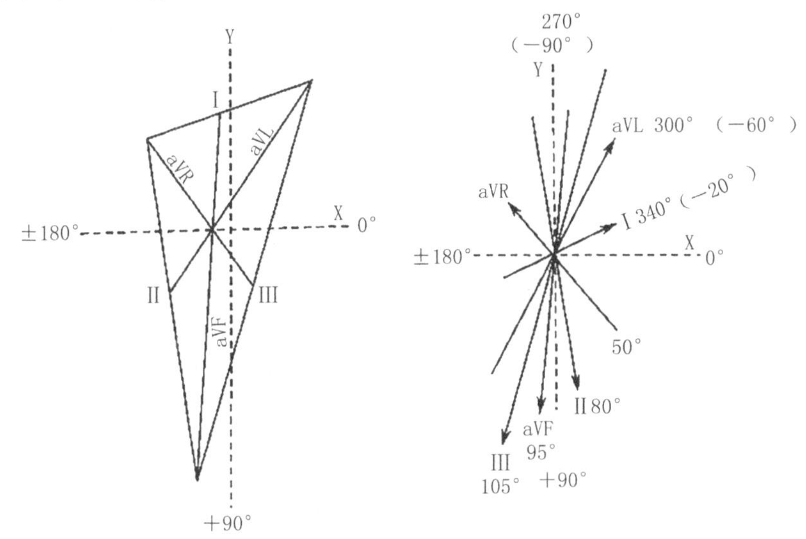

图3-7　斜三角形与矫正后的肢体导联角度关系及其敏感性(导联轴愈长，表示愈敏感)

Ⅰ导联1.0；aVL 1.0；Ⅱ导联0.56；aVR 1.0；Ⅲ导联0.5；aVF 0.8

若Ⅰ导联记录到的为3 mV，则3×1.0仍等于3。Ⅲ导联记录到的是2 mV，2×0.5＝1.0。可见Ⅰ导联为最可靠，Ⅲ导联为最不可靠。

胸壁校正后的导联角度，V_2导联振幅最大，最敏感。V_6导联振幅最小，最可靠。

八、不常用的导联

(一)双极胸导联

将正极置于胸壁特定位置，负极置于肢体，即成为双极胸壁导联。负极可置于右上肢、左上肢或左下肢，分别称之为CR、CL、CF导联。正极可分别置于单极胸壁导联相同的部位。如将正极置于V_1导联部位，负极置于右上肢，则以CR1表示；如将正极置于V_5导联，负极置于右上肢，则以CR5表示。CL及CF导联依此类推，其描出的波形与单极胸导联相似，但振幅偏小。

(二)右胸导联

将探查电极置于右侧胸壁,相当于 V_3～V_8 导联相对应的部位,无干电极接于中心电端,称为右胸导联,可分别以 V_{3R}～V_{8R} 表示。常用于右心室肥大或右心室扩大、右心室梗死、右位心及心脏移位等情况。

(三)V_7、V_8、V_9 导联

将探查电极分别后移至左腋后线、左肩胛线及后正中线,与 V_4、V_5、V_6 导联同一水平部位,描记 V_7、V_8、V_9 导联心电图,对疑有左心室肥大、心肌梗死或心脏移位等情况,采用一般导联又难以肯定时,可加做 V'_1～V'_6 及 V''_1～V''_6 导联。

有时需在相邻的 2 个电极之间加做一个导联,如在 V_3～V_4 导联位置之间加做一个导联用 V_3～V_4 表示。

胸壁的特殊导联用于心肌梗死、身躯高大、胸廓宽阔的受检者。

(四)VE 导联

探查电极置于胸骨剑突处,无干电极与中心电端连接,组成 VE 导联。心律失常与心肌梗死时可加做此导联。

(五)S_5 导联

正极置于胸骨右缘第 3 肋间,负极置于胸骨柄处,组成 S_5 导联。该导联显示心房波较清晰,描记用于分析心律失常。

(六)心房导联(A 导联)

探查电极置于胸骨右缘第 3 肋间,无干电极与中心电端连接,组成 A 导联,能清楚地显示 P 波。

(七)食管导联

用"E"表示,将食管电极距离鼻孔(或门齿)的距离(用 cm 表示)标记在 E 的右下,如电极距离鼻孔 30 cm,则用"E30"表示。至于放入食管内多少厘米为宜,随人体身长而异。一般单极食管导联正常心电图分 3 种波形(图 3-8、图 3-9)。

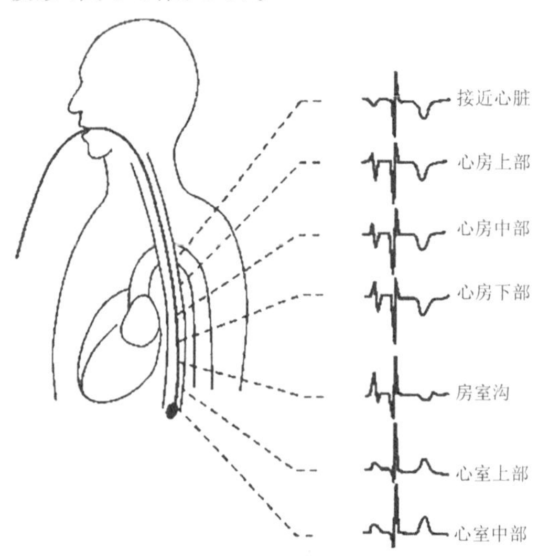

图 3-8　单极食管导联心电图示意

图示探查电极在心房水平记录到的心电图 P 波高尖,QRS 波群呈 Qr 型,T 波倒置;左心室水平记录到的心电图 P 波小,QRS 波群呈 qR 型,T 波直立

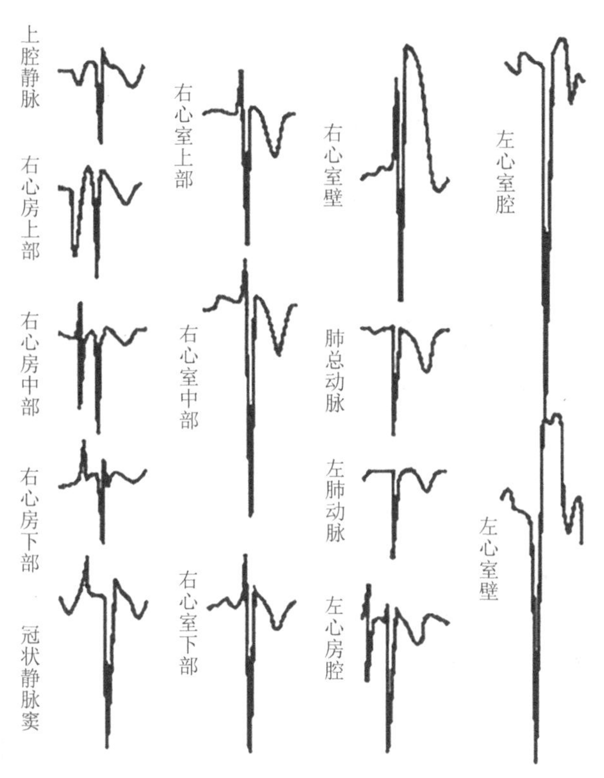

图 3-9　单极心腔内心电图形

1.心房上波形

食管导联电极在 25～35 cm 时，P 波倒置，QRS 波群呈 QS 或 Qr 型，T 波倒置。

2.心房水平波形

在 30～40 cm 时，P 波呈大的正负双相波，QRS 波群呈 Qr 型，Q 波宽而较深，T 波倒置。此后心室水平有一过渡区，P 波逐渐转为直立，Q 波变小，R 波增高，T 波由倒置转为直立。

3.心室水平波形

约超过 40 cm 时，P 波直立，QRS 波群通常呈 Qr 或 qRs 型，T 波直立，与一般 V_5、V_6 导联的波形相似。但如心脏呈横位时亦可出现 rS 图形。

食管导联主要用于：①确定心律失常起搏的部位，是否有心房除极波，特别是对室性与室上性异位心律的鉴别有重要意义，常用心房水平导联；②心房调搏；③较小面积的后壁（膈面）心肌梗死，常规肢体导联诊断不清者，加做心室水平导联心电图。

（八）ABC 导联

ABC 导联为双极胸导联，3 个导联的正极均放在剑突部位，A 导联负极置于胸骨柄正中，B 导联负极置于左腋中线剑突水平，C 导联负极置于右肩胛线剑突水平。A、B、C 3 个导联轴相交于剑突，并在上、下、左、右、前、后 3 个方向相互重叠，电极又靠近心脏，能较好地反映出心电向量的变化，该导联系统是研究心电向量变化规律较好的导联。A 导联心房波振幅高大，有助于心律失常的分析。ABC 导联心电图正常标准。

（1）各导联 P 波直立，偶见 PB 波倒置，PA 波＜0.25 mV，PB 及 PC＜0.20 mV。

(2)R 波特点，RB/SB＜1.0，RA 与 RC 占优势时，电压不应超过 1.0 mV。

(3)SA、SC 在男性＜2.5 mV，女性＜2.0 mV，SB 男性＜3.5 mV，女性＜3.0 mV，SA、SB、SC 相加，男性＜8.0 mV，女性＜6.5 mV。

(4)T 波特点，TA 直立，TB 常倒置，也可直立或双向。

(5)ST 段，抬高＜0.1 mV，STB＜0.20 mV，ST 下降不应超过 0.05 mV。

（牛欣青）

第二节 心电图的组成

一、心率、心律、心电轴

(一)心率

心率是指每分钟的心搏数。对于正常心脏，心房和心室以同一频率进行同步搏动。当发生心律失常时，房、室搏动频率可能不相同，各自需要分别计算。

为了用心电图来计算心率，首先要了解标准心电图记录纸的规格、纸速和记录技术。心电图纸可以根据一系列水平和垂直线分成坐标方格。细线间距为 1 mm，粗线间距为 5 mm。记录心电图的走纸标准速度为 25 mm/s。以此计算，每一条细垂直线代表 0.04 秒，而每一条粗垂直线代表 0.2 秒(图 3-10)。了解了这些，就可以计算心率：通常计算 6 秒内 QRS 波群的数量，再乘以 10。许多条心电图记录纸就能常规有 3 秒长的心电图记录。当心律不规则时，这种计算方法更为精确。

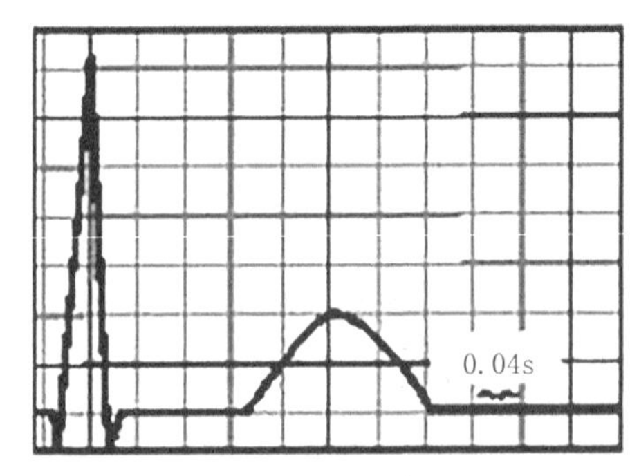

图 3-10 标准心电图纸

在横坐标上，细线间距为 1 mm，粗线间距为 5 mm。标准心电图的记录速度25 mm/s。在纵坐标上，1 mm=0.1 mV，10 mm=1 mV

(二)心律

窦房结是心脏的正常起搏点。窦房结的自律性能引起心房的除极，其在心电图上表现为 P 波。该脉冲能通过房室结传向心室。心室除极时在心电图上形成 QRS 波群。因此，正常窦性心律时在每一个 QRS 波群前都有 P 波，即在每一个 P 波后都有 QRS 波群。如果在 P 波和 QRS 波群间 1∶1 的比例关系消失，就可诊断为心律失常。P 波最容易在Ⅱ导联和 V_1 导联上识别。

在描述心律时，必须明确起搏点的部位及其频率。正常心脏的节律称为正常窦性心律，因为

起搏点在窦房结。窦房结的起搏频率过快时就称为窦性心动过速，而过慢时就称为窦性心动过缓。如果窦房结以外的潜在异位起搏点转为有效起搏点，并连续发出3次以上的脉冲，则称为异位心律。

（三）心电轴

正常情况下，心脏的电脉冲来自窦房结，通过心房传至房室结和传导系统，然后再传向心室。心电轴是指这些脉冲在额面和水平面上的方向，但通常是指投影在前额面上的心电轴。其中，QRS波群的电轴最常用，但是检查P波和T波的电轴也有用。了解心电图导联的位置和极性能够决定电轴。肢体导联能够计算额面电轴，而胸前导联能够计算水平面电轴。心电轴的测量方法一般用Ⅰ和Ⅲ导联QRS波群高度的代数和来测量，通过查表得到数值。正常QRS波群的心电轴位于－30°～＋90°。＋90°～＋180°为右偏，－30°～－90°为左偏（图3-11）。

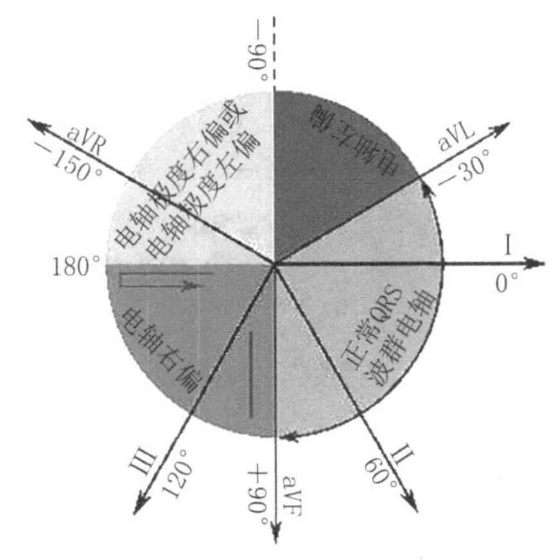

图3-11　QRS波群的心电轴

二、心电图各波段的形态和间期

（一）心电图的测量方法

1.各波段时限的测量

各波段时限的测量是在水平线上测得的数据，单位为秒（s）。测量选点为内切点，不能包括线本身的宽度（图3-12）。

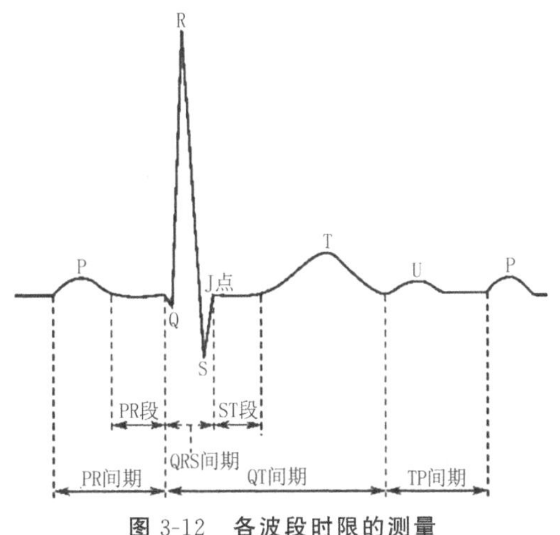

图3-12　各波段时限的测量

2.各波段振幅的测量

各波段振幅的测量是在垂直线上测得的数据，单位为毫伏(mV)。测量垂直距离，也不能包括线本身的宽度(图 3-13)。

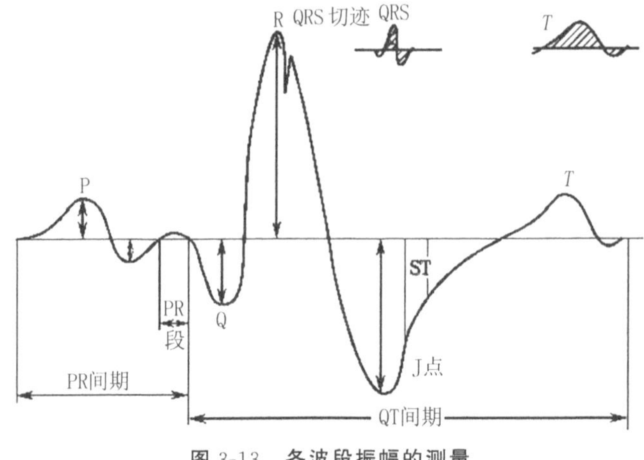

图 3-13　各波段振幅的测量

(二)心电图各波段的测量方法及正常值

1.P 波

(1)P 波的测量方法如图 3-14。

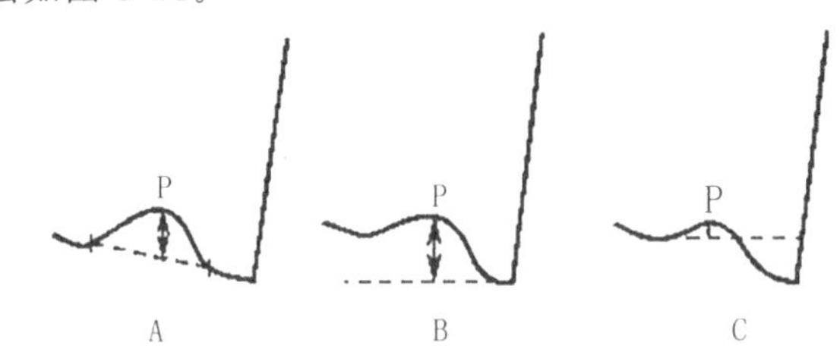

图 3-14　P 波振幅的三种测量方法(其中只有 A 法正确)

(2)P 波的正常值。正常 P 波(窦性 P 波)的形态：Ⅱ、V_3～V_6 导联的 P 波总是直立的，aVR 导联的 P 波总是倒置的。Ⅲ、aVL、aVF、V_1 和 V_2 导联的 P 波可以直立、倒置或双向。正常 P 波切迹的两个波峰之间不超过 0.03 秒。

(3)P 波的时限和振幅：正常成人 P 波的时限为 0.08～0.11 秒，大于 0.11 秒为异常，提示左心房肥大。肢体导联上静息时 P 波振幅不超过 0.25 mV；胸前导联的 P 波正性部分振幅小于 0.15 mV。V_1 导联上 P 波负性部分小于 0.1 mV，其振幅和时间的乘积(Ptf1)的绝对值小于每秒 0.04 mm，大于每秒 0.04 mm 提示左心房肥大。

2.PR 间期和 PR 段

(1)PR 间期的测量方法：自 P 波开始至 QRS 波群起始部为 PR 间期。正确的 PR 间期测定，应选择一个有最大 P 波和最宽 QRS 波群的导联。

(2)PR 间期的正常范围：成人 PR 间期的正常范围为 0.12～0.20 秒(14 岁以下儿童为0.11～0.18 秒)。

(3)PR 段：P 波终末至 QRS 波群起始部为 PR 段，正常时为等电位线。正常成人的 PR 段下移小于 0.08 mV，上抬不超过 0.05 mV。

3.QRS 波群

(1)QRS 时限的测量方法及正常范围：采用 12 导联同步记录，QRS 波群的起始和终点的确定较准确，但也应选择 QRS 时限最宽的导联测定。成人正常 QRS 波群时限为 0.06～0.10 秒，最常见为 0.08 秒。

(2)QRS 振幅的测量方法及正常范围：①肢体导联 QRS 波群。Q 波：有 1/2 的正常成人可在一个或多个下壁导联出现 q 波，而Ⅰ和 aVL 导联很少出现 q 波。正常 q 波时限不应超过0.03 秒。正常 q 波振幅较低，均应小于 0.4 mV，小于 R 波的 1/4，但Ⅲ导联例外。R 波：肢体导联 R 波振幅上限：Ⅰ导联 1.5 mV，Ⅱ、Ⅲ、aVF 导联 2.0 mV，aVL 导联 1.2 mV。aVR 导联0.5 mV。S 波：肢体导联上Ⅲ和 aVL 导联 S 波 1.9 mV，aVR 导联的正常 S 波小于 1.6 mV，Ⅰ、Ⅱ和 aVF 导联小于 0.5 mV。当 3 个导联 QRS 波群振幅均小于 0.5 mV 时，则称为肢体导联低电压。②胸前导联 QRS 波群：V_1、V_2 导联为右胸导联，以负向波为主；V_5、V_6 导联为左胸导联，以 R 波为主；V_3 导联为移行导联呈 R/S＝1。V_1～V_6 导联，R 波进行性增高，S 波则逐渐降低。Q 波：V_6 导联上 q 波最常见，V_4 和 V_5 导联较少见。V_1 导联上存在 q 波是否为正常，尚有争议，但 V_1 导联有 q 波，而 V_6 导联无 q 波，则肯定是异常的。正常 q 波时限不应超过 0.03 秒，q 波振幅一般小于 0.2 mV。R 波：V_1 导联常呈 rS 型，V_4 导联的R 波振幅最高。正常 R_{V5} 或 R_{V6} 导联小于2.5 mV。S 波：胸前导联上最深的 S 波常见于 V_2 导联，$S_{V1}<1.8$ mV，$S_{V2}<2.6$ mV，$S_{V1}<0.3$ mV为异常。

4.ST 段

(1)ST 段测量方法：应在 QRS 波群终点后 60～80 ms 测量缺血性 ST 段偏移，并以 PR 段作为基线。

(2)ST 段正常值：在肢体导联上，ST 段抬高一般不超过 0.1 mV，ST 段压低不超过 0.05 mV。在胸前导联上，V_1～V_3 导联上 ST 段抬高最高可达 0.3 mV，V_5 和 V_6 导联上 ST 段抬高不超过 0.1 mV，但在胸前导联出现 ST 压低都是异常的。

5.T 波

(1)T 波的形态：正常 T 波平滑而呈半圆形，两肢不对称，无论直立或倒置，其前半部波形平缓，而后半部波形陡峭。Ⅱ、V_3～V_6 导联的 T 波总是直立的，aVR 导联总是倒置的。Ⅲ导联的 T 波多为直立，而 aVL 和 aVF 导联的 T 波可直立或倒置。

(2)T 波的振幅：肢体导联的 T 波振幅均小于 0.6 mV。胸前导联上，V_2 和 V_3 导联的 T 波最高，男性为 0.6～1.2 mV，女性为 0.3～0.8 mV。在肢体导联和胸前导联上，T 波振幅正常值均不低于同导联 R 波的 1/10，否则为 T 波低平。

6.U 波

U 波是在 T 波后 20～40 ms 出现的一个低而宽的波形。正常情况下，除 aVR 导联外，在肢体导联和胸前导联上，U 波都是直立的。U 波振幅平均为 0.033 mV，最大的 U 波有时可达 0.2～0.3 mV。

7.右胸导联心电图

(1)右胸导联的 QRS 波群：右胸导联的 QRS 波群主要呈 rS 和 rSr′。正常 r 波振幅小于 0.6 mV，r′波小于 0.25 mV，q 波小于 0.35 mV，S 波小于 3.0 mV。如果全部右胸导联（V_{3R}～V_{7R} 导联）的 QRS 波群的 r 波消失，而呈 QS 型，则肯定是异常的，提示为右心室梗死。

(2)右胸导联的 ST 段：右胸导联的 ST 段改变一般在 J 点后 60 ms 或 40 ms 处测量，正常右胸导联的 ST 段上移的上限为 0.1 mV。右胸导联常规应至少包括 V_{3R}～V_{5R} 导联，一般应尽可能

采用 V_{3R}～V_{7R} 5 个导联记录。

(3)右胸导联的 T 波：右胸导联上 T 波方向与 QRS 波群主波方向一致，以负向波为主，但也可呈双向或正向。

8.QT 间期

QT 间期的测量方法：QT 间期从 QRS 波群起点至 T 波终点测量。QT 间期一般在 V_2 和 V_3 导联上测定，最好是在同步 12 导联心电图测量。U 波与 T 波重叠时，测定 T 波双峰间期，如果小于 150 ms，则为 T 波的切迹；如果大于 150 ms，则为 T、U 波融合。

(牛欣青)

第三节　电极误放和干扰

一、电极误放

电极位置正常时，P 波在Ⅰ、Ⅱ、aVF 导联直立、aVR 导联倒置；QRS 波群从 V_1 到 V_6 导联，R 波逐渐增高，S 波逐渐变小(图 3-15)。当电极误放时，心电图会出现误判(图 3-15 和图 3-16 为同一人的心电图)。

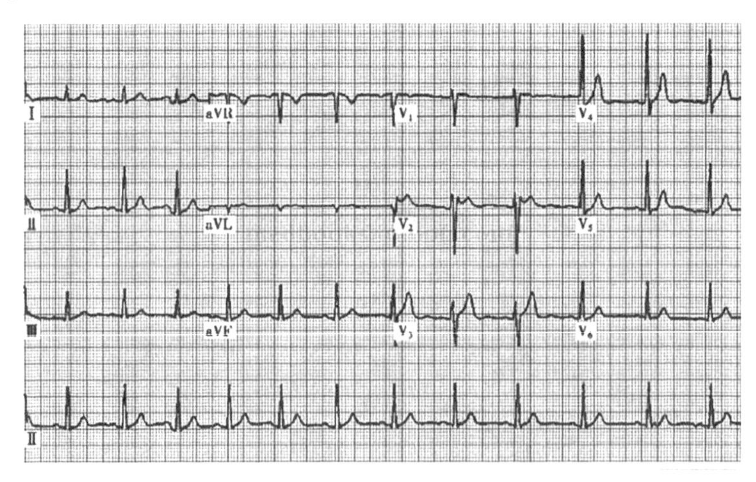

图 3-15　电极位置正常时的心电图

(一)肢体导联电极误放

(1)左、右两上肢的导联电极连接颠倒，使描出的 6 个肢体导联心电图图形酷似右位心改变，即Ⅰ导联倒置、Ⅱ导联与Ⅲ导联互换、aVR 导联与 aVL 导联互换、aVF 导联无变化，但胸导联心电波形无变化(图 3-16)。

由图 3-16 可见Ⅰ导联 QRS 波群主波向下。乍一看是电轴右偏，不过 P 波也是负相波，又似乎是右位心的心电图表现，但是胸前导联的 QRS 波群从 V_1 导联到 V_4 导联 R 波振幅逐渐增高，从 V_1 导联到 V_6 导联 R/S 逐渐增大，符合正常心电图的变化规律。实际上，这是左右上肢导联连接错误造成的。

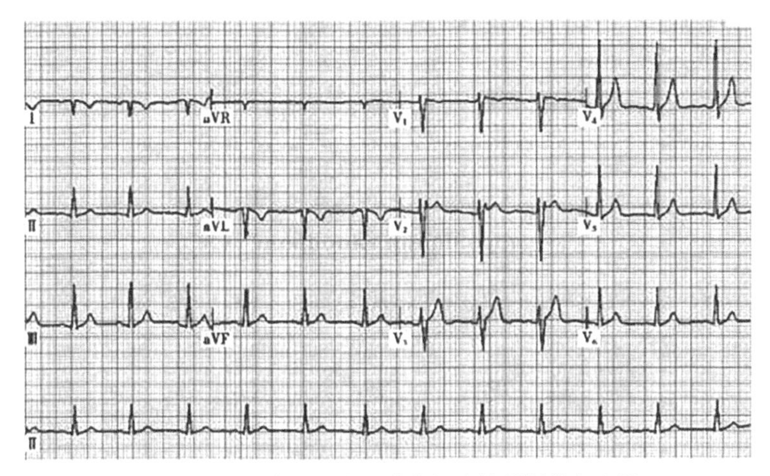

图 3-16　左、右两上肢导联电极连接颠倒的心电图

Ⅰ导联 P 波为负向波，而胸前导联 QRS 波群形态正常时，左右上肢导联电极连接错误的可能性较大，要注意检查电极的连接方式。如果患者不在现场，或者是以前记录的心电图，或者由于一过性的变化无法重新记录心电图时，可将Ⅰ导联正向波看成负向波，负向波看成正向波（或者从背面倒着看就是原来的心电图），Ⅱ导联和Ⅲ导联、aVR 导联和 aVL 导联分别互换，可能就是原来的心电图。

（2）左手、左足导联电极连接颠倒，Ⅰ导联实际为Ⅱ导联，Ⅱ导联实际为Ⅰ导联，Ⅲ导联倒置，aVR 导联无变化，aVL 导联与 aVF 导联互换（图 3-17）。

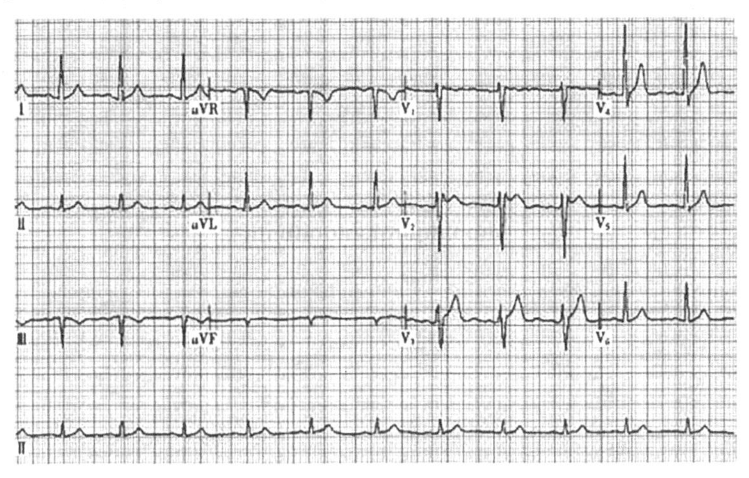

图 3-17　左手、左足导联电极连接颠倒的心电图

（3）右手、左足导联电极连接颠倒，Ⅰ导联实际为倒置的Ⅲ导联，Ⅱ导联倒置，Ⅲ导联实际为倒置的Ⅰ导联，aVR 导联与 aVF 导联互换，aVL 导联无变化（图 3-18）。

（4）左手、左足导联电极连接颠倒，Ⅰ导联实际为Ⅲ导联，Ⅱ导联实际为倒置的Ⅰ导联，Ⅲ导联实际为倒置的Ⅱ导联，aVR 导联实际为 aVL 导联，aVL 导联实际为 aVF 导联，aVF 导联实际为 aVR 导联（图 3-19）。

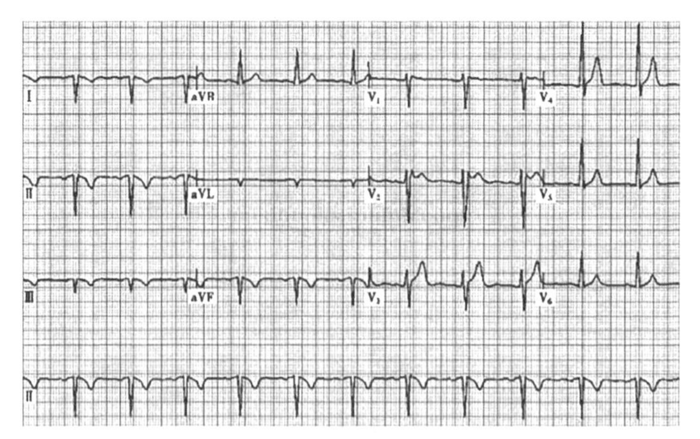

图 3-18　右手、左足导联电极连接颠倒的心电图

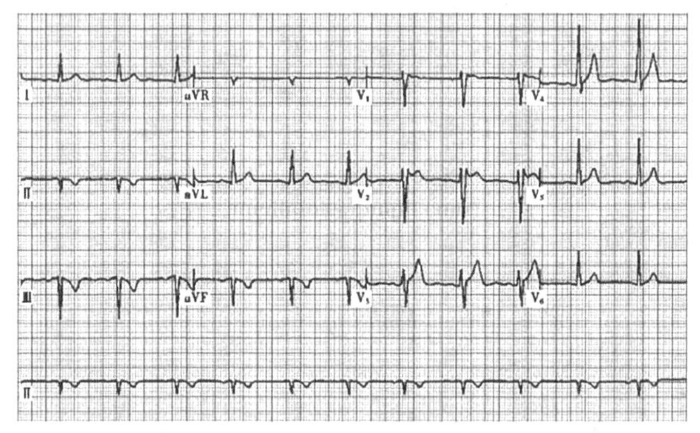

图 3-19　左手、左足导联电极连接颠倒的心电图

(5)左手、右手导联电极连接颠倒，Ⅰ导联实际为倒置的Ⅱ导联，Ⅱ导联实际为倒置的Ⅲ导联，Ⅲ导联实际为Ⅰ导联，aVR 导联实际为 aVF 导联，aVL 导联实际为 aVR 导联，aVF 导联实际为 aVL 导联(图 3-20)。

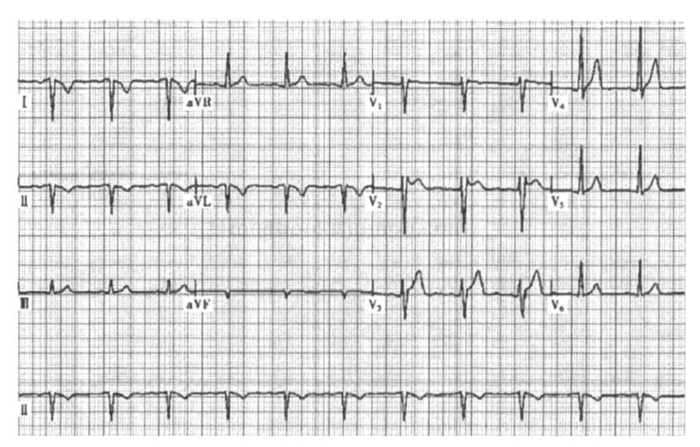

图 3-20　左手、右手导联电极连接颠倒的心电图

(二)胸导联电极误放

胸导联电极位置正常时，QRS 波群从 V_1 到 V_6 导联，R 波逐渐增高，S 波逐渐变小(图 3-21)。

如果胸导联电极位置发生误放，胸导 P-QRS-T 波会发生相应变化，图 3-22 为胸导 V_1 和 V_3 导联互换时的心电图，从 V_1～V_3 导联表现为貌似 R 波递增不良的图形，但无 ST-T 波的相应变化，亦无相关病史，如将 V_1 和 V_3 导联互换后，其图形与图 3-21 完全相同。图 3-23 为 V_4 和 V_6 导联互换时的心电图，V_4 导联 S 波突然消失，但 V_5 和 V_6 导联又出现 S 波，这与胸导联 QRS 波群的变化规律不同。若将 V_4 和 V_6 导联互换后，其图形与图 3-21 完全相同。如果发现胸导联 P-QRS-T 的变化不好解释，应确认有无胸导电极误放的可能（图 3-21～图 3-23 为同一人的心电图）。

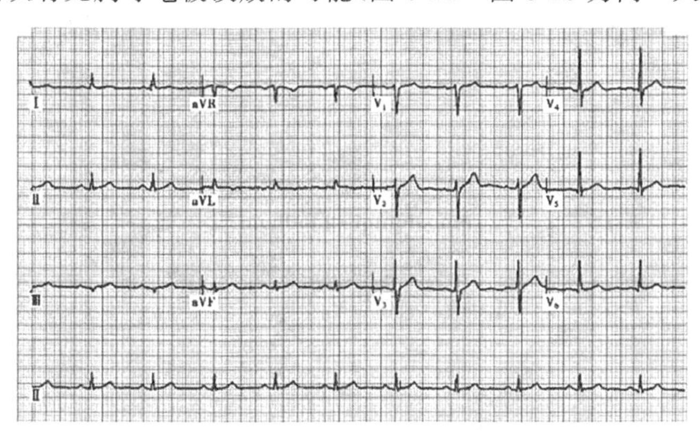

图 3-21　电极位置正常时的心电图

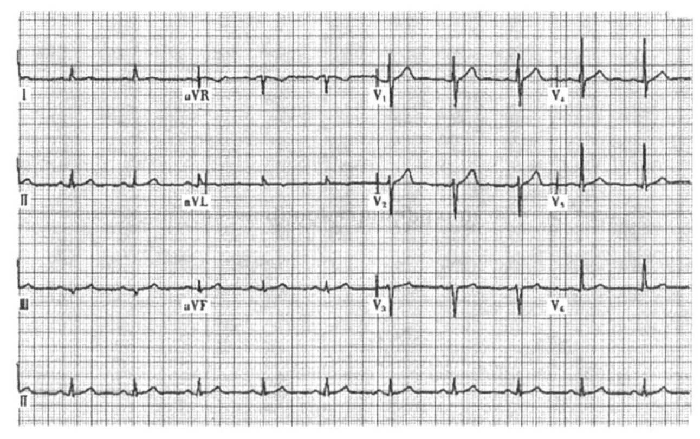

图 3-22　胸导 V_1 和 V_3 导联互换时的心电图

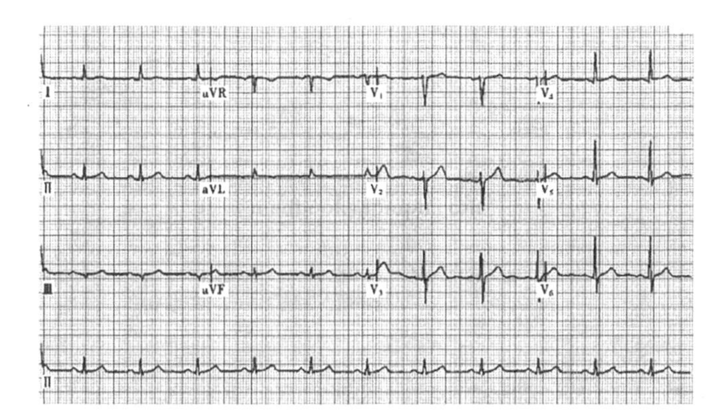

图 3-23　胸导 V_4 和 V_6 导联互换时的心电图

二、干扰

(一)交流电干扰

交流电干扰表现在心电图上呈规律性每秒 50 次的细小波纹。这种干扰往往遮盖了原来心电图中的细小波形改变,影响心电图诊断(图 3-24)。

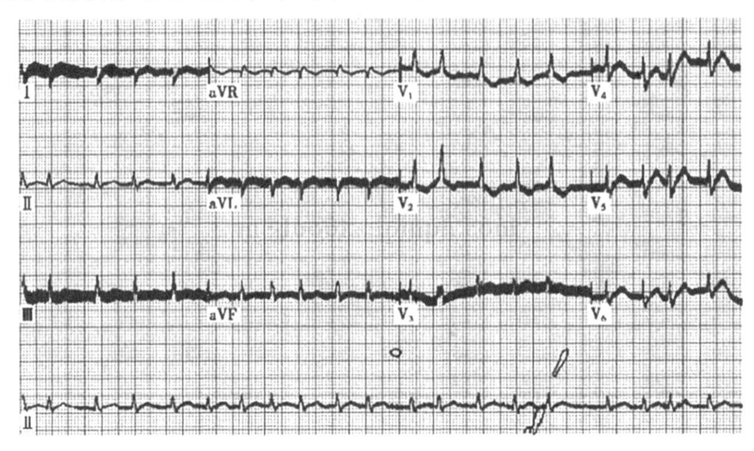

图 3-24　交流电干扰

(二)肌电干扰

肌电干扰的频率多在每秒 10～300 次,表现为不规则的细小波纹,使心电图波形模糊不清,很容易误认为心房颤动(图 3-25)。

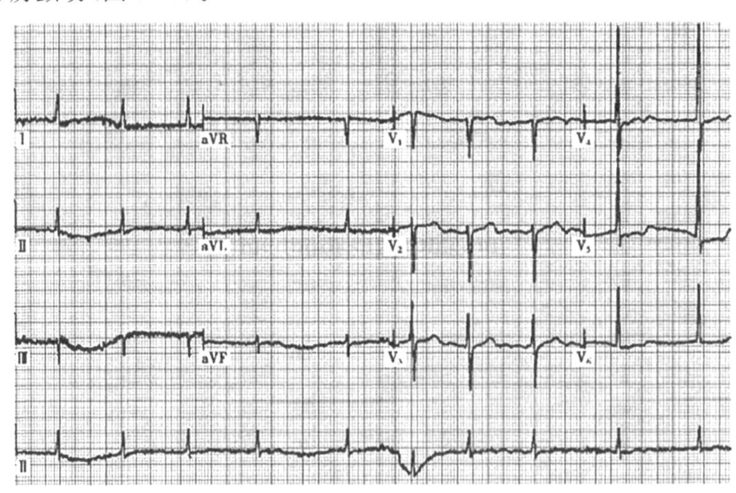

图 3-25　肌电干扰

(三)其他干扰

图 3-26 中最下面的连续记录为中央监护系统记录的心电图图形,其他为心电图机记录的心电图图形,两者合成后形成的图形。在记录心电图的过程中,显示屏的图形为窦性心律伴多发期前收缩,心电图自动诊断为窦性心律,中央监护系统记录的心电图图形亦为窦性心律,但打印出来的心电图图形很像心房颤动(f 波和频发期前收缩引起的 RR 间期不匀齐)。其干扰来源在计算机的打印系统(图 3-26)。

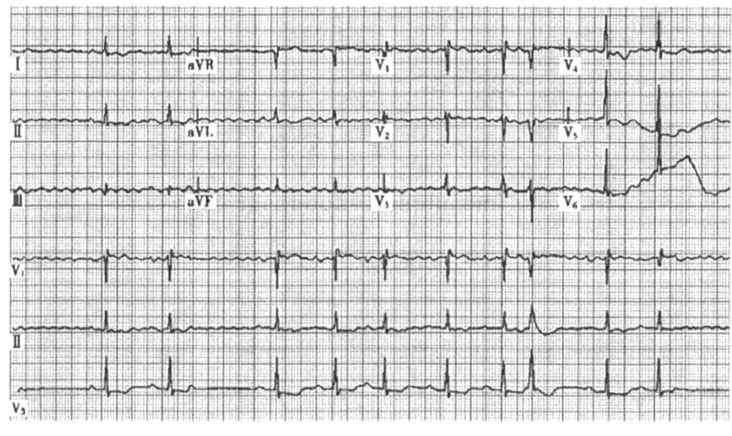

图 3-26　其他干扰

（牛欣青）

第四节　儿童心电图

一、概述

儿童心脏的解剖结构和心电生理活动与成人有所差异：①儿童心率较成人快；②右心室占优势，在心电图上表现为右胸导联 R 波电压较高，有一部分儿童 V_1 导联 R/S 比值>1，这对成人来说可能是右心室肥大的表现，而在儿童可能是正常的。此外，儿童的胸壁薄，心脏整体接近胸部，心脏与胸壁之间的间隙小，有时左胸导联也可出现 R 波高电压，而不是左心室肥大；③儿童的 T 波和成人 T 波不同，有些导联特别是胸前中右导联 T 波可以倒置，而在成人往往是心肌缺血的表现，但在儿童属于正常变异；④儿童心脏比成人心脏小，心脏的除极和复极以及传导系统的传导等都比成人快，因而心电图各波段的时限值相对比成人短。随着年龄的增长，儿童心电图各波段的时限、电压和形态等常数逐渐接近成人。

二、儿童心电图正常值

（一）P 波正常值

1.P 波的形态

P 波出现切迹在各年龄组的不同导联均可见到，但以 Ⅰ、aVL、V_2～V_4 导联出现率较高，5～8 岁的出现率最高，是右心房和左心房除极电位在生理上出现的时间差所引起的。P 波两切迹之间距<0.03 ms，一般无临床意义。

2.P 波时限

P 波时限比成人短，平均 0.04～0.08 秒。据湖南大学资料显示：6 个月以内婴儿的 P 波时限最宽≤0.07 秒；6 个月～5 岁 P 波时限≤0.08 秒；5～14 岁 P 波时限≤0.09 秒。婴儿 P 波时限>0.09 秒，儿童期 P 波时限>0.10 秒为异常。儿童 Ptf-V_1≥－0.02 mm·s，Ptf-V_1 负值增大与左心室受累和左心房传导阻滞以及心肌供血不足有关。

3.P 波电压

年龄越小 P 波电压相对越高，新生儿可达 0.21～0.25 mV，最高 0.30 mV，此可能与新生儿出生后仍保留生理性肺动脉高压和右心房负荷较重有关。3 个月后 P 波电压渐降低。儿童 P 波电压在肢导联不超过 0.2 mV，胸导联不超过 0.15 mV。各年龄组 P 波电压若＞0.2 mV 应视为异常。

(二)PR 间期

儿童 PR 间期 0.11～0.16 秒，随着年龄增长及随心率增快而缩短，最短 0.08 秒，最长为 0.18 秒。1～6 岁时年龄与 PR 间期显著相关，7～14 岁时年龄与心率仍显著相关，但成年人 PR 间期与年龄和心率关系却不明显。

(三)心电轴

新生儿平均电轴约＋120°，随年龄增长电轴右偏程度减小。出生后 6 个月接近成人标准(60°～90°)，12～16 岁不再变化。出生后 1 个月＞＋100°或＜＋30°为不正常右或左偏倾向。已有资料统计显示：新生儿 97.4%≥＋90°；1～3 个月＜＋100°，绝大多数在 40°～＋90°；5～14 岁＞＋100°者仅 6%。湖南医科大学资料提示，1～3 个月婴儿电轴＞＋140°；3～14 岁＞＋120°考虑异常；新生儿电轴＜＋60°，1～3 个月＜120°；3 个月～14 岁＜0°，应考虑不正常的左偏。

(四)QRS 波群时限

儿童 QRS 波群时限在 0.04～0.08 秒，随年龄增长略有延长。一般 10 岁以内儿童≤0.08 秒，10 岁以上≤0.09 秒，成人 0.06～0.10 秒。

(五)VAT

VAT 即室壁激动时间，V_1 导联 VAT≤0.03 秒；V_5 导联 1 岁以内 VAT≤0.03 秒；1 岁以上≤0.04 秒。V_1 导联 VAT 随年龄增长而有递减倾向，5 岁以内各年龄基本无差别；而 V_5 导联的 VAT 则随年龄增长有延长倾向。

(六)Q 波

3 个月以内的婴儿在Ⅱ、Ⅲ、aVF 导联常出现 Q 波，Q 波比成人深、Q/R 比值较成人大，Q＞1/4R波并不少见。但在Ⅰ、aVL、V_5 和 V_6 导联常不出现 Q 波，而多出现深 S 波。正常婴儿右心前区导联(V_1)偶见 Q 波，其发生机制：①生理性右心室优势，使心脏顺钟向转位，室间隔的右心室面向左前方，左心室面向右后方，室间隔起始除极向量向左前，故右心前区导联出现 Q 波；②QRS 除极初始向量与右心前区导联轴垂直，使室间隔除极的 r 波消失在等电位线上。右心前区导联呈 QR 型者，实际上是 rsR′波型，其 Q 波是原 r 波落在等电位线的表现。

(七)R 波

婴幼儿与年长儿右心室占优势，如在新生儿期 V_1 导联呈 Rs 型波，出生后 1 周内 R_{V1}＞R_{V5}，V_5 导联有半数呈 rS 型或 RS 型波，随年龄增长 R_{V1} 渐低而 S_{V1} 波渐深；R_{V5} 渐增而 S_{V5} 渐变浅。心前区导联过渡区左移，使 R 波和 S 波的最高振幅在 V_4 导联。5 岁以内 R_{V1}＞1.0 mV 并不少见，3 岁以内 79%～100% V_1 导联的 R/S 比值＞1.0，V_5 导联的 R/S 比值＜1.0。

(八)S 波

新生儿和乳幼儿电轴右偏，Ⅰ、aVL 导联 S 波较深，因伴顺钟向转位，V_5、V_6 导联亦可见较深的 S 波。3 岁后 S 波渐变浅，12～16 岁接近成人。

(九)ST 段

儿童胸导联 ST 段抬高是常见现象，右侧胸导联 ST 段抬高比左侧胸导联明显，胸导联 ST 段抬高＜0.2 mV 无临床意义。ST 段压低比 ST 段抬高少见。1 岁以下 V_1、V_2 导联 ST 段压低 0.1 mV并不少见，2 岁以上 V_1～V_4 导联压低 0.1 mV 以上为异常。当肢体导联 ST 段抬高均＜0.1 mV、压低均＜0.05 mV、左胸导联和肢体导联 ST 段抬高＞0.1 mV 或压低＞0.05 mV 时属于异常。

(十)T 波

新生儿出生后至 24 小时，肢体导联 T 环长轴在＋80°左右，T 波在Ⅰ、aVL 导联常表现为低平、平坦甚至倒置。胸前导联 T 环长轴偏向前，V_1 等右胸导联 T 波多直立，V_6 等左胸导联 T 波往往低平或倒置。出生后 24～48 小时，T 环长轴转向后方，V_1 导联 T 波起始部先倒置呈正负双相，出生后 4～7 天 TV_1 完全倒置，同时 V_6 导联 T 波直立，随年龄增长 T 环长轴向后偏移角度渐减少而开始偏向左，接近成人 T 环长轴。从出生后数天到儿童期，不仅 V_1、V_2 导联 T 波倒置，甚至 V_3、V_4 导联亦出现 T 波倒置。

此外，儿童右胸导联 T 波多呈双相或双峰型。双相 T 波的正相部分易误为 U 波；双峰 T 波又称多相性 T 波，因两峰都较窄尖易误为是未下传的 P 波。儿童从 3 岁至 12 岁上述 T 波多出现在胸导联的过渡区之间。

(十一)U 波

儿童 3～5 岁后可见到 U 波，出现率与成人相同，多出现在 V_2、V_3 导联。

(十二)儿童左心室电压以及左心室或右心室的综合电压正常值

1.R 电压的正常值

7 天以内＜1.0 mV，7 天～5 岁＜3.0 mV。6～10 岁＜3.6 mV，10～16 岁＜3.0 mV。

2.左心室综合电压

$R_{I}+S_{III}$，＜1 岁＜2.5 mV，＞1 岁＜3.0 mV。

$R_{V5}+S_{V2}$，＜1 个月＜2.8 mV，1～2 岁＜3.5 mV，2～4 岁＜3.8 mV，4～13 岁＜4.5 mV，14～16 岁＜4.0 mV。

3.右心室综合电压

$R_{V1}+S_{V5}$，＜1 岁＜2.0 mV，1～3 岁＜2.0 mV，＞3 岁＜1.5 mV。

三、儿童心室肥大的心电图诊断

婴幼儿时期，生理上右心室占优势，在心电图上往往表现出电轴右偏，顺钟向转位，呈现不同程度的生理性右心室肥大图形。直至 4 岁以后，左心室逐渐占据优势，QRS 电轴逐渐转为正常，顺钟向转位图形逐渐消失。儿童心室肥大的心电图诊断标准不同于成年人。

(一)儿童左心室肥大的心电图诊断条件

(1)QRS 振幅增大：①$R_{I}+S_{III}$＞3.0 mV；②$R_{II}+R_{III}$＞4.5 mV，R_{II}＞R_{III}；③R_{aVL}＞2.0 mV；④R_{aVF}＞2.5 mV；⑤V_5 导联 R 波：3 岁以下＞3.0 mV，3～16 岁＞3.5 mV；⑥V_1 导联 S 波：3 岁以下＞2.0 mV，3～16 岁＞2.9 mV；⑦ V_5 导联 R＋V_1 导联 S 波：3 岁以下＞4.5 mV，3～16 岁＞5.0 mV；⑧V_5、V_6 导联 Q 波：16 岁以上＞0.5 mV。

(2)QRS 电轴左偏。

(3)V_5 导联室壁激动时间延长 1 岁以内＞30 ms，1 岁以上＞40 ms。

(4)临床上有左心室肥大的病因及其他证据。

(二)儿童右心室肥大的心电图诊断条件

(1)QRS 波形及振幅改变:①右胸导联出现 q 波,呈 qR 型;②V_1 或 V_{3R} 呈 rsR′型,临床上有房间隔缺损;③Q/R_{aVR}<1.0。

(2)R/S_{V1} 比值达到或超过表 3-1 标准。

表 3-1　R/S_{V1} 比值标准

项目	出生～11 个月	1～3 岁	3～5 岁	5～16 岁	>16 岁
R/S_{V1}	5	2.5	2.0	1.5	1.0

(3)QRS 电轴>+120°。

(4)V_1 导联室壁激动时间>30 ms。

(5)P_{II}>3.0 mV,其他导联>2.5 mV。

(三)儿童双侧心室肥大的心电图诊断条件

(1)胸壁导联同时显示左右心室肥大的图形特征。

(2)心电图上有肯定的左心室肥大伴有下列一项或几项改变者:①V_1 或 V_2 导联 R 波振幅达到或接近正常最高值;②V_1 导联 R/S>1.0;③V_5 导联 R/S<1.0。

(3)心电图上有肯定的右心室肥大伴有下列一项或几项改变者:①V_5、V_6 导联 R 波振幅增大,达到或接近正常最高值;②V_5、V_6 导联有深的 q 波。

(4)双侧心室肥大而心电图正常或接近正常。

(牛欣青)

第五节　运动员心电图

一、运动员的心脏结构特点

长期运动可以使心脏结构发生适应性的改变,心脏结构的改变主要包括向心性肥大和离心性肥大 2 种类型。

(一)离心性肥大

离心性肥大主要由于心脏前负荷即容量负荷增加所致,多见于从事等张运动的运动员,如耐力运动(骑车、越野、滑雪、划艇、独木舟等),这些运动对左心室腔容积、室壁厚度有很强的影响,主要的改变是心腔的扩大,同时伴有室壁的成比例增厚,心腔内径与室壁的厚度比没有明显的变化。

(二)向心性肥大

向心性肥大主要由于心脏后负荷即压力负荷增加所致,多见于从事等长运动的运动员,如力量训练(举重、摔跤、柔道等),这些运动对室壁厚度的影响远远比对心室腔的影响要大,主要表现为心室后壁和室间隔肥厚。运动员心脏室壁厚度/左心室内径的比值明显高于一般人和其他项目运动员。

运动员心脏结构的改变与病理性心室重塑不同，以下几点有助于鉴别。

(1)正常左心室壁厚度在8～11 mm，心室壁增厚主要是心肌纤维肥大、增生及结缔组织增生所致。有研究表明，运动员左心室壁厚度在正常人的上限，一般不超过13 mm，如果超过此上限则为病理性肥大。

(2)运动员心脏结构及心室壁的增厚从超微结构来看是伴有毛细血管的增多及线粒体数量的增加，不会引起缺血缺氧的改变，与病理性肥大不同。

(3)运动员心脏结构的改变，随着运动强度减弱，这种适应性的改变会逐渐减退甚至消失，是一个可逆的改变过程。

二、运动员心电图的特征

运动员长期的运动导致心脏适应性的改变，必然会引起心电图的改变，例如心室的肥大必然引起左心室高电压。

运动员心电图异常发生率较高，这与竞技体育运动的特点有关。长期的大运动量、高负荷造成对心脏功能的损害，在训练中的相持对抗动作，使肌肉产生持续的收缩，从而使血液回流受阻，在一定程度上增加了心脏的负担，这也是导致运动员心电图异常发生率比较高的原因。

(一)窦性心动过缓

窦性心动过缓所占比例最高。由于运动员心脏功能的适应性改变，心功能的增强，每搏量的增加，加上交感神经张力的下降，迷走神经兴奋性的增强，导致心率的减慢。

窦性心动过缓是运动员心脏功能和功能状况良好的表现，使得运动员在每搏量不变的情况下，心肌的耗氧量减低并且心率及心泵有了较大储备功能。

长期运动训练使运动员的心脏产生适应性的变化，心率普遍低于其他人群。特别是从事耐力项目的运动员绝大多数心率都低于每分钟60次，优秀运动员一般在每分钟40次，睡眠心率在每分钟30～40次。其长RR间期可以在1.5秒以上。

(二)窦性心律不齐及交界性逸搏

大多数运动员窦性心律不齐与呼吸有关且是生理性的。一般认为窦性心律不齐是迷走神经张力的变化，与窦房结产生冲动的频率发生变化有关。窦性心律不齐与窦性心动过缓的发生有关，心率越慢，窦性心律不齐的发生率越高。

心率过慢或者窦房结冲动不能下传到心室，逸搏心律作为保护性的机制起着重要的作用，在运动员中也非常常见，多与运动员心率慢及迷走神经张力增高、交感神经兴奋性减低有关。

(三)左心室高电压

长期高强度的训练，心脏为了全身系统的供血供氧，必须通过增加做功，增大心排血量来达到身体的需求。因而心肌负荷增加，引起心肌代偿性肥厚，同时每搏量增加，心率相对变慢，这些均是生理性改变而非病理性。这些可以使运动员的左心室壁及室间隔增厚，导致QRS波群高电压，这是一种生理改变。所以当出现左心室高电压及心率偏慢时，心电图表现多为生理性改变，对运动员正常训练并无影响。

(四)不完全性及完全性右束支传导阻滞(RBBB)

一般认为，不完全性右束支传导阻滞单独存在时无病理意义，正常人也会出现，而运动员常与运动训练时右心室舒张期负荷过重、右心室扩张有关。

对完全性 RBBB 和持久存在不完全性 RBBB,不能排除过度训练和心脏病变的可能,应定期检查,进行随访观察。

(五)房室传导阻滞(AVB)

一度房室传导阻滞多因迷走神经张力的增高或者因为体位变化、闭气及寒冷等因素诱发,普通人也可以发生,无任何症状,仅有传导时间的延长,但是窦性冲动均能下传。

二度Ⅰ型正常人及运动员均可发生,与迷走神经的张力增高有关,常发生于夜间,一般都是生理性的。少数由过度疲劳或病理因素如急性心肌炎、电解质紊乱所引起。

运动员二度Ⅱ型及三度 AVB 少见,且短暂出现,多见于中长跑、马拉松等耐力项目的运动员。多数由迷走神经张力增高引起,属生理现象,常在夜间、卧位或闭气时出现,运动、心率加快、过度通气可使之消失;可因过度训练、过度紧张而引起。如持续出现二度Ⅱ型以上者为病理现象。

(六)ST-T 改变

运动员常见的心室复极异常,可以与左心室高电压并存,与左心室肥厚有关。ST-T 改变无特异性,其易变性较大,常可以自然消失,甚至是运动试验可使其改善,临床多视为冠状动脉供血不足、心肌缺血、缺氧造成的。

运动员中 ST-T 改变具有重要意义和实用价值,是估价和评定心脏负荷过重、心肌供血不足以及机体疲劳和过度训练的重要依据之一。

非特异性 ST-T 改变对训练和比赛无不良影响。运动员中出现 ST-T 改变,多与运动员功能水平下降、机体过度疲劳和心肌负荷过重有关。因此,如果出现 ST-T 改变而于 24 小时内不能完全恢复,应考虑调整运动量。然而,ST 段下移较少见,一旦出现水平型 ST 段下移则为病理现象。

(七)期前收缩

期前收缩是运动员中最常见的心律失常之一,普通人在饮酒及应激、劳累的情况下也可以出现。以室性期前收缩最常见,房性和交界性较少见。多发生在窦性心动过缓和室上性停搏时,易受迷走神经张力的影响,无预后意义。心电图(ECG)上出现下述特点时,应与病理性进行鉴别:多源性;室性、房性或交界性同时存在;频发或是呈二、三联律;并行心律性;R-on-T 现象;QRS 波群畸形显著,时限≥0.12 秒;运动后增多;伴其他心电图异常(如 AVB、BBB、缺血性 T 波改变)等。

(八)阵发性心动过速

运动员中发生的阵发性心动过速较少,以功能性为多见,常因过度疲劳、情绪激动或用力过猛而诱发,但不能排除少数器质性心脏病。

(九)快速性心律失常

在训练或比赛时,尤其是在焦虑和冲动情绪影响下,不仅可出现窦性心动过速、室上性心动过速、心房扑动(房扑)或心房颤动(房颤),特别在 A 型行为(A 型行为的基本行为特征为竞争意识强,对他人敌意,过分抱负,易紧张和冲动等)的运动员中,愤怒和冲动时可出现室性心动过速、心室颤动。

三、小结

运动员窦性心动过缓、左心室高电压的发生率显著性增高是良好心力储备的表现,对于运动员有着重要的意义。运动员还会因为运动的方式及强度的不同，出现各种不同的心电图改变，在临床上还要注意有无先天性心脏疾病存在的可能，需要科学分析运动员的心电图表现。

（牛欣青）

第六节　正常起搏心电图

心脏起搏器的治疗效果已经肯定，随着起搏技术的飞速发展，多种功能不同类型起搏器和电极导线的问世以及植入技术的改进，起搏器治疗的适应证也在不断拓宽，应用范围越来越广。目前我国起搏器植入几乎普及至县级医院，如何识别起搏系统正常或异常就显得极为重要，而识别起搏系统工作状态的最可靠而又简单的诊断工具就是心电图（包括常规心电图和动态心电图），从事心脏起搏技术的医技人员，必须掌握和熟悉正常和异常的起搏心电图。

根据心脏起搏电极导线放置在心室或（和）心房，便有心室或（和）心房起搏心电图。有效的心室或（和）心房起搏应为刺激信号（又称钉样标记）后紧跟着心室或心房除极。

一、起搏心电图的识别

（一）心室起搏图形

刺激信号后紧随着宽大畸形的 QRS 波（除极）和方向相反的 T 波（复极）。应注意的是有效心室起搏必须见到心室复极的 T 波，因为在单极起搏时由于刺激信号大，常伴有信号过冲现象，貌似 QRS 波，实际上可能心室并未除极。

（二）心房起搏图形

刺激信号后紧随着与正常窦性 P 波形态不同的起搏 P 波（除极）和 PR 段（复极），经正常的房室传导（PR 间期）产生室上性窄 QRS 波（QRS 波），如伴有室内传导阻滞，亦可为宽 QRS 波。

（三）心室起搏与 ST-T 变化

右心室心尖部起搏，除极顺序与正常相反，由右向左，由心尖到心底部，由于除极异常，复极也发生变化，表现在心电图上出现与主波方向相反的 ST-T 改变，当出现自主心律时，在 R 波向上的导联，ST 段压低，T 波倒置，有时 T 波倒置很深，类似缺血性 T 波倒置，甚至怀疑为心内膜下心肌梗死，但并无动态变化和酶学改变，这种 ST-T 改变必须在移出起搏器后方可恢复。

冠心病患者植入起搏器亦不少见，从心电图上如何诊断并存的心肌梗死十分重要，如果患者均为起搏心律，则很难鉴别异常 Q 波和 ST-T 改变，这时可用胸壁刺激方法或调整起搏器参数，显示自主心律，动态观察 ST-T 变化。也有研究者报道在起搏心律时，如左侧心前区导联出现小 q 波，则有助于前壁心肌梗死的诊断，当然更重要的还需结合临床症状和生化检查。

二、起搏方式分类

（一）VVI 起搏

起搏心室，感知心室自身 QRS 波，感知后的反应方式是抑制起搏器的电脉冲发放，避免节律竞争，达到同步目的。VVI 型起搏器必须存在自身心搏，才能验证其按需的功能（同步功能）。在 VVI 工作时，有 2 个节奏点控制着心室搏动，一为起搏器发出的心室刺激脉冲，二为自身的心室搏动(可以是窦性下传的搏动或室性期前收缩),因此可以产生心室融合波,其形态视两个激动来源所占比例大小而不同,并可表现为真、假融合波,VVI有起搏间期和逸搏间期,2个心室刺激搏动间距离为起搏间期,自身搏动与下一个起搏搏动间距离为逸搏间期,通常起搏间期=逸搏间期,逸搏间期的长短反映感知功能是否正常。

VVI工作方式因失去房室顺序起搏,属于非生理性起搏,AAI虽可维持正常的房室顺序作用,但频率固定,属于半生理性起搏。单腔起搏器由于只放一条导线,操作简单,价格较低,尤其是VVI型起搏器目前仍是我国最常用的一种。

(二)AAI起搏

可感知自身的心房搏动(窦性P波或房性期前收缩的异位P波),感知后抑制起搏器发放电脉冲起搏心房,从而避免节律竞争,亦有起搏间期、逸搏间期和心房融合波(图3-27)。

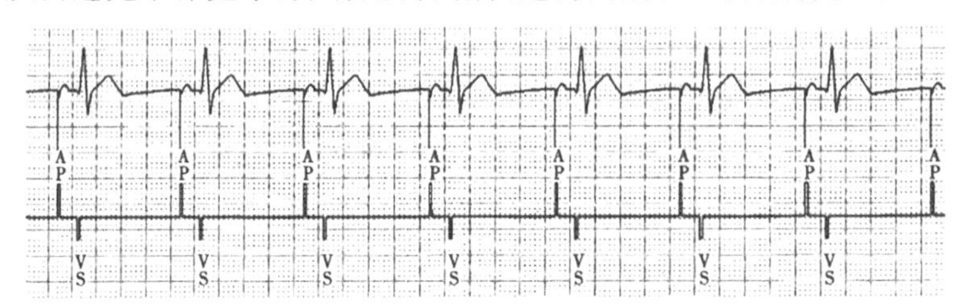

图3-27　AAI起搏心电图

(三)VAT起搏

感知自身心房激动,触发心室起搏,最适合用于窦房结功能正常,房室阻滞的患者,还有频率跟踪作用(图3-28)。

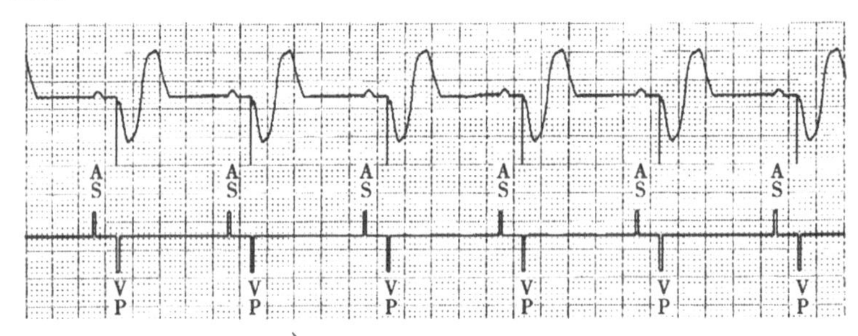

图3-28　VAT起搏心电图

(四)VDD起搏

VDD起搏器无心房起搏,为心房感知、心室触发型房室顺序起搏。如窦房结功能正常的房室阻滞患者植入DDD后,为节约能源可将起搏器程控为VDD方式。

VDD起搏器工作时在心电图上可出现4种图形:①心房跟踪频率起搏,为心房感知心室触发,起搏频率由房率决定,介于上下限频率之间;②当房率超过起搏上限频率时,同样可出现文氏现象、固定频率阻滞或频率平滑作用,以阻止过快的心室率;③当房率慢于基础频率时,起搏器转化为VVI,若为VDDR可转换为VVIR起搏方式;④在阵发性房室阻滞患者,当房室传导时间正常且窦率快于基础起搏频率时,心电图呈现DDD方式。

(五)DVI起搏

DVI起搏不单独作为一种起搏器,DDD起搏器可程控为DVI工作方式。DVI起搏器可看作一个PVARP超过整个心房逸搏间期(AEI)的DDD起搏器,无心房感知功能,只有下限而无

上限频率，呈固定频率的房室顺序起搏。这种起搏可用于房颤患者。

DVI 有 3 种类型，因此心电图也会出现不同的工作方式。

1.“制约式”DVI 起搏心电图

心房无感知功能，在 A-V 间期内不感知心室活动，A-V 结束后发放心室脉冲，即心房脉冲制约心室脉冲的发放，为此称制约式 DVI 起搏。

缺点：可发生心房竞争现象，因此失去房室同步，可诱发房颤及其他房性心律失常；此外，由于在 A-V 间期内不感知心室活动信号，因此可能出现心室竞争心律。

心电图上可有以下情况：①房颤时只有下限心室起搏频率，如自身心率出现在 A-V 间期内而起搏器照常发放脉冲，则出现心室竞争心律；②心电图上无或有自身心律时可出现心房、心室 2 个脉冲信号；③心室线路感知后不出现脉冲信号；④窦律时可因起搏器对心房无感知而出现房性竞争心律。

2.“非制约式”DVI 起搏心电图

心房无感知，但在 A-V 间期内增加了感知功能，当在 A-V 间期内感知到自身心室活动则心室脉冲发放受到抑制，因此不会出现心室竞争心律。

心电图上可有以下情况：①可见到一个心房脉冲信号；②可见到心房、心室 2 个脉冲信号；③无脉冲信号；④房颤时只有下限心室起搏频率，在窦律时可出现心房竞争心律。

3.改良制约式 DVI 起搏心电图

为防止心室线路感知心房脉冲而抑制心室起搏，在心房脉冲发放后，设置一个 10～60 ms 的心室空白期。目前所用 DVI 起搏多为改良制约式。

改良制约式 DVI 起搏方式的常见心电图：①DVI 起搏频率加速现象，当患者心房率快于起搏频率时，因其无心房感知功能，可能出现心房起搏信号加速现象。这是 DVI 起搏器的一种特殊表现，DVI 起搏器无心房跟踪功能，上下限频率固定，不能适应运动量加大而加快心率；②房颤时的 DVI 起搏心电图，DVI 起搏方式因心房无感知功能，所以不对房颤时的 f 波感知，也不会触发心室起搏，因此不会出现 PMT，只能出现固定频率的房室顺序起搏。心电图特点是房颤 f 波与房脉冲信号无关，心电图呈现为起搏频率(固定的基础频率)和自身下传的心律交替出现。

DVIR 起搏心电图 DVIR 起搏方式用于房颤者，即能防止 PMT，也可随运动增加起搏频率。心电图特征：DVIR 起搏有上下限频率，其上限频率为传感器驱动的上限频率。在窦性心动过缓者，P 波与房脉冲明显相关，起搏频率可有动态变化；窦律快于起搏基础频率时，可出现房性竞争心律(脉冲信号与 P 波无关或有关)；如为房颤时，可见心房脉冲与 f 波同时存在，但起搏频率可快于自身心律，或自身心律与起搏心律交替出现。

(六)DDI 起搏

DDI 起搏是 DDD 起搏器的一种工作方式，在出现快速性房性心律失常时，可将 DDD 起搏器程控为 DDI 或自动转换为 DDI 模式。当出现起搏器介导的心动过速(PMT)时，将起搏方式从 DDD 程控为 DDI 也可终止心动过速发作。

DDI 是改进的 DVI 模式，不同之处是 DDI 有心房感知，但感知 P 波后不即刻触发心室起搏，而是等下限频率结束后才触发心室。DDI 也可看作无 P 波跟踪能力的 DDD 起搏。DDI 的优点是可避免心房竞争和 PMT，缺点有时房室发作不同步(当 P-R 过短时)和 P-V 间期延长。

DDI 与 DDD 有 2 点不同：在 PVARP 之外感知房性期前收缩或窦性 P 波后，必须等待下限频率结束后才释放心室脉冲，于是很早的房性期前收缩可能产生一个很长的 As-Vp 间期，而在

DDD方式中感知A-V间期(As-Vp)短于A-V(Ap-Vp)间期;感知快速房率后不即刻触发心室,而是至下限频率结束后才发放心室脉冲,可保持稳定的R-R间期,避免快速房率下传,为此DDI无心房跟踪功能,只有下限频率而无上限频率。

DDI起搏心电图:在DDI起搏中,如果程控的频率超过自身房率,P-R间期长于A-V间期,它可提供一个房室顺序起搏。如果房率超过程控的起搏频率,P-V间期会逐渐延长,直至P波脱落,但起搏周期不会改变,P波和下传的QRS波可抑制房室输出脉冲。一般不会出现心房竞争,除非心室起搏频率较快,自身P波落入其前的PVARP内而不被心房线路感知,待心房逸搏周期结束后发放心房脉冲,产生竞争心律。室房同步:如果有室房逆向传导,逆行P波可被心房线路感知然后经心室线路下传,但起搏频率仍为下限频率。如果窦性心律快于起搏器程控的基础频率,由于A-R间期的延长,会出现更多的房室分离现象,可出现2∶1传导及P-R间期逐渐缩短的矛盾现象。DDIR起搏时有上下限频率,起搏频率有了动态变化,但A-R间期可呈现逐渐变化,或呈现时长时短或阻滞。

(七)DDD起搏

DDD起搏方式是双腔起搏器的典型,能同时起搏心房和心室,感知自身的心房和心室激动,既有抑制亦有触发反应,类似人工制造的窦房结和房室结,它包括了所有双腔起搏的工作方式(图3-29)。

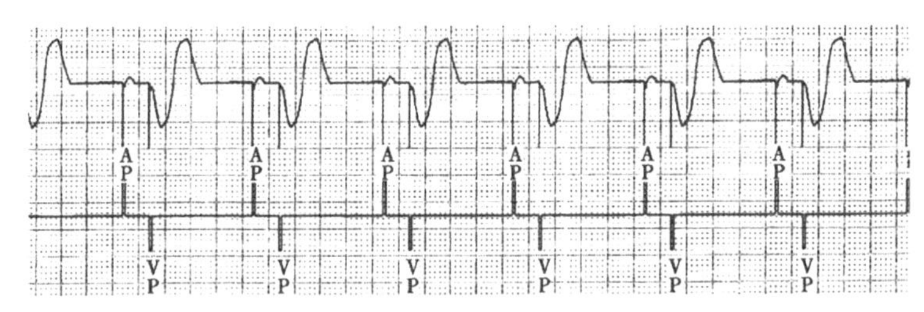

图3-29 双腔起搏心电图

(八)双腔频率跟踪(DDDR)起搏心电图

DDDR具有DDD起搏器的所有功能,两者需要了解的不同之处就是对于最大频率的反应,DDD是P波跟踪频率,DDDR是传感器驱动频率。

在达到上限频率时(upper rate limit,URL),DDDR可表现几种反应:假文氏阻滞、2∶1房室阻滞、房室顺序起搏和P波同步起搏。

DDDR有最大跟踪频率(maximum tracking rate,MTR)、最大传感器频率(maximum sensor rate,MSR),MTR的心电图表现是P波跟踪起搏(感知P波触发心室起搏即VAT工作方式),而MSR是房室顺序起搏。

当患者窦房结有变时性功能不全或程控起搏器的频率高于自主心房率时,则表现为传感器驱动的起搏心律,即房室顺序起搏。

DDDR起搏器需要对MTR和MSR进行特殊程控以达到不同要求。如程控MTR=每分钟100次,MSR=每分钟150次,当窦性心律>每分钟100次时,则P波跟踪将不会发生,心电图表现的是看不到自身P波而是心房起搏。但也可能见到超过MTR时仍有P波跟踪,这必须发生在特殊条件下,即自主心房搏动出现的时间恰好在心房感知窗口(atrial sensing window,ASW),可以抑制起搏器的心房输出。ASW不会发生在心室后心房不应期(PVARP)或房室间期(AVI)内,因为在这2个间期内不可能有心房感知。如程控的URL=每分钟150次,最短的

V-V 周长=400 ms，PVARP=250 ms，AVI=150 ms，此时 250+150=400 ms，相等于 URL 则没有 ASW。

在采用 DDDR 起搏器时，应很好地程控，使自身的传感器心率互相协调，以发挥最大的血流动力学效果。如传感器频率和自主心率不能很好协调，则对血流动力学不利。

（九）三腔起搏心电图

三腔起搏是近年来发展的一项新技术，是起搏器适应证的扩展，左、右心房同步+右心室起搏，用于治疗阵发性房颤，心房为左心房和右心房同步起搏形成的融合波，心室仍为平常的起搏表现。

三腔起搏的另一类型：左、右心室同步+右心房起搏，用于治疗充血性心力衰竭。心室为左心室和右心室同步起搏产生的融合波，心房仍为平常的起搏表现。

（十）四腔起搏心电图

对有阵发性房颤、房内阻滞和充血性心力衰竭、室内阻滞的患者可采用四腔起搏治疗，即左、右心房同步，左、右心室同步。

（牛欣青）

第四章

异常心电图

第一节　P 波异常

心电图上的 P 波代表心房的除极。正常情况下，心脏的自主收缩活动由窦房结(SAN)控制，窦房结中具有自律性的起搏细胞(P 细胞)发出的冲动经其周边的移行细胞激动心房肌，使左、右心房除极而形成的综合波，称为窦房结性 P 波，简称为窦性 P 波。

窦房结位于上腔静脉入口处，为卵圆形柱状体，长 1.5 cm，宽 0.5 cm，厚约 0.15 cm。1963 年 James 提出，在窦房结和房室结间存在着由三条特殊分化的传导组织形成的连接通路，分别命名为前、中、后结间束。前结间束起源于窦房结头端，先向左行，发出巴赫曼纤维通向左心房，经房间隔前部行走并与其他结间束相连，进入房室结；中结间束发自窦房结中部，绕过上腔静脉右侧，穿过房间隔与前结间束联合，进入房室结顶端；后结间束始于窦房结尾端，沿房间隔下方走行，在下腔静脉口附近进入房室结，窦房结的冲动沿着结间束以辐射方式传播。但是在解剖学上，始终未能证实心房内有类似于浦肯野纤维构成的结间束，因此部分学者对心房内是否存在分化完整的传导系统，持有不同意见。尽管存在争议，目前多数学者仍然认为，心房激动的传导，确实存在着优势途径。图 4-1 是心脏传导系统解剖示意图。

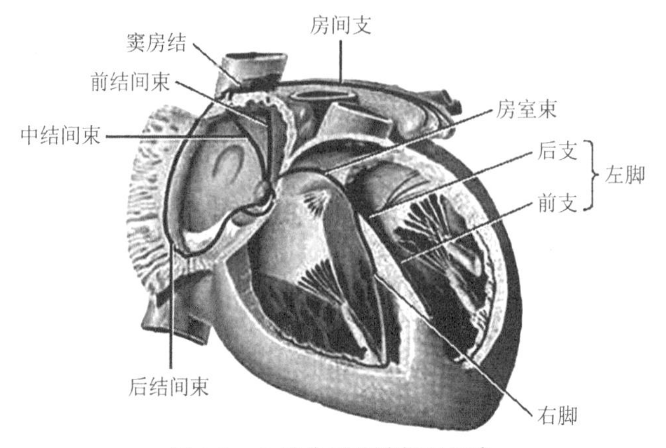

图 4-1　心脏传导系统解剖示意

一、正常 P 波

窦房结位于右心房，所以右心房激动先于左心房，时间上两者相差 0.03 秒。因此，临床上通常认为 P 波起始部分（升支）是右心房上部除极产生，终末部分（降支）为左心房及右心房下部除极（图 4-2）。

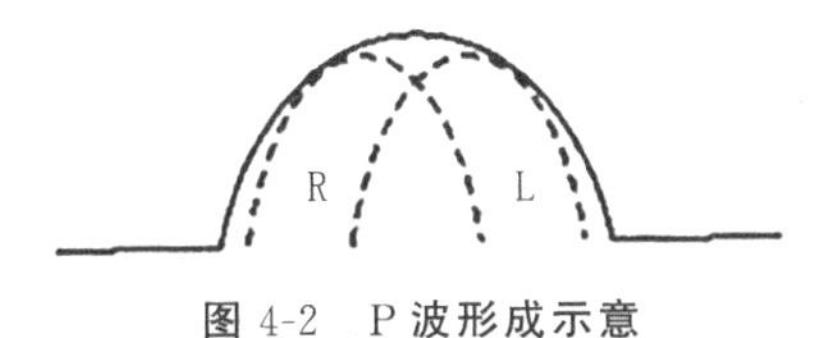

图 4-2　P 波形成示意

R 代表右心房除极，L 代表左心房除极。左、右心房除极共同构成 P 波

（一）P 波电轴

窦房结的激动沿优势传导途径向房室结传导，并顺序激动心房肌使心房除极，其综合向量朝向左下。

P 波的额面电轴为 0°～＋70°，多数在＋30°～＋60°范围内，其反映在肢体导联上，P_{aVR} 无一例外均为倒置；Ⅰ、Ⅱ导联 P 波直立；Ⅲ、aVF 导联多数直立，偶可双向或倒置；aVL 导联 P 波变化不定。P 波额面向量基本与Ⅱ导联平行，因而Ⅱ导联的 P 波最为明显。图 4-3 为正常窦性心律心电图。

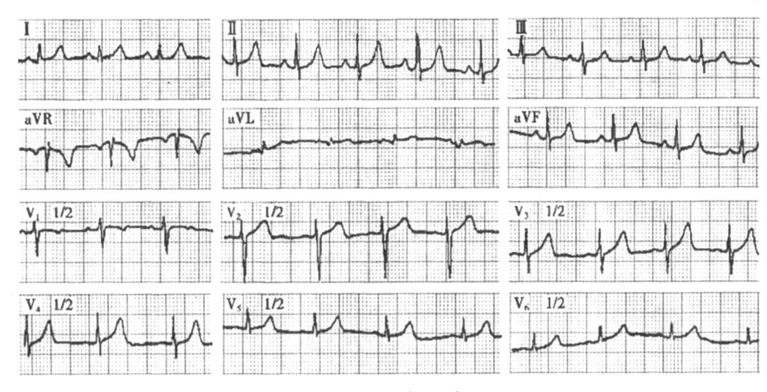

图 4-3　正常心电图

P 波规律出现，P 波电轴：＋60°，PR 间期：0.12 秒，PP 间期 0.72 秒，心率：每分钟 84 次

由于右心房激动在前，横面 P 环向量先向前，随着左心房激动的开始，转向左后。V_1、V_2 导联正好位于左、右心房的轴线上，P 波既可直立，也可以双向或倒置。如果 P 波双向，应该先正后负。总体上，心房激动的方向实际上是由右向左扩布，因此其他胸壁导联 P 波通常是直立的。与肢体导联比较，胸壁导联的 P 波往往不明显，且变异较大，这取决于 P 向量环在各导联上的投影。

（二）P 波的振幅和形态

正常成人心房壁厚度仅为 1～2 mm，重量为 50～60 g，占心脏质量的 20%。因此激动产生的电位差小，振幅低。左心房除极晚于右心房，但这 2 部分心肌的除极方向在额面均指向左下方，左、右心房的除极波相互融合，因而肢体导联中，直立的 P 波顶部通常是圆凸平滑的，只有在放大记录增益时，才能显示出 P 波顶端的切迹。静息状态下，肢体导联 P 波振幅很少大于

0.25 mV或超过同导联 R 波振幅的 25%。P 波在水平面先朝前,后转向左后,方向相反,电势相互抵消,因此 V_1、V_2导联多见双向 P 波,而直立 P 波高度一般不超过 0.15 mV。V_1导联 P 波如为双向,负向部分振幅小于 0.1 mV。Ptf-V_1代表左心房的终末电势,又称莫里斯指数,是 V_1导联双向 P 波负性部分振幅和时间的乘积。图 4-4 为 Ptf-V_1测量和计算方法示意图。正常人 Ptf-V_1的绝对值小于每秒 0.02 mm。影响 P 波振幅的因素较多,正常值范围宽泛。相对而言,P 波低平,往往不具有临床意义。

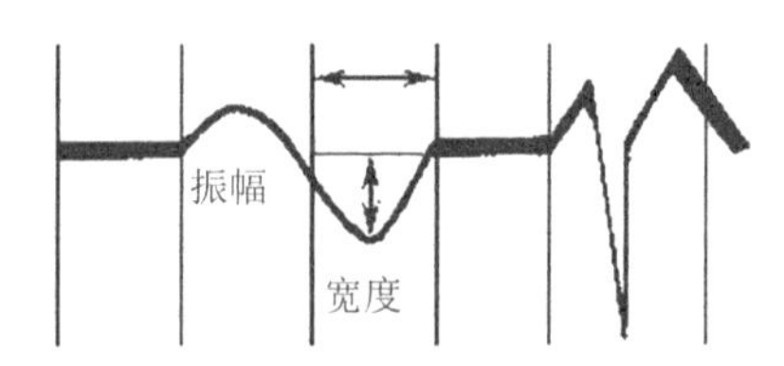

图 4-4 Ptf-V_1计算和测量方法

Ptf-V_1 = 负向 P 波宽度(s)×振幅(mm)

(三)P 波时间

P 波时间是指自 P 波起始至回到基线所占用的时间,又称 P 波宽度,代表心房除极的时间。正常成年人 P 波宽度一般不超过 0.11 秒。婴儿 P 波较窄,通常在 0.05～0.10 秒以内,随着年龄的增长而逐渐增加,成人时达到正常宽度。

(四)PR 间期和 PR 段

PR 间期是指 P 波起始到 QRS 波开始之间的距离,代表心房的激动通过房室交界区扩布到心室,并使心室肌开始除极的时间。成人 PR 间期正常范围在 0.12～0.20 秒。儿童 PR 间期较短,老年人则延长。心率增加时,PR 间期可以缩短。PR 间期的测量,应在 P 波最明显、QRS 波群最宽的导联上进行,以免造成误差。房室束电图显示,激动通过房室结(AVN)的时间(AH 间期)为 50～130 ms,占房室传导时间的大部分。这种传导的延迟,具有重要的生理意义。PR 段是 P 波终末到 QRS 波起点的间期,一般是在等电位线上。PR 段的抬高,不应超过 0.08 mV,压低不应超过 0.05 mV。PR 段不是心电图诊断的常规测量指标。但就心房而言,其意义相当于心室除极波的 ST 段。

(五)P 波节律

心率的变化受年龄、性别、周边环境、精神状态和身体情况的影响。国际上将窦性心律正常范围规定为每分钟 60～100 次。超过每分钟 100 次为窦性心动过速,低于每分钟 60 次为窦性心动过缓。但在实际上,超过正常范围的窦性心律,并不意味着就是病理状态。特里西等的研究发现,在40 岁以上的人群中,约有 4%的人心率低于每分钟 50 次。斯波德克的研究也证实,在50～80 岁的人群中,男性最小心率为每分钟 43～48 次,女性为每分钟 47～54 次。因此,多数学者认为正常窦性心律范围在每分钟 50～90 次更为合理。

正常人的心电图记录中,PP 间期可以不完全一致。但是最大 PP 间期和最短 PP 间期之差应小于 0.16 秒。超过这个范围被称为窦性心律不齐。窦性心律不齐的临床意义需要进行综合的分析。通常随呼吸变化的窦性心律不齐是正常的生理现象,在婴幼儿中常见,并随着年龄的增长而减少。

(六)P 波离散度

P 波离散度是指在同步记录的 12 导联心电图中,不同导联中最大 P 波宽度与最短 P 波宽度

的差值。正常人该值<40 ms。P波离散度是预测房性心律失常和房颤的指标。其可能的机制是心房内不同部位存在非均质性电活动。反映到心电图上，形成了不同导联之间P波时限的差异。迪拉瓦尔斯等的研究表明，孤立性阵发性房颤组的P波离散度明显大于正常对照组，以40 ms为界值的敏感性和特异性分别为83%和85%。

二、异常P波

心房结构的异常、缺血和梗死、电解质紊乱、自主神经活动状态以及异位节律都影响心房除极和复极的向量，产生心电图P波形态、电轴和节律的相应改变。本部分重点讨论心房异常和缺血及电解质紊乱导致的P波异常。

(一)心房异常

在能精确地评价心腔大小、结构和血流动力学变化的无创方法问世前，主要凭借心电图、X线和体格检查判断心房腔的大小。其中，心房肥大、扩张、"二尖瓣型"P波和"肺型"P波是常见的心电图诊断，用以解释P波的异常改变。需要强调的是，窦性P波的变异范围大，影响因素多，心房结构正常的患者也可以出现异常的P波。因此，心电图诊断不同于病因和病理学诊断，在解释P波的变化时，宜采用"心房异常"这样含糊的术语进行描述。

1.右心房异常

右心房肥大和扩张使P环向前和向下的除极向量增加，心电图改变包括肢体导联和/或右侧胸壁导联的P波振幅增高。P波额面电轴≥+70°；V_1或V_2导联P波正向部分振幅≥0.15 mV；Ⅱ、Ⅲ、aVF导联的P波高耸，振幅可以超过0.25 mV。右心房除极时限虽然有所延长，但被左心房激动所掩盖，故P波总时间并不延长(图4-5)。

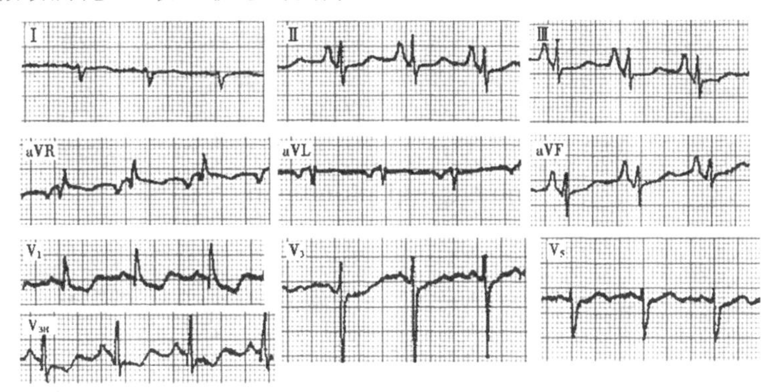

图4-5 右心房异常

患者男性，76岁，临床诊断：COPD。注意心电图上Ⅱ、Ⅲ、aVF导联的P波高尖，振幅高达0.4 mV，同时伴有右心室肥厚改变

右心房异常的诊断标准：①Ⅱ、Ⅲ、aVF导联的P波高尖，≥0.25 mV；V_1和/或V_2导联P波正向部分振幅≥0.15 mV；②额面电轴≥+70°。

P波电轴右偏最常见的原因是慢性阻塞性肺疾病(COPD)引起的右心房增大，表现为下壁导联的P波高尖，Ⅰ导联P波变小，被称为"肺型"P波。肺型P波在某些先天性心脏病如肺动脉狭窄、法洛四联症、艾森门格综合征以及肺动脉高压伴有动脉血氧饱和度降低的患者中也可出现。除心房扩大外，肺气肿和交感神经兴奋性增加也可能是肺型P波形成的原因。此外，没有右心房扩大的肺气肿患者也可以出现明显的P波电轴右偏，而严重肺间质纤维化的患者心电图

P 波往往正常。这说明 P 波电轴的变化与肺部过度膨胀有关。当交感神经兴奋时,可以使左、右心房除极更加同步,导致 P 波振幅增加。因此急性肺栓塞患者以及支气管痉挛、缺氧时可以出现一过性肺型 P 波。

P 波振幅增加但不伴有电轴明显右偏,可见于部分先天性心脏病所致的右心房增大。此时Ⅰ导联 P 波>Ⅲ导联 P 波。这种 P 波变化又称为“先天性心脏病”P 波。当右心房除极向量增加时,V_1、V_2导联 P 波振幅可以超过 0.15 mV。通常认为,右胸导联 P 波异常高大,诊断右心房扩大的特异性更高。其他胸壁导联几乎与 P 波电轴垂直,其变化缺乏特异性。

P 波振幅诊断右心房异常的敏感性不高,在 Kaplan 观察的一组右心房扩大的患者中,只有 6%有高耸的 P 波。如果联合 V_1 导联 P 波振幅>0.15 mV、QRS 波群电轴>+90°以及 R/S>1,则诊断右心房扩大的敏感性为 48%,特异性可达到 100%。临床上,右心房扩大往往同时伴有右心室的肥厚扩张,需要对心电图变化进行综合的评价方可做出诊断。

2.左心房异常

左心房扩张、容量负荷增重可导致房内和房间传导阻滞,使左心房激动延迟。代表左心房激动的 P 波终末部分后延,右心房和左心房除极波峰分离,P 波增宽。

左心房异常的诊断标准:①P 波增宽,时限>0.12 秒,顶部有切迹或呈双峰,峰间距离>0.04 秒;②V_1 导联 P 波双向,Ptf-V_1 绝对值≥0.04 mm·s,P 波宽度/PR 段>1.5;③P 波额面电轴左偏,<+15°。

莫里斯等早年发现,多数二尖瓣膜疾病患者的心电图 V_1 导联 P 波负向部分振幅绝对值明显增加。这是由于左心房压力增高,心房肥厚扩张,导致除极延迟,P 波指向左后的终末向量增加所致。容量负荷过重也可以产生类似的变化,部分左心衰竭患者可以出现一过性 Ptf-V_1 阳性表现,经治疗好转后消失,与左心房压力和容积增加有关。图 4-6 是二尖瓣病变患者的心电图表现。

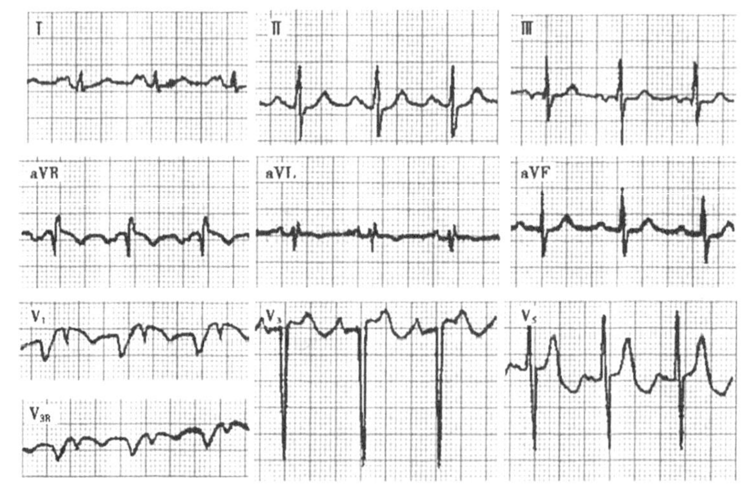

图 4-6　左心房异常

患者女性,58 岁,风湿性心脏病史 30 余年。超声心动图提示左心房明显扩张,二尖瓣狭窄合并关闭不全。注意Ⅰ导联 P 波双峰,宽度 0.12 秒,峰间距 0.04 秒,V_1 导联 P 波倒置,振幅达 0.4 mV

P 波宽大,切迹或呈双峰改变,多见于风湿性心脏病二尖瓣病变的患者。因而又称为“二尖瓣型”P 波。形成机制是左、右心房激动不同步。这类变化并不都是心房扩张肥大引起,很大程度上是房间传导阻滞所致。

左心房向量增加的另外一个结果是额面电轴左偏。约有10%的瓣膜病患者，出现电轴左偏小于+15°，表现为Ⅲ导联和aVF导联P波双向，终末向量为负。

心电图诊断左心房异常并不可靠。在各项常用的心电图标准中，P波时限是公认的较为准确的指标。较早的时候，Chirife等比较了多种心房异常的心电图诊断标准，并与M-型超声心动图检查结果进行对照；P波宽度>105 ms诊断左心房扩大的特异性为89%；与左心房内径的相关性最好，而Ptf-V_1和P/PR的相关性较差。而Lee等采用二维超声心动图方法观察了261个病例，发现P波宽度诊断左心房扩大的敏感性为69%，特异性仅为49%；P波双峰的特异性较高，为92%，但敏感性只有12%。晚近的一项观察左心房扩大的心电图诊断标准与磁共振成像结果的对照研究也证实，心电图指标特异性强，而敏感性差。

3.双房异常

左、右心房均扩大，心电图可以同时显示左、右心房扩大的特点(图4-7)。

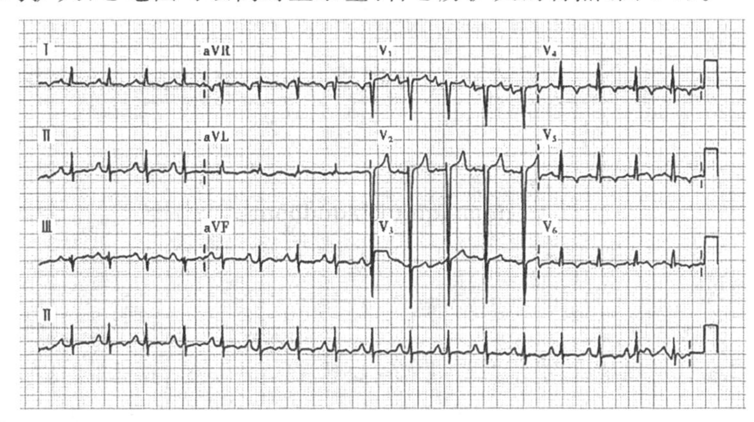

图4-7　双房异常

心电图上Ⅱ导联P波宽度0.12秒，振幅0.3 mV，V_1导联P波双向，正向波高度0.2 mV，负向波深度0.1 mV，Ptf-V_1为0.04 mm·s。符合双房扩大的心电图诊断标准

诊断标准：①肢体导联P波增宽>0.12秒，P波振幅>0.25 mV；②胸前导联V_1的P波双向，正向波高尖大于0.15 mV，负向波>0.01 mV，宽度>0.04秒；③P波双峰或有切迹。

此外，还有一些先天性心脏病右心房巨大的患者，偶尔也可出现明显的P波负向部分增加，这是因为扩大的右心房后下部分除极向量增加，使得P波指向左后的终末电势增加。

(二)心房梗死

急性心房梗死并不罕见，文献报道有1%～17%的急性心肌梗死患者伴发心房梗死，其中90%左右有右心房受累，双房梗死率占19%～24%。急性心房梗死都是透壁梗死，但是心电图表现远不像心室梗死那样具有特征性，并且易被心室除极波掩盖，造成临床诊断困难。心房梗死时，心房除极和复极均受到影响，反映在心电图上，表现为P波低平、切迹和PR段偏移以及因缺血导致的各种房性心律失常。1961年Liu等提出心房梗死的心电图诊断标准，一直被临床广泛采用。

1.主要标准

(1)V_5、V_6导联PR段(PTa)抬高>0.5 mm，伴对应导联V_1、V_2导联PR段压低；

(2)Ⅰ导联PR段抬高>0.5 mm，伴Ⅱ、Ⅲ导联PR段压低；

(3)心前区导联PR段压低>1.5 mm，同时Ⅰ、Ⅱ、Ⅲ导联PR段压低>1.2 mm，伴随各类房性心律失常。

2.次要标准

P 波形态异常，呈低平、双峰，呈 M 型或 W 型或不规则伴有切迹。

心房梗死区域的复极矢量指向心外膜，面对梗死区导联的 PR 段抬高。心房位于心脏后上部分，aVR 和 aVL 导联 PR 段抬高时，多数情况下伴有下壁导联和 V_1、V_2 导联 PR 段压低。对于单纯的左心房梗死，Ⅰ导联和 V_5～V_6 导联 PR 段抬高；单纯右心房梗死则出现Ⅰ导联 PR 段下移。但是这些指标均不具有高度的特异性和敏感性。心房复极电势小，易受心室除极干扰，并且 PR 段的偏移也可见于正常情况如运动时。因此上述标准强调对应导联的 PR 段的变化。如果 P 波形态和 PR 段存在动态演变或者与之同时出现房性心律失常，则应考虑心房梗死。

(三)高钾血症

血钾增高时，心肌细胞膜钾离子通道的通透性增加，钾外流加速。首先影响动作电位的复极，3 相时程缩短。随着血钾浓度的继续增高，膜静息电位减小，0 相除极速率减慢，传导延迟。当膜电位低于阈电位时，兴奋不能扩布，P 波消失。

P 波的改变与高钾血症的严重程度有关：中度高钾血症(6.5～7.5 mmol/L)，PR 间期延长，P 波振幅降低；重度高钾血症(7.5～8.5 mmol/L)，P 波增宽，低平，PR 间期明显延长；威胁生命的高钾血症(＞8.5 mmol/L)，P 波消失。

PR 间期的延长主要是由于 P 波宽度增加。在血钾轻度升高(5.5～6.5 mmol/L)时，并不影响窦性心律，但心房复极加速，Ta 波振幅增高。由于 Ta 波多埋藏于 QRS 波群之内，通常难以辨别或表现为 J 点下移。

P 波缺如时出现规律的心室律，可能是心房肌失去兴奋性后，窦房结激动直接经结间束下传心室，即窦室传导，或者是异位起搏点形成的逸搏心律。两者在体表心电图上无法鉴别。如有多个异位起搏点同时激动，可以引起心室律不规整，类似房颤表现。原有房颤的患者，出现心房静止后，心室率往往减慢(图 4-8)。

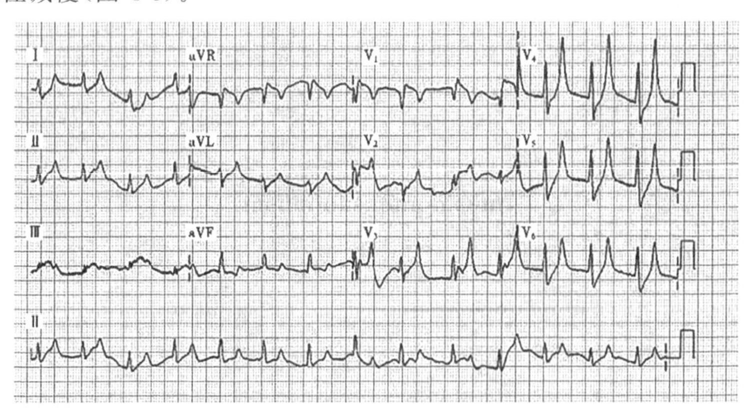

图 4-8　高钾血症

患者男性，44 岁，尿毒症。血浆钾浓度 8.7 mmol/L。注意心电图上 P 波消失，RR 间期基本规整，胸壁导联 T 波振幅增高，符合高钾血症的心电图诊断标准

高钾血症的 P 波异常是可逆的，随着高血钾的纠正而恢复。这种变化与血钾浓度水平具有相关性。血中钙离子、钠离子的浓度增加，可以减轻高钾血症的心电图变化，反之则加重心电图的异常。

(牛欣青)

第二节　ST 段异常

心电周期中的 ST 段代表左心室除极和复极间的一段时间，在心电图上指自 QRS 终点至 T 波开始之间的一段。正常的 ST 段往往是轻微地向上飘起与 T 波相连，接近于等电位线，可有一定程度地抬高或压低。ST 段抬高或压低超出正常范围，便属异常心电图。ST 段的抬高和压低可见于许多临床综合征，包括急性冠脉综合征和非急性冠脉综合征（图 4-9）。

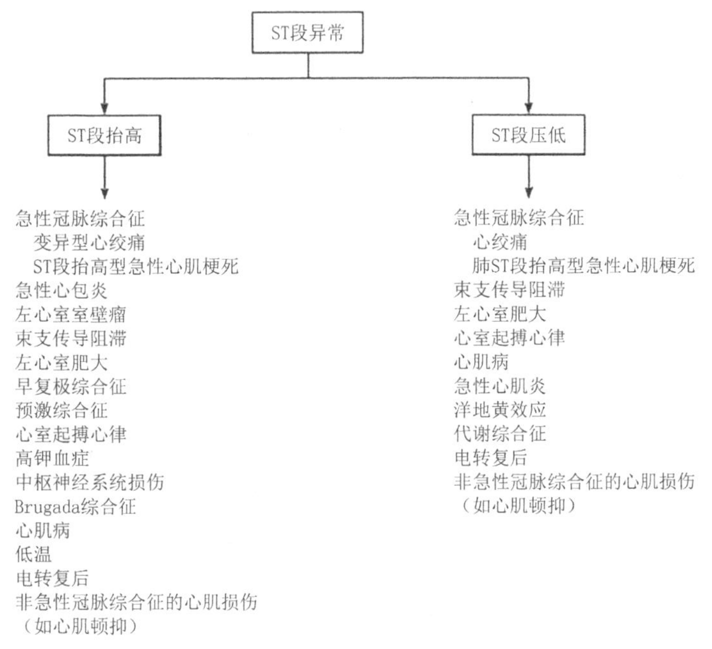

图 4-9　ST 段异常的病因分类

一、ST 段抬高

（一）概述

1.形态

ST 段抬高的形态可分为 3 种：上斜型、弓背向上及弓背向下型。急性心肌梗死时 ST 段抬高通常为弓背向上型，而弓背向下型常见于非心肌梗死综合征（图 4-10）。

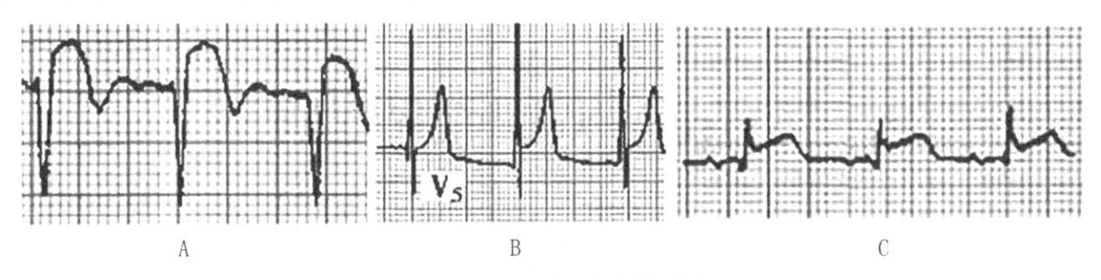

图 4-10　ST 段抬高的形态

A.弓背向上型；B.弓背向下型；C.上斜型

2.振幅

正常情况下，ST段抬高在肢体导联上不应超过0.1 mV，在胸前导联中V_1～V_3导联可达0.2～0.3 mV；V_4～V_6导联不超过0.1 mV，多为弓背向下型抬高。急性心肌梗死及变异型心绞痛时，ST段抬高呈弓背向上型。其抬高幅度越高提示急性心肌梗死可能性越大。

3.导联分布

在急性冠脉综合征中，ST段抬高的导联分布有定位诊断意义，可反映心肌损伤的部位。例如，广泛前壁心肌梗死时，在胸前导联可见ST段呈弓背向上型抬高。而在Ⅱ、Ⅲ、aVF导联出现ST段弓背向上型抬高提示可能存在下壁心肌梗死。

4.继发性ST段抬高

ST段抬高的程度常与QRS波群的振幅相关。QRS波群时限延长和电压的增高可引起ST段抬高和T波的异常改变。以S波为主的导联可出现ST段抬高，T波直立，见于左心室肥厚、室性异位激动、室内传导阻滞及预激综合征等。

(二)临床特点

1.ST段抬高型急性心肌梗死

ST段抬高型急性心肌梗死表现为至少2个相邻导联的ST段抬高，形态通常呈平直或弓背向上抬高，幅度超出正常范围，对应导联有ST段下移(图4-11)。

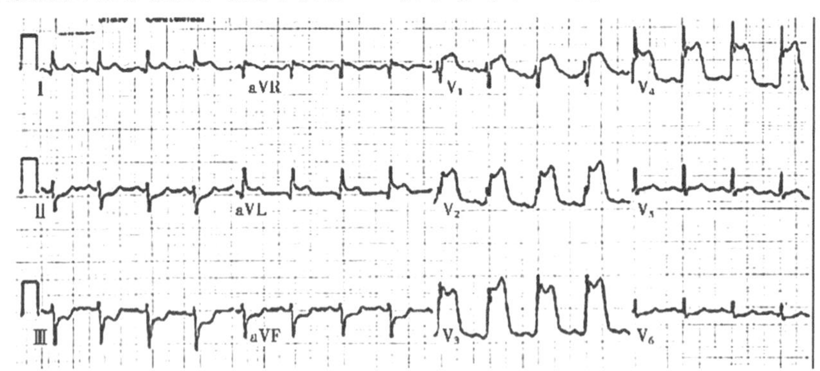

图4-11　ST段抬高型急性心肌梗死

V_1～V_4导联ST段抬高，Ⅱ、Ⅲ、aVF导联呈镜像ST段压低

2.变异型心绞痛

ST段抬高呈上斜型或弓背向上型，与急性心肌梗死相似，但发作后ST段可恢复正常。在原有ST段下移的导联，变异型心绞痛发作时，ST段可上升至等电位线，出现ST段的"伪性改善"。

3.急性心包炎

在急性心包炎早期，表现为广泛导联ST段抬高，呈弓背向下型，且在各个导联呈现形态一致的改变。另外在某些患者可伴随PR段压低(图4-12)。

4.左心室室壁瘤

在急性心肌梗死后数周，部分患者ST段持续抬高，需注意室壁瘤形成可能。其ST段抬高可呈上斜型、弓背向上型或弓背向下型。

5.束支传导阻滞

在R波为主的导联可见ST段呈弓背向下型抬高。而在左束支传导阻滞时，右胸到中胸导联及下壁导联可见ST段抬高。右束支传导阻滞时，侧壁导联可见ST段抬高(图4-13)。

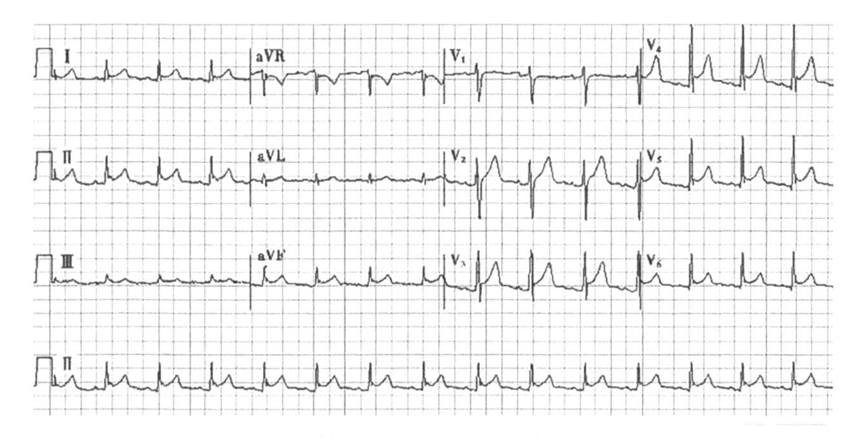

图 4-12　急性心包炎

除 aVR 导联外，广泛导联 ST 段抬高，呈弓背向下型。aVR 导联 PR 段抬高，Ⅱ、aVF、V_4～V_6 导联 PR 段压低

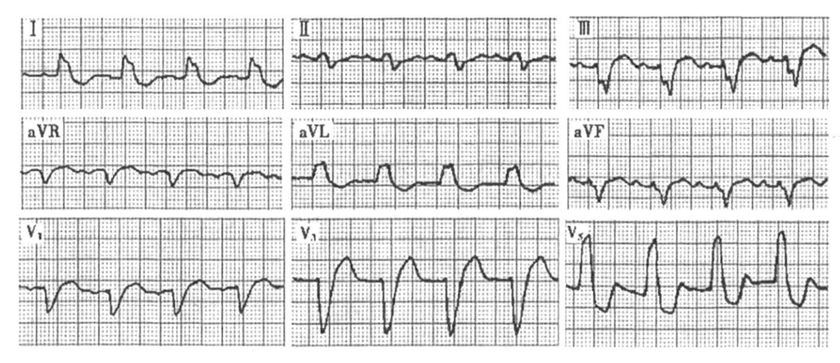

图 4-13　完全性左束支传导阻滞

Ⅰ、aVL、V_5 导联 ST 段压低，Ⅲ、aVF、V_1、V_3 导联 ST 段抬高

6.左心室肥大

ST 段抬高呈弓背向下型，同导联 QRS 波群主波方向向下，多见于右胸到中胸导联（图 4-14）。

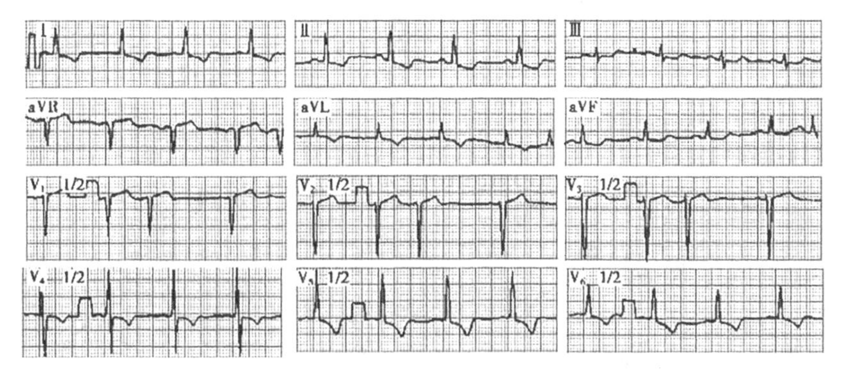

图 4-14　左心室肥大

7.早复极综合征

心电图特征：①J 点抬高，可达 0.1～0.4 mV，多见于胸前导联；②ST 段抬高呈弓背向下型，

可抬高 0.1～0.6 mV，个别可达 1 mV，以 V_1～V_3 导联为主，少数病例可见于Ⅱ、Ⅲ、aVF 导联；③ST段改变持续存在，无动态演变；④QRS 波群终末部分有切迹或顿挫（图 4-15）。

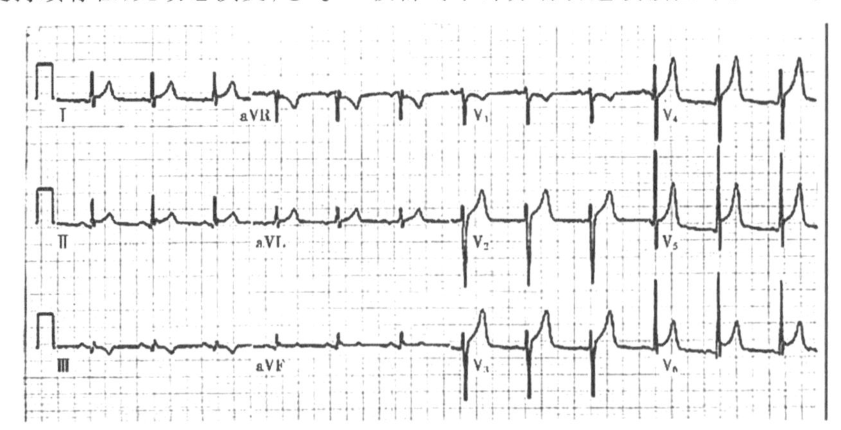

图 4-15　早复极综合征

8.心室起搏心律

ST 段呈弓背向下型抬高，同导联 QRS 波群主波方向向下，多见于下壁及胸前导联（图 4-16）。

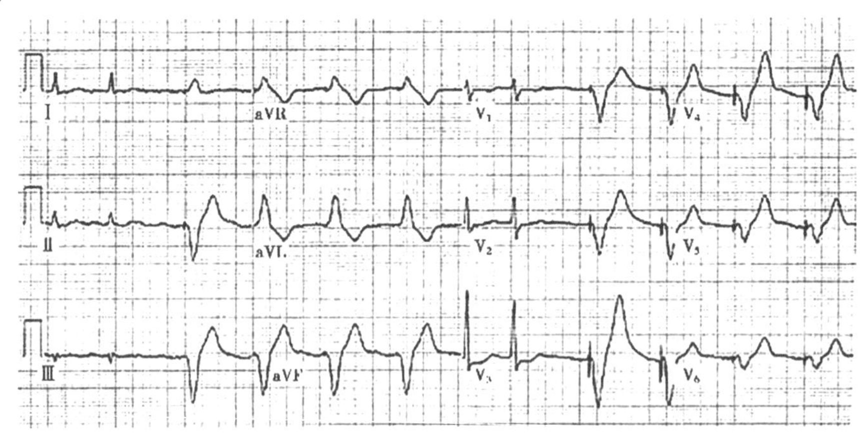

图 4-16　心室起搏心律

9.低温

表现为 J 点及 ST 段上移超出等电位线形成 J 波，也称为 Osborn 波（图 4-17）。

10.中枢神经系统损伤

在某些颅内疾病，如颅内出血时，可引起明显的 ST 段及 T 波的改变，可出现各种程度的 ST 段抬高。

11.心肌病

在急性克山病时，心电图可呈现类似急性心肌梗死样改变，ST 段可呈弓背向上型抬高。如能得到及时、恰当的治疗，这种改变可能恢复正常。

12.高钾血症

在高钾血症早期，随着 QRS 波群的增宽，ST 段可能会出现抬高，其特征是 ST 段呈弓背向下型抬高，并有 J 点上移和 T 波改变（图 4-18）。

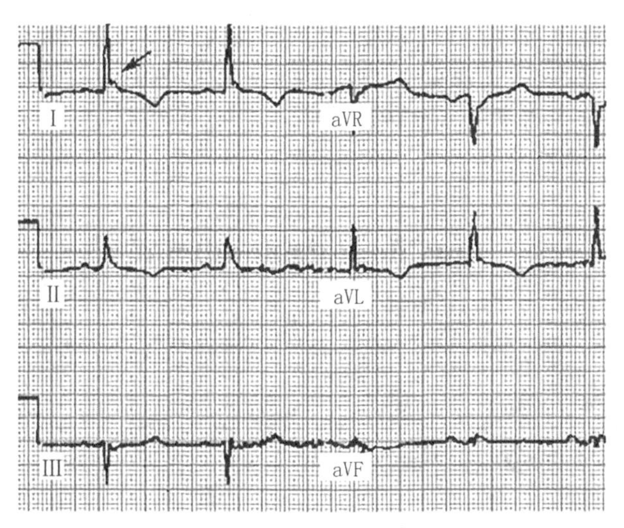

图 4-17　Osborn **波**

图中箭头所示即为 Osborn 波

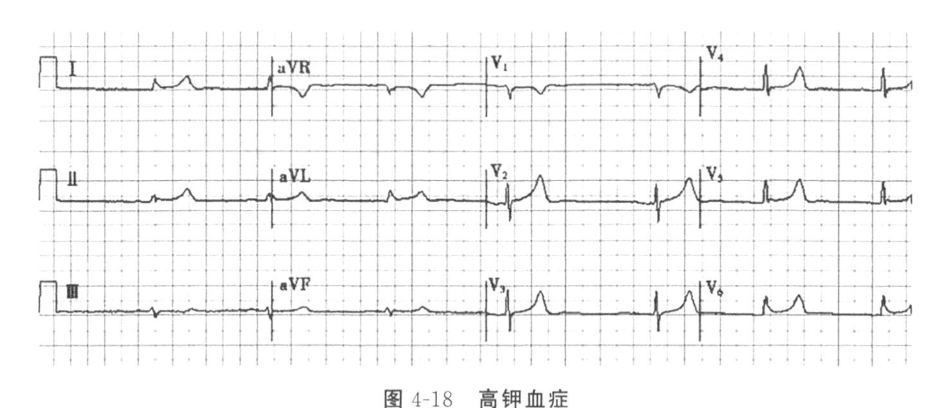

图 4-18　**高钾血症**

图中可见 ST 段呈弓背向下型抬高伴 J 点的上移

13.Brugada 综合征

Brugada 综合征常发生于晕厥和心搏骤停的患者，心电图可表现为右束支传导阻滞和 ST 段抬高，其 ST 段可呈弓背向上型或弓背向下型(图 4-19)。

14.其他原因引起的 ST 段抬高

预激综合征、电转复后、非急性冠脉综合征的心肌损伤(如心肌顿抑和损伤)也可出现非特异性的 ST 段抬高。

二、ST 段压低

(一)概述

1.形态

ST 段压低可分为 3 种形态：上斜型、水平型和下斜型。下斜型和水平型压低通常是心肌缺血的主要表现，这在冠状动脉病变时尤为明显。非缺血性 ST 段压低多呈上斜型(图 4-20)。

2.振幅

正常情况下，ST 段压低不超过 0.05 mV。ST 段压低的幅度在一定程度可反映冠状动脉病变的严重程度。在心电图运动试验中，ST段下斜型或水平型压低达3 mV或超过3 mV，常提示相应的冠状动脉存在严重病变，且通常为3支病变。静息性胸痛发作时ST段压低的导联数和压低的程度与冠状动脉病变的严重程度有相关性。例如在左主干或3支冠状动脉病变的患者，Ⅰ、Ⅱ、V_4～V_6导联可见ST段压低。

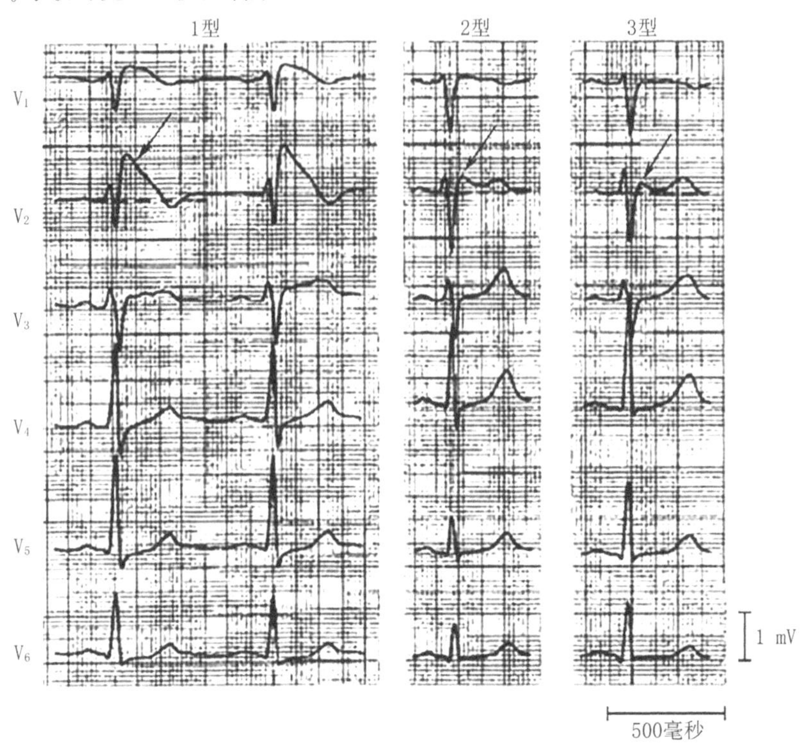

图4-19 Brugada综合征

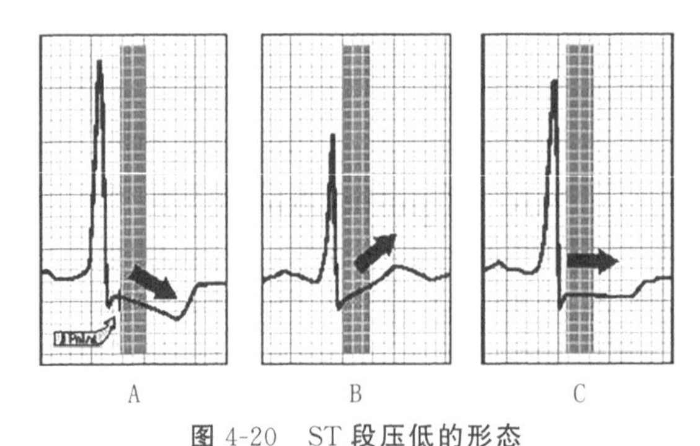

图4-20 ST段压低的形态

A.下斜型；B.上斜型；C.水平型。箭头所示为J点

3.继发性ST段压低

与ST段抬高相似，QRS波群时限和电压的改变也可伴随继发性ST段压低和T波异常。通常在以R波为主的导联，可见ST段的压低，T波低平、双向或倒置。

(二)临床特点

1.心绞痛和非ST段抬高型心肌梗死

ST段压低呈水平型或下斜型，幅度至少达0.1 mV。通常为广泛性压低，也局限于下壁或前

壁导联。下斜型压低比水平型压低更有特异性，而上斜型压低通常不支持急性冠脉病变。另外，在原有 ST 段抬高的导联，当心绞痛发作时，ST 段可暂时回到等电位线。

2.镜像 ST 段压低

镜像 ST 段压低又称镜像改变，是指在远离 ST 段抬高导联的那些导联出现的 ST 段水平型或下斜型压低。这种镜像改变有助于急性心肌梗死的诊断，多提示缺血范围较广泛。例如，在 V_1～V_3 导联出现高 R 波，ST 段水平型压低伴 T 波高尖时，提示可能存在正后壁急性心肌梗死。

3.束支传导阻滞

在左束支及右束支传导阻滞时，QRS 波群以 R 波为主的导联可出现 ST 段压低及 T 波倒置。

4.左心室肥大

左心室肥厚产生相对性的心肌供血不足，在心电图上表现为在以 R 波为主的导联上 ST 段下斜型压低和 T 波倒置，即心肌"劳损"改变。

5.心室起搏心律

在 R 波为主的导联可有 ST 段的压低。

6.心肌病

肥厚型心肌病患者的心电图大多数表现为 ST 段水平型压低，少数为下斜型压低，多伴有 T 波对称性倒置，类似"冠状 T 波"。而扩张型心肌病患者的 ST 段压低多呈水平型，程度较肥厚型心肌病轻，部分患者可见上斜型压低。

7.急性心肌炎

ST 段可有轻度的压低，并有 T 波的异常改变。

8.洋地黄效应

ST 段形态特点是下斜型下降与 T 波前支融合，然后突然上升至等电位线，呈现"鱼钩样"压低，在下壁和前壁导联最为明显。这种改变在治疗剂量时即可出现(图 4-21)。

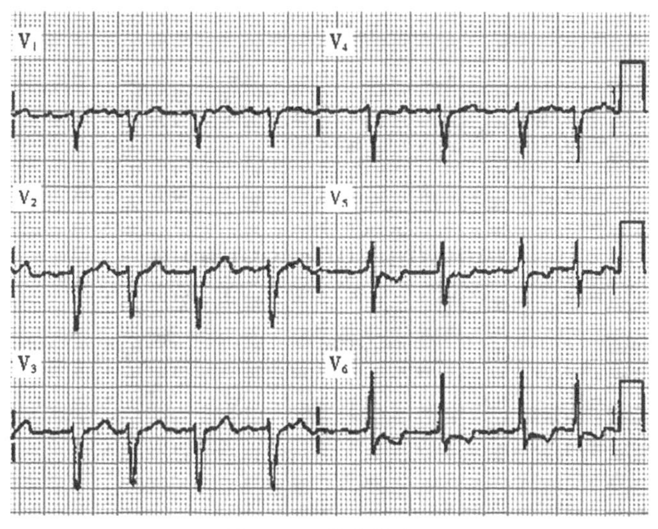

图 4-21　洋地黄效应

9.心动过速

室上性心动过速时，ST 段压低多表现为上斜型，少数为下斜型，这种与频率相关的 ST 段压低并不表示存在心肌缺血(图 4-22)。

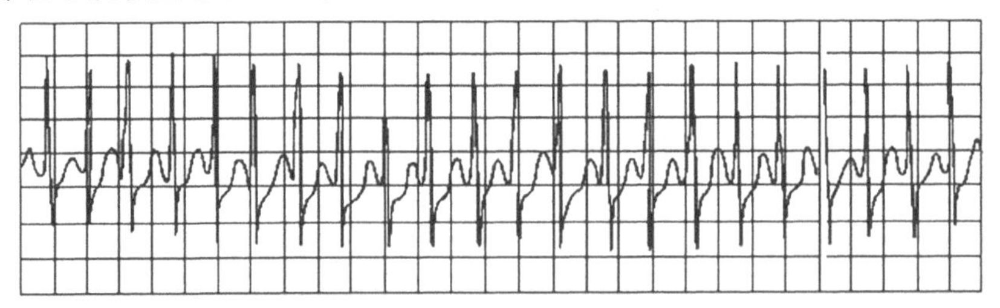

图 4-22 阵发性室上性心动过速

10.其他原因所致的 ST 段压低

电转复后、电解质紊乱及非急性冠脉综合征的心肌损伤(如心肌顿抑)也可引起 ST 段的压低。

(苏珊珊)

第三节 PR 间期和 PR 段异常

PR 间期是指心房除极波(P 波)和心房最早复极波(Ta 波)至心室除极(QRS 波群)起点的时间。PR 间期的测量从 P 波开始测至 QRS 波群起点,应选择 12 导联中 PR 间期最长的导联进行测量。而 PR 段是 PR 间期的一部分,从 P 波终点至 QRS 波群起点的一段时间,包括心房最早复极波 Ta 波在内的 PR 段常重叠于 QRS 波群中(图 4-23)。

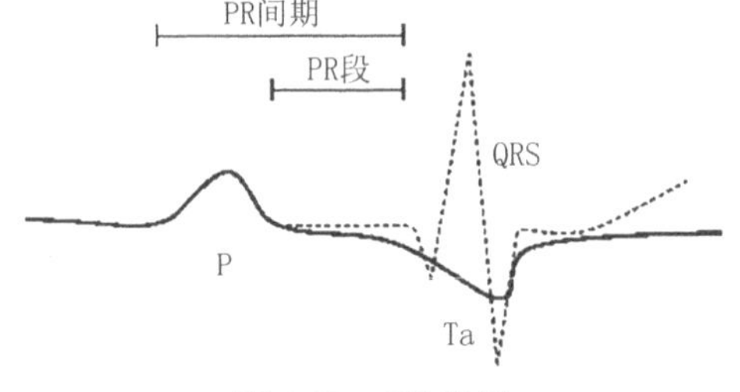

图 4-23 PR 间期

心房除极 P 波(P)和复极 Ta 波(Ta)构成 PR 间期,如图所示,Ta 波看不见是因为它埋藏于心室激动的 QRS 和 T 波中(点线所示)

PR 间期异常改变是指 PR 间期异常缩短或延长;PR 段异常是指其形态变化,常与心房复极波 Ta 波的改变有关。

一、正常 PR 间期和 PR 段

PR 间期是指 P 波开始至 QRS 波群起点之间的时间,正常成年人 PR 间期为 0.12～0.20 秒。不过,PR 间期可随年龄不同而改变。例如新生儿的正常 PR 间期为 0.1 秒,并从青春期至成年人 PR 间期逐渐延长。而在 PR 段,Ta 波向量与 P 波向量方向相反(例如在Ⅱ导联 Ta 波呈负向,而 P 波则是直立的)。然而,绝大多数 Ta 波重叠于 QRS 波群中,只有近端部分可见

(图 4-23)。正常 P 波缓慢下斜过渡为 Ta 波起点,产生近似等电位终末 PR 段。Ta 波被称为心房激动和心室激动之间的间歇。

二、异常 PR 间期和 PR 段

PR 间期异常可分为 PR 间期异常缩短或异常延长,P 波与 QRS 波群间形态改变可引起 PR 段异常(图 4-24)。

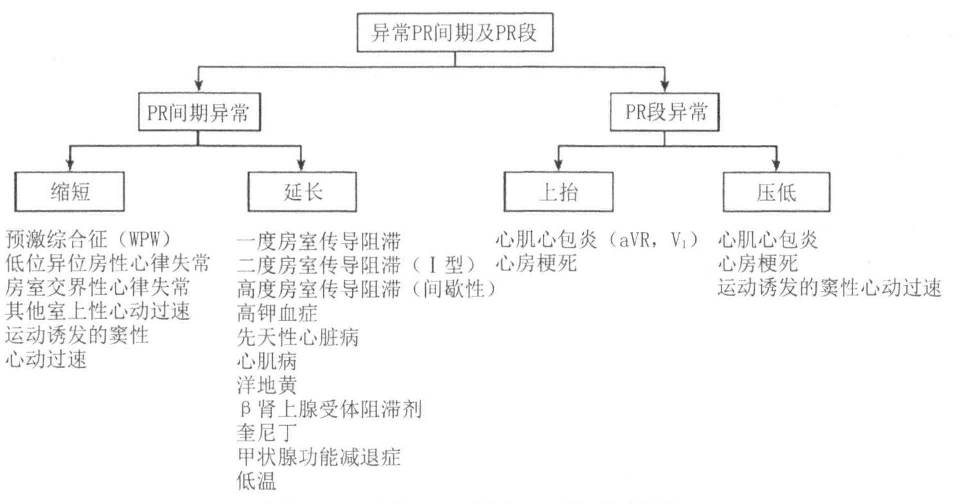

图 4-24 异常 PR 间期及 PR 段病因分类

(一)PR 间期缩短

1.窦性心动过速

运动诱发的窦性心动过速可以使 PR 间期缩短,这种缩短与末段的轻微下斜有关,表现在 P 波直立的导联上 PR 段轻微压低。

2.预激综合征

房室间附加旁路引起心室预先激动引起 PR 间期缩短,如 WPW 综合征。心电图上表现为预先激动的 δ 波导致的 PR 间期缩短(图 4-25)。

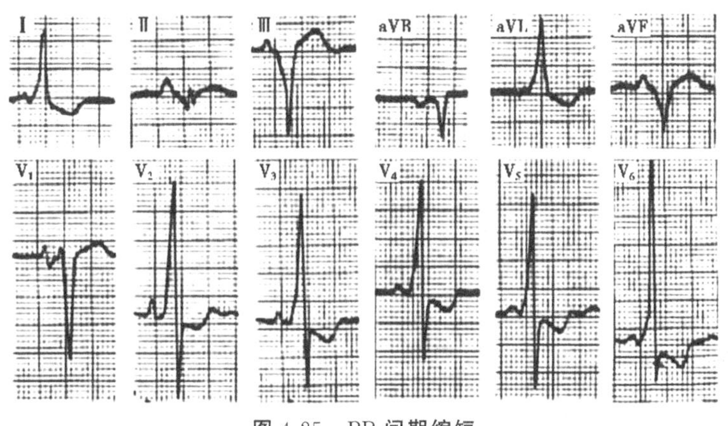

图 4-25 PR 间期缩短

心电图显示预激综合征引起的 PR 间期缩短,QRS 波群起点的心室预激可见 δ 波

3.低位异位性房性心律失常

当出现异位性房性心律失常时，心房起搏点位于近房室交界区，使心房与心室之间的传导时间缩短，心电图表现为 P′R 间期缩短。

4.房室交界性心律失常和室上性心动过速

由于这些心律失常的干扰，心房激动后紧接着心室除极，此时 P 波存在并可看得见，PR 间期明显缩短。

5.其他少见原因

其他引起 PR 间期缩短的不常见原因包括各种先天性心脏病、某些肥厚型心肌病及神经系统异常引起的心脏异常。

(二)PR 间期延长

1.年龄

成年人随着年龄增长，PR 间期逐渐延长。

2.房室传导阻滞——一度房室传导阻滞

房室传导阻滞时，房室间激动传导时间延长，心电图表现为 PR 间期延长。一度房室传导阻滞的 PR 间期＞0.2 秒，但每个 P 波后均有 QRS 波群。

3.房室传导阻滞——二度房室传导阻滞

二度房室传导阻滞时，PR 间期进行性延长后继以一次 QRS 波群脱落(Ⅰ型)，或者 PR 间期不变，但由于心房激动不能全部下传而使 QRS 波群间歇性脱落(Ⅱ型)(图 4-26、图 4-27)。

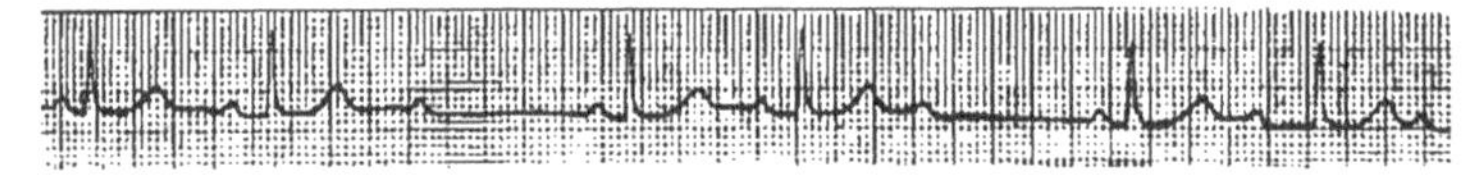

图 4-26　PR 间期延长

该段心电图显示二度Ⅰ型房室传导阻滞的 PR 间期延长，PR 间期依次递增

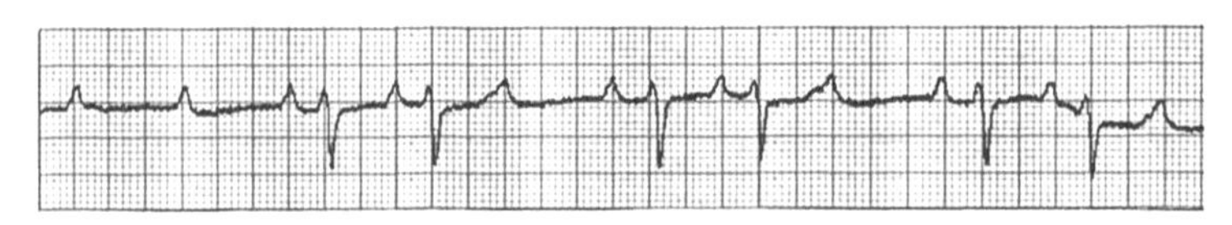

图 4-27　PR 间期延长

该段心电图显示二度Ⅱ型房室传导阻滞的 PR 间期延长，PR 间期不变，呈 3∶2 下传

4.房室传导阻滞——三度房室传导阻滞

三度房室传导阻滞时，由于心房、心室的激动各自独立，PR 间期长度各异。心电图上没有规律的关系，但 PR 间期固定。

5.高钾血症

随着血钾水平的逐步升高，PR 间期延长继之 P 波振幅消失。

6.先天性心脏病

先天性心脏病能引起 PR 间期延长，其可能与心房结构异常有关，如左心房扩大能引起 P 波延长。这些先天性心脏病包括 Ebstein 畸形、动脉导管未闭、室间隔缺损和肺动脉瓣狭窄等。

7.药物影响

某些房室传导阻滞的药物能引起不同程度的房室传导阻滞，如洋地黄制剂及 β 肾上腺受体阻滞剂。除此，奎尼丁也可引起 PR 间期延长。

8.其他原因

其他可引起PR间期延长的原因有甲状腺功能减退和低温。

(三)PR段异常

PR段异常表现为PR段抬高或压低。测量PR段时,以TP段作为基线十分重要,否则会把PR段压低误认为是ST段抬高。

1.窦性心动过速

运动诱发的窦性心动过速可以引起PR段的轻微下斜和压低,特别是在P波直立的导联。PR段形态的这种改变可能与PR间期缩短有关。

2.急性心肌心包炎

短暂而弥漫性PR段压低可能是急性心肌心包炎最早和最特异的征象之一。在Ⅱ、V_5和V_6导联,PR段压低最明显。而在aVR、V_1导联上PR段是抬高的。

3.心房梗死

心房梗死可导致心房复极Ta波异常,并继而引起PR段抬高或压低。在Ⅰ、V_5和V_6导联,PR段抬高,而在Ⅱ、Ⅲ、V_1和V_2导联上PR段是压低的。由于正常Ta波与P波方向相反,所以在P波直立的导联上PR段抬高时应想到心房梗死。

(苏珊珊)

第四节　QRS波群异常

心电图是心脏电生理活动在临床检查中的客观监测指标。在心电信号的分析、处理和特征信息的提取中,准确识别QRS波群所包含的信息和掌握其规律最为关键,以及充分认识QRS波群的特点是心电图分析和准确判定的基础。临床上,通过对R波的识别可以正确区分正常和异常心律,而QRS波群则反映了左、右心室除极的全过程,其起止点QRS波群时限代表了心室除极所需的时间,额面QRS电轴和QRS波群的振幅也是临床上诊断心脏疾病(左心室肥厚等)的常用指标。

一、正常QRS波群形态

健康人的年龄、性别、体位、体型、呼吸、心率、心室容量、心肌收缩力及自主神经张力等均为影响QRS波群的相关因素,而在心电图上呈现相应的改变和趋势。

(一)时限

成人0.06～0.10秒,儿童0.04～0.08秒,随年龄增长逐渐接近成人。

(二)形态与振幅

胸导联:正常胸导联QRS波群形态较恒定。V_1、V_2导联多呈rS型,且V_1导联R波<1.0 mV;V_5、V_6导联以R波为主,V_5导联R波<2.5 mV。正常成人胸导联从V_1至V_6导联R波逐渐增大,而S波逐渐变小,V_1导联的$R/S<1$,V_5导联$R/S>1$,V_3、V_4导联呈RS型,R/S接近于1,称为过渡区图形。

肢体导联:Ⅰ、Ⅱ导联的QRS波群主波一般向上,aVR导联的QRS波群主波向下,可呈Qr、

rS、rSr′或 QS 型；aVL 和 aVF 导联 QRS 波群形态多变，可呈 qR、qRs 或 Rs 型，也可呈 rS 型；aVR 导联 R 波＜0.5 mV；$R_{Ⅰ}$＜1.5 mV，$R_{Ⅰ}$＋$R_{Ⅲ}$＜4.0 mV，R_{aVL}＜1.2 mV，R_{aVF}＜2.0 mV。正常 12 导联心电图波形见图 4-28。

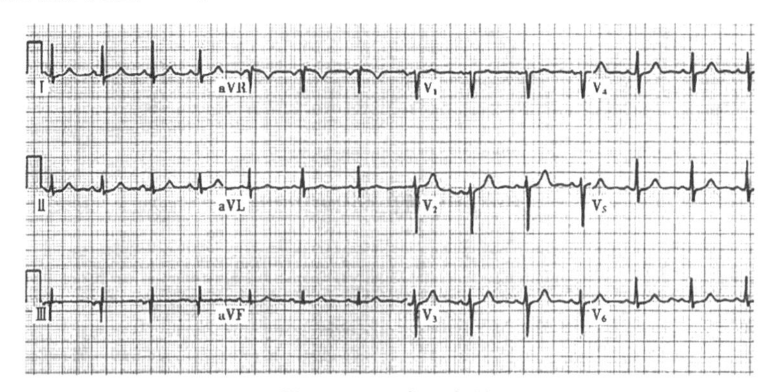

图 4-28　正常心电图

(三)临床意义

QRS 波群代表两心室去极化(除极)全过程的电位变化。

二、异常 QRS 波群形态

(一)宽 QRS 波群

1.左束支传导阻滞

(1)完全性左束支传导阻滞：①QRS 波群时限≥120 ms；②Ⅰ、aVL、V_5、V_6导联呈宽大、平顶或有切迹的 R 波，V_5、V_6导联 R 峰时间＞0.06 秒；③V_1、V_2导联呈宽大、较深的 S 波，呈现 QS 型或 rS 型；④继发性 ST-T 波改变，凡 QRS 波群向上的导联(如Ⅰ、aVL、V_5等)ST 段下移，T 波倒置。除此，在 QRS 波群主波向下的导联(如Ⅱ、aVR、V_1等)ST 段抬高、T 波直立(图 4-29)。

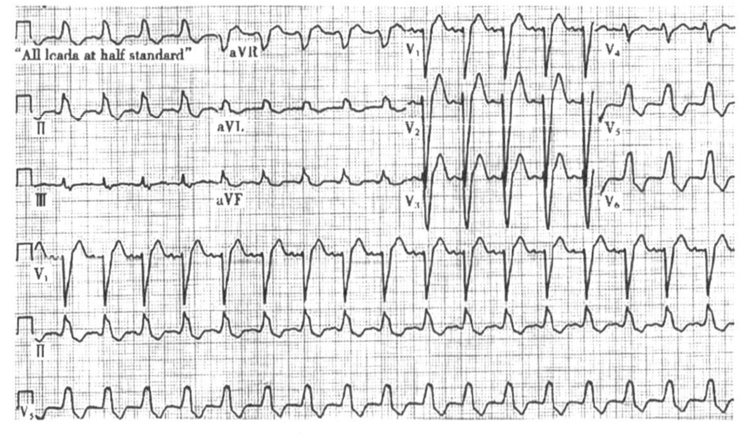

图 4-29　完全性左束支传导阻滞

(2)不完全性左束支传导阻滞：若 QRS 波群时限＜120 ms，则诊断为不完全性左束支传导阻滞。

2.右束支传导阻滞

(1)完全性右束支传导阻滞：①QRS 波群时限≥0.12 秒；②V_1或 V_2导联 QRS 波群呈 rsR′型

或M型，此为最具特征性的改变；Ⅰ、V_5、V_6导联S波增宽且有切迹，其时限≥0.04秒；aVR导联呈QR型，其R波宽而有切迹；③V_1导联R峰时间>0.05秒；④V_1、V_2导联ST段轻度压低，T波倒置；Ⅰ、V_5、V_6导联T波方向一般与终末S波方向相反，仍为直立（图4-30）。

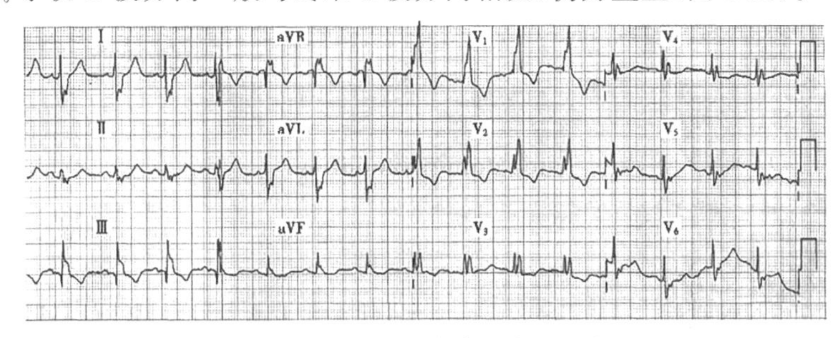

图4-30 完全性右束支传导阻滞

（2）不完全性右束支传导阻滞：若QRS波群时限<120 ms，则诊断为不完全性右束支传导阻滞。

3.左心室肥厚

（1）QRS波群电压增高：肢体导联$R_Ⅰ$>1.5 mV；R_{aVL}>1.2 mV；R_{aVF}>2.0 mV；$R_Ⅰ+S_Ⅲ$>2.5 mV；胸导联R_{V5}>2.5 mV（或R_{V6}>2.5 mV）；$R_{V5}+S_{V1}$（男性）>4.0 mV，（女性）>3.5 mV。

（2）QRS波群时限延长：可达0.10～0.11秒。

（3）心电轴左偏：多位于+30°到-30°。

（4）ST-T改变：在以R波为主的导联上ST段下移大于0.05 mV，T波低平、双向或倒置（图4-31）。

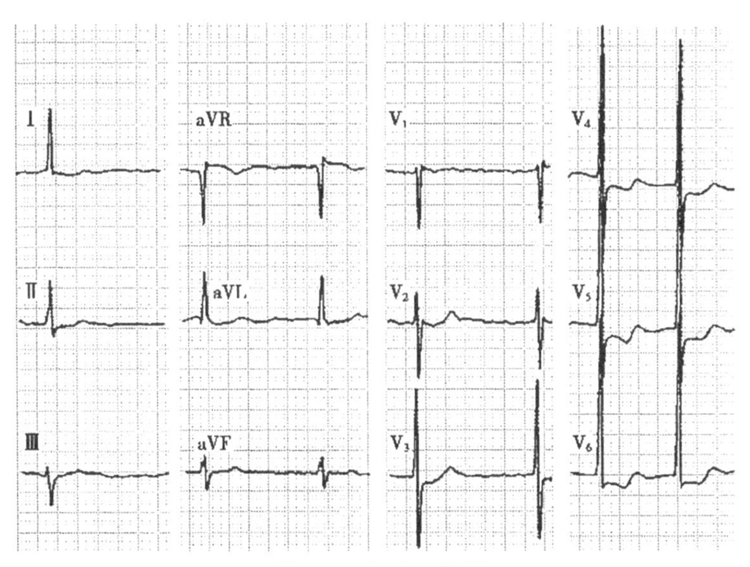

图4-31 左心室肥厚

4.右心室肥厚

（1）V_1导联R/S≥1，V_5导联R/S≤1或S波比正常加深；重度肥厚可使V_1导联呈qR型（除外心肌梗死）；aVR导联的R/q或R/S≥1。

(2)$R_{V1}+S_{V5}$＞1.05 mV(重症＞1.2 mV)；R_{aVR}＞0.5 mV。

(3)心电轴右偏≥＋90°(重症＞＋110°)。

(4)ST-T 改变：如以下心电图改变同时伴右胸导联(V_1、V_2导联)T 波双相、倒置，ST 段压低，称右心室肥大伴劳损(图 4-32)。

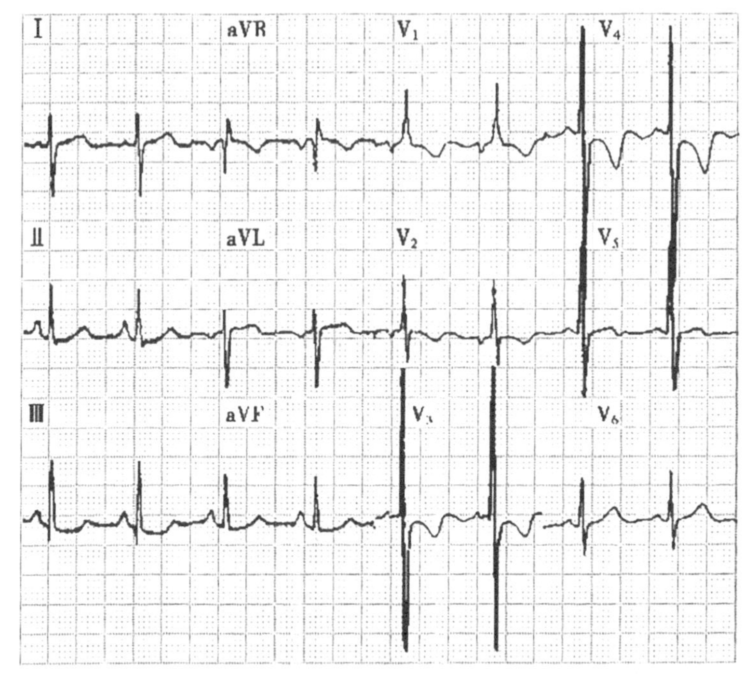

图 4-32 右心室肥厚

5.完全性预激综合征

(1)PR 间期(实质上是 P-δ 间期)缩短至 0.12 秒以下。

(2)QRS 波群时限延长达 0.11 秒以上。

(3)QRS 波群起始部粗钝，与其余部分形成顿挫，即 delta 波。

(4)PJ 间期一般正常。

(5)继发性 ST-T 波改变(图 4-33)。

6.心肌梗死超急性损伤期

(1)ST 段上斜型或弓背向上型抬高，与高耸直立 T 波相连。

(2)QRS 波群振幅增高，并轻度增宽，但尚未出现 Q 波(图 4-34)。

7.梗死周围阻滞

有心肌梗死的 Q 波或增宽 R 波，QRS 波群时限延长。QRS 波群电轴偏移(图 4-35)。

8.非特异性心室内传导障碍

QRS 波群时限≥110 ms，QRS 波形既不像左束支传导阻滞图形，也不像右束支传导阻滞图形。见于扩张型心肌病、缺血性心肌病(图 4-36)。

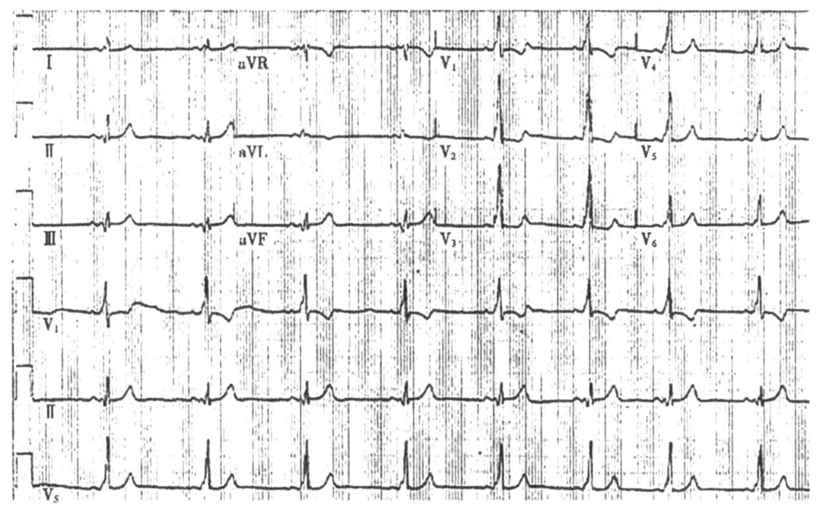

图 4-33　完全性预激综合征

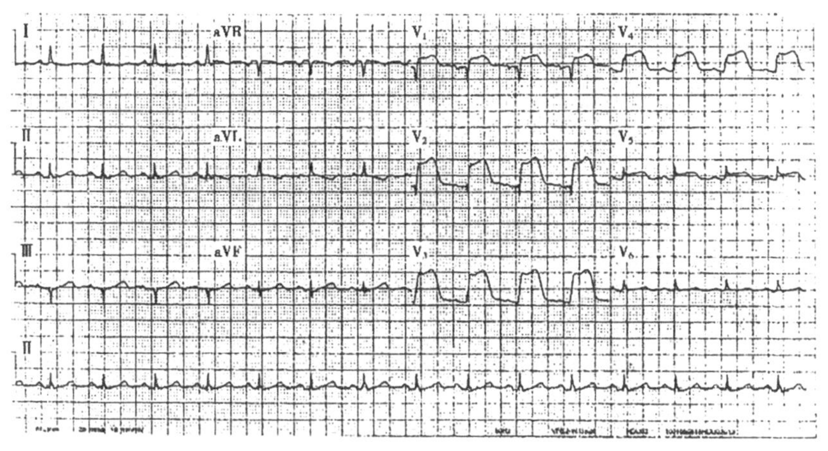

图 4-34　急性心肌梗死超急期

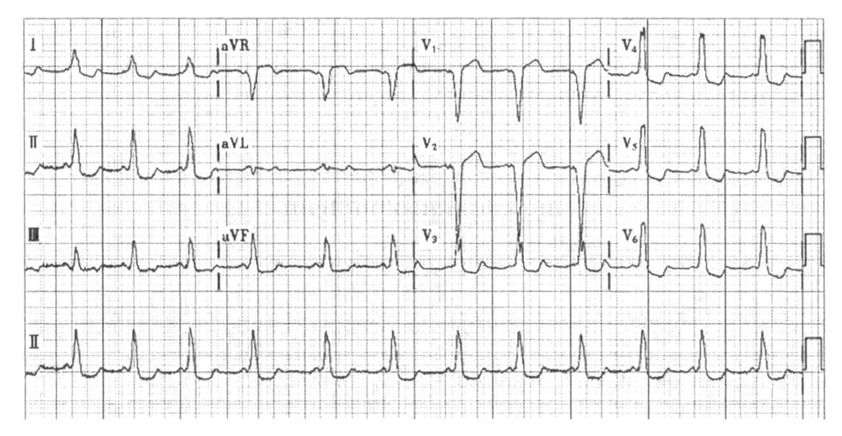

图 4-35　前间壁心肌梗死并梗死周围阻滞

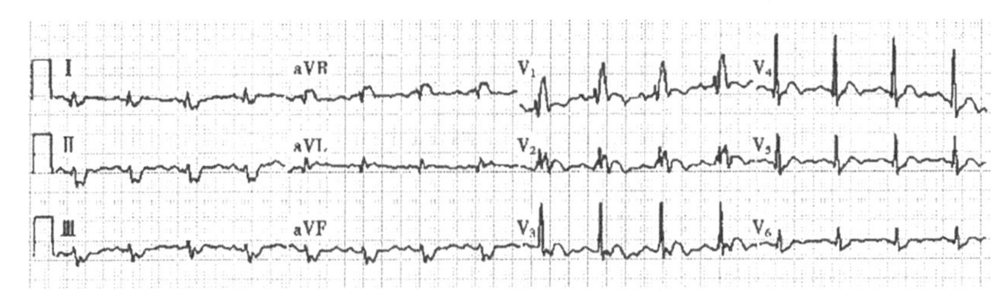

图 4-36　非特异性心室内传导障碍(扩张型心肌病)

9.室性心动过速

(1)连续出现 3 次或 3 次以上室性异位搏动。

(2)QRS 波群宽大畸形,时限>0.12 秒,T 波与 QRS 波群主波方向相反。

(3)如能发现 P 波,则 P 波频率比 QRS 波群慢,且 P 波与 QRS 波群之间无固定关系。

(4)有时室上性激动可下传到心室,引起一次提早的正常 QRS 波群,称心室夺获。如心室夺获时室性异位激动又几乎同时激动心室,则产生室性融合波。房室分离、心室夺获和室性融合波的出现是诊断室性心动过速的有力证据。

(5)QRS 波群形态与不发作时室性期前收缩的形态一致(图 4-37)。

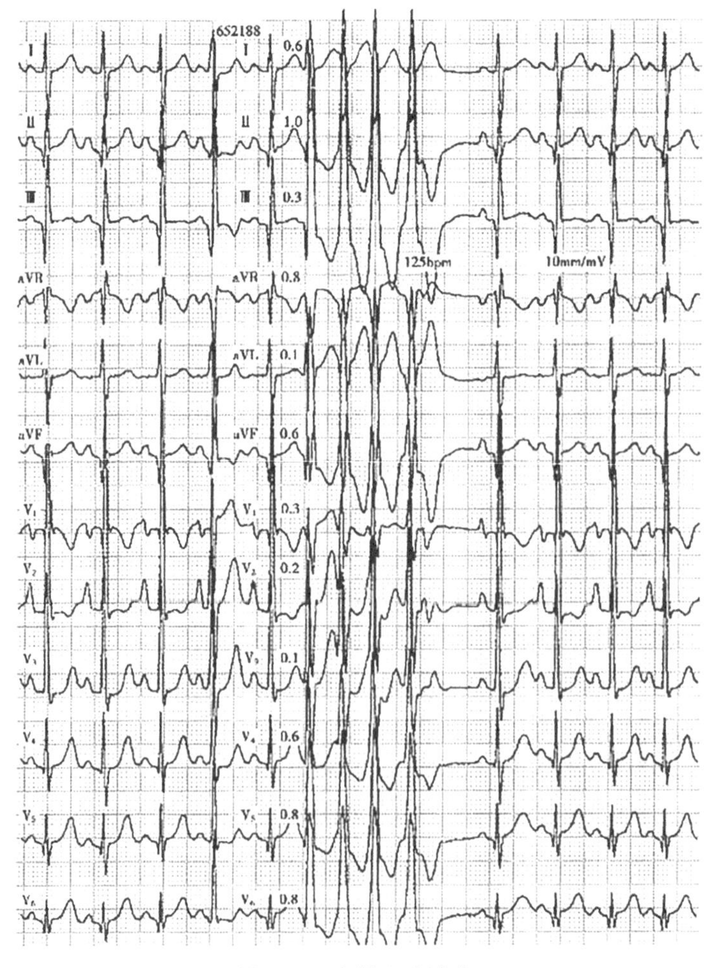

图 4-37　室性心动过速

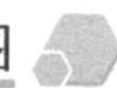

(6)特殊类型的室性心动过速：①加速性心室自主节律，亦称缓慢型室性心动过速。心电图通常表现为连续发生3～10个起源于心室的QRS波群，心率常为每分钟60～110次。心动过速的开始与终止呈渐进性，跟随于一个室性期前收缩之后，或当心室起搏点加速至超过窦性频率时发生。由于心室与窦房结2个起搏点轮流控制心室节律，融合波常出现于心律失常的开始与终止时，心室夺获亦很常见(图4-38)；②尖端扭转型室性心动过速，是多形性室性心动过速的一个特殊类型，因发作时QRS波群的振幅与波峰呈周期性改变，宛如围绕等电位线连续扭转而得名。频率每分钟200～250次。其他特征包括，QT间期通常超过0.5秒，U波显著。当室性期前收缩发生在舒张晚期、落在前面T波的终末部可诱发室性心动过速。此外，在长-短周期序列之后亦易引发尖端扭转型室性心动过速。尖端扭转型室性心动过速亦可进展为心室颤动和猝死(图4-39)。

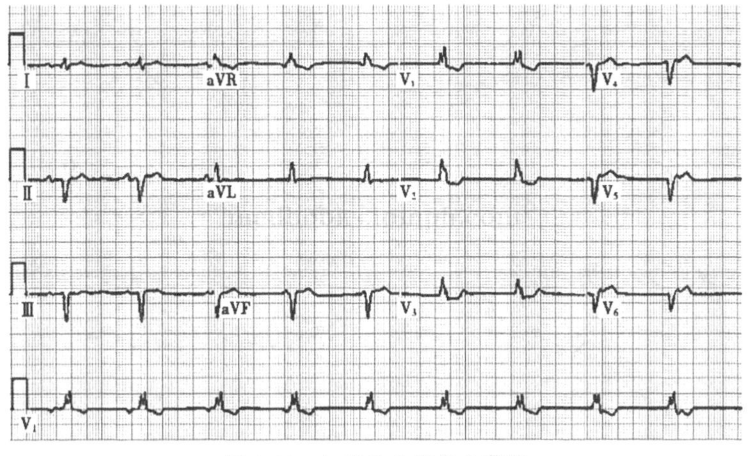

图4-38　加速性心室自主节律

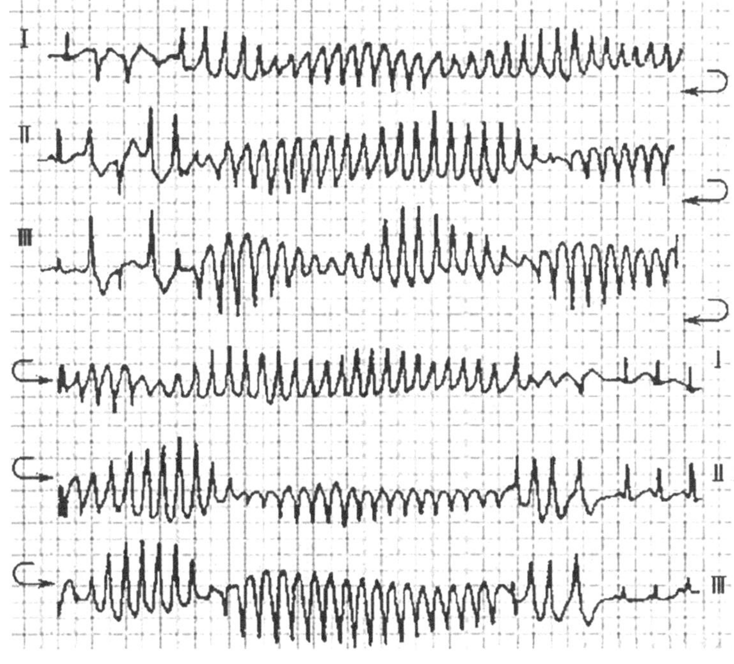

图4-39　尖端扭转型室性心动过速

(7)Brugada法、Vereckei法及aVR导联四步流程在宽QRS波心动过速的鉴别诊断中具有重要价值(图4-40)。

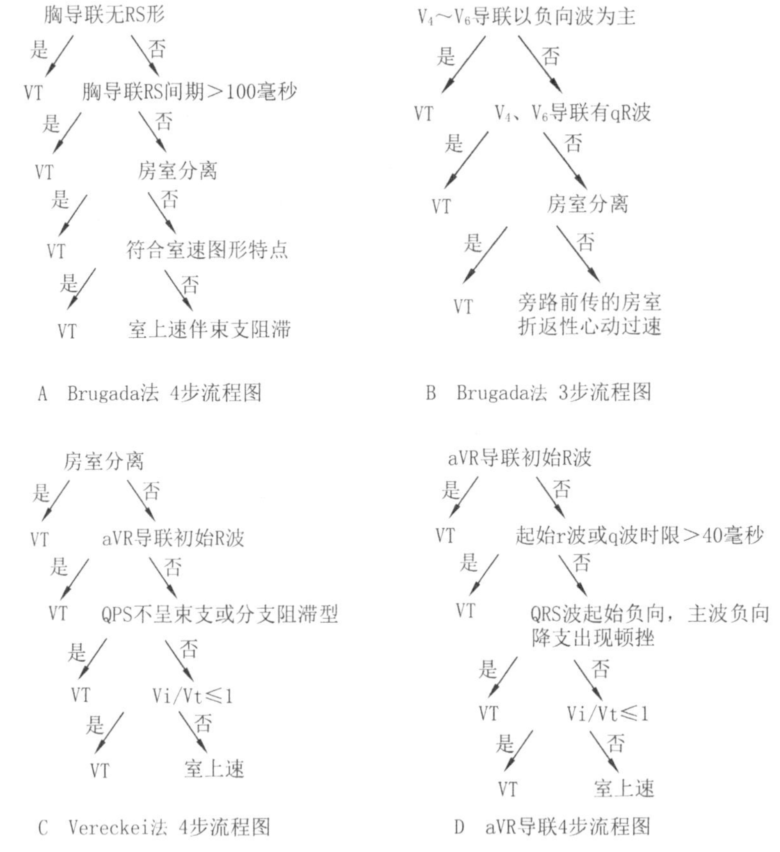

图4-40 Brugada法、Vereckei法及aVR导联鉴别宽QRS心动过速分步诊断流程

10.心室起搏心律

心室起搏心律时,QRS波群宽大畸形(图4-41)。

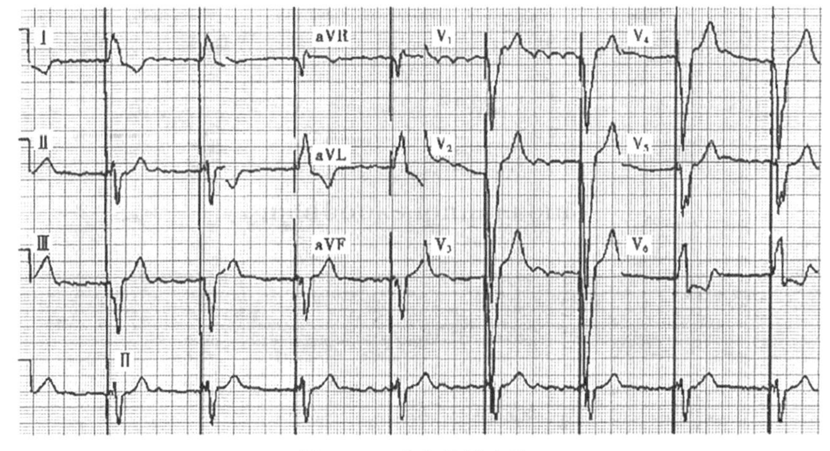

图4-41 心室起搏心律

11.电解质紊乱

细胞外血钾浓度超过 5.5 mmol/L 时，可使 QT 间期缩短和 T 波高尖，基底部变窄；血清钾大于 6.5 mmol/L 时，QRS 波群增宽，PR 间期及 QT 间期延长，R 波电压降低及 S 波加深，ST 段压低。当血清钾大于 7 mmol/L，QRS 波群进一步增宽，PR 间期及 QT 间期进一步延长；P 波增宽，振幅减低，甚至消失。高血钾的最后阶段，宽大的 QRS 波群甚至与 T 波融合呈正弦波(图 4-42、图 4-43)。

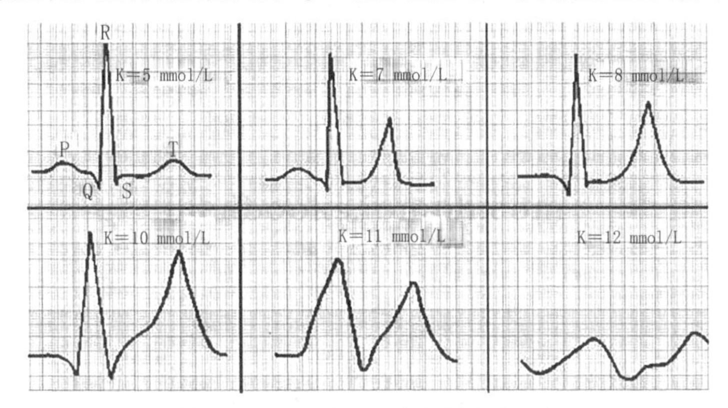

图 4-42 高钾血症的心电图表现(一)

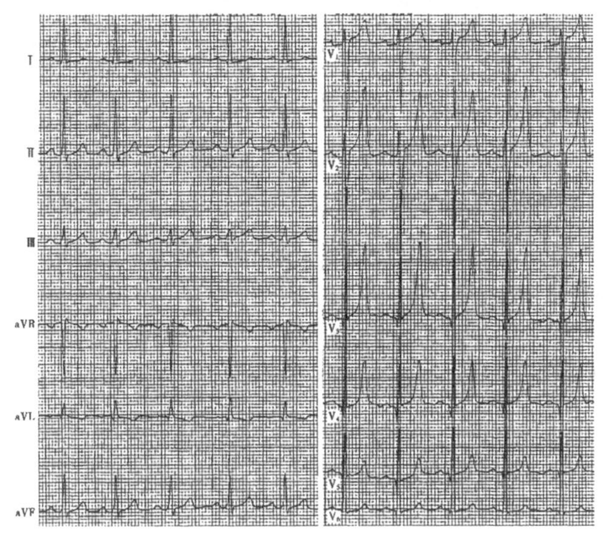

图 4-43 高钾血症的心电图表现(二)

(二)窄 QRS 波群

1.窄而高的 QRS 波群

通过对 3 例不明原因的反复晕厥或运动导致的先兆晕厥患者的心电图进行分析，发现 3 例患者的心电图具有相同特征，表现为下壁和左胸前导联出现了窄而高的 QRS 波群，其临床典型特征(图 4-44)：均为下垂型电轴，窄 QRS 波群，QRS 波群时限 66～80 ms，下壁和左胸前导联的 R 波高大，QRS 波群上升支的初始部分陡峭(可能反映心室肌的初始快速去极化)，ST 段的抬高和降低(反映复极程度的多变)。这些病例还有终末倒置的 T 波，运动时心率增快但 J 波抬高不消失，并且出现 ST 段压低，无左、右心室肥厚，无基因突变，电生理检查未见异常。动态心电图检查显示，无心动过缓、过速以及反复发作的晕厥、先兆晕厥和家族性心脏性猝死。

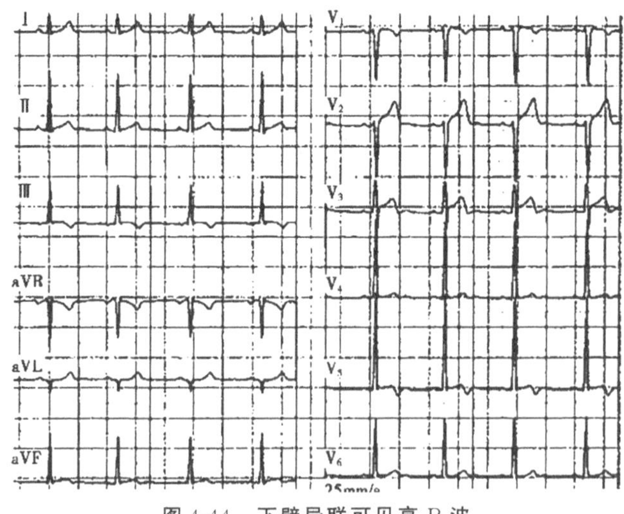

图 4-44　下壁导联可见高 R 波

其发生机制可能包括离子通道活动的改变、细胞间联系的增强或希普系分布的改变等。有研究发现，QRS 波群时限延长是心律失常性猝死的有力的独立预测因子。目前的研究也证实了窄而高的 QRS 波群对致死性心律失常同样具有预测价值。部分有早期复极表现的病例确实存在 QRS 波变窄和 R 波振幅增加表现。这可能成为预测心律失常危险的又一种新的心电图指标。

2.QRS 波群电交替

QRS 波群电交替定义为至少在一个导联上出现 QRS 波群振幅交替，逐跳之间的振幅差异>1 mm。

但对于 QRS 波群电交替的鉴别诊断意义，文章报道结果不一致，有学者认为电交替是预测阵发性房室折返性心动过速的一项有意义的指标，但另有学者持反对意见，认为电交替与心动过速的类型无关，与心率有关，当心动过速的心率快时容易出现电交替。卡尔夫莱什等研究显示，QRS 波群电交替更常见于阵发性房室折返性心动过速，其发生率在阵发性房室折返性心动过速为 27%，阵发性房室结折返性心动过速为 13%，并且在心率快时容易出现。因而认为 QRS 波群电交替依赖于心动过速的机制和频率。对于每一种心动过速类型，QRS 波群电交替的出现则依赖于心动过速的频率。当矫正心率后，QRS 波群电交替是对阵发性房室折返性心动过速的独立的预测因素(图 4-45)。

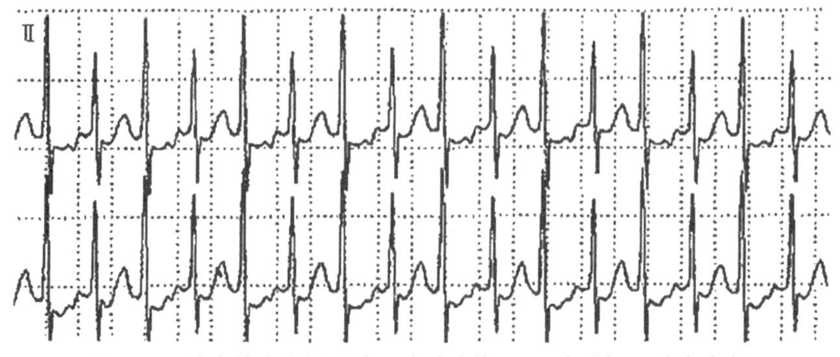

图 4-45　阵发性房室折返性心动过速伴 QRS 波群与 T 波电交替

(三)碎裂 QRS 波群

碎裂 QRS 波群是指心肌梗死患者心电图新出现或已经存在 QRS 波群的二相波(RSR 型)或多相波,并排除了完全性或不完全性束支传导阻滞(图 4-46、图 4-47)。

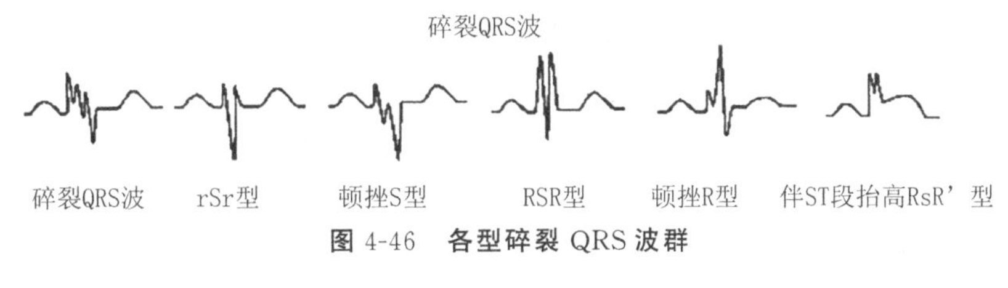

图 4-46　各型碎裂 QRS 波群

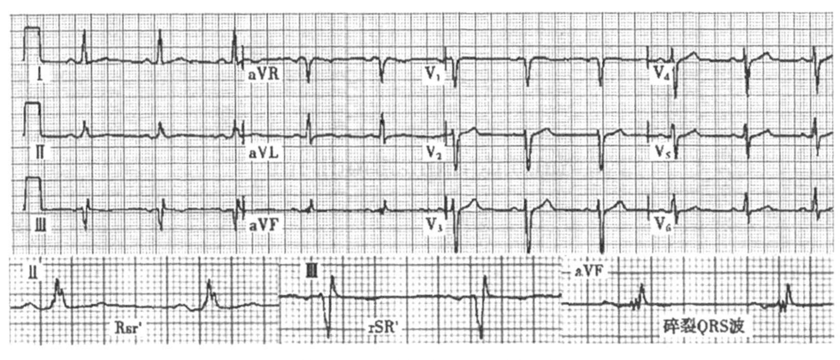

图 4-47　碎裂 QRS 波群

碎裂 QRS 波群的发生机制包括梗死区内阻滞、梗死区周围阻滞、多灶性梗死、局部心肌瘢痕、心室碎裂电位、细胞间阻抗的变化等理论。局部心肌瘢痕理论认为,当心肌出现一定范围的损伤、缺血、坏死或瘢痕时,该部位的除极向量消失或减弱,使 QRS 环体发生变化,在向量环上出现"缺蚀",投影产生的心电图就有可能出现 QRS 波群碎裂(心电图出现顿挫或切迹)。

碎裂 QRS 波群是心血管事件的独立预测指标。对 20 例心电图为碎裂 QRS 波群表现的非缺血性心肌病患者进行了心脏核磁检查,评估碎裂 QRS 波群与心肌纤维化(表现为钆元素延迟强化)及心肌收缩不协调之间的关系。研究发现,19 例患者表现为收缩功能不良,17 例患者表现为钆元素延迟强化。心电图上碎裂 QRS 波群导联代表区域同心脏核磁检查检出的心肌收缩不协调区域/延迟强化区域,符合率分别为 74%和 76%。该项研究提示,非缺血性心肌病患者中碎裂 QRS 波群的产生与室内传导不协调及心肌纤维化有明显关系。对于冠状动脉粥样硬化性心脏病患者而言,如果 12 导联心电图上出现碎裂 QRS 波群提示可能存在心肌瘢痕。Das 等分析了479 例冠心病患者的心电图,发现异常 Q 波出现在 14.8%的患者中,而碎裂 QRS 波群出现在 34.9%的患者中。他们通过对所有患者进行心肌核素灌注成像检查(包括静息及药物负荷)发现,虽然病理性 Q 波和碎裂 QRS 波群对于检出心肌瘢痕的特异性和阴性预测值类似,但在敏感度方面,碎裂 QRS 波群要显著高于病理性 Q 波,提示前者是陈旧性心肌梗死的一项新的心电预测指标。

大量研究显示,碎裂 QRS 波群可能与心脏病的预后密切相关。皮特斯克等研究了碎裂 QRS 波群对患者的远期心脏事件(心脏性猝死、非致死性心肌梗死)高出 2 倍。此外,初步研究显示,碎裂 QRS 波群还可预测已接受置入 ICD 治疗的冠心病患者和特发性室颤患者远期的心律失常事件。除此,前原诚司等用高精度的单极胸前导联记录了扩张型心肌病患者的碎裂 QRS 波群后发现,碎裂 QRS 波群具有预测频发室性期前收缩及心脏性猝死事件的作用。然而,并非所有研究均支持碎裂 QRS 波群与心脏疾病的远期预后相关。新近发表的一项前瞻性多中心研究对 842 例心力衰竭患者(LVEF≥35%)评估了碎裂 QRS 波群的检出率及其与全因死亡率和心律失常病死率的关系。研究结果发现,心力衰竭患者的全因死亡率及心律失常病死率在碎裂 QRS 波群组及非碎裂 QRS 波群组中并无显著差异。

碎裂 QRS 波群作为一项新的反映器质性心脏病存在心肌病变及提示预后不良的心电指标仍处于研究阶段,有可能成为预测心脏事件发生并进一步指导治疗的实用新指标。

(苏珊珊)

第五节　T 波异常

心动周期中的 T 波代表着心室的复极过程。一般情况下,大多数心电图导联中Ⅰ、Ⅱ和 V_3～V_6导联的 T 波为正向(直立),aVR 导联为负向(倒置),Ⅲ、aVL、aVF、V_1和 V_2导联具有易变性。而在病理情况下,T 波可呈现为直立、倒置、双向或低平等多种形态。

一、直立 T 波

在心电图的鉴别诊断中,需要考虑的特征包括 T 波形态、大小、QRS 波群、一过性变化和其他特征。

(一)急性冠脉综合征

ST 段抬高型急性心肌梗死(acutemyocardial infarction,AMI)在超急期心电图表现为直立 T 波,此时直立的 T 波为宽基底且呈不对称形态。同时,R 波的振幅也有所增加,J 点也可能抬高,常伴 ST 段抬高(图 4-48)。另外,正后壁 AMI 时,在 V_1～V_3导联可表现为直立 T 波。正后壁 AMI 时 V_1～V_3导联直立 T 波与前壁、下壁 AMI 时 V_1～V_3导联 T 波倒置的意义相似。这与前壁 AMI 时的超急性期 T 波一过性的改变不同,正后壁 AMI 的直立 T 波持续数天甚至为永久性改变。

(二)高钾血症

高钾血症时 T 波呈对称、高大、锐利的峰样改变,类似于尖塔样外观(图 4-49)。且随着血清钾水平的增高,前壁导联的 T 波表现为更高、更尖、更窄的对称形态,同时 ST 段缩短,P 波变宽甚至消失,QRS 波群呈室内传导阻滞图形,严重者可出现心搏停止。

(三)急性心肌心包炎

急性心肌心包炎时可出现直立 T 波,且常伴有 ST 段弓背向下型抬高和 PR 段的压低。

(四)束支传导阻滞

在 QRS 波群主波向下的导联可见大而正向的 T 波。多见于左束支传导阻滞时 V_1～V_3导联的表现,而右束支传导阻滞的左侧胸前导联少见这种表现。

(五)左心室肥大

在 QRS 波群主波向下波群的 V_1～V_3导联中可见大而正向的 T 波。

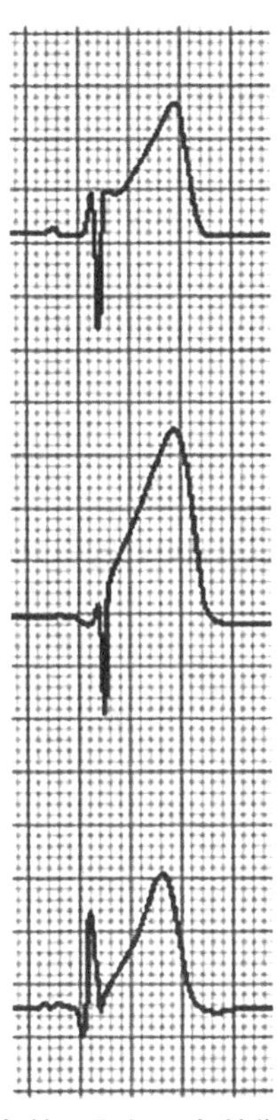

图 4-48　急性心肌梗死急性期直立 T 波

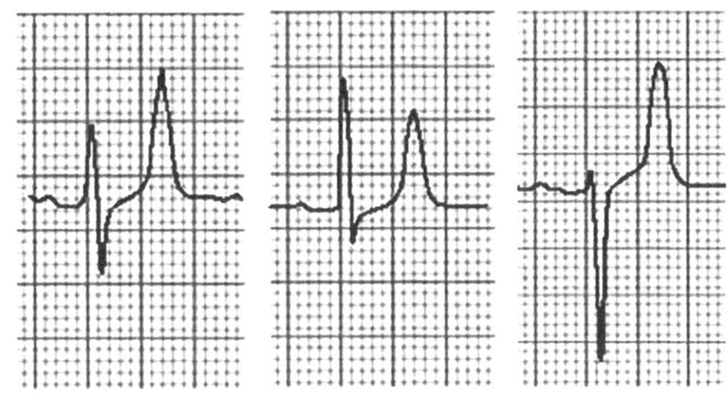

图 4-49　高钾血症时的高尖 T 波

(六)中枢神经系统损伤

中枢神经系统损伤(如脑出血)时亦可见高大直立的 T 波,多不对称且不光滑,U 波可增高,常在胸前导联上出现(图 4-50)。在急性脑血管起病后数小时或数天后 T 波逐渐倒置变深,可在数周后恢复正常。

(七)迷走神经过敏症

心电图可出现 T 波对称性增高,常伴 ST 段凹面向上抬高,在左胸导联(V_4～V_6)尤为明显。运动或阿托品类药物可使其恢复正常。多见于运动员。

(八)良性早复极

早复极综合征可见振幅大且轻度不对称的直立 T 波,T 波与 QRS 波群主波相一致且在胸前导联常见,常易与 AMI 患者超急期 T 波混淆。不过,早复极综合征常伴有 ST 段凹面向上或呈马鞍状改变,但往往不伴有胸痛等临床症状。为良性或功能性 ST-T 改变。

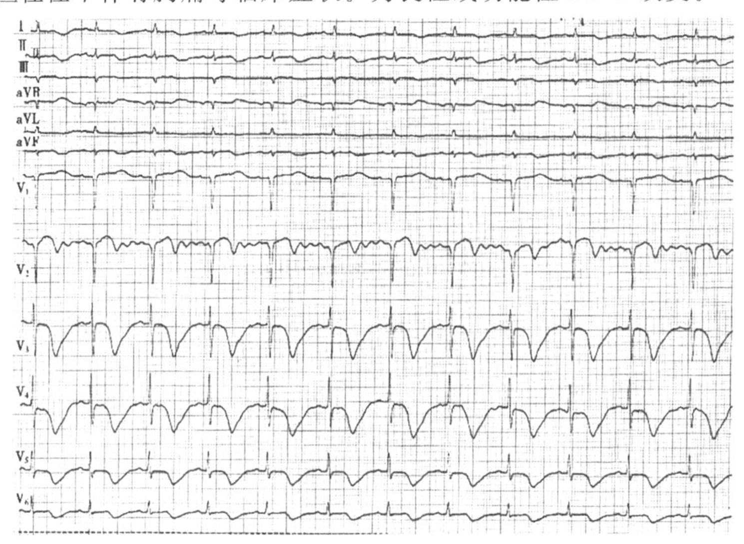

图 4-50 脑出血患者的 T 波改变

二、倒置 T 波

(一)急性冠脉综合征

心肌缺血或梗死所产生的倒置 T 波呈典型的窄幅和对称形态。急性冠脉综合征(acute coronary syndrome,ACS)时常见 ST 段弓背向上型抬高伴锐利、对称、倒置的 T 波(图 4-51)。可见于 ACS 的所有阶段,包括心肌缺血、非 ST 段抬高型和 ST 段抬高型 AMI,也可见于心肌梗死后。T 波倒置还可以发生于再灌注后。

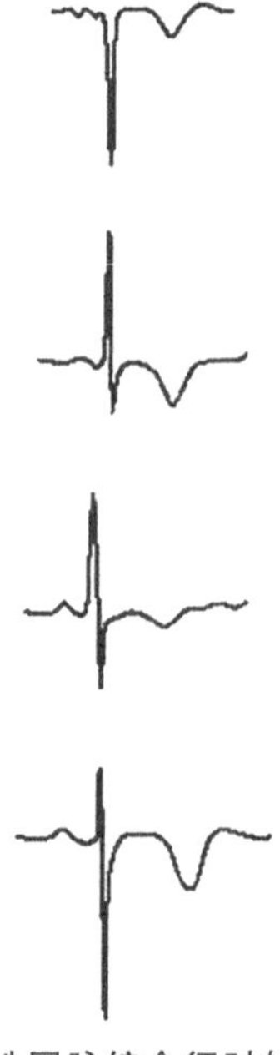

图 4-51 急性冠脉综合征时的 T 波改变

(二)Wellen 综合征

该综合征为非梗死的 ACS 的一个重要亚群，心电图表现为胸前导联(尤其是 V_2 和 V_3 导联)对称、倒置的异常 T 波，常在无疼痛时出现(图 4-52)。

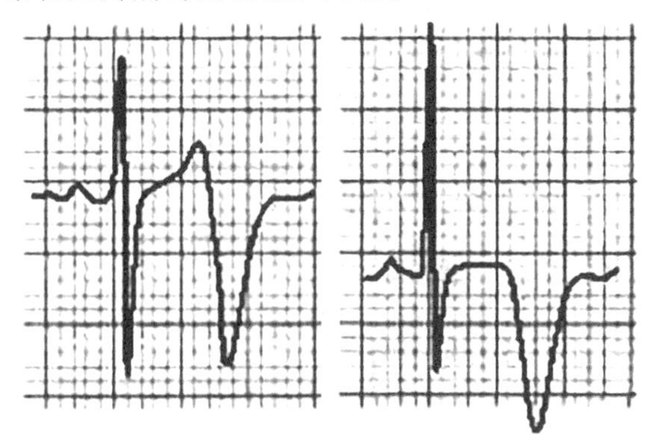

图 4-52　Wellen 综合征的 T 波改变

(三)束支传导阻滞

束支传导阻滞可产生明显的 T 波改变。其中，倒置的 T 波既可见于完全正向的 QRS 波群导联，又可见于正向 QRS 波群为主的导联。T 波在起始部位张开且不对称并逐渐下降，终末支快速、突然回到基线；振幅范围可以很小，亦可很明显(图 4-53)。

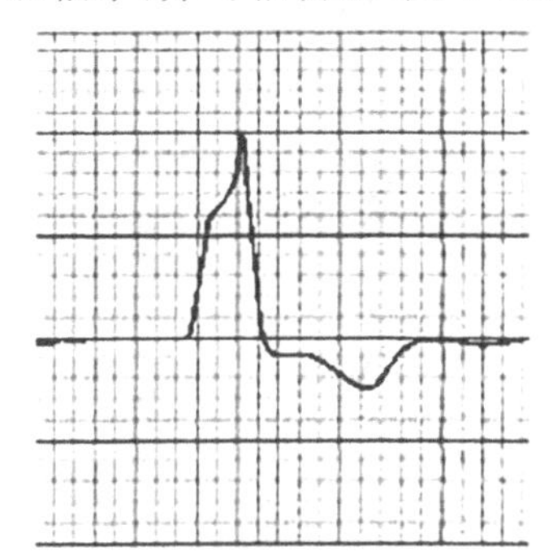

图 4-53　束支传导阻滞时的 T 波改变

(四)左心室肥大

左心室肥大患者的心电图在 R 波为主的导联(Ⅰ导联)常出现不对称、双向、倒置的 T 波。T 波可能很小或深而倒置(图 4-54)。

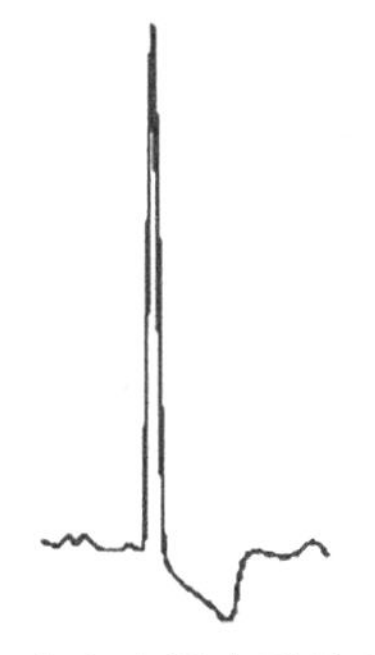

图 4-54　左心室肥大时的 T 波改变

(五)药理学因素

许多药物如洋地黄、氯喹、肾上腺素、吗啡等均可引起 T 波倒置,并常伴有 ST 段压低(图 4-55)。

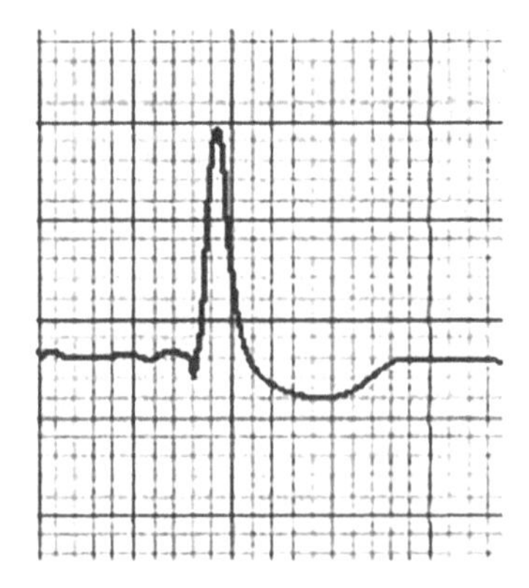

图 4-55 应用洋地黄患者的 T 波改变

(六)中枢神经系统损伤

中枢神经系统疾病(如蛛网膜下腔出血)可引起 T 波倒置,其特征为非对称、深而倒置且宽度变异很大。在形态上,T 波倒置的幅度可以很小,亦可非常明显(图 4-56)。

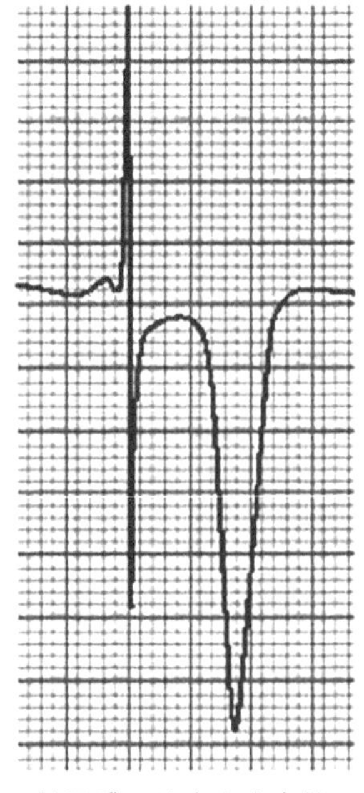

图 4-56 蛛网膜下腔出血患者的 T 波改变

(七)急性心肌心包炎

急性心肌心包炎时可出现振幅小而对称的倒置 T 波。

(八)肺栓塞

肺栓塞时在胸前导联可见巨大的倒置 T 波。

(九)心室起搏心律

心室起搏时在 QRS 波群正向波为主的导联可见不对称的倒置 T 波。

(十)预激综合征

预激综合征时在 R 波为主的导联上可见振幅小而对称的倒置 T 波。

(十一)青少年型 T 波倒置

部分青少年在胸前导联(如 V_1、V_2 和 V_3 导联)可出现 T 波倒置,在成年后往往转变为正向 T 波。这种倒置的 T 波常常为振幅小而对称形态(图 4-57)。

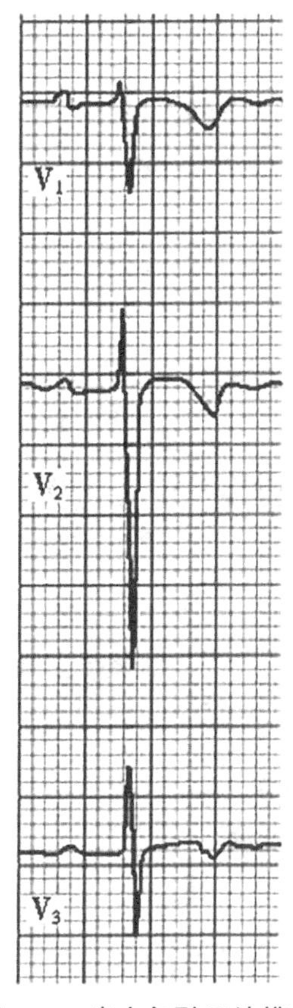

图 4-57　青少年型 T 波模式

(十二)餐后 T 波改变

餐后 30 分钟,Ⅰ、Ⅱ、V_2～V_4 导联可出现 T 波倒置,空腹或口服钾盐时可恢复直立。

(十三)心血管神经症

心血管神经症的心电图可表现为 T 波倒置,常伴有窦性心律不齐、窦性心动过速等,深吸气时 T 波可进一步加深。

(十四)肥胖、妊娠、腹水

肥胖、妊娠、腹水等致横膈抬高时,在 V_5～V_6 导联可出现倒置 T 波,而通过减肥、分娩、抽腹水后可转为直立。

(十五)其他

T 波倒置亦可见于腹腔内疾病、代谢性和中毒性疾病或是正常变异。

(苏珊珊)

第六节　QT 间期异常

一、长 QT 综合征

长 QT 综合征(long QT syndrome,LQTS)是以体表心电图 QT 间期延长、多形性室性心动过速、心脏性晕厥和猝死为临床特征的一组综合征。长 QT 综合征可分为先天性或遗传性长 QT 综合征(congenital or inherited long QT syndrome,CLQTS)和后天获得性长 QT 综合征(acquired long QT syndrome,ALQTS)两类。

(一)遗传性 LQTS

国内遗传性 LQTS 的基因研究已经起步。LQTS1 的遗传基因是 *KCNA*5,它影响的离子流是缓慢激活的延迟整流钾电流(IKs)。LQTS1 时 IKs 外流减少,2 位相和 3 位相延长和变大。心电图上表现为在 QT 间期延长的同时,T 波高大而宽长,形成临床上所谓的大胖 T 波。LQTS2 的遗传基因是 *hERG* 基因,它所影响的离子流是快速激活的延迟整流钾电流(I_{Kr})。I_{Kr} 外流减少,影响动作电位的 2 位相和 3 位相早期,因此在心电图上表现为 T 波上升支或下降支出现切迹,呈双向 T 波。LQTS3 的遗传基因是 *SCN5A*,它所影响的离子流是钠电流(I_{Na})。I_{Na} 在 0 位相后进入恢复期,应该完全关闭,但本基因突变后不能完全关闭,形成复极过程的钠内流增加,形成了 ST 段水平延长的特有的 QT 形态。

(二)获得性 LQTS 的常见原因

1.抗心律失常药物

抗心律失常药物是引起获得性 LQTS 的最常见原因。钠通道阻滞剂以奎尼丁最突出。1964 年,塞尔泽等曾描述 8 例患者服用奎尼丁治疗房颤时发生晕厥,命名其为奎尼丁晕厥。奎尼丁治疗后,绝大多数患者出现 QT 间期延长,其中 1.5%～8%患者发生 Tdp。易发因素多为刚刚恢复窦性心律、血药浓度过高、给药时间间隔过短及低钾血症等。此外,钾通道阻滞剂胺碘酮,通过 2 800 例病例分析,应用胺碘酮后的致心律失常作用总发生率为 2%,其中 0.7%发生 Tdp。其次,对于索他洛尔,已经发表的 12 项应用索他洛尔治疗室性心律失常的临床对照分析结果表明,1 288 例患者中,4.3%(56 例)发生致心律失常反应,近半数为 Tdp(1.9%,24 例)。霍恩洛瑟等报告在持续性室性心动过速或室颤史的患者中应用索他洛尔治疗后,Tdp 的发生率可高达 4.1%。除此,新型Ⅲ类药物伊布利特的主要不良反应是引起获得性 LQTS。Tdp 绝大多数发生于用药早期,已有文献报告应用伊布利特后 90 分钟内 Tdp 发生率平均约 4.3%,但多能自行缓解,只要加强检测则极少引起死亡。多非利特是一种高度选择的 I_{Kr} 阻滞剂,能使心房和心室复极延长,不应期增加。例如,在房颤患者中应用多非利特后 Tdp 的发生率为 0.7%,致心律失常作用大多发生于服药的前几天。

2.非抗心律失常药物

精神心理作用的药物如吩噻嗪和三环类抗抑郁药物,均能引起 QT 间期延长和 Tdp。此外,抗组胺药阿司咪唑可有引起获得性 LQTS 的不良反应。这些非抗心律失常药物引起 QT 间期延长的不良反应,主要发生于肝功能不全、剂量过大、合用大环内酯类抗生素或抗真菌药(如酮康

唑)，以及与葡萄、西柚汁同服和在基础 QT 间期延长的患者。这些不良反应的发生机制亦与影响钾通道使动作电位延长有关。50 岁以上的用药者发生室性心律失常的机会是年轻人的 6 倍。除此，大环内酯类抗生素及多种抗感染药物均有引起获得性 LQTS 的报道，其中相对较多的是大环内酯类抗生素。有报告表明，无器质性心脏病患者静脉应用红霉素后可导致 QT 间期明显延长，特别在先天性 LQTS 患者应用红霉素后心电图复极改变亦可进一步恶化。动物实验已证明红霉素可使动作电位时程延长，而且在 M 细胞比心内膜和心外膜细胞更加明显。

3.脑血管病

各种脑血管异常，包括蛛网膜下腔出血、脑卒中、脑炎以及颅内损伤等均可引起获得性 LQTS，但 QT 间期延长多为一过性的，可在数天或数周内趋于恢复正常。其中，在一组蛛网膜下腔出血的患者中，3.8%发生了 Tdp，应当引起临床医师的高度重视。

4.心脏疾病

缺血性心脏病：包括冠心病心绞痛、心肌梗死；高血压和左心室肥厚，如原发性和继发性高血压，当心室肥厚和心功能不全时可导致 QT 间期延长和室性心动过速；缓慢性心律失常时，如病态窦房结综合征、二度和三度房室传导阻滞引发 QT 间期延长；其他如二尖瓣脱垂、心肌病、心内膜疾病、带状疱疹病毒感染等均可致 QT 间期延长。

5.代谢紊乱性疾病

如脂质紊乱、低血钾、低血镁、低血钙等。

值得特别注意的是，继发性长 QT 综合征如药物引起的长 QT 间期同时可合并先天性基因突变。例如，有一组药物引发的 92 例长 QT 综合征患者，进行遗传学基因变异研究，其研究结果在研究的 5 个相关 LQT 基因中有 15%的患者有其中一种基因突变，1 000～3 000 个非 LQTS 人群中有 1 例 LQTS 基因突变的携带者。

(三)LQTS 的临床特点

晕厥和猝死是 LQTS 最常见的症状，常在体力活动和情绪紧张时出现，但也可发生于睡眠和从睡眠中唤醒时，其触发因素常因基因突变类型不同而有所不同。施瓦兹等研究发现，不同基因型在不同情况下发病：62%LQTS1 患者的心脏事件发生在运动时，极少数(3%)在睡眠或休息时发病；与此相反，39%LQTS3 患者的心脏事件发生在睡眠或休息时，只有 13%发生在运动时，而 LQTS2 患者介于中间，13%的心脏事件发生在运动时，43%在情绪激动或听到铃声时发作。LQTS 的症状多首发于青年，平均年龄 8 岁，但也可早至刚出生的婴儿、晚至中年人才发病的，男性发病年龄较女性早，女性发病率高于男性。大约有 1/3 的患者可完全无症状；有些患者在儿童时期出现过一两次晕厥，此后再未出现；有些患者 1 年之内出现多次晕厥；无晕厥和猝死的家族史并不意味着不发病。

(四)LQTS 的心电图特点

QT 间期延长明显超过正常时，运动可使 QT 间期进一步延长，每次记录心电图测量的 QT 间期常不相同。T 波常宽大并伴有切迹，也可表现为高尖、双向或宽大倒置的 T 波，其形态常发生改变。多有异常 U 波发生，出现 TU 波融合，使 QT 间期延长更为明显。QT 间期延长可引起恶性室性心律失常，其中发生晕厥多为室性心动过速、心室颤动或心室停搏所致。情绪激动、劳累易诱发。

LQTS 心电图表现型与基因型的相关性：T 波宽大是 LQTS1 的特点，T 波双峰或低平是 LQTS2 的特征，LQTS3 很少出现 T 波双峰，但常表现出 ST 段延长和 T 波狭窄高耸。认识典型的 LQTS1、LQTS2 和 LQTS3 的 ST-T 波图形，掌握这 3 种最常见 LQTS 基因类型的心电图特征，有助于 LQTS 基因检测工作的开展和临床诊断治疗。根据心电图 ST-T 波形态可初步诊断 LQTS 基因型，有利于简化 LQTS 致病基因的筛选步骤，具有重要临床意义（图 4-58 至图 4-60，表 4-1）。

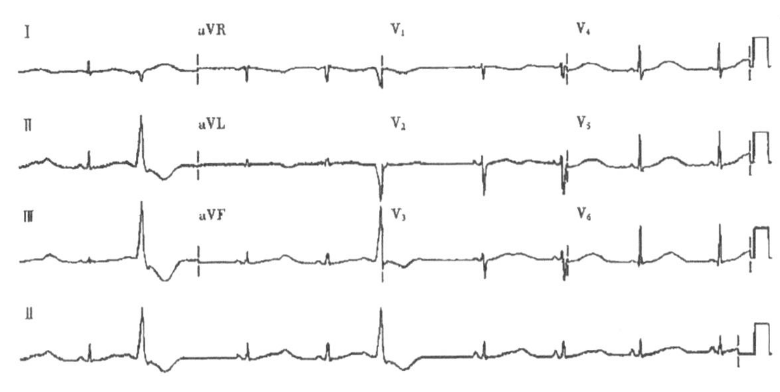

图 4-58　1 例长 QT 综合征伴有室性期前收缩患者的心电图

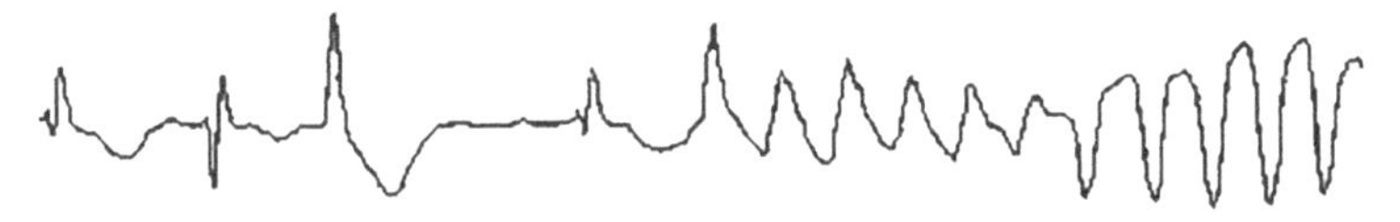

图 4-59　1 例长 QT 综合征伴有尖端扭转型室性心动过速患者的心电图

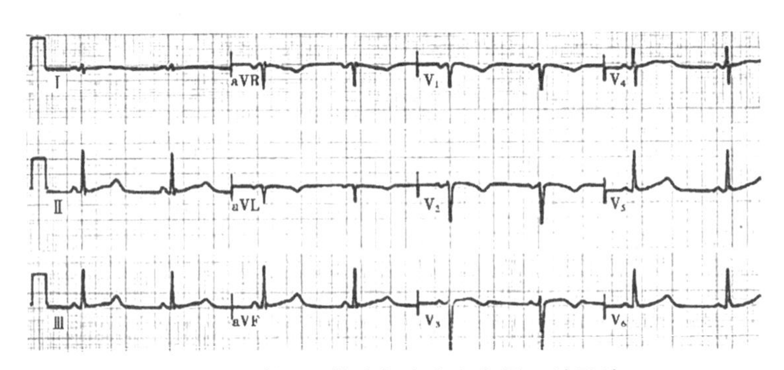

图 4-60　长 QT 综合征患者心电图 T 波双峰

表 4-1　3 种最常见 LQTS 基因类型的心电图 T 波特征

基因型	心电图表现
LQTS1	T 波宽大
LQTS2	T 波双峰或低平
LQTS3	ST 段延长和 T 波狭窄高耸

（五）LQTS 的治疗

1.药物治疗

β 受体阻滞剂＋补钾、补镁，积极预防治疗诱发因素。根据 262 例中 177 个基因突变点研究资料，其治疗的重点是 LQTS1 和 LQTS2，两者离子流分别为 I_{Ks} 和 I_{Kr}，其共同临床机制是钾外流减少，导致细胞动作电位延长，产生早后除极和折返激动。强调的是，心率没有明显减慢或无

明显房室传导阻滞，患者可以耐受时，普萘洛尔的常用剂量为30～60 mg/d，应逐渐加大剂量，以完全控制症状为目标。对于应用β受体阻滞剂的患者，3年病死率为9%，而非β受体阻滞剂治疗的1年病死率为20%；LQTS3应用钠通道阻滞剂中的美西律治疗有效。

2.非药物治疗

欧洲心脏病协会推荐的LQT综合征的心脏性猝死的预防治疗指南是植入埋藏式心律转复除颤器。其次，左侧心脏交感神经阻断术和永久性双腔起搏器列为二类适应证。

LQT1型90%以上与交感神经激动、兴奋有关，晕厥常可被激动、铃声刺激或游泳等诱发，因此β受体阻滞剂治疗有效，并且在患者能够耐受的前提下尽可能用大剂量治疗；LQT2型有60%左右与交感神经激动有关，晕厥发生在白天；40%与缓慢心率有关，晕厥发生在睡眠时，因此治疗上可应用β受体阻滞剂，但需要严密监护心动过缓，防止心动过缓诱发和加重晕厥；而明显的心动过缓依赖性LQT综合征则需要进行心脏起搏器治疗。对于LQT3型，晕厥均发生在睡眠时，应用钠通道阻滞剂中的美西律治疗有效，美西律明显缩短LQT3患者的QT间期，但美西律对LQT1和LQT2患者效果甚小或完全无效。

二、短QT综合征

短QT综合征(short QT syndorme，SQTS)是一种以短QT间期为特征和可致心律失常性猝死的综合征。按其病因可分为特发性SQTS和继发性SQTS。

短QT综合征是一种单基因突变引起的心肌离子通道功能异常而导致恶性心律失常的遗传性疾病。临床上，该临床综合征的特点是QT间期和心室或心房有效不应期(effective refractory period，ERP)明显缩短、胸导联T波对称性高尖、心脏结构无明显异常、阵发性心房颤动(atrial fibrillation，AF)、室性心动过速(ventricular tachycardia，VT)或心室颤动(ventricular fibrillation，VF)、反复发作的晕厥和心脏性猝死。短QT综合征的离子基础是编码快速激活的延迟整流钾电流(rapidly activated delayed rectifier potassium current，I_{Kr})*HERG*基因错义突变后，引起I_{Kr}通道的功能增益。

(一)短QT综合征的临床特点

心悸、眩晕、AF、VT/VF、反复发作的晕厥和心脏性猝死是短QT综合征患者的主要临床表现。其中，既有仅QT间期持续性缩短而无症状的患者，又有心脏性猝死作为首发症状的患者，说明和长QT综合征与Brugada一样，短QT综合征也可能具有突变基因的不完全外显的临床表现型的异质性，从无症状患者到猝死者之间，短QT综合征也可能代表了一个较宽的临床疾病谱。

大部分短QT综合征患者具有明显的晕厥和猝死等家族史，但也有散发病例。受累的家系男女成员均可发病，提示该综合征以常染色体显性遗传方式进行传递。辅助检查中，包括心脏彩超、心脏MRI和运动负荷试验在内的现有各种客观检查及尸检并未发现器质性心脏病证据。患者出生后第1年内发生心脏性猝死的情况在短QT综合征中并不少见，提示短QT综合征可能是新生儿猝死综合征的一个重要原因。

患者心室的有效不应期明显缩短，在程序电刺激($S_1S_2S_3$)期间，在不同的位点和不同的基础刺激周长下，接受检查的患者(来自两个家系共4例)其心室的有效不应期均<170 ms，心室易损性增加，单形性VT易于诱发。对伴有阵发性AF者，心房程序刺激期间可诱导出AF。

QT间期明显缩短，目前报道的大部分患者其QTc间期均<300 ms，患者心电图胸导联上T波高尖而且对称是特发性短QT综合征突出的心电图表现(图4-61)。

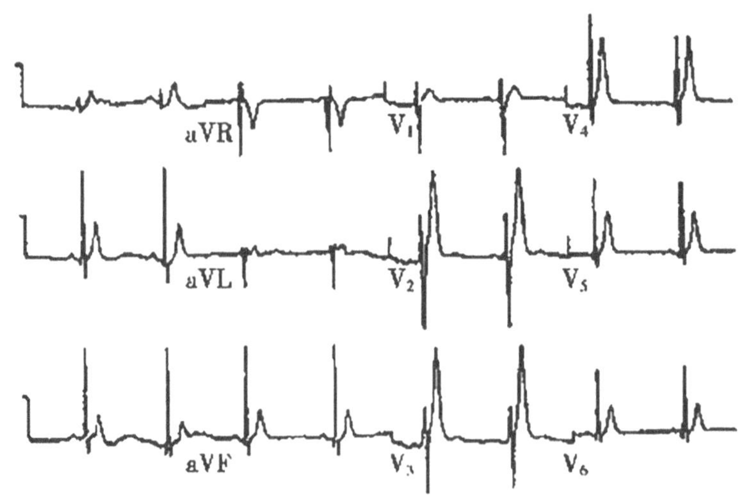

图 4-61　短 QT 综合征患者心电图的两大特点

QT 间期明显缩短；胸前导联 T 波高尖、对称

（二）短 QT 综合征的心电图特点

心电图要点：①QT 间期明显缩短；②胸导联上 T 波高尖而且对称；③多形性室性心动过速、心室颤动。

（三）短 QT 综合征的治疗

ICD 植入是短 QT 综合征患者目前唯一有效的治疗和预防猝死手段。根据 SchimPf R 等对 5 例短 QT 综合征患者的治疗经验，ICD 植入后患者所面临的主要问题是由于 ICD 对高尖 T 波的过度感知而导致的不适当放电，通过仔细调节 ICD 的感知和延迟等参数设置，可以克服这一问题。

药物治疗方面，在明确 I_{Kr} 的功能增益是短 QT 综合征患者的离子基础后，Brugada R 等自然想到应用 I_{Kr} 的经典抑制剂Ⅲ类抗心律失常药物索他洛尔来延长短 QT 综合征患者的有效不应期和 QT 间期，从而达到治疗短 QT 综合征的目的，但遗憾的是，索他洛尔几乎不能增加短 QT 综合征患者的有效不应期和 QT 间期，突变片段异常表达后应用膜片钳技术的基础研究结果也证明，治疗浓度的索他洛尔也不能抑制突变后的 I_{Kr}，因为短 QT 综合征患者的 HERG 基因错义突变后，不但引起 I_{Kr} 的功能增益，而且还因通道蛋白的结构改变后，大大降低了通道与索他洛尔之间的亲和力。

然而，作为一种最近才被逐渐正确认识的疾病，我们目前对短 QT 综合征还知之甚少，目前最为迫切的课题是注意发现更多的短 QT 综合征患者和家系，并对更多的患者和家系进行更长时间的随访，以期为短 QT 综合征的危险分层和预后预测指标提供更多的循证医学证据。同时应该集中对短 QT 综合征患者的家系进行进一步的基因连锁分析和加强对短 QT 综合征的电生理基础研究，以期发现更多的致病基因，并评价抗心律失常药物对短 QT 综合征的治疗作用。

（苏珊珊）

第七节　U 波 异 常

U 波是继 T 波后宽而低平的一个微小波，1903 年由艾因特霍芬命名，在临床工作中常易被忽视。近年研究发现，U 波的改变对心血管疾病有着重要的诊断价值。

一、U 波的形态

U 波是 T 波之后的一个小而圆钝的波，常为单相波，直立或倒置，但也可能呈正负或负正双相波。U 波的方向与 T 波方向一致，与 T 波不同的是 T 波的升支缓慢，降支相对陡直，U 波却相反，其升支相对陡直，而降支缓慢。正常时 U 波在 aVR 导联倒置，偶尔在Ⅲ和 aVF 导联倒置，其他导联应为直立。

二、正常 U 波

（一）U 波的幅度

正常 U 波的幅度范围是 0.5～2 mm，一般不超过 2 mm，多数情况下 U 波幅度相当于同导联 T 波幅度的 1/10，绝不超过同导联 T 波的 1/2 高度。U 波向量方向与 T 波向量方向相似，U 波的幅度随 T 波幅度变化而变化，与 QRS 波群幅度变化的相关性低。在 98%的病例中 U 波幅度（V_2 导联或 V_3 导联）是 T 波幅度的 3%～24%。U 波的幅度还与心率相关，心率慢时，U 波较高，心率快时，U 波幅度较低，并可能埋藏在其后的 P 波中。

（二）U 波持续时间

U 波持续时间为 0.16～0.25 秒。因 U 波幅度较低，观察和测量有时困难，因此有时测定 aU 点。aU 是 apex of U 的缩写，可理解为 U 波峰顶的测定点。当心率为每分钟 50～100 次时，T 波终末点到 aU 点的间期多在 90～110 ms，该间期不随心率变化而变化。当 RR 间期突然延长（例如房颤时长 RR 间期，或室性期前收缩后代偿间期）时，QT 间期将延长，但 aU 点却保持不变，结果延长的 T 波进入 U 波，发生 TU 融合，一般认为 U 波常在半直接导联如胸导联、食管导联、冠状静脉窦导联比非直接导联更好辨认，但是在所有导联上 U 波的时限是一致的。

（三）U 波的辨认

U 波并不是在每一个导联中都明显易见，标准导联中 50%～90%可发现 U 波，而胸前导联上几乎 100%可见 U 波。除此，U 波辨认的难易程度常与心率有关。心率低于每分钟 65 次时，90%以上的病例 U 波可以辨认；心率每分钟 65～85 次时，75%的病例 U 波可以辨认；心率每分钟 85～95 次时仅 25%的病例 U 波可以辨认；当心率大于每分钟 95 次时，U 波很少能够清楚地被辨认。当心率较快、U 波幅度太低时，加大标准电压可提高 U 波的辨认率。

（四）T 波和 U 波

U 波是一个舒张期波，常起始于第二心音之后，T 波的结束之后。U 波与 T 波常被 TU 结合点明确分开，TU 结合点位于或接近于等电位线的 TP 段。正常时 TU 结合点也可以轻度的压低或抬高。心率每分钟 50～100 次时，T 波末到 U 波末的间期平均为 160～230 ms。很多情况下，T 波和 U 波可发生融合，融合时因 TU 结合点不在基线而难以确认，形成双峰，此时是

T 波和 U 波共同形成的双峰，还是 T 波出现的双峰，而后峰又和 U 波融合，两者临床意义截然不同，需鉴别。

(五)U 波的影响因素

U 波幅度受多种因素影响，引起 U 波幅度增高除低血钾外，还有正性变时作用的因素。例如奎尼丁、洋地黄、钙剂、儿茶酚胺类药物，室性期前收缩等。U 波倒置可发生在运动试验、心力衰竭、高血压心脏病、冠心病、人工心脏刺激等情况。异常 U 波的发生与左心室舒张期开始后心肌应激状态增高密切相关。

除影响幅度外，静脉注射肾上腺素或异丙肾上腺素后，还可使 U 波发生提前，使 U 波融合在 T 波终末部分。

(六)U 波的发生机制

长期以来，U 波的发生机制尚无定论，主要有以下学说。

(1)U 波是舒张期心室壁扩张伸展诱发的延后除极，又称机械-电偶联反馈作用。认为 U 波是舒张早期快速充盈期，心室肌伸展机械-电偶联反馈引起的后电位。心室肌在舒张早期机械活动时的伸展动作，可以作用在动作电位的终末，可以延长单侧心室肌纤维的终末复极。目前，越来越多的资料证实，机械-电偶联的反馈作用是 U 波发生的最可能机制。因为不论心率如何变化，U 波都紧跟在第二心音之后，提示与心室舒张活动相关；心室舒张早期和等容舒张期的时间与 U 波的时限一致；U 波的幅度随着舒张容积的增加而增大(如心率缓慢时)；肾上腺素刺激使心室舒张加快时，U 波提前出现；U 波倒置与心室肌伸展的不同步或延长相关。2008 年，申普夫等首次在人体研究中证明了心室机械收缩的结束和等容舒张期与 U 波开始的一致性，有力支持了 U 波与心室的舒张伸展相关，和 U 波起源于心室的机械-电偶联反馈理论。

(2)U 波是心室某些部分(如乳头肌、室间隔、基底部、流出道或 M 细胞)延迟发生的复极波。认为 T 波是大部分心室肌的复极波，而 U 波是部分心肌延迟复极或 M 细胞复极延迟形成。M 细胞最显著的电生理特点是心内膜、心外膜细胞的动作电位时程明显延长，与心电图出现 U 波的时间相匹配。但较多学者研究后发现，M 细胞的复极仅与 T 波的终末第二部分相关，只能引起 QT 间期的延长，不能产生 T 波以外的另一个独立 U 波。

(3)U 波是浦肯野纤维的复极波。该理论认为位于心腔深处的浦肯野纤维动作电位持续时间较长，其复极波有可能在普通心肌复极波(T 波)后形成 U 波。目前认为浦肯野纤维数量太少，不足以在体表心电图上产生 U 波，且两栖动物心脏并无浦肯野纤维，但其心电图仍有 U 波。故此种学说基本被否定。

三、异常 U 波

(一)U 波增高

当 U 波幅度>2 mm 或不小于同导联 T 波或 T 波 U 波融合时为 U 波增高。可见于低钾血症、急性心肌梗死、心动过缓、完全性房室传导阻滞、脑血管意外、高钙血症；还可见于正性变时作用的因素干扰后，如期前收缩或使用钙剂、洋地黄、儿茶酚胺等药物，少数训练有素的健康运动员。

U 波增高常见于低钾血症，反映的是细胞内低钾，而生化中的血钾是反映细胞外低钾。但逐渐减低血钾浓度的低钾血症相应的心电图改变为心率增快、ST 段降低、T 波振幅减低、U 波逐渐增高或 T 波 U 波融合、QRS 时限增宽、P 波振幅和时限常常增加、PR 间期轻度延长和各种心律失常等(图 4-62)。

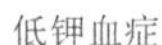

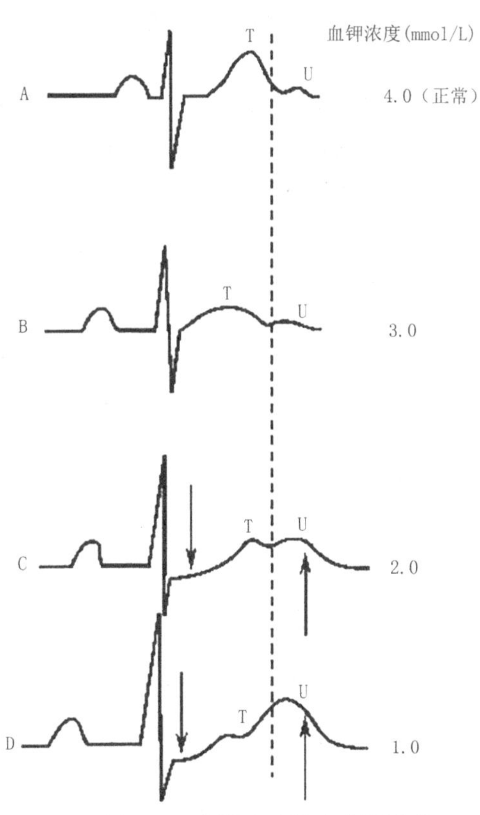

图 4-62 低钾血症的心电图改变

血钾为 4.0 mmol/L、3.0 mmol/L、2.0 mmol/L、1.0 mmol/L 时心电图改变，渐进性 ST 段压低、T 波振幅减低、U 波振幅增加或 T 波 U 波融合、QRS 振幅和时限增加、PR 间期轻度延长

低血钾时 U 波增高有较高的特异性，是发现和监测低血钾发生的重要指标(图 4-63)。回旋支病变引起的后壁急性心肌梗死，在超急期未出现高耸 T 波和 ST 段抬高，在连续 2 个胸导联 ST 段压低≥0.1 mV；V_2或 V_3导联 U 波电压≥0.1 mV；在 V_2或 V_3导联 T/U 比值≤4。符合以上两项表现者，诊断后壁 AMI 的敏感性、特异性和诊断正确率分别为 71.9%、97.0%和 88.8%。

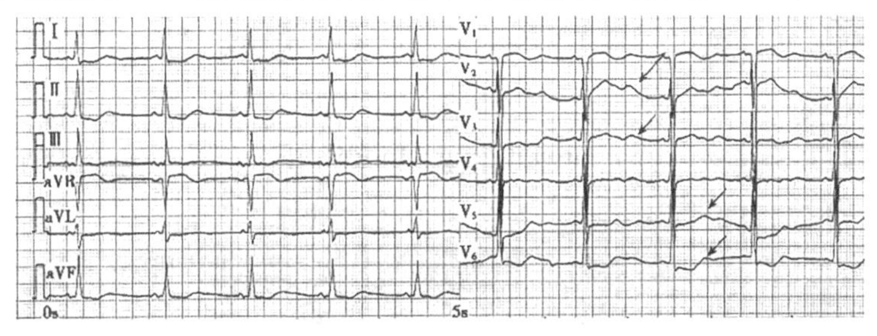

图 4-63 低钾血症心电图

血钾为 1.47 mmol/L，可见巨大 U 波，在 V_2～V_4 导联显示最清楚(箭头所指)

(二)U 波倒置

U 波倒置是心电病理改变的一种表现，U 波倒置的深度>0.5 mm 有意义。U 波倒置可见于高血压、冠心病、心绞痛、AMI 和右心室肥厚。

1.高血压与U波倒置

U波倒置与高血压密切相关，常伴有左心室肥厚或负荷过重，多在左胸导联出现U波和T波均倒置；其次，U波倒置伴T波直立；较少显示T波倒置伴U波直立。U波倒置的程度随血压升高而加深，随血压降低或恢复正常而变浅甚至直立。U波倒置的程度与高血压的高低明显相关，高血压患者由于血压升高，左心室负荷长期过重，造成心肌细胞受损，心肌能量代谢障碍，心肌活动协调性变差，从而造成舒张期的心肌伸展的不同步及时限延长，而且这种改变的程度与负荷高低程度相关，从而支持机械-电反馈偶联机制学说。U波倒置的高血压患者大部分存在左心室舒张功能不全，而后者又是高血压病心肌损害的早期表现，当然同时合并其他的异常心电图改变。

2.冠心病与U波倒置

目前认为，U波倒置是临床诊断心肌缺血的指标，冠心病常规静息心电图除aVR导联外U波倒置的出现率为18.3%～53.6%，其中U波和T波均倒置对冠心病有较高的诊断价值。格利克(Gurlek)的研究发现，确诊冠心病者出现U波倒置，提示有冠脉左主干或多支冠脉严重病变，冠脉狭窄>90%，并提示心功能较差、左心室射血分数明显降低。进一步的研究证实，U波倒置不仅能反映心肌缺血的严重程度，还可用于冠心病心肌缺血的预后判断，尤其预示着近期心肌缺血发作的可能。赖尼希(Reinig)等提出，在分析静息心电图时应注意U波的方向是否与T波方向一致，他在分析18 750例静息心电图时，两者不一致者与两者均倒置者，经冠脉造影确诊为冠心病的差异有明显的统计学意义，提示U波和T波均倒置对诊断冠心病更有价值。

3.运动心电图与U波倒置

运动试验可诱发U波倒置，有时是运动试验中唯一的异常改变，认为仅根据这一项指标可判定运动试验阳性，是运动心电图重要的观察指标。格尔松(Gerson)等对248例因疑有冠心病而行平板运动试验者进行分析，发现36例(15%)U波倒置，其中35例至少有一支主要冠脉狭窄>75%，33例为左前降支近端或左主干狭窄，仅一例U波倒置无明显冠脉狭窄，且U波倒置一般出现在R或r存在的导联，QS型导联上不存在。有研究表明，AMI 21例U波倒置中20例均为R或r波导联，仅一例出现在Qs波导联。有人用传统标准的方法及U波倒置来对运动试验进行判断，并与冠脉造影结果进行对比，结果显示，以U波倒置为判定标准时，阳性率(88.3%)明显高于传统标准法(73.2%)，亦认为运动试验时U波倒置能更好反映出心肌缺血的存在。

4.心绞痛与U波倒置

冠心病心绞痛发作时可有一过性U波倒置，发作前则无，且随心绞痛的缓解而消失。一般持续1～2小时，偶有持续1～2天，大多同时伴有ST-T改变，倒置U波易出现于左前降支狭窄。研究结果显示，有U波倒置者心绞痛的发生率为76.2%(16/21)。有报道49例心绞痛发作时，32例(65.3%)出现U波倒置，其中以左前降支狭窄为主的出现率为73.0%(19/26)，且多出现在V_3、V_4导联；以左旋支狭窄为主的出现率为58.3%(7/12)，且多出现在V_5、V_6导联；以右冠脉狭窄为主的出现率为54.5%(6/11)，且多出现在Ⅱ、aVF导联。有人观察11例心绞痛发作时心电图出现的一过性U波倒置，结果表明，一过性U波倒置可见于变异型心绞痛2例、不稳定型心绞痛2例及AMI的超急性损伤早期1例，认为心绞痛发作时出现的一过性U波倒置对急性冠脉功能不全有重要的诊断意义。

5.右心室肥大、右心室负荷过重与U波倒置

右心室病变常引起右胸导联波倒置，发生率为17%～80%。有人对100例正常人、60例右

心室肥大、50 例单纯右束支传导阻滞和 35 例右心室肥大伴右束支传导阻滞者进行对比分析，发现单纯右束支传导阻滞者胸前导联 U 波倒置占 16.7%；右心室肥大伴右束支传导阻滞者 U 波倒置占 34.3%。以上 2 组数据与正常组、单纯右束支传导阻滞比较，差异有显著意义。有文献报道，在右心和容量负荷过重时，均可引起右胸导联 U 波倒置，如肺动脉瓣狭窄、房间隔缺损、法洛四联症和二尖瓣病变者，U 波倒置比例分别为 50%、80%、80%和 40%，心脏病肺动脉高压组 U 波倒置 100%栓塞者亦可出现一过性右胸导联 U 波倒置。

(三)U 波电交替

U 波电交替指 U 波振幅呈交替性变化的现象。心电图特征：多在心率缓慢或长间歇之后发现；常伴有 QTc 同期延长，多与心肌收缩活动与脉压交替变化有关。相泽(Aizawa)报道儿茶酚胺敏感性室性心动过速者的 U 波可表现为特征性电交替和长间期后极性改变，认为这种独特的 U 波改变似乎与儿茶酚胺敏感性室性心动过速的基础疾病相关。赵易等报道 U 波电交替多与 T 波电交替或 QT 间期长短交替共存，常是严重心律失常的前奏。部分研究人员亦报道了期前收缩后脉压和 U 波出现电交替 1 例，认为可能与心肌损害或极缓慢的心室率有关。

U 波命名后的 100 多年来，对 U 波的了解甚少。近年来临床和心电图医师逐渐对 U 波予以重视，有关发生机制中，机械-电反馈机制得到了广泛重视和赞同。U 波在相关疾病的发生、发展、治疗和转归中的动态变化，可为诊断疾病及治疗转归的辅助判断指标。

(苏珊珊)

第五章

心 律 失 常

第一节 窦性停搏

窦房结在某个时间内兴奋性低下，不能产生激动而使心脏暂时停止活动，称为窦性停搏或窦性静止。

一、病因

迷走神经张力增高、颈动脉窦过敏、高血钾；洋地黄、奎尼丁、乙酰胆碱等药物；也见于各种器质性心脏病、窦房结变性、纤维化导致窦房结功能障碍。

二、临床表现

临床症状轻重不一，轻者无症状或偶尔出现心搏暂停，严重者窦房结活动长时间停顿，心脏活动依靠下级起搏点维持。如果下级起搏点功能低下，则长时间心脏停搏，可出现头晕，近乎晕厥，短暂晕厥甚至阿-斯综合征。

三、心电图表现

(1)在正常的窦性心律中，突然出现较长时间的间歇，长间歇中无P波出现。

(2)间歇长短不等，前后PP距离与正常的PP距离不呈倍数关系。

(3)长间歇中往往出现交界性或室性逸搏心律，发作间歇心电图可无异常(图5-1)。

四、治疗

窦性停搏可以自然恢复正常或在活动后转为正常，也可引起猝死。有症状的窦性停搏，针对病因治疗，如停用有关药物，纠正高血钾。频繁出现时可用阿托品、麻黄碱或异丙肾上腺素治疗。有晕厥发作者或慢性窦房结病变者常需永久起搏器治疗。

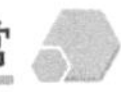

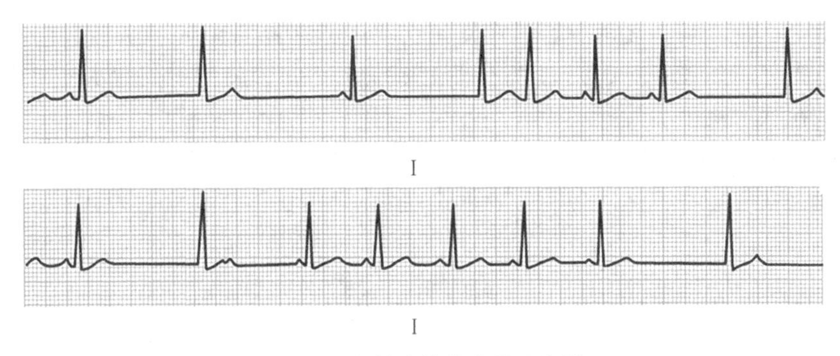

图 5-1　窦性停搏伴交界区逸搏

（赵立朝）

第二节　窦性心动过速

正常窦房结发放冲动的频率易受自主神经的影响，且取决于交感神经与迷走神经的相互作用。此外，还受其他许多因素的影响，包括缺氧、酸中毒、温度、机械张力和激素（如三碘甲状腺原氨酸）等。

心率一般在 60～100 次/分，成人的心率超过 100 次/分即为窦性心动过速，包括生理性窦性心动过速和不适当窦性心动过速。

生理性窦性心动过速是一种人体对适当的生理刺激或病理刺激的正常反应，是常见的窦性心动过速。

不适当窦性心动过速是指静息状态下心率持续增快，或心率的增快与生理、情绪、病理状态或药物作用水平无关或不相一致，是少见的一种非阵发性窦性心动过速。

一、原因

生理性窦性心动过速与生理、情绪、病理状态或药物作用有关。健康人运动、情绪紧张和激动、体力活动、吸烟、饮酒、喝茶和咖啡，及感染、发热、贫血、失血、低血压、血容量不足、休克、缺氧、甲状腺功能亢进、呼吸功能不全、心力衰竭、心肌炎和心肌缺血等均可引起窦性心动过速。药物的应用如儿茶酚胺类药物、阿托品、氨茶碱和甲状腺素制剂等也是引起窦性心动过速的原因。其发生机制通常认为是由于窦房结细胞舒张期 4 相除极加速引起了窦性心动过速。窦房结内起搏细胞的位置上移也可使发放冲动的频率增加。

不适当窦性心动过速见于健康人。其发生机制可能是窦房结本身的自律性增高，或者是自主神经对窦房结的调节失衡，表现为交感神经兴奋性增高，迷走神经张力减低。也见于导管射频消融治疗房室结折返性心动过速术后。

二、临床表现

生理性窦性心动过速时，频率通常逐渐加快，再逐渐减慢至正常，心率一般在 100～180 次/分，有时可高达200次/分。刺激迷走神经的操作如按摩颈动脉窦、Valsalva动作等均可使窦性心动过速逐渐减慢，当增高的迷走神经张力减弱或消失时，心率可恢复到以前的水平。患者大多感觉心悸不适，其他症状取决于原发疾病。

不适当窦性心动过速患者绝大多数为女性，约占90%。主要症状为心悸，也可有头晕、眩晕、先兆晕厥、胸痛、气短等不适表现。轻者可无症状，只是在体格检查时发现；重者活动能力受限制。

三、心电图与电生理检查

（一）生理性窦性心动过速

表现为窦性P波，频率>100次/分，P-P间期可有轻度变化，P波形态正常，但振幅可变大或高尖。P-R间期一般固定。心率较快时，有时P波可重叠在前一心搏的T波上。

（二）不适当窦性心动过速

诊断有赖于有创性和无创性的检查。

(1)心动过速及其症状呈非阵发性。

(2)动态心电图提示患者出现持续性窦性心动过速，心率超过100次/分。

(3)P波的形态和心内激动顺序与窦性心律时完全相同。

(4)排除继发性窦性心动过速的原因，如甲状腺功能亢进等。

四、治疗

（一）生理性窦性心动过速

生理性窦性心动过速的治疗主要在于积极查找并去除诱因，治疗原发疾病，如戒烟、避免饮酒、勿饮用浓茶和咖啡；感染者应予以控制，发热者应退热，贫血者应纠治，血容量不足者应补液等。少数患者可短期服用镇静剂，必要时选用β受体阻滞剂、非二氢吡啶类钙通道阻滞剂等以减慢心率。

（二）不适当窦性心动过速

是否需要治疗主要取决于症状。药物治疗首选β受体阻滞剂，非二氢吡啶类钙通道阻滞剂也能奏效。对于症状明显、药物疗效不佳的顽固性不适当窦性心动过速患者，有报道采用导管射频消融改善窦房结功能取得了较好的效果。利用外科手术切除窦房结或闭塞窦房结动脉的方法进行治疗也有成功的个案报道。

（赵立朝）

第三节 窦性心动过缓

由窦房结控制的心率，成人每分钟小于60次者，称为窦性心动过缓。

一、病因

窦性心动过缓常因为迷走神经张力亢进或交感神经张力减弱及窦房结器质性疾病引起。常

见原因如下。

(1)正常情况:健康青年人不少见,尤其是运动员或经常锻炼的人,也见于部分老年人。正常人在睡眠时心率可降至35次/分,尤以青年人多见,并可伴有窦性心律不齐,有时可以出现2秒或更长的停搏。颈动脉窦受刺激也可引起窦性心动过缓。

(2)病理状态:颅内压增高(脑膜炎、颅内肿瘤等)、黄疸、急性感染性疾病恢复期、眼科手术、冠状动脉造影、黏液性水肿、低盐、Chagas病、纤维退行性病变、精神抑郁症等。窦性心动过缓也可发生于呕吐或血管神经性晕厥。

(3)各种原因引起的窦房结及窦房结周围病变。

(4)药物影响:迷走神经兴奋药物、锂剂、胺碘酮、β受体阻滞剂、可乐定、洋地黄和钙通道阻滞剂等。

二、临床表现

一般无症状。心动过缓显著或伴有器质性心脏病者,可有头晕、乏力,甚至晕厥,可诱发心绞痛甚至心力衰竭。心率一般在50次/分左右,偶有低于40次/分者。急性心肌梗死时约10%~15%可发生窦性心动过缓,若不伴有血流动力学失代偿或其他心律失常,心肌梗死后的窦性心动过缓比窦性心动过速可能更为有益,常为一过性并多见于下壁或右心室心肌梗死。窦性心动过缓也是溶栓治疗后常见的再灌注性心律失常,但心脏停搏复苏后的窦性心动过缓常提示预后不良。

三、心电图表现

(1)P波在QRS波前,形态正常,为窦性。

(2)P-P间期(或R-R间期)>1秒;无房室传导阻滞时P-R间期固定且>0.12秒,为0.12~0.20秒,常伴有窦性心律不齐(图5-2)。

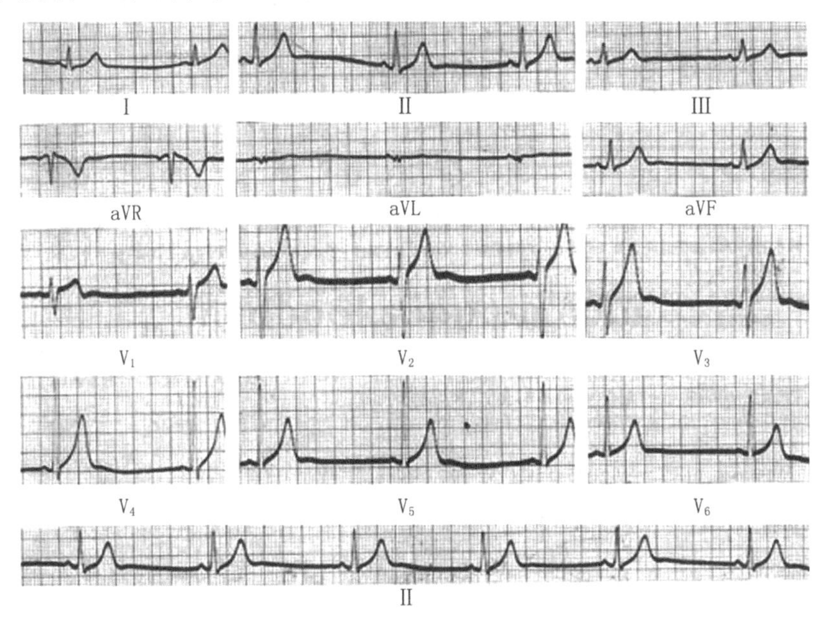

图5-2　窦性心动过缓

四、治疗

无症状者可以不治疗，有症状者针对病因治疗。窦性心动过缓出现头晕、乏力等症状者，可对症治疗，常用阿托品 0.3～0.6 mg，每天 3 次，或沙丁胺醇 2.4 mg，每天 3 次口服。长期窦性心动过缓引起充血性心力衰竭或心排血量降低的患者则需要电起搏治疗。心房起搏保持房室顺序收缩比心室起搏效果更佳。对于持续性窦性心动过缓，起搏治疗比药物治疗更为优越，因为没有一种增快心率的药物长期应用能够安全有效而无明显不良反应。

（赵立朝）

第四节　窦房传导阻滞

窦房传导阻滞是窦房结与心房之间发生的阻滞，属于传导障碍，是窦房结内形成的激动不能使心房除极或使心房除极延迟，属较为少见的心律失常。由于窦房结的激动受阻没有下传至心房，心房和心室都不能激动，使心电图上消失一个或数个心动周期，P 波、QRS 波及 T 波都不能看到。急性窦房传导阻滞的病因为急性心肌梗死、急性心肌炎、洋地黄或奎尼丁类药物作用和迷走神经张力过高。慢性窦房传导阻滞常见于冠心病、原发性心肌病、迷走神经张力过高或原因不明的窦房结综合征。按阻滞的程度不同，窦房传导阻滞分为 3 度。

一、一度窦房传导阻滞

一度窦房传导阻滞为激动自窦房结发出后，延迟传至心房，即窦房传导的延迟现象。由于常规体表心电图上看不见窦房结激动，故一度窦房传导阻滞在心电图上无法诊断。

二、二度窦房传导阻滞

二度窦房传导阻滞是窦房结激动有部分被阻滞，而未能全部下传至心房，心电图上消失一个或数个 P 波，又可以分为两型。

（一）二度窦房传导阻滞Ⅰ型（即莫氏或 MobitzⅠ型）

心电图表现：①PP 间距较长的间歇之前的 PP 间距逐渐缩短，以脱漏前的 PP 间距最短；②较长间距的 PP 间距短于其前的 PP 间距的 2 倍；③窦房激动脱漏后的 P-P 间距长于脱漏前的 P-P 间距，P-R 间期正常且固定。此型应与窦性心律不齐相鉴别，后者无以上规律并且往往随呼吸而有相应的变化。

（二）二度窦房传导阻滞Ⅱ型（即莫氏或 MobitzⅡ型）

心电图上表现为窦性 P 波脱漏，间歇长度约为正常 P-P 间距的 2 倍或数倍（图 5-3）。

三、三度窦房传导阻滞（完全性窦房传导阻滞）

此型心电图上无窦性 P 波。若无窦房结电图难以确定诊断。此型在体表心电图上无法和房室交界性心律（P 波与 QRS 波相重叠）或窦性静止相区别。但如果用阿托品后出现二度窦房传导阻滞则可考虑该型。

治疗主要针对病因。轻者无须治疗，心动过缓严重者可以用麻黄碱、阿托品或异丙肾上腺素等治疗。顽固而持久并伴有晕厥或阿-斯综合征的患者应安装起搏器。

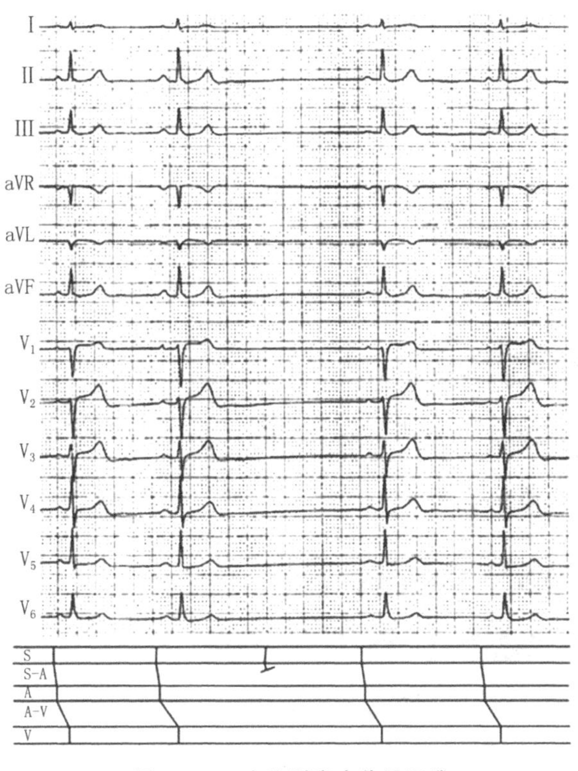

图 5-3　二度Ⅱ型窦房传导阻滞

（赵立朝）

第五节　房室传导阻滞

一、概述

房室传导阻滞是心脏传导阻滞中最常见的一种，意指房室传导系统某个部位（或多个部位）由于不应期异常延长，使激动自心房向心室传导过程中出现传导延缓或中断的现象。房室传导阻滞可以呈一过性、间歇性或持久性存在。其中，持久性房室传导阻滞一般是器质性病变或损伤的结果；而一过性与间歇性房室传导阻滞除器质性病变外，尚可因心内、心外一过性因素或迷走神经张力增高引起。

（一）房室传导阻滞的分类与机制

1.传统心电图分类

临床心电图学，通常依据 P 波与 QRS 波群的传导关系，把房室传导阻滞分为三度。

（1）一度房室传导阻滞：房室传导时间延长，但每个心房激动都能下传心室。

(2)二度房室传导阻滞:部分P波不能下传心室。依下传的PR间期分为二度Ⅰ型(PR间期逐次延长)和Ⅱ型(PR间期固定);按房室传导比例将≥3∶1的二度房室传导阻滞称为高度房室传导阻滞。

(3)三度房室传导阻滞:所有来自心房的激动都不能下传心室,亦称为完全性房室传导阻滞。前两者(一度、二度)统称为不完全性房室传导阻滞。

2.房室传导阻滞的发生机制

从心肌的兴奋特点来说,一个心动周期是由应激期和不应期两部分组成;后者从临床心电学角度又进一步分为有效不应期和相对不应期。各期的传导特点是:处于应激期传导完全正常;处于相对不应期传导延缓,越早期传导延迟的程度越重(表现为PR与RP呈反比例关系);处于有效不应期则传导中断(图5-4)。

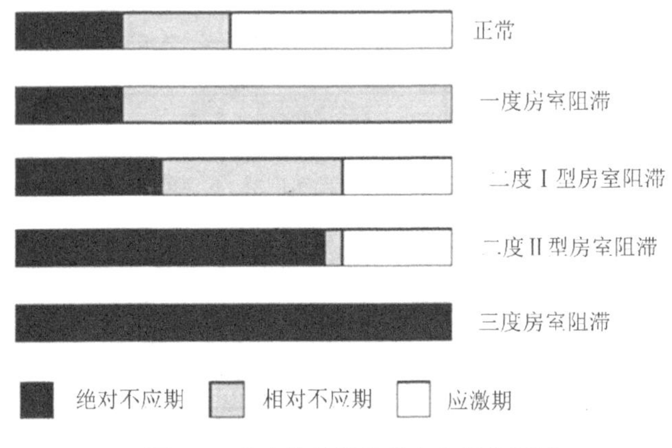

图5-4 房室传导阻滞的电生理机制图

(1)一度房室传导阻滞:房室传导系统某部位相对不应期延长,当相对不应期>PP间期时,使P波遇相对不应期而使下传的PR间期延长。

(2)二度Ⅰ型房室传导阻滞:相对不应期和有效不应期均延长,但以相对不应期延长为主,使P波逐次因遇相对不应期的更早期,引起下传的PR间期逐渐延长,当遇有效不应期时即产生传导中断。

(3)二度Ⅱ型房室传导阻滞:主要是有效不应期显著延长,只留下很短的相对不应期,使心动周期晚期抵达的冲动,只能以"全或无"的方式传导,使其能下传的PR间期固定。

(4)三度房室传导阻滞:有效不应期极度延长,大于逸搏周期,使所有的心房激动均不能传入心室。

(二)传统分类方法的局限性

1.不能确定阻滞部位

房室传导阻滞的预后和治疗,不仅取决于阻滞程度,更重要的是发生阻滞的部位。临床理想的分类方法是应当根据传导阻滞发生的部位和程度进行分类,阻滞部位的准确确定尚依赖于希氏束电图。

2.阻滞的"度"不一定与不应期延长的严重程度完全相符

因为房室传导阻滞的分度诊断,实质是建立在PP间期与房室传导系统不应期及有效不应期与逸搏间期关系的基础上,没有考虑PP间期和逸搏变化对判定结果的影响;以及交界区不应期生理变化的影响，在分析中应加以注意：①不应期已有明显病理性延长，但如仍小于 PP 间期，此时不能做出诊断。②逸搏周期干扰可造成阻滞程度加重的假象，例如实为 2∶1 阻滞，但当逸搏间期小于 2 倍 PP 间期时可出现房室分离，酷似高度或几乎完全性房室传导阻滞。③动态心电图检查时如患者在夜间睡眠中，心率 40～50 次/分时出现二度Ⅰ型房室传导阻滞，而白天活动时心率达 140 次/分以上时房室传导功能却正常。这样的房室传导阻滞显然没有病理意义。

（三）房室传导阻滞中常见的心电现象

1.干扰现象

在房室传导阻滞的心电图分析中易将干扰（生理性传导阻滞）误认为病理性传导阻滞，因而在诊断中应注意识别。干扰是指激动因遇生理不应期而引起的传导延迟或中断现象。常见原因：①心房率过快（心房周期＜交界区生理不应期），常见于心房颤动、扑动、房性心动过速及房性期前收缩等；②心室率加快（快于心房率）：使心房激动遇到心室激动隐匿除极交界区产生的生理不应期，如室性或交界性心动过速、加速性逸搏、期前收缩（或隐匿性期前收缩）；③窦性心律过缓：低于逸搏心律时，窦性 P 波将遇逸搏产生交界区生理不应期而被阻滞。

2.假性房室传导阻滞

隐匿性传导、房室结双径路中的蝉联现象及隐匿性折返均可引起“假性房室传导阻滞”，或阻滞程度加重的假象。

3.意外传导（包括裂隙现象、韦金斯基现象和超常传导）

常可使阻滞程度意外改善。

4.单向阻滞

部分三度房室传导阻滞的患者心室起搏却能逆传心房，示仅有前向阻滞。

这些心电现象会增加房室传导阻滞心电图的复杂性，分析中均应加以注意。

二、一度房室传导阻滞

（一）一度房室传导阻滞的心电图表现

一度房室传导阻滞（亦称房室传导延迟）意指房室传导时间延长，但每个心房激动均能传入心室。心电图表现 PR 间期超过正常上限（图 5-5），即：①成人≥0.21 秒；②老年人＞0.22 秒；③小儿＞该年龄、该心率的正常上限；④个体化标准：心率没有明显改变，PR 间期增加≥0.04 秒。

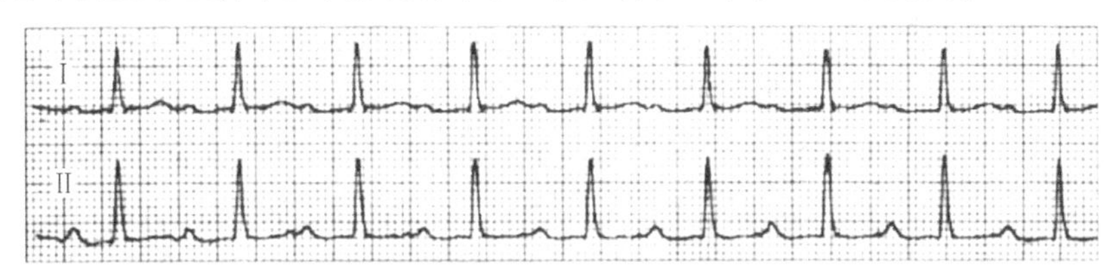

图 5-5 一度房室传导阻滞的心电图

（二）阻滞发生的部位和希氏束电图表现

按 PR 间期延长发生的部位，通过希氏束电图（图 5-6）可进一步分为：心房、房室结、希氏束和希氏束下（双侧束支）的一度传导阻滞。最常见的部位是房室结内传导延迟（Narula 报道占 83%），希氏束图示 AH 间期延长＞130 毫秒（图 5-7）；房内传导延迟希氏束图示 PA 间期延长＞45 毫秒；希氏束内阻滞示 H 波延长（分裂）＞30 毫秒（图 5-6B）；希氏束下（双侧束支）传导阻滞示 HV 间期延长＞55 毫秒。

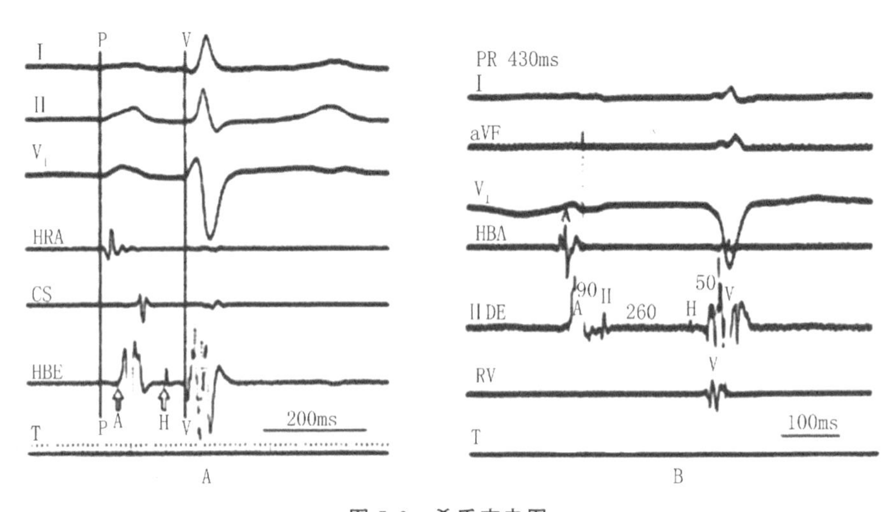

图 5-6　希氏束电图

A.正常希氏束电图;B.希氏束一度传导阻滞(H-H′:260 毫秒)

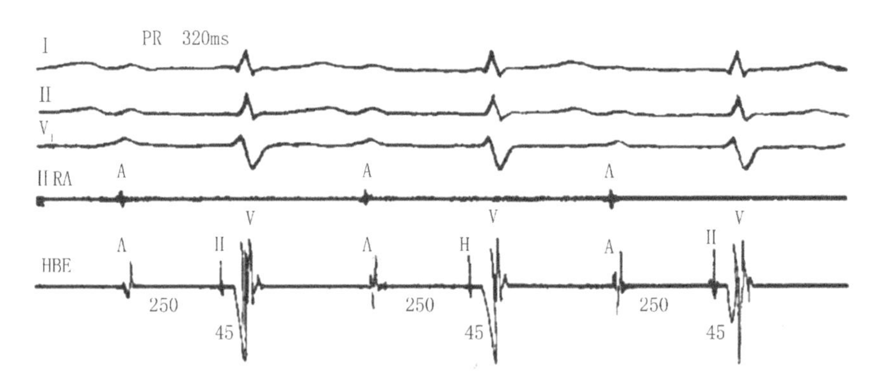

图 5-7　房室结一度传导阻滞希氏束电图(AH 250 毫秒)

(三)诊断中应注意的问题

1.PR 间期延长的鉴别诊断

(1)干扰性(生理性)PR 间期延长常见于:①房性心动过速;②间位期前收缩后第一个窦性搏动的 PR 间期延长;③发生较早(T 波结束前)的房性期前收缩,其 P′R 间期延长;④隐匿性交界区期前收缩引起的“伪一度房室传导阻滞”。

(2)房室结双径路中的蝉联现象:房室结双径路(在正常人中并不少见)是房室结功能性纵行分离为传导速度和不应期不同的两条径路(快径和慢径),快径路传导速度快(PR 间期正常),但有效不应期长;慢径路传导速度慢(PR 间期长),但有效不应期短。心率的临界变化或期前收缩因遇快径路有效不应期,而经慢径路下传表现为 PR 间期延长,又由于快径路连续被慢径路下传激动逆行隐匿除极(蝉联现象),可表现 PR 间期在一段时间显著延长(图 5-8)。

2.PR 间期延长的程度

一度房室传导阻滞时,PR 间期多在 0.21～0.35 秒间,但可以更长,偶有达 1.0 秒。PR 间期明显延长>0.40 秒,多见于房室结内阻滞。

(1)PR 间期明显延长 P 波重叠在 T 波或 ST 段上。当发现 QRS 波群之前没有 P 波时,应仔细分析是否有 P 波重叠在 T 波或 ST 段上。

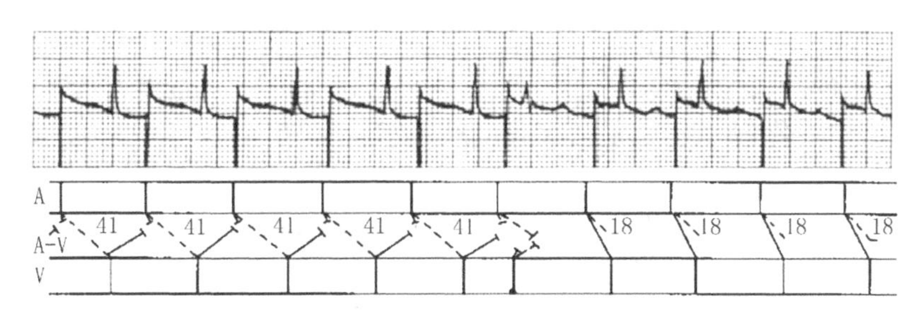

图 5-8　房室结双径路的蝉联现象

前 5 组快径路连续被慢径路逆行隐匿除极，激动持续经慢径路下传，表现 PR 间期延长，室性期前收缩（R6）后 PR 间期恢复正常

（2）越过 R 波的房室传导 PR 间期进一步延长，甚至有可能重叠在 QRS 波群中或 QRS 波群前，形成 PR 间期＞RR 间期即越过 R 波的房室传导现象。即在 PR 间期明显延长时相当于 QRS-T 后移，如 PR 间期延长大于交界区有效不应期（R 波后移到有效不应期之外），在 R 波前存有可激动间期，此时 P 波可越过 R 波下传心室（图 5-9～图 5-11）。临床易误认为 P 波不能下传心室，而误诊为交界性心搏。

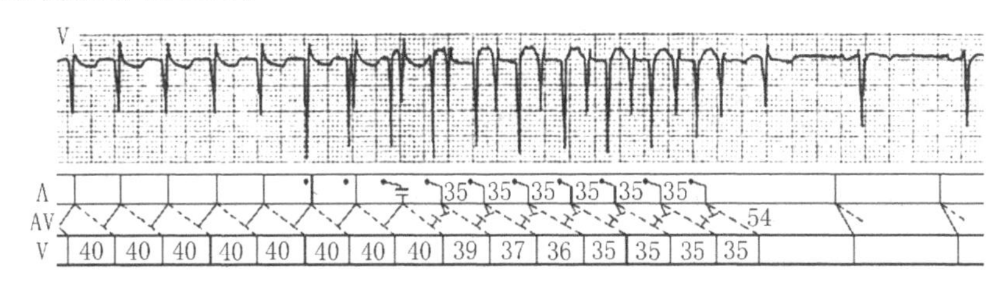

图 5-9　越过 R 波的房室传导

图示房室结折返性心动过速（RR 间期为 400 毫秒），用 S1S1 间期 350 毫秒的刺激频率行心房起搏，呈 1∶1 下传心室，S1R 间期 540 毫秒（＞RR 间期 350 毫秒），示越过 R 波的房室传导现象

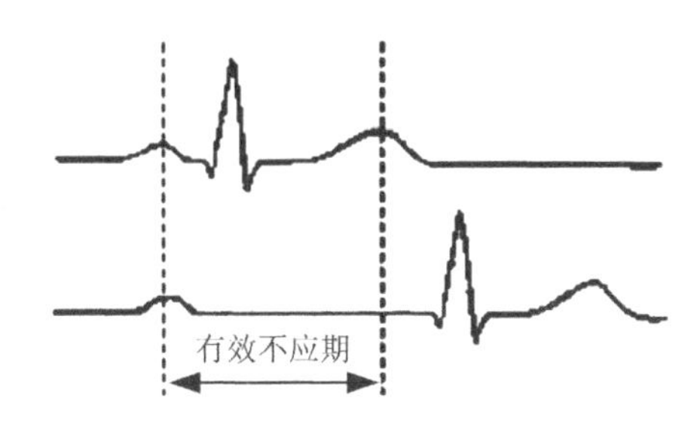

图 5-10　越过 R 波房室传导机制

PR 间期延长→QRS-T 后移。PR 间期延长＞交界区有效不应期时，R 波后移到有效不应期之外，在 R 波前存在可激动间期，此期出现的 P 波可越过 R 波下传心室

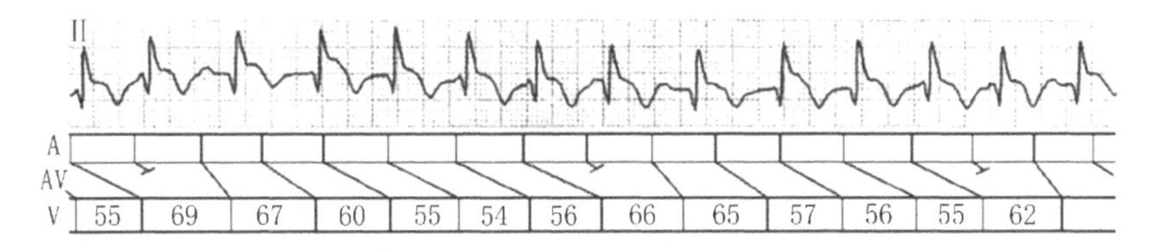

图 5-11　二度 Ⅰ 型房室传导阻滞伴越过 R 波的房室传导（急性下壁心肌梗死）

P7、P8、P14 均越过 R 波下传心室

3.PR 间期正常的一度房室传导阻滞

(1)阻滞部位影响:希氏束内传导时间延长一倍(20 毫秒×2=40 毫秒),只要房室传导系统近端(心房和房室结)的传导时间在正常范围内,PR 间期通常不超过 0.20 秒。PA 时间(房内)、HV 时间(希氏束下)轻度延长(一度传导阻滞)时,PR 间期均可正常。

(2)个体差异影响:即使一度房室传导阻滞其 PR 间期已延长≥0.04 秒,但因 PR 间期正常范围较大(120～200 毫秒),PR 间期仍可<0.20 秒。如某人原 PR 间期 0.13 秒,当一度房室传导阻滞 PR 间期延长0.05 秒,此时 PR 间期仅为 0.18 秒。因此不能仅根据 PR 间期正常完全排除房室传导阻滞的可能。

4.一度房室传导阻滞中 QRS 波群的时限

一度房室传导阻滞多伴窄 QRS 波群,但亦可为宽 QRS 波群。

(1)一度房室传导阻滞伴窄 QRS 波群:常见于心房、房室结、希氏束内传导延迟,但亦见于希氏束下(双侧束支)传导延迟程度相等时。

(2)一度房室传导阻滞伴宽 QRS 波群:常见于希氏束下(双侧束支传导延迟程度不等),呈传导延迟较重侧束支传导阻滞型;但亦可为近端一度传导阻滞伴室内(束支)阻滞。

三、二度房室传导阻滞

二度房室传导阻滞是指部分 P 波不能下传心室(无 QRS 波群)。依能下传的 PR 间期特点分为两型:二度Ⅰ型和二度Ⅱ型。在二度房室传导阻滞中,阻滞程度通常用房室传导比例(即 P 波与其下传的 QRS 波群数目之比)表示,如 3∶1 阻滞示每 3 个 P 波只有一个下传心室,两个不能下传。

(一)二度Ⅰ型房室传导阻滞

1.心电图表现

PR 间期呈进行性延长,直到 QRS 波群脱漏;脱漏后 PR 间期恢复,以后又逐渐延长重复出现,这种现象称为文氏现象(图 5-12)。房室传导比例常为 3∶2、4∶3 或 5∶4 等。

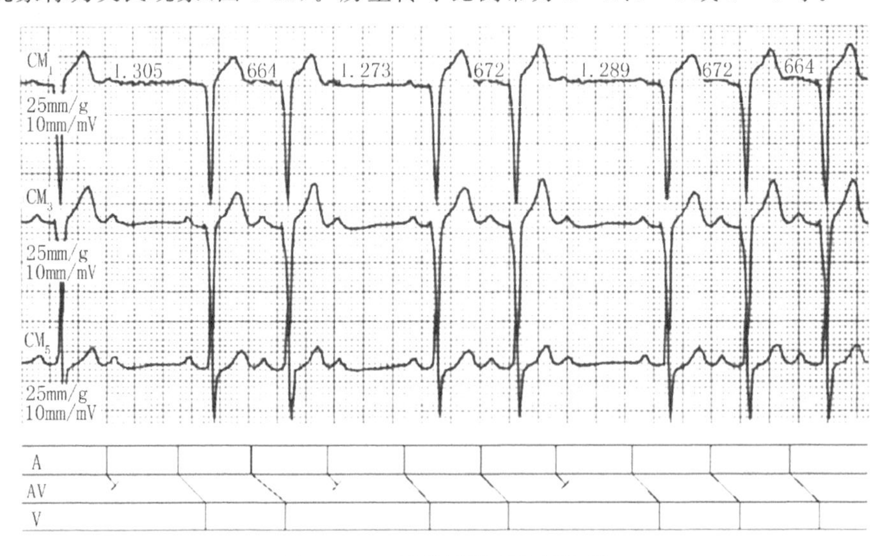

图 5-12　二度Ⅰ型房室传导阻滞

典型的文氏现象的心电图特点(图 5-13)如下所示。

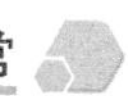

A	70	70	70	70	70	70
A-V	12	18	22	24	12	18
V	76(70+6)	74(70+4)	72(70+2)	128=70×2-(6+4+2)	76(70+6)	

图 5-13　二度Ⅰ型房室传导阻滞梯形图

(典型文氏周期 PR 间期与 RR 间期关系示意图)

(1)PR 间期:①进行性延长,直至 QRS 波群脱漏结束文氏周期;②PR 间期的增量逐次减小。

(2)RR 间期:①RR 间期进行性缩短(因 PR 间期增量递减),至形成一个长 RR 间期结束文氏周期;②长 RR 间期(2 倍 PP 间期-各次 PR 增量之和)＜任一短 RR 间期(PP 间期＋PR 增量)的 2 倍;③长 RR 间期后的第 1 个 RR 间期(PP 间期＋最大 PR 增量)＞其前的第 1 个 RR 间期(PP 间期＋最小 PR 间期增量)。文氏周期中 RR 间期的特点对没有 P 波(如交界性或室性心动过速合并外出阻滞)或 P 波不清楚的病例出现文氏现象的分析特别有用。

2.二度Ⅰ型房室传导阻滞发生部位和希氏束图表现

(1)阻滞部位:二度Ⅰ型房室传导阻滞多发生在房室结,也可发生在希氏束-浦肯野系统内(Narula 报道,房室结占 70%,希氏束占 7%,双侧束支水平占 21%)。后两者 PR 间期的递增量和总增加量均较前者小得多,这与房室结与希氏束-浦肯野系统的基本电生理特性有关(递减传导是房室结的电生理特性,而希普系统中仅在疾病状态才发生)。阻滞区在房室结或希氏束内时 QRS 波群多正常(少数因伴束支传导阻滞而 QRS 波群增宽);而阻滞区在双侧束支水平时,几乎 QRS 波群均增宽(呈束支传导阻滞)。

(2)希氏束图表现:①阻滞部位在房室结,表现为 AH 间期进行性延长→A 后 HV 脱漏(HV 间期正常,图 5-14);②阻滞部位在希氏束内表现为 HH′进行性延长→H 后 H′V 脱漏(H′V 正常);③希氏束下远端阻滞表现为 HV 间期进行性延长→H 后 V 脱漏。

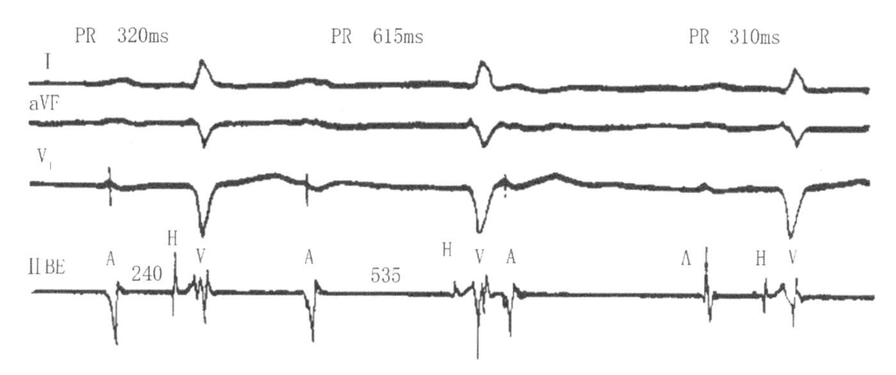

图 5-14　房室结水平二度Ⅰ型传导阻滞希氏束电图

3.诊断中应注意的问题

文氏现象多表现不典型;有时出现交替下传的文氏周期;可伴其他心电现象,需在诊断中加以注意。

(1)非典型文氏现象。

据 Pablo 等观察自发的文氏周期中大部分不符合典型的文氏现象,特别是当房室传导比例超过 6∶5 时。常见非典型文氏现象的心电图表现。

心室漏搏前的 PR 间期意外地延长：①可能由于前一个激动在交界区内发生隐匿性折返；②亦可能是房室结双径路中快、慢径路的文氏现象（最后一次通过慢径路下传）。

心室连续出现二次漏搏，或漏搏后的第一个 PR 间期不恢复反而延长：多与隐匿传导有关，即文氏周期最后的一个 P 波虽未下传心室，但已进入房室交界区一定深度（隐匿传导），使交界区产生新的不应期。如随后的 P 波遇其有效不应期即可出现连续二次漏搏；遇其相对不应期，即可产生 PR 间期反而延长现象。

RR 间期不呈进行性缩短（PR 间期增量不呈进行性减小）：PR 间期无规律变化多与交感神经和迷走神经张力变化有关，多见于窦性心律不齐，特别是在房室传导比例超过 6∶5 时容易出现。

文氏周期以反复心搏或反复性心动过速而结束：常见房室结双径路的病例。

(2)交替下传的文氏周期。

心电图表现：在 2∶1 房室传导阻滞中下传的 PR 间期逐次延长，以连续 2～3 个 P 波不能下传而结束文氏周期。

发生机制：大多数交替下传的文氏周期是由于房室传导系统中存在着两个不同水平、不同程度的阻滞区：①如近端阻滞区为 2∶1 阻滞，远端阻滞区为文氏型时，则以三个 P 波连续受阻结束文氏周期（图 5-15A）；②如近端阻滞区为文氏型，远端阻滞区为 2∶1，则以两个 P 波连续受阻结束文氏周期（图 5-15B）。

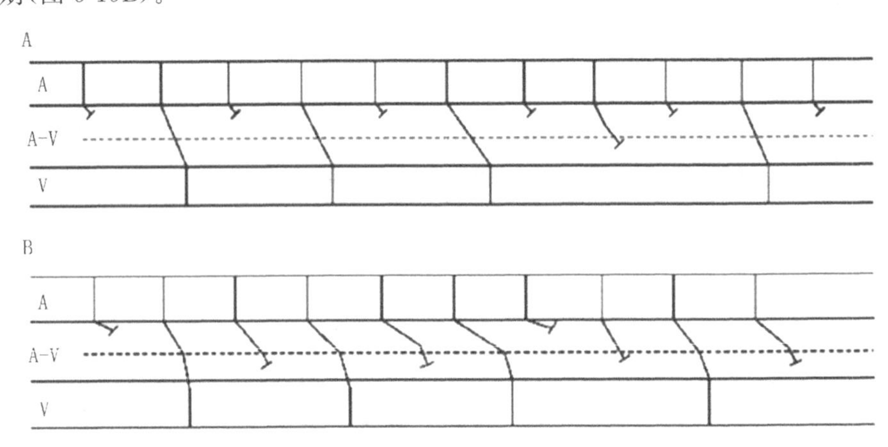

图 5-15　交替下传的文氏周期梯形图

A.近端 2∶1，远端文氏，以连续 3 个 P 波受阻结束文氏周期；

B.近端文氏，远端 2∶1，以连续 2 个 P 波受阻结束文氏周期

临床意义：与心房频率有关：①窦性心律：在窦性心律时出现的交替下传的文氏周期，示房室传导路径存在两个阻滞区，致阻滞程度超过 2∶1 的更高程度房室传导阻滞；②房性心动过速：在应用洋地黄中出现，提示洋地黄过量；③心房扑动：心房扑动中交替下传的文氏周期较常见，无特殊临床意义。

(3)文氏型房室传导阻滞常伴发的心电现象。

伴室内差异传导：文氏周期中第二个心搏易发生室内差异传导而呈现 QRS 波群畸形（因该心搏出现在长周期之后，符合长-短周期条件）。

伴逸搏-夺获形成二联律：3∶2 文氏周期伴逸搏干扰，可形成逸搏夺获二联律（图 5-16）。

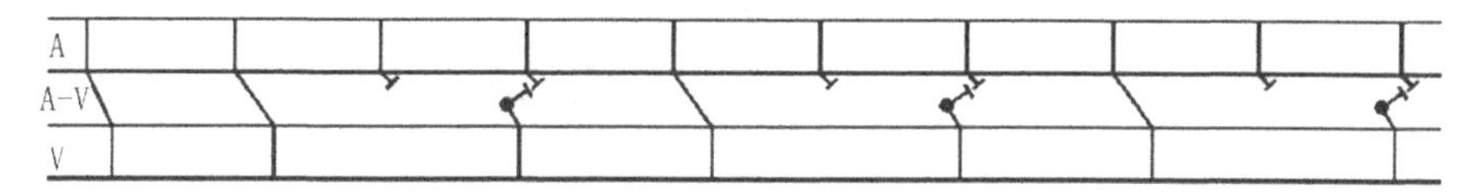

图 5-16　3∶2 二度Ⅰ型房室传导阻滞伴逸搏干扰形成逸搏夺获二联律

伴隐匿传导（顿挫型 3∶2 二度Ⅰ型房室传导阻滞）：在 3∶2 文氏周期中，当预期下传的第 2 个P 波在交界区发生隐匿性传导时可表现为 3∶1 房室传导阻滞（图 5-17）。

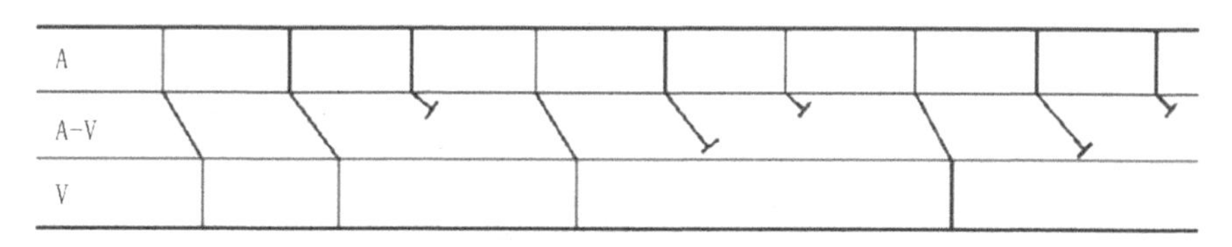

图 5-17　3∶2 二度Ⅰ型房室传导阻滞伴隐匿性传导表现为 3∶1 房室传导阻滞

（二）二度Ⅱ型房室传导阻滞

1.心电图表现

QRS 波群有规律或不定时的漏搏，但所有能下传的 PR 间期恒定（多正常，少数可延长）。后者是Ⅱ型房室传导阻滞的特征，也是区别于二度Ⅰ型房室传导阻滞的标志（图 5-18）。

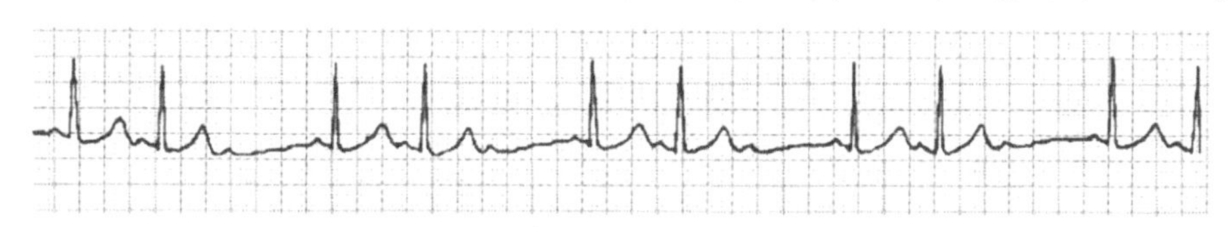

图 5-18　二度Ⅱ型房室传导阻滞

阻滞程度不同，房室传导比例不同。常见的房室传导比例为 2∶1 和 3∶1，轻者可呈 3∶2、4∶3等。常将房室传导比例在 3∶1 以上（含 3∶1）称为高度房室传导阻滞。

（1）2∶1 房室传导阻滞：2∶1 房室传导阻滞虽多见于Ⅱ型，但亦可为Ⅰ型，本身不能确定哪型，如记录到 1 次 3∶2 传导（PR 间期是否相同）或发现 PR 间期不等均有助鉴别。2∶1 阻滞部位可能发生在房室结（占 33%），也可能发生在希普系统（占 67%）。在诊断中应注意：①2∶1 房室传导阻滞时，受阻的 P 波常重叠在 T 波中易误认为窦性心动过缓，此时 T 波变形（特别是 V_1 导联）有助于明确诊断；②2∶1 房室传导阻滞时，当逸搏间期＜2 倍 PP 间期，可能合并干扰引起不完全性房室分离，酷似高度（几乎完全性）房室传导阻滞，此时应仔细分析 PP 间期与逸搏间期的关系，结合此前有 2∶1 阻滞的心电图，多不难识别（图 5-19）。

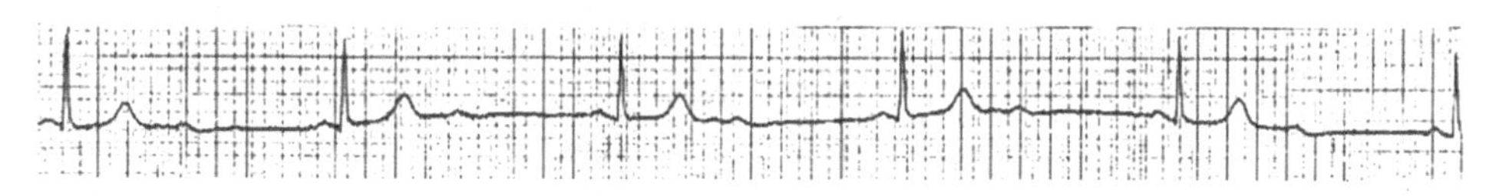

图 5-19　2∶1 房室传导阻滞

（2）高度房室传导阻滞：高度房室传导阻滞多为Ⅱ型，但亦可为Ⅰ型。常出现逸搏，形成不完全性房室分离，此时注意心室夺获的 PR 间期是否固定不变有助两型鉴别（图 5-20，图 5-21）。

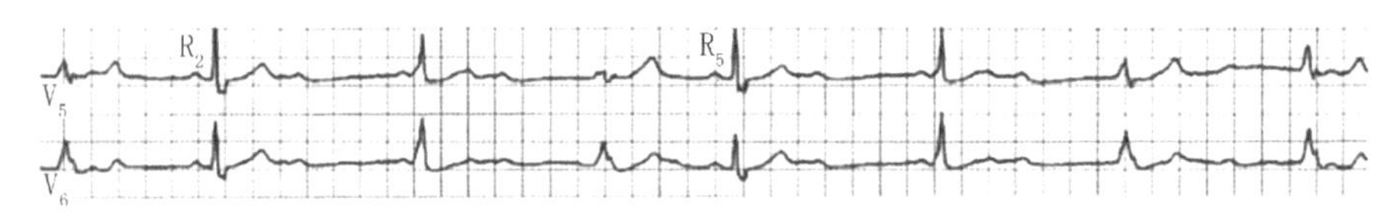

图 5-20 高度房室传导阻滞(一)

R2 和 R5 为窦性夺获下传心搏,RP 间期不同,下传的 PR 间期固定,示Ⅱ型房室传导阻滞

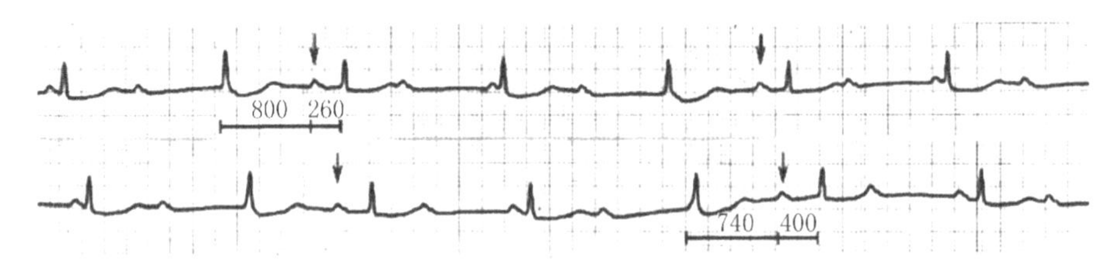

图 5-21 高度房室传导阻滞(二)

下传的 PR 间期不等(与 RP 成反比),示Ⅰ型房室传导阻滞

2.阻滞部位和希氏束电图表现

(1)阻滞部位:二度Ⅱ型房室传导阻滞的阻滞区几乎完全位于希普系统(Narula 报道位希氏束中、下段占 35%,双束支水平占 65%),下传者约 1/3 为窄 QRS 波群,其余为宽 QRS 波群。

(2)希氏束电图表现:希氏束内二度Ⅱ型传导阻滞的特点是近端(H)与远端(H′)间歇性传导,下传的 AHH′V 间期固定,阻滞发生在 AH 后 H′V 脱漏(图 5-22)。希氏束下阻滞,则下传的 A-H～V 固定,阻滞发生在 AH 后 V 脱漏。

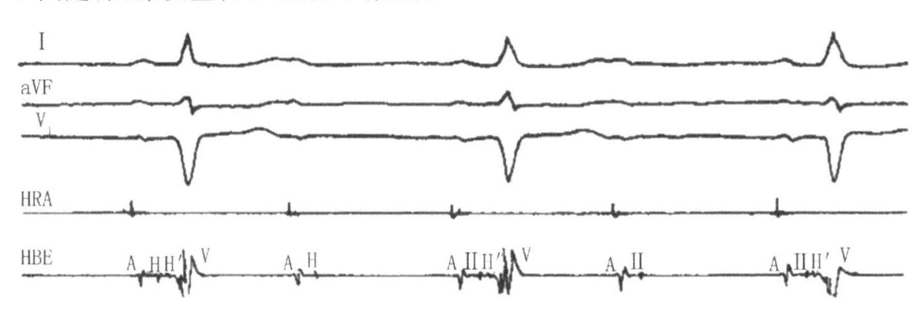

图 5-22 希氏束二度Ⅱ型传导阻滞的希氏束电图

3.二度Ⅰ型与二度Ⅱ型房室传导阻滞的鉴别诊断

二度Ⅰ型房室传导阻滞与Ⅱ型房室传导阻滞的临床意义不同,前者阻滞部位多在房室结,预后较好。而后者阻滞部位几乎均在希氏束-浦肯野系统内,易发展为完全性房室传导阻滞,伴晕厥发作,需要心脏起搏治疗。两者鉴别要点。

(1)有连续下传:下传心搏的 PR 间期是否固定,PR 间期固定是Ⅱ型的标志,反之为Ⅰ型。

(2)2∶1 和 3∶1 阻滞:虽多见Ⅱ型,但亦可为Ⅰ型,只有在较长的描记中(或前、后心电图中)记录到3∶2阻滞,依下传的 PR 间期是否相等,有助两者鉴别。

(3)高度房室传导阻滞伴逸搏形成不完全性房室分离:观察心室夺获心搏 PR 间期是否相等。相等为Ⅱ型;不等(RP 间期与 PR 间期成反比关系)为Ⅰ型。

(4)静脉注射阿托品:可抵消迷走神经影响,使房室结传导阻滞有所改善;而使希普系统内的阻滞加重。

四、三度房室传导阻滞

三度房室传导阻滞是由于房室传导系统某部位的有效不应期极度延长(大于逸搏间期),所有的心房激动均不能下传心室而引起的完全性房室分离,亦称完全性房室传导阻滞。其阻滞部位可位于房室结、希氏束和双侧束支系统。

(一)三度房室传导阻滞的心电图表现

1.完全性房室分离

PP间期和RR间期各有自己的规律,而P波与QRS波群无关,且心房率快于心室率。

2.心房激动

多为窦性心律,亦可分房性异位心律(心房颤动、扑动、房性心动过速等)。

3.心室激动

为缓慢匀齐的交界性或室性逸搏心律,逸搏心律的起源取决于阻滞部位。阻滞发生在房室结内,则为交界性逸搏,频率在40～60次/分,QRS波群多正常(伴束支传导阻滞时宽大畸形);阻滞发生在希氏束以下则为室性逸搏心律,频率25～40次/分,QRS波群宽大畸形。阻滞部位越低,频率越慢、越畸形(图5-23,图5-24)。

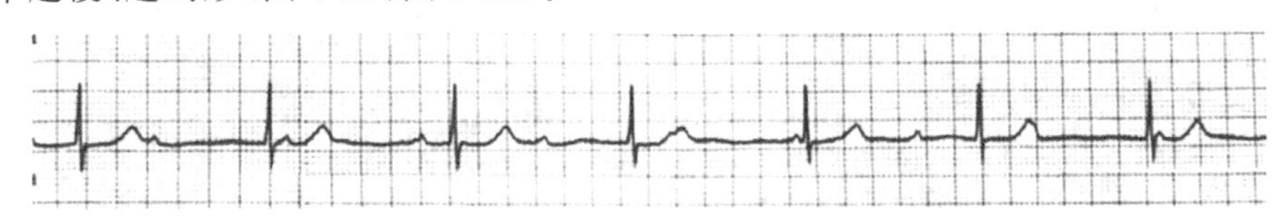

图5-23　三度房室传导阻滞(交界区逸搏心律)

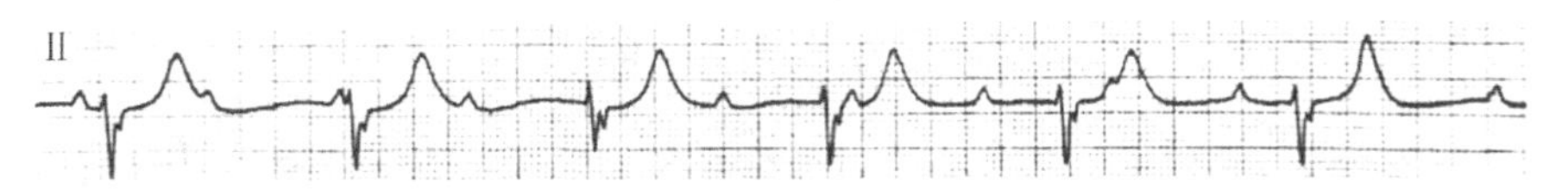

图5-24　三度房室传导阻滞(室性逸搏心律)

(二)阻滞部位和希氏束电图表现

三度房室传导阻滞部位可位于房室结、希氏束内和希氏束下。

1.房室结内传导阻滞

较少见,多为先天性;亦见于急性下壁心肌梗死(多呈一过性)。希氏束电图示A与HV分离(HV固定)。

2.希氏束内传导阻滞

希氏束电图示AH(固定)与H′V分离(图5-25)。

3.希氏束下传导阻滞

最常见,表现为AH(固定)与V分离(图5-26)。

(三)诊断中应注意的问题

房室分离是三度房室传导阻滞最基本的心电图表现,但房室分离不等同三度房室传导阻滞。房室分离包括:干扰性房室分离、干扰+阻滞引起的房室分离和三度房室传导阻滞引起的房室分离,诊断中应注意鉴别。

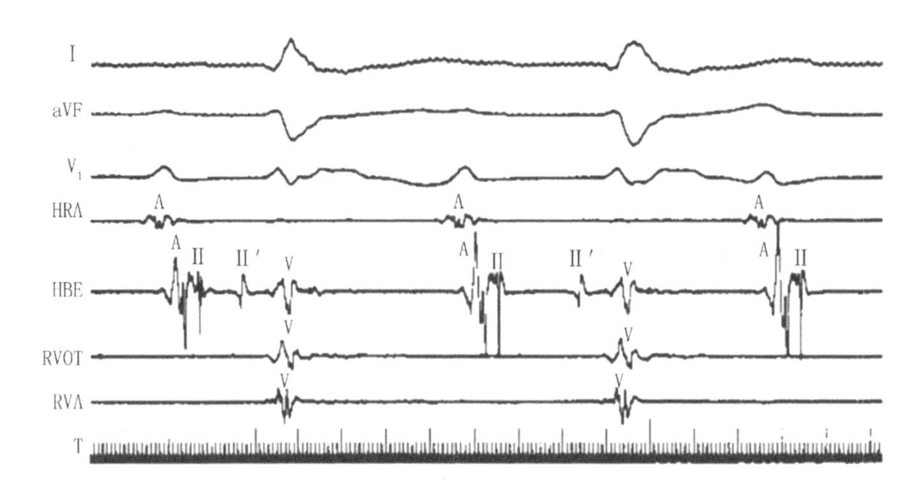

图 5-25　希氏束内三度房室传导阻滞 AH(固定)与 H′V(固定)分离

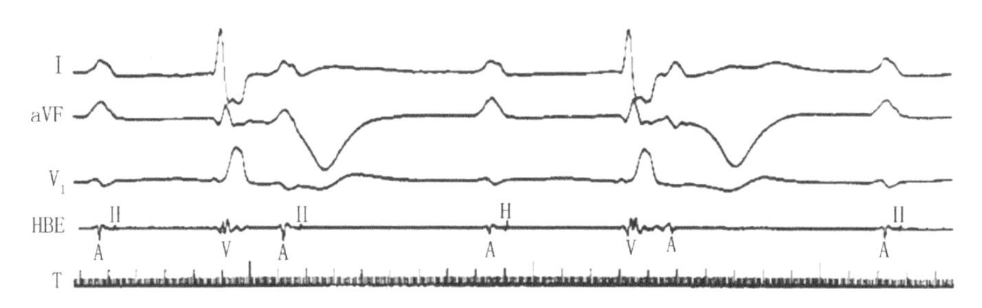

图 5-26　希氏束下三度房室传导阻滞 AH(固定)与 V 分离

1.干扰性房室分离

由于心室提早激动,使本能下传的 P 波因遇提早激动产生的生理不应期而不能下传。心电图特点:室率>房率的房室分离。

2.阻滞+干扰性房室分离

(1)室率>房率符合干扰性房室分离,但具有房室传导阻滞表现:T 波结束后的 P 波仍不能下传心室(图 5-27)或下传的 PR 间期延长。

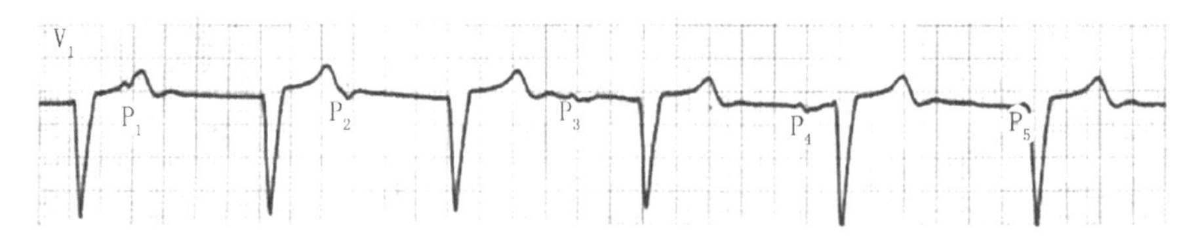

图 5-27　阻滞+干扰性房室分离

干扰合并阻滞引起的房室分离室率快于房率符合干扰,出现在 T 波结束之后的 P 波(P3、P4)仍不能下传示存在阻滞

(2)室率<房率符合阻滞,但如逸搏间期<2 倍 PP 间期,需改变 PP 间期与逸搏间期关系,有助于排除干扰引起阻滞程度加重的伪像(图 5-28)。为排除上述情况,有学者进一步提出三度房室传导阻滞严格的条件:①逸搏心率需<45 次/分;②逸搏周期≥2 倍 PP 间期;③房率<135 次/分(排除生理不应期的影响)。

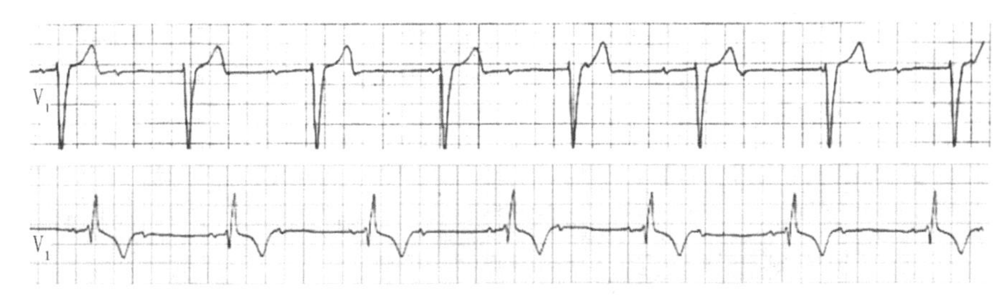

图 5-28 2∶1 **房室传导阻滞并干扰致房室分离**

A 图示完全性房室分离，房率（73 次/分）>室率（44 次/分），心室为室性逸搏心律，酷似三度房室传导阻滞，但逸搏周期<2PP 间期；B 图为同日描记示 2∶1 房室传导阻滞，证实 A 图为 2∶1 房室传导阻滞伴干扰致完全性房室分离

五、阻滞部位的心电图初步分析

房室传导阻滞的预后和治疗，不仅取决于阻滞程度，更取决于阻滞部位（后者更重要），阻滞区的准确定位需借助希氏束电图，体表心电图只能依 QRS 波群形状和阻滞的类型加上某些病理因素和药物反应做出初步估计。

（一）一度房室传导阻滞

1.一度房室传导阻滞伴窄 QRS 波群

多见于房室结或希氏束内（尤其前者）；但亦有例外，如双侧束支内同等程度的传导延迟。

2.一度房室传导阻滞伴宽 QRS 波群

多见于希氏束下传导阻滞；但亦可见于房室结一度传导阻滞伴束支传导阻滞（尤其 PR 间期延长比较明显>0.40 秒时）。

（二）二度房室传导阻滞

1.二度Ⅰ型房室传导阻滞

多为房室结内传导阻滞；但亦可发生在希氏束内和双束支水平（发生率较低），如 PR 间期增量幅度很小时，提示可能发生在希普系统内。

2.二度Ⅱ型房室传导阻滞

定位意义较肯定，阻滞区在希普系统（大部分为双侧束支，少数发生在希氏束内）。

3.2∶1 和 3∶1 阻滞的房室传导阻滞

本身定位意义小。下传的 QRS 波群增宽，发生在双束支水平可能性大，但尚应结合临床、心电图变化和药物反应进一步分析。

（三）三度房室传导阻滞

1.逸搏心律 QRS 波群正常

示阻滞区在希氏束分叉以上包括房室结或希氏束。在希氏束水平阻滞：逸搏心率更慢（<40 次/分）；运动或用阿托品后逸搏心率加快不明显（≤5 次/分）；以往心电图常有二度Ⅱ型房室传导阻滞。

2.逸搏心律 QRS 波群增宽

大部分希氏束下阻滞；少数为三度房室结或希氏束阻滞伴束支传导阻滞。如发生三度阻滞前下传的 QRS 波群与逸搏相同是支持后者的有力证据；如宽大畸形的 QRS 波群不呈典型束支传导阻滞图形，或室率低于 35 次/分，或波形不稳定（伴同频率改变），或发生三度传导阻滞之前呈有交替性束支传导阻滞等均是支持前者的证据。

六、心房颤动时房室传导阻滞分析

心房颤动时P波消失，代之以350～600次/分不规则的f波，无法用上述房室传导阻滞的诊断标准判断，目前尚无统一标准。但在心房颤动中房室传导阻滞较窦性心律更为常见。

(一)心房颤动时的房室传导阻滞

1.生理性二度房室传导阻滞

(1)房颤时心房周期小于房室结生理有效不应期，生理性二度房室传导阻滞是房室结避免心室过快反应的保护机制。

(2)同时常由于伴隐匿性传导(特别是隐匿性传导连续出现时)及迷走神经张力影响，可引起长RR间期，易误认为二度房室传导阻滞。

2.病理性二度房室传导阻滞

(1)在持续和永久性房颤中二度房室传导阻滞有较高的发生率，并随房颤病程的持续而增加。

(2)对房室传导功能正常的房颤(仅有生理性二度房室传导阻滞)，为控制心室率，临床需用药物减慢房室传导，将休息时心室率控制在60～80次/分(日常中等体力活动在90～115次/分)(但目前认为控制在100次/分以下就可以)，造成药物性二度房室传导阻滞。特别是最近公布的AFFIRM和RACE试验结果，使心室率控制更受重视(已列入一线干预对策)，而心室率得到满意控制的房颤均已有二度房室传导阻滞。

3.高度和三度房室传导阻滞

无论是病理性还是药物所致的高度或三度房室传导阻滞，均可由于心室率过缓而产生临床症状，严重时可发生晕厥，需及时调整治疗药物或安置心脏起搏器。

(二)心房颤动时房室传导阻滞分析

在房颤中生理性二度房室传导阻滞是房室结避免过快心室反应的保护机制。控制心室率是治疗的需要，而将心室率控制至理想程度时，均已有二度房室传导阻滞，所以对房颤患者，从临床角度，无必要诊断临床治疗需要的二度房室传导阻滞；亦无须与生理性二度房室传导阻滞鉴别。关键是如何识别需要警惕和治疗的高度和三度房室传导阻滞，对此诊断尚无统一标准，下列几点可供诊断。

1.三度房室传导阻滞

全部为缓慢室性或交界性逸搏心律，可诊断三度房室传导阻滞。

2.高度房室传导阻滞

下列三点提示需警惕和治疗的高度房室传导阻滞：①缓慢的室性或交界性逸搏≥心搏总数50%。②平均心室率≤50次/分；③平均心室率＜60次/分，伴1.5秒长RR间期，或伴室性(或交界性)逸搏多次出现，或伴有过缓心律失常的临床症状(黑矇、晕厥)者。

临床心电图出现上述表现，应警惕晕厥发生，及时调整治疗药物或安置心脏起搏器。

七、房室传导阻滞与临床

(一)病因

1.房室传导阻滞常见病因

急性心肌梗死、冠状动脉痉挛、病毒性心肌炎、心内膜炎、心肌病、急性风湿热、钙化性主动脉

 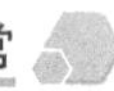

瓣狭窄、心脏肿瘤、先天性心血管病、原发性高血压、心脏手术、Lyme病（螺旋体感染致心肌炎）、Chagas病（原虫感染致心肌炎）、黏液性水肿等。Lev病（心脏纤维支架的钙化）与Lenegre病（传导系统本身的原发性硬化变性疾病）可能是成人孤立性慢性心脏传导阻滞最常见的原因。

2.迷走神经张力影响

可引起一度和二度Ⅰ型房室传导阻滞，常见于运动员或少数正常人，多发生在夜间或卧位。

（二）临床表现与治疗

1.临床表现

一度房室传导阻滞通常无症状。二度房室传导阻滞可引起心悸与心搏脱漏。三度房室传导阻滞的症状取决于室率和伴随病变，症状包括乏力、头晕、晕厥、心绞痛、心力衰竭等，严重者可致猝死。

2.治疗

主要是对病因进行治疗。对房室传导阻滞本身一度和二度Ⅰ型心室率不慢者，无须特殊治疗；二度Ⅱ型和三度房室传导阻滞如心室率显著缓慢伴有明显症状或血流动力学障碍应予起搏治疗。阿托品可提高房室传导阻滞的心率，适用于阻滞位于房室结者；异丙肾上腺素适用于任何部位的房室传导阻滞，但对急性心肌梗死者慎用（因可能导致严重的室性心律失常），上述药物仅适用于无心脏起搏条件的应急情况。

（赵立朝）

第六节　期前收缩

期前收缩也称早搏、期外收缩或额外收缩，是指起源于窦房结以外的异位起搏点提前发出的激动。期前收缩是临床上最常见的心律失常。

一、期前收缩的分类

期前收缩可起源于窦房结（包括窦房交界区）、心房、房室交界区和心室，分别称为窦性、房性、房室交界性和室性期前收缩。前3种起源于希氏束分叉以上，统称为室上性期前收缩。室性期前收缩起源于希氏束分叉以下部位。在各类期前收缩中，以室性期前收缩最为常见，房性和交界性期前收缩次之，而窦性期前收缩极为罕见，且根据心电图不易做出肯定的诊断。

（1）根据期前收缩发生的频度可分为偶发和频发期前收缩。一般将每分钟发作＜5次称为偶发期前收缩，每分钟发作≥5次称为频发期前收缩。

（2）根据期前收缩的形态可分为单形性和多形性期前收缩。

（3）依据发生部位分为单源性和多源性期前收缩，单源性期前收缩是指期前收缩的形态和配对间期均相同，而多源性期前收缩的形态和配对间期均不同。

期前收缩与主导心律心搏成组出现称为“联律”。“二联律”“三联律”和“四联律”指主导心律搏动和期前收缩交替出现，每个主导心律搏动后出现一个期前收缩称为二联律；每两个主导心律搏动后出现一个期前收缩称为三联律；每3个主导心律搏动后出现一个期前收缩称为四联律。两个期前收缩连续出现称为成对的期前收缩，3～5次期前收缩连续出现称为成串或连发的期前收缩。一般将≥3次连续出现的期前收缩称为心动过速。

期前收缩按照发生机制可分为自律性增高、触发激动和折返激动。目前认为折返激动是期前收缩发生的主要原因,也是大部分心动过速发生的主要机制。

二、期前收缩的病因

期前收缩可发生于正常的人,但器质性心脏病患者更常见,也可以由心脏以外的因素诱发。期前收缩可以发生于任何年龄,在儿童相对少见,但随着年龄增长发病率升高,在老年人较多见。炎症、缺血、缺氧、麻醉、心导管检查、外科手术和左心室假腱索等均可使心肌受到机械、电、化学性刺激而发生期前收缩。期前收缩常见于冠心病、心肌病、风湿性心脏病、肺心病、高血压左心室肥厚、二尖瓣脱垂患者,尤其是在发生急性心肌梗死和心力衰竭时。洋地黄、酒石酸锑钾、普鲁卡因胺、奎尼丁、三环类抗抑郁药中毒等也可以引起期前收缩。电解质紊乱可诱发期前收缩,特别是低钾。期前收缩也可以因神经功能性因素引起,如激烈运动、精神紧张、长期失眠,过量摄入烟、酒、茶、咖啡等。

三、临床表现

期前收缩患者的主要症状是心悸,表现为短暂心搏停止的漏搏感。偶发期前收缩者可以无任何症状,或仅有心悸、“停跳”感。期前收缩次数过多者可以有头晕、乏力、胸闷甚至晕厥等症状。

心脏体检听诊时,发现节律不齐,有提前出现的心脏搏动,其后有较长的停搏间歇。期前收缩的第一心音可明显增强,也可减弱,主要与期前收缩时房室瓣的位置有关。第二心音大多减弱或消失。室性期前收缩因左、右心室收缩不同步而常引起第一心音、第二心音的分裂。期前收缩发生越早,心室的充盈量和搏出量越少,桡动脉搏动也相应地减弱,甚至完全不能扪及。

四、心电图检查

(一)窦性期前收缩

窦性期前收缩是窦房结起搏点提前发放激动或在窦房结内折返引起的期前收缩。

心电图特点:①在窦性心律的基础上提前出现P波,与窦性P波完全相同;②期前收缩的配对间期多相同;③等周期代偿间歇,即代偿间歇与基本窦性周期相同;④期前收缩下传的QRS波群多与基本窦性周期的QRS波群相同,少数也可伴室内差异性传导而呈宽大畸形。

(二)房性期前收缩

房性期前收缩是起源于心房并提前出现的期前收缩。

心电图特点:①提前出现的房波(P′波),P′波有时与窦性P波很相似,但是多数情况下二者有明显差别;当基础窦性节律不断变化时,房性期前收缩较难判断,但房波(P′波与窦性P波)之间形态的差异可提示诊断;发生很早的房性期前收缩的P′波可重叠在前一心搏的T波上而不易辨认造成漏诊,仔细比较T波形态的差别有助于识别P′波;②P′-R间期正常或延长;③房性期前收缩发生在舒张早期,如果适逢房室交界区仍处于前次激动过后的不应期,该期前收缩可产生传导的中断(称为未下传的房性期前收缩)或传导延迟(下传的P′-R间期延长,>120毫秒);前者表现为P′波后无QRS波群,P′波未能被识别时可误诊为窦性停搏或窦房传导阻滞;④房性期前收缩多数呈不完全代偿间歇,因P′波逆传使窦房结提前除极,包括房性期前收缩P′波在内的前

后两个窦性下传 P 波的间距短于窦性 PP 间距的 2 倍，称为不完全代偿间歇；若房性期前收缩发生较晚或窦房结周围组织的不应期较长，P′波未能影响窦房结的节律，期前收缩前后两个窦性下传 P 波的间距等于窦性 PP 间距的 2 倍，称为完全代偿间歇；⑤房性期前收缩下传的 QRS 波群大多与基本窦性周期的 QRS 波群相同，也可伴室内差异性传导而呈宽大畸形(图 5-29)。

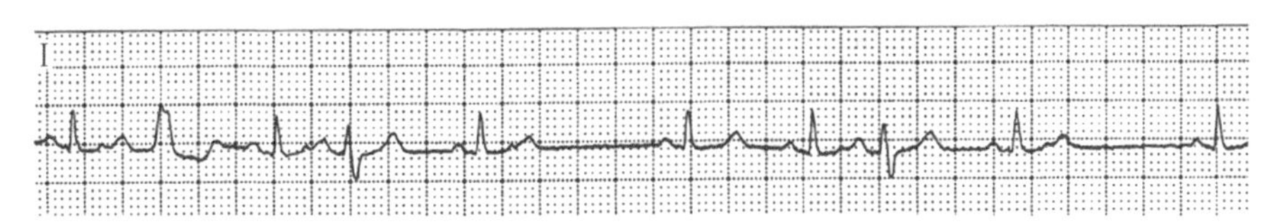

图 5-29　房性期前收缩

提前发生的 P′波，形态不同于窦性 P 波，落在其前的 QRS 波群的 ST 段上，P′-R 间期延长，在 T 波后产生 QRS 波群，呈不同程度的心室内差异性传导，有的未下传，无 QRS 波群，均有不完全代偿间歇

(三)房室交界性期前收缩

房室交界性期前收缩是起源于房室交界区并提前出现的期前收缩。提前的异位激动可前传激动心室和逆传激动心房(P′波)。

心电图特点：①提前出现的 QRS 波群，形态与窦性相同，部分可伴室内差异性传导而呈宽大畸形；②逆行 P′波可出现在 QRS 波群之前(P′-R 间期＜0.12 秒)、之后(R-P′间期＜0.20 秒)，也可埋藏在QRS 波群之中；③完全代偿间歇，因房室交界性期前收缩起源点远离窦房结，逆行激动常与窦性激动在房室交界区或窦房交界区发生干扰，窦房结的节律不受影响，表现为包含房室交界性期前收缩在内的前后两个窦性P 波的间距等于窦性节律 P-P 间距的 2 倍(图 5-30)。

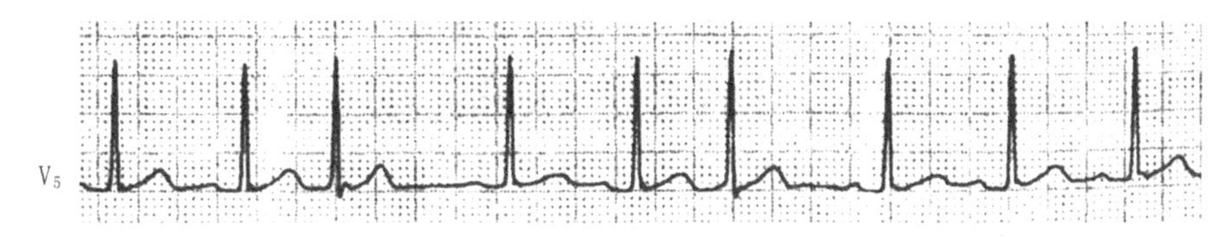

图 5-30　房室交界性期前收缩

第 3 个和第 6 个 QRS 波群提前发生，畸形不明显，前无相关 P 波，后无逆行的 P′波，完全代偿间歇

(四)室性期前收缩

室性期前收缩是由希氏束分叉以下的异位起搏点提前激动产生的期前收缩。

心电图特点：①提前发生的宽大畸形的 QRS 波群，时限通常≥0.12 秒，T 波方向多与 QRS 波群的主波方向相反；②提前的 QRS 波群前无 P 波或无相关的 P 波；③完全代偿间歇，因室性期前收缩很少能逆传侵入窦房结，故窦房结的节律不受室性期前收缩的影响，表现为包含室性期前收缩在内的前后 2 个窦性下传搏动的间距等于窦性节律 RR 间距的 2 倍(图 5-31)。

室性期前收缩可表现为多种类型：①插入性室性期前收缩：这种期前收缩发生在两个正常窦性搏动之间，无代偿间歇；②单源性室性期前收缩：起源于同一室性异位起搏点的期前收缩，形态和配对间期完全相同；③多源性室性期前收缩：同一导联出现两种或两种以上形态和配对间期不同的室性期前收缩；④多形性室性期前收缩：在同一导联上配对间期相同但形态不同的室性期前收缩；⑤室性期前收缩二联律：每一个室性期前收缩和一个窦性搏动交替发生，具有固定的配对间期；⑥室性期前收缩三联律：每两个窦性搏动后出现一个室性期前收缩；⑦成对的室性期前收缩:室性期前收缩成对出现;⑧R-on-T 型室性期前收缩:室性期前收缩落在前一个窦性心搏的T 波上;⑨室性反复心搏:少数室性期前收缩的冲动可逆传至心房,产生逆行 P 波(P′波),后者可再次下传激动心室,形成反复心搏;⑩室性并行心律:室性期前收缩的异位起搏点以固定间期或固定间期的倍数规律的自动发放冲动,并能防止窦房结冲动的入侵,其心电图表现为室性期前收缩的配对间期不固定而 QRS 波群的形态一致,异位搏动的间距有固定的倍数关系,偶有室性融合波。

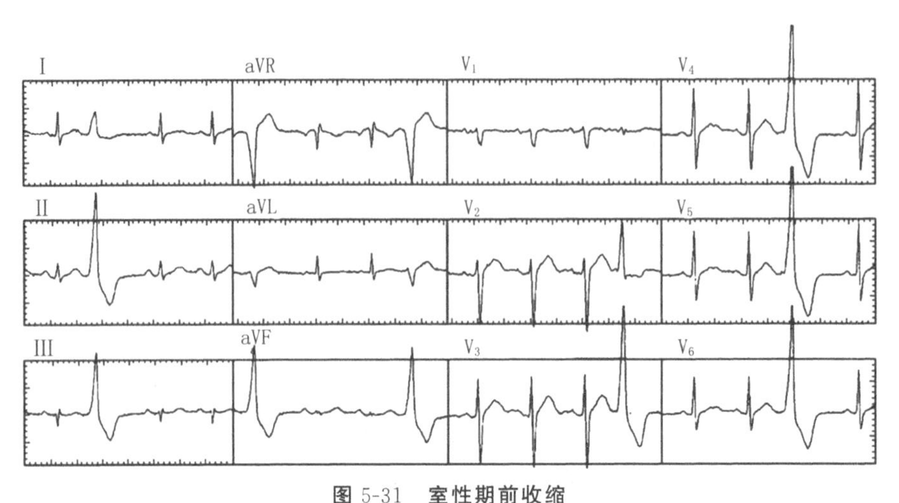

图 5-31 室性期前收缩

各导联均可见提前发生的宽大畸形 QRS 波群及 T 波倒置,前无 P 波,代偿间歇完全

五、诊断

患者的心悸等不适症状可提示期前收缩的诊断线索。体检时心脏听诊大多容易诊断期前收缩。频发的期前收缩有时不易与心房颤动等相鉴别,但后者心室律更为不整齐;运动后心率增快时部分期前收缩可减少或消失。心搏呈二联律者,大多数由期前收缩引起,此外也可以是房室传导阻滞 3∶2 房室传导。

心电图检查是明确期前收缩诊断的重要步骤,并能进一步确定期前收缩的类型。尤其是某些特殊类型的期前收缩,如未下传的房性期前收缩、插入性期前收缩、多源性期前收缩等,更需要心电图确诊。

六、治疗

(一)窦性期前收缩

通常不需治疗,应针对原发病处理。

(二)房性期前收缩

一般不需治疗,频繁发作伴有明显症状或引发心动过速者,应适当治疗。主要包括去除诱因、消除症状和控制发作。患者应避免劳累、精神过度紧张和情绪激动,戒烟戒酒,不要饮用浓茶和咖啡。有心力衰竭时应适当给予洋地黄制剂。治疗的药物可酌情选用 β 受体阻滞剂、钙通道阻滞剂、普罗帕酮及胺碘酮等。

(三)房室交界性期前收缩

通常不需治疗。由心力衰竭引起的房室交界性期前收缩,适当给予洋地黄制剂即可控制。

频繁发作伴有明显症状者，可酌情选用β受体阻滞剂、钙通道阻滞剂、普罗帕酮等。起源于房室结远端的期前收缩，有可能由于发生在心动周期的早期而诱发快速性室性心律失常，这种情况下，治疗与室性期前收缩相同。

（四）室性期前收缩

首先应积极消除引起室性期前收缩的诱因、治疗基础疾病。室性期前收缩本身是否需要治疗取决于室性期前收缩的临床意义。

（1）临床上大多数室性期前收缩患者无器质性心脏病，室性期前收缩不增加这类患者心源性猝死的危险，可视为良性室性期前收缩，如果无明显症状则不需要药物治疗。对于这些患者，不应过分强调治疗室性期前收缩，以避免引起过度紧张焦虑。如果患者症状明显，则给予治疗，目的在于消除症状。患者应避免劳累、精神过度紧张和焦虑，戒烟戒酒，不饮用浓茶和咖啡等，鼓励适当的活动，如果无效则应给予药物治疗，包括镇静剂、抗心律失常药物等。β受体阻滞剂可首先选用，如果室性期前收缩随心率的增加而增多，β受体阻滞剂特别有效。无效时可改用的其他药物有美西律、普罗帕酮等。

患者无器质性心脏病客观依据，若室性期前收缩起源于右心室流出道，可首选β受体阻滞剂，也可选用普罗帕酮；若室性期前收缩起源于左心室间隔，首选维拉帕米。对于室性期前收缩频发、症状明显、药物治疗效果不佳的患者，可考虑射频导管消融治疗，大多数患者能取得良好的效果。

（2）发生于急性心肌梗死早期的室性期前收缩，尤其是频发、成对、多源、R-on-T型室性期前收缩，应首先静脉使用胺碘酮，也可选用利多卡因。如果急性心肌梗死患者早期出现窦性心动过速伴发室性期前收缩，则早期静脉使用β受体阻滞剂等能有效减少心室颤动的发生。室性期前收缩发生于某些暂时性心肌缺血的情况下，如变异型心绞痛、溶栓和冠状动脉介入治疗后的再灌注心律失常等，可静脉使用利多卡因。

器质性心脏病伴轻度心功能不全（EF 40%～50%）时发生的室性期前收缩，如果无症状，原则上积极治疗基础心脏病，并去除诱因，不必针对室性期前收缩采用药物治疗。如果症状明显，可选用β受体阻滞剂、美西律、普罗帕酮、莫雷西嗪、胺碘酮。

器质性心脏病合并中重度心力衰竭时发生的室性期前收缩，心源性猝死的危险性增加。β受体阻滞剂对于减少室性期前收缩的疗效虽不明显，但能降低心肌梗死后猝死的发生率。胺碘酮对于心肌梗死后心力衰竭伴有室性期前收缩的患者能有效抑制室性期前收缩，致心律失常作用发生率低，对心功能抑制轻微，可小剂量维持使用以减少不良反应的发生。CAST试验结果显示，某些Ⅰc类抗心律失常药物用于治疗心肌梗死后室性期前收缩，尽管药物能有效控制室性期前收缩，但是总死亡率反而显著增加，原因是这些药物本身具有致心律失常作用。因此，心肌梗死后室性期前收缩应当避免使用Ⅰ类，特别是Ⅰc类抗心律失常药物。

二尖瓣脱垂患者常见室性期前收缩，但很少出现预后不良，治疗可依照无器质性心脏病并发室性期前收缩的处理原则。如患者合并二尖瓣反流及心电图异常表现，发生室性期前收缩时有一定的危险，可首先选用β受体阻滞剂，无效时再改用Ⅰ类或Ⅲ类抗心律失常药物。

（赵立朝）

第七节 心房扑动

心房扑动简称房扑，是一种大折返的房性心律失常，因其折返环通常占据了心房的大部分区域，故房扑又称为大折返性房速。依其折返环解剖结构及心电图表现不同分为典型房扑（一型）及非典型房扑（二型）。典型房扑围绕三尖瓣环、终末嵴和欧氏嵴呈逆钟向或顺钟向折返；其他已知的确定的房扑类型还包括围绕心房手术切开瘢痕的、心房特发性纤维化区域的、心房内其他解剖结构或功能性传导屏障的大折返，由于引起这些房扑的屏障多变，因此称为非典型房扑。

一、病因

临床所见房扑较房颤为少。阵发性房扑可见于无器质性心脏病患者，而持续性房扑则多伴有器质性心脏病，如风湿性心脏病、冠心病、心肌病等。其他病因尚有房间隔缺损、肺栓塞，二尖瓣、三尖瓣狭窄或关闭不全，慢性心功能不全使心房扩大，及涉及心脏的中毒性、代谢性疾病，如甲状腺功能亢进性心脏病、心包炎、乙醇中毒等，也可见于胸腔手术后、胸部外伤，甚至子宫内的胎儿亦可发生。少数患者病因不明。儿童持续发作心房扑动会增加猝死的可能性。

二、临床表现

临床表现为心悸、胸闷、乏力等症状。有些房扑患者症状较为隐匿，仅表现为活动时乏力。房扑可加重或诱发心力衰竭。

房扑可被看作是一种过渡性异常心电活动，常自行转复为窦性心律或进展为房颤，持续数月乃至数年的房扑十分罕见。房扑引发的系统栓塞少于房颤。颈动脉窦按摩一般可使房扑时心室率逐步成倍数减慢，但难以转复为窦性心律。一旦停止按摩，心室率即以相反的方式恢复如初。体力活动、增强交感神经张力或减弱副交感神经张力可成倍加快心室率。

体格检查：在颈静脉波中可见快速扑动波，如果扑动波与下传的 QRS 波群关系不变，则第一心音强度亦恒定不变。有时听诊可闻及心房收缩音。

三、心电图表现

典型房扑的心房率通常在 250～350 次/分，基本心电图特征表现为：①完全相同的规则的锯齿形扑动波（F 波）及持续的电活动（扑动波之间无等电位线）；②心室律可规则或不规则；③QRS 波群形态多正常，当出现室内差异性传导或原先合并有束支传导阻滞时，QRS 波群增宽，形态异常。扑动波在Ⅱ、Ⅲ、aVF 导联或 V_1 导联中较清楚，按摩颈动脉窦或使用腺苷可暂时减慢心室反应，有助于看清扑动波。逆钟向折返的 F 波心电图特征为Ⅱ、Ⅲ、aVF 导联呈负向，V_1 导联呈正向，V_6 导联呈负向（图 5-32）；顺钟向折返的 F 波心电图特征则相反，表现为Ⅱ、Ⅲ、aVF 导联呈正向，V_1 导联呈负向，V_6 导联呈正向。

典型房扑的心室率可以呈以下几种情况。在未经治疗的患者，2∶1 房室传导多见，心室率快而规则，此时心室率为心房率的一半；F 波和 QRS 波群有固定时间关系，通常以 4∶1、6∶1 较为多见，3∶1、5∶1 少见，心室率慢而规则；若房扑持续时心室率明显缓慢（除外药物影响），F 波

和 QRS 波群无固定时间关系，心室率慢而规则，表明有完全性房室传导阻滞的存在；F 波和 QRS 波群无固定时间关系，通常以(2～7)∶1传导，心室率不规则。儿童、预激综合征患者，偶见于甲亢患者，心房扑动可以呈 1∶1 的形式下传心室，造成 300 次/分的心室率，从而产生严重症状。由于隐匿性传导的存在，RR 间期可出现长短交替。不纯房扑(或称扑动-颤动)心房率常快于单纯房扑，其 F 波形态及时限亦变化多样。在某些情况下，此种心电图特点提示心房电活动的不一致。例如，一侧心房为颤动样激动，同时另一侧心房可能被相对缓慢且规整的扑动样激动所控制。现已证实，房内传导时间延长是房扑发生的危险因素之一。

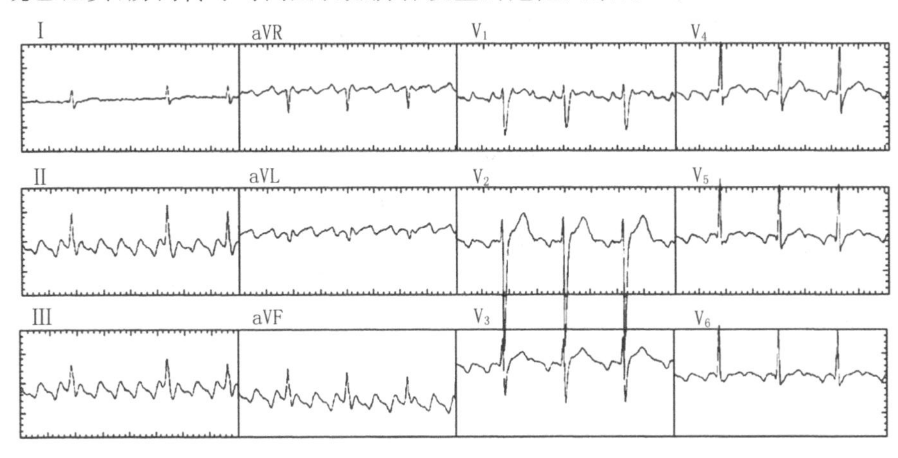

图 5-32　心房扑动

各导联 P 波消失，代之以规则的 F 波，以Ⅱ、Ⅲ、aVF 和 V1 导联最为明显，QRS 波群形态正常，F 波与 QRS 波群的比为(2～4)∶1

如上所述，由于非典型房扑的折返环(不依赖下腔静脉至三尖瓣环之间的峡部)变异性很大，因此非典型房扑的大折返心电图特征存在很大差异，心房率或 F 波形态各不相同。然而，非典型房扑的 F 波频率通常与典型房扑相同，即 250～350 次/分。

四、治疗

(一)直流电复律

如果房扑患者有严重的血流动力学障碍或心力衰竭，应立即给予同步直流电复律，所需能量相对较低(50 J)。若电休克引起房颤，可用较高的能量再次进行电休克以求恢复窦性心律，或根据临床情况不予处理。少数患者在恢复窦性心律即刻有发生血栓栓塞的可能。

(二)心房程序调搏

食管调搏或右心房导管快速心房起搏在大多数患者中可有效终止一型房扑或部分二型房扑，恢复窦性心律或转变为伴有较慢心室率的心房颤动，临床症状改善。

(三)药物治疗

可选用胺碘酮、洋地黄、钙通道阻滞剂或 β 受体阻滞剂减慢房扑时的心室率，若心房扑动持续存在，可试用Ⅰa 和Ⅰc 类抗心律失常药物以恢复窦性心律和预防复发。小剂量(200 mg/d)胺碘酮也可预防复发。除非心房扑动时的心室率已被洋地黄、钙通道阻滞剂或 β 受体阻滞剂减慢，否则不应使用Ⅰ类和Ⅲ类抗心律失常药物，因上述药物有抗胆碱作用，且Ⅰ类抗心律失常药物能减慢 F 波频率，使房室传导加快，引起 1∶1 传导，使心室率加快。

(四)射频消融

通过导管射频消融阻断三尖瓣环和下腔静脉之间的峡部,造成双向阻滞,对于治疗典型房扑十分有效,长期成功率达90%～100%,目前已成为典型房扑首选治疗方法。其他类型的房扑消融治疗也很有效,但成功率略低于典型房扑,且各类型房扑消融治疗的成功率不同。

(赵立朝)

第八节 心房颤动

心房颤动简称房颤,是指心房无序除极、电活动丧失,产生快速无序的颤动波,导致心房无有效收缩,是最严重的心房电活动紊乱。有学者研究表明,30岁以上患者20年内发生心房颤动的总概率为2%,60岁以后发病率显著增加,平均每10年发病率增加1倍。目前国内房颤的流行病学资料较少,一项对14个自然人群房颤现状的大规模流行病学调查显示,房颤发生率为0.77%。在所有房颤患者中,房颤发生率按病因分类,非瓣膜性、瓣膜性和孤立性房颤所占比例分别为65.2%、12.9%和21.9%。非瓣膜性房颤发生率明显高于瓣膜性房颤和孤立性房颤,其中1/3为阵发性房颤,2/3为持续或永久性房颤。

一、病因和发病机制

房颤的病因与房扑相似。阵发性房颤可见于无器质性心脏病患者,而持续性房颤则多伴有器质性心脏病,如高血压心脏病、风湿性心脏病、冠心病、心肌病等。其他病因尚有房间隔缺损、肺栓塞,二尖瓣、三尖瓣狭窄或关闭不全,慢性心功能不全使心房扩大,及涉及心脏的中毒性、代谢性疾病,如甲状腺功能亢进性心脏病、心包炎、乙醇中毒等。亦可见于胸腔手术后、胸部外伤,甚至子宫内的胎儿亦可发生。少数患者病因不明,称为特发性房颤。

房颤的发生机制主要涉及两个方面。其一是房颤的触发因素,包括交感神经和副交感神经刺激、心动过缓、房性期前收缩或心动过速、房室旁路和急性心房牵拉等。其二是房颤发生和维持的基质,这是房颤发作和维持的必要条件,以心房有效不应期的缩短和心房扩张为特征的电重构和解剖重构是房颤持续的基质,重构变化可能有利于形成多发折返子波。此外,还与心房某些电生理特性变化有关,包括有效不应期离散度增加、局部阻滞、传导减慢和心肌束的分隔等。

随着对局灶驱动机制、心肌袖、电重构的认识,及非药物治疗方法的不断深入,目前认为房颤是多种机制共同作用的结果。①折返机制:包括多发子波折返学说和自旋波折返假说;②触发机制:由于异位局灶自律性增强,通过触发和驱动机制发动和维持房颤,而绝大多数异位兴奋灶(90%以上)在肺静脉内,尤其是左、右上肺静脉。组织学上可看到肺静脉入口处的平滑肌细胞中有横纹肌成分,即心肌细胞呈袖套样延伸到肺静脉内,而且上肺静脉比下肺静脉的袖套样结构更宽、更完善,形成心肌袖。肺静脉内心肌袖是产生异位兴奋的解剖学基础。腔静脉和冠状静脉窦在胚胎发育过程中也可形成肌袖,并有可以诱发房颤的异位兴奋灶存在。异位兴奋灶也可以存在于心房的其他部位,包括界嵴、房室交界区、房间隔、Marshall韧带和心房游离壁等;③自主神经机制:心房肌的电生理特性不同程度地受自主神经系统的调节,自主神经张力改变在房颤中起着重要作用。部分学者称其为神经源性房颤,并根据发生机制的不同将其分为迷走神经性房颤和交感神经性房颤两类。前者多发生在夜间或餐后，尤其多见于无器质性心脏病的男性患者；后者多见于白昼，多由运动、情绪激动和静脉滴注异丙肾上腺素等诱发。迷走神经性房颤与不应期缩短和不应期离散性增高有关；交感神经性房颤则主要是由于心房肌细胞兴奋性增高、触发激动和微折返环形成。而在器质性心脏病中，心脏生理性的迷走神经优势逐渐丧失，交感神经性房颤更为常见。

二、房颤的分类

临床上常根据病因、起病时间、心室率、自主神经作用、发生机制及部位等对房颤进行分类。然而，到目前为止仍没有一种分类方法能满足所有的要求。目前，临床上常将房颤分为初发房颤、阵发性房颤、持续性房颤、永久性房颤。

(一)初发房颤

首次发现，不论其有无症状和能否自行复律。

(二)阵发性房颤

持续时间＜7 天，一般＜48 小时，多为自限性。

(三)持续性房颤

持续时间＞7 天，常不能自行复律，药物复律的成功率较低，常需电转复。

(四)永久性房颤

复律失败或复律后 24 小时内又复发的房颤，可以是房颤的首发表现或由反复发作的房颤发展而来，对于持续时间较长、不适合复律或患者不愿意复律的房颤也归于此类。有些房颤患者不能获得准确的房颤病史，尤其是无症状或症状轻微者，常采用新近发生的或新近发现的房颤来命名，新近发生的房颤也可指房颤持续时间＜24 小时。房颤的一次发作事件是指发作持续时间＞30 秒。

三、临床表现

房颤是临床上最为常见的心律失常之一。充血性心力衰竭、瓣膜性心脏病、卒中病史、左心房扩大、二尖瓣和主动脉瓣功能异常、经治疗的高血压及高龄是房颤发生的独立危险因素。阵发性房颤可见于器质性心脏病患者，尤其在情绪激动时，或急性乙醇中毒、运动、手术后，但更多见于器质性心脏病患者。持续性房颤患者多有心血管疾病，最常见于二尖瓣病变、高血压性心脏病、房间隔缺损、冠心病、肺心病等。新近发生的房颤则应考虑甲状腺功能亢进等代谢性疾病。

心房无序的颤动失去了有效的收缩与舒张，心房泵血功能恶化或丧失，加之房室结对快速心房激动的递减传导，引起心室极不规则的反应。因此，心室律(率)紊乱、心功能受损和心房附壁血栓形成是房颤患者的主要病理生理特点。房颤可有症状，也可无症状，即使对于同一患者也是如此。房颤引起的症状由多种因素决定，包括发作时的心室率、心功能、伴随的疾病、房颤持续时间及患者感知症状的敏感性等，其危害主要有三方面：①引起胸闷、心悸、体力下降等症状；②降低心泵功能；③导致系统栓塞等严重并发症。严重时可出现低血压、心绞痛、急性肺水肿、昏厥甚至猝死。

大多数患者有心悸、呼吸困难、胸痛、疲乏、头晕和黑矇等症状，由于心房钠尿肽的分泌增多还可引起多尿。部分房颤患者无任何症状，偶然的机会或者出现房颤的严重并发症如卒中、栓塞或心力衰竭时才被发现。有些患者有左心室功能不全的症状，可能继发于房颤时持续的快速心室率。晕厥并不常见，但却是一种严重的并发症，常提示存在窦房结功能障碍及房室传导功能异常、主动脉瓣狭窄、肥厚型心肌病、脑血管疾病或存在房室旁路等。

典型的房颤体征为心律绝对不规则、第一心音强弱不等、脉搏短绌。如果房颤患者心室率突然变得规整，应怀疑它可能转变成窦性心律、房性心动过速、下传比例固定的心房扑动或交界性、室性心动过速。

四、心电图诊断

房颤的心电图特点为：①P 波消失，仅见心房电活动呈振幅不等、形态不一的小的不规则的基线波动，称为 f 波，频率为 350～600 次/分；②QRS 波群形态和振幅略有差异，RR 间期绝对不等。其原因在于大量心房冲动由于波振面的冲突而相互抵消，或侵入房室结，使房室结对后来的冲动部分地不起反应，阻滞在房室交界区未下传到心室(即隐匿性传导，导致心室律不规则)，此时决定心室反应速率的主要因素是房室结的不应期和最大起搏频率(图 5-33)。

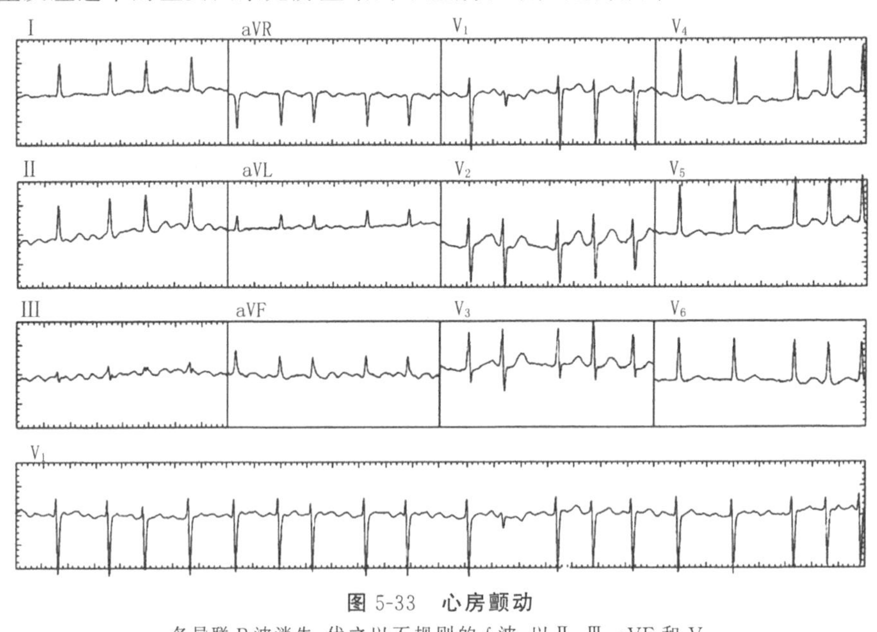

图 5-33 心房颤动

各导联 P 波消失，代之以不规则的 f 波，以 Ⅱ、Ⅲ、aVF 和 V_1 导联为明显，QRS 波群形态正常，RR 间期绝对不等

房颤时的心室率取决于房室结的电生理特性、迷走神经和交感神经的张力水平，及药物的影响等。在未经治疗的房室传导正常的患者，则伴有不规则的快速心室反应，心室率通常在 100～160 次/分。当患者伴有预激综合征时，房颤的心室反应有时超过 300 次/分，可导致心室颤动。如果房颤合并房室传导阻滞，由于房室传导系统发生不同程度的传导障碍，可以出现长 RR 间期。房颤持续过程中，心室节律若快且规则(超过 100 次/分)，提示交界性或室性心动过速；若慢且规则(30～60 次/分)，提示完全性房室传导阻滞。如出现 RR 间期不规则的宽 QRS 波群，常提示存在房室旁路前传或束支传导阻滞。当 f 波细微、快速而难以辨认时，经食管或心腔内电生理检查将有助诊断。

五、治疗

房颤患者的治疗目标是减少血栓栓塞和控制症状。后者主要是控制房颤时的心室率和/或恢复及维持窦性心律。其治疗主要包括以下5方面。

(一)复律治疗

对阵发性、持续性房颤和经选择的慢性房颤患者,转复为窦性心律是所希望的治疗终点。

初发48小时内的房颤多推荐应用药物复律,时间更长的则采用电复律。对于房颤伴较快心室率并且症状重、血流动力学不稳定的患者,包括伴有经房室旁路前传的房颤患者,则应尽早或紧急电复律。伴有潜在病因的患者,如甲亢、感染、电解质紊乱等,在病因未纠正前,一般不予复律。

1.药物复律

新近发生的房颤用药物转复为窦性心律的成功率可达70%以上,但持续时间较长的房颤复律成功率较低。静脉注射依布利特复律的速度最快,用2 mg可使房颤在30分钟内或以后的30～40分钟内转复为窦性心律,比静脉注射普鲁卡因胺或索他洛尔的疗效更好。依布利特的主要不良反应是尖端扭转型室性心动过速,对心动过缓、低钾血症、低镁血症、心室肥厚、心力衰竭者及女性患者应慎用。静脉应用普罗帕酮、普鲁卡因胺和胺碘酮也可复律。胺碘酮复律的速度较慢,虽然控制心室率的效果在给予300～400 mg时已达到,但静脉给药剂量≥1 g约需要24小时才能复律。对持续时间较短的房颤,Ⅰc类抗心律失常药物氟卡尼和普罗帕酮在2.5小时复律的效果优于胺碘酮,而氟卡尼和普罗帕酮的复律效果无差异。快速静脉应用艾司洛尔对复律房颤有效,而洋地黄制剂对复律无效。

目前最常用于复律的静脉药物有普罗帕酮、胺碘酮和依布利特。静脉应用抗心律失常药物时应行心电监护。如有心功能不良或器质性心脏病,首选胺碘酮;如心功能正常或无器质性心脏病,可首选普罗帕酮,也可用氟卡尼或索他洛尔。对于症状不明显的房颤患者也可口服抗心律失常药物进行复律。

对新近发生的房颤采用药物复律,需要仔细分析患者的临床情况,对拟用的抗心律失常药物的药理特性要有充分了解。无器质性心脏病的房颤患者静脉应用或口服普罗帕酮是有效和安全的,而对有缺血性心脏病、左心室射血分数降低、心力衰竭或严重传导障碍的患者,应该避免应用Ⅰc类药物。胺碘酮、索他洛尔和新Ⅲ类抗心律失常药物如依布利特和多非利特,复律是有效的,但有少数患者(1%～4%)可能并发尖端扭转型室性心动过速,因此在住院期间进行复律较为妥当。对房颤电复律失败或早期复发的病例,在择期行电复律前应先应用胺碘酮、索他洛尔等药物以提高房颤复律的成功率。对房颤持续时间≥48小时或持续时间不明的患者,在复律前后均应常规应用华法林抗凝治疗。

2.直流电复律

(1)体外直流电复律:体外(经胸)直流电复律对房颤转复为窦性心律十分有效和简便,并且只要操作得当则相对安全。主要的适应证是药物复律失败的阵发性或持续性房颤且必须维持窦性心律者,对于心室率快、症状重且有血流动力学恶化倾向的房颤患者常作为一线治疗。起始能量以150～200 J为宜,如复律失败,可用更高的能量。电复律必须与R波同步。

房颤患者经适当的准备和抗凝治疗,电复律并发症很少,但也可发生包括体循环栓塞、室性期前收缩、非持续性或持续性室性心动过速、窦性心动过缓、低血压、肺水肿及暂时性ST段抬高等症状、体征。体外电复律对左心室功能严重损害的患者要十分谨慎,因为有发生肺水肿的可能。体外直流电复律的禁忌证包括洋地黄毒性反应、低钾血症、急性感染性或炎性疾病、未代偿的心力衰竭及未满意控制的甲状腺功能亢进等。恢复窦性心律后可进一步了解窦房结功能状况或房室传导情况。如果患者疑有房室传导阻滞或窦房结功能低下,电复律前应有预防性心室起搏的准备。

(2)心内直流电复律:自 1993 年以来,复律的低能量(<20 J)心内电击技术已用于临床。该技术采用两个表面积大的导管电极,分别置于右心房(负极)和冠状静脉窦(正极)。其中一根电极导管也可置于左肺动脉作为正极,或者因冠状静脉窦插管失败作为替代(正极)。对房颤的各种亚组患者,包括体外直流电复律失败的房颤患者,复律的成功率可达 70%~89%。该技术也可用于对电生理检查或导管消融过程中发生的房颤进行复律,但放电必须与 R 波准确同步。

(3)电复律与药物联合应用:对于反复发作的持续性房颤,约 25%的患者电复律不能成功,或虽复律成功,但窦性心律仅能维持数个心动周期或数分钟后又转为房颤,另 25%的患者复律成功后 2 周内复发。若电复律失败,可在应用抗心律失常药物后再次体外电复律,必要时考虑心内电复律。与电复律前给予安慰剂或频率控制药物比较,胺碘酮可提高电复律的成功率,复律后房颤复发的比例也降低。给予地尔硫䓬、氟卡尼、普鲁卡因胺、普罗帕酮和维拉帕米并不提高复律的成功率,对电复律成功后预防房颤复发的作用也不明确。有研究提示,在电复律前 28 天给予胺碘酮或索他洛尔,两者对房颤自发复律和电复律的成功率效益相同($P=0.98$)。对房颤复律失败或早期复发的病例,推荐在择期复律前给予胺碘酮、索他洛尔。

(4)植入型心房除颤器:心内直流电复律的研究已近 20 年,为了便于重复多次尽早复律,20 世纪90 年代初已研制出一种类似植入型心律转复除颤器(implantable cardioverter defibrillator,ICD)的植入型心房除颤器(implantable atrial defibrillator,IAD)。IAD 发放低能量(<6 J)电击,以尽早有效地终止房颤,恢复窦性心律,尽可能减少患者的不适感觉。尽管动物实验和早期的临床经验表明,低能量心房内除颤对阵发性房颤、新近发生的房颤或慢性房颤患者都有较好的疗效(75%~80%),能减少房颤负荷和住院次数,但由于该技术为创伤性的治疗方法、费用昂贵,且不能预防复发,因此不推荐常规使用。

(二)维持窦性心律

无论是阵发性还是持续性房颤,大多数房颤在转复成功后都会复发,因此,通常需要应用抗心律失常药物预防房颤复发以维持窦性心律。常选用Ⅰa、Ⅰc 及Ⅲ类(胺碘酮、索他洛尔)抗心律失常药物及导管消融预防复发。

在使用抗心律失常药物前,应注意检查有无心血管疾病和其他相关因素。首次发现的房颤、偶发房颤或可以耐受的阵发性房颤,很少需要预防性用药。β 受体阻滞剂对仅在运动时发生的房颤比较有效。

在选择抗心律失常药物进行窦性心律的长期维持治疗时,首先要评估药物的有效性、安全性及耐受性。有研究提示,现有的抗心律失常药物在维持窦性心律中,虽可改善患者的症状,但有效性差,不良反应较多,且不降低总病死率。

在考虑疗效的同时,药物选择还需密切注意和妥善处理以下问题。

1.对脏器的毒性作用

普罗帕酮、氟卡尼、索他洛尔、多菲利特、丙吡胺对脏器的毒性作用相对较低,如患者应用胺碘酮治疗,则需注意并尽可能防止胺碘酮对脏器的毒性作用。

2.致心律失常作用

一般说来,在结构正常的心脏,Ⅰc 类抗心律失常药物很少诱发室性心律失常。在有器质性心脏病的患者,致心律失常作用的发生率较高,其发生率及类型与所用药物和本身心脏病的类型

有关。Ⅰ类抗心律失常药物一般应当避免在心肌缺血、心力衰竭和显著心室肥厚的情况下使用。选择药物的原则如下。

(1)若无器质性心脏病,首选Ⅰc类抗心律失常药物;索他洛尔、多菲利特、丙吡胺和阿齐利特可作为第二选择。

(2)若伴高血压,药物的选择与第一条相同。若伴有左心室肥厚,有可能引起尖端扭转型室性心动过速,故胺碘酮可作为第二选择。但对有显著心室肥厚(室间隔厚度≥14 mm)的患者,Ⅰ类抗心律失常药物不适宜使用。

(3)若伴心肌缺血,避免使用Ⅰ类抗心律失常药物。可选择胺碘酮、索他洛尔,也可选择多菲利特与β受体阻滞剂合用。

(4)若伴心力衰竭,应慎用抗心律失常药物,必要时可考虑应用胺碘酮,或多菲利特,并适当加用β受体阻滞剂。

(5)若合并预激综合征(WPW综合征),应首选对房室旁路行射频消融治疗。

(6)对迷走神经性房颤,丙吡胺具有抗胆碱能活性,疗效肯定;不宜使用胺碘酮,因该药具有一定的β受体阻断作用,可加重该类房颤的发作。对交感神经性房颤,β受体阻滞剂可作为一线治疗药物,此外还可选用索他洛尔和胺碘酮。

(7)对孤立性房颤可先试用β受体阻滞剂;普罗帕酮、索他洛尔和氟卡尼的疗效肯定;胺碘酮和多菲利特仅作为替代治疗。

在药物治疗过程中,如出现明显不良反应或患者要求停药,则应该停药;如药物治疗无效或效果不肯定,应及时停药。

鉴于目前已有的抗心律失常药物的局限性和现有导管消融研究的结果,在维持窦性心律方面经导管消融优于药物治疗。

(三)控制过快的心室率

药物维持窦性心律和控制心室率的研究显示,没有发现控制心室率在死亡率和生活质量方面逊于维持窦性心律的治疗。主要原因可能是复律并维持窦性心律治疗过程中的风险,尤其是抗心律失常药物的不良反应,抵消了维持窦性心律所带来的益处,故在降低房颤复发率的同时并没有改善患者的预后。因此,长期用药时应评价抗心律失常药物的益处和风险。对于部分房颤患者而言,心室率控制后可显著减轻或消除症状,改善心功能,提高生活质量。控制心室率在以下情况下可作为一线治疗:①无转复窦性心律指征的持续性房颤;②房颤已持续数年,在没有其他方法干预的情况下(如经导管消融治疗),即使转复为窦性心律也很难维持;③抗心律失常药物复律和维持窦性心律的风险大于房颤本身;④心脏器质性疾病,如左心房内径大于55 mm、二尖瓣狭窄等,如未纠正,很难长期保持窦性节律。

控制房颤患者过快心室率,使患者静息时心室率维持在60～80次/分,运动时维持在90～115次/分,可采用洋地黄制剂、钙通道阻滞剂(地尔硫䓬、维拉帕米)及β受体阻滞剂单独应用或联合应用、某些抗心律失常药物。β受体阻滞剂是房颤时控制心室率的一线药物,钙通道阻滞剂如维拉帕米和地尔硫䓬也是常用的一线药物,对控制运动时快速心室率的效果比地高辛好,β受体阻滞剂和地高辛合用控制心室率的效果优于单独使用。洋地黄制剂(例如地高辛)对控制静息时的心室率有效,但对控制运动时的心室率无效,仅用于伴有慢性心力衰竭的房颤患者,对其他房颤患者不单独作为一线药物。对伴有房室旁路前传的房颤患者,禁用钙通道阻滞剂、洋地黄制剂和β受体阻滞剂,因房颤时心房激动经房室结前传受到抑制后可使其经房室旁路前传加快,致心室率明显加快，产生严重血流动力学障碍，甚或诱发室性心动过速和/或心室颤动。对伴有房室旁路前传且血流动力学不稳定的房颤患者，首选直流电复律；血流动力学异常不明显者，静脉注射普罗帕酮、胺碘酮或普鲁卡因胺。为了迅速地控制心室率，可经静脉应用β受体阻滞剂或维拉帕米、地尔硫䓬。

对于发作频繁、药物不能控制的快速心室率患者或不能耐受药物治疗且症状严重的患者，可考虑导管消融改良房室结以减慢心室率、消融房室结阻断房室传导后植入永久性人工心脏起搏器治疗。

(四)抗凝治疗

房颤是卒中的独立危险因素，房颤患者发生卒中的危险是窦性心律者的5～6倍。在有血栓栓塞危险因素的房颤患者中，应用华法林进行抗凝治疗是目前唯一可明确改善患者预后的药物治疗手段。任何有血栓栓塞危险因素的房颤患者如无抗凝治疗禁忌证均应给予长期口服华法林治疗，并使其国际标准化比率(INR)维持在2.0～3.0，而最佳值为2.5左右，75岁以上患者的INR宜维持在2.0～2.5。INR＜1.5不可能有抗凝效果；INR＞3.0出血风险明显增加。对年龄＜65岁无其他危险因素的房颤患者可不予以抗凝剂，65～75岁无危险因素的持续性房颤患者可给予阿司匹林300～325 mg/d预防治疗。

对阵发性或持续性房颤，如行复律治疗，当房颤持续时间在48小时以内，复律前不需要抗凝。当房颤持续时间不明或≥48小时，临床可有两种抗凝方案。一种是先开始华法林抗凝治疗，使INR达到2.0～3.0三个星期后复律。在3周有效抗凝治疗之前，不应开始抗心律失常药物治疗。另一种是行经食管超声心动图检查，且静脉注射肝素，如果没有发现心房血栓，可进行复律。复律后肝素和华法林合用，直到INR≥2.0停用肝素，继续应用华法林。在转复为窦性心律后几周，患者仍然有全身性血栓栓塞的可能，不论房颤是自行转复为窦性心律或是经药物或直流电复律，均需再行抗凝治疗至少4周，复律后在短时间内心房的收缩功能尚未完全恢复。

华法林抗凝治疗可显著降低缺血性脑卒中的发生率，但应注意其出血性事件的危险，对每例患者应当评估风险/效益比。华法林初始剂量2.5～3 mg/d，2～4天起效，5～7天达治疗高峰。因此，在开始治疗时应隔天监测INR，直到INR连续2次在目标范围内，然后每周监测2次，共1～2周。稳定后，每月复查2次。华法林剂量根据INR调整，如果INR低于1.5，则增加华法林的剂量，如高于3.0，则减少华法林的剂量。华法林剂量每次增减的幅度一般在0.625 mg/d以内，剂量调整后需重新监测INR。由于华法林的药代动力学受多种食物、药物、乙醇等的影响，因此，华法林的治疗需长期监测和随访，将INR控制在治疗范围内。

阿司匹林有预防血栓栓塞事件的作用，但其效果远比华法林差，仅应用于对华法林有禁忌证或者脑卒中的低危患者。因阿司匹林与华法林联合应用的抗凝作用并不优于单独应用华法林，而出血的危险却明显增加，因此不建议两者联用。氯吡格雷也可用于预防血栓形成，临床多用75 mg顿服，其优点是不需要监测INR，出血危险性低，但预防脑卒中的效益远不如华法林，即使氯吡格雷与阿司匹林合用，其预防卒中的作用也不如华法林。

(五)非药物治疗

对一部分反复发作、症状较重而药物治疗效果不理想的患者，可选择进行非药物治疗，包括心房起搏、导管消融及心房除颤器等。

(赵立朝)

第九节　心室扑动和心室颤动

一、心电图诊断

心室扑动简称室扑，心电图表现为连续出现的畸形 QRS 波群，呈正弦波曲线，时限在 0.12 秒以上，无法分开 QRS 波与 T 波，也无法明确为负向波或为正向波。QRS 波频率常为 180～250 次/分，有时可低到 150 次/分，或高达 300 次/分；P 波看不到，QRS 波之间无等电位线；室扑常为暂时性，大多数转为室颤，也有些转为室速，或恢复为窦性心律(图 5-34)。

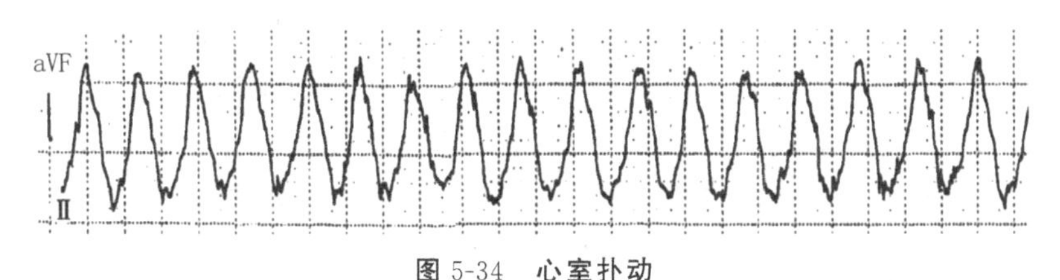

图 5-34　心室扑动

QRS 波群宽大畸形，呈正弦波曲线，无法分开 QRS 波与 T 波，QRS 波之间无等电位线

心室颤动简称室颤，是 P 波及 QRS-T 波消失，代之以形态和振幅均不规则的颤动波，形态极不一致。颤动波的电压低(振幅＜0.2 mV)，往往是临终前的表现。颤动波之间无等电位线。颤动波的频率不等，多在 250～500 次/分，很慢的颤动波预示着心脏停搏即将发生(图 5-35)。

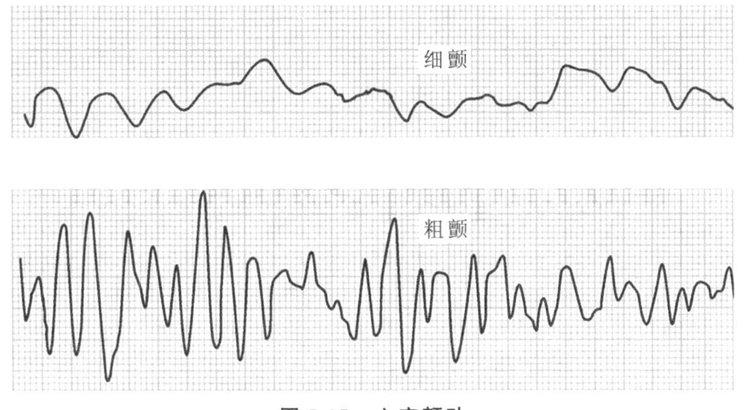

图 5-35　心室颤动

QRS-T 波消失，代之以形态和振幅均不规则的颤动波

室扑应与阵发性室性心动过速相鉴别。后者心室率也常在 180 次/分左右，但 QRS 波清楚，波间有等电位线，QRS 波与 T 波之间可以分清，且 QRS 波时限不如室扑长。室扑与室颤之间的区别也应注意，室扑波呈连续而规则的畸形波，而室颤波则为电压较小的完全不规则的频率快的波。

二、临床表现

发展为室扑及室颤者其典型表现为意识丧失或四肢抽搐后意识丧失。①抽搐：为全身性，持续时间长短不一,可达数分钟,多发生于室颤后10秒内;②心音消失:呼吸呈叹息样,以后呼吸停止,常发生在室颤后20～30秒内;③昏迷:常发生在室颤后30秒后;④瞳孔散大:多在室扑或室颤后30～60秒出现;⑤血压测不到。

室颤与室扑见于许多疾病的终末期,例如冠心病、心肌缺氧及药物中毒等。在发生室颤与室扑而被复苏的患者中,冠心病占75%,但透壁心肌梗死只占20%～30%。非梗死患者1年内又发生室颤者大约有22%,2年复发率为40%。而心肌梗死并发室颤者,1年中复发率为2%。R-on-T性室性期前收缩是诱发室颤的重要因素,窦性心律明显减慢或加快都可促进室颤发生。射血分数低、室壁运动异常、有充血性心力衰竭病史、有心肌梗死史(但不在急性期)、有室性心律失常者,室颤与室扑难以复苏,病死率高。

三、治疗

治疗室扑、室颤应遵循基础生命支持和进一步循环支持的原则。

对于室颤及神志丧失的室扑患者应该即刻进行非同步直流电除颤,一般不需麻醉。先做电除颤后再行其他心肺复苏措施,以免耽误时间。如果已恢复窦性心律,但循环衰竭,血压低,应继续胸外按压及人工通气,并连续心电检测以防心律失常复发。循环衰竭后马上会发生代谢性酸中毒。如果心律失常在30～60秒内终止,则酸中毒不显著。如时间较长,常需用碳酸氢钠纠正酸中毒,但其应用不应该延迟肾上腺素或电除颤的应用。

(赵立朝)

第六章

心 包 疾 病

第一节 心 包 炎

一、急性心包炎

急性心包炎是一种以心包膜急性炎症病变为特点的临床综合征。

(一)病因

(1)急性非特异性。

(2)感染:细菌(包括结核分枝杆菌)、病毒、真菌、寄生虫、立克次体。

(3)肿瘤:原发性、继发性。

(4)自身免疫和结缔组织病:风湿热及其他结缔组织病如系统性红斑狼疮、结节性动脉炎、类风湿关节炎等;心脏损伤后(心肌梗死后综合征、心包切开后综合征)、血清病。

(5)内分泌、代谢异常:尿毒症、黏液性水肿、胆固醇性、痛风。

(6)邻近器官疾病:急性心肌梗死、胸膜炎。

(7)先天性异常:心包缺损、心包囊肿。

(8)其他:外伤、放射治疗、药物等。

(二)病理

急性心包炎根据病理变化可分为纤维蛋白性和渗液性心包炎。心包渗出液体无明显增加时为急性纤维蛋白性心包炎,渗出液增多时称渗液性心包炎。渗液可分为浆液纤维蛋白性、浆液血性、化脓性和出血性几种,多为浆液纤维蛋白性。液体量 100～500 mL,也可多达 2～3 L。心包渗液一般在数周至数月内吸收,但也可发生脏层和壁层的粘连。增厚而逐渐形成慢性心包炎。

(三)诊断

1.症状

(1)胸痛:心前区呈锐痛或钝痛,随体位改变、深呼吸、吞咽而加剧,常放射到左肩、背部或上腹部。病毒性者多伴胸膜炎,心前区疼痛剧烈。

(2)呼吸困难:是心包渗液时最突出的症状。在心脏压塞时,可有端坐呼吸、呼吸浅而快、身躯前倾、发绀等。

(3)全身症状:随病变而异。结核性者起病缓慢,低热、乏力、食欲缺乏等。化脓性者起病急,高热及中毒症状严重。病毒性者常有上呼吸道感染及其他病毒感染的表现。

2.体征

(1)心包摩擦音:是纤维蛋白性心包炎的重要体征,呈抓刮样音调,粗糙,以胸骨左缘3、4肋间及剑突下最显著,前倾坐位较易听到。心包摩擦音是一种由心房、心室收缩和心室舒张早期3个成分所组成的三相摩擦音,也可仅有心室收缩早期所组成的双相摩擦音。心包渗液增多时消失,但如心包两层之间仍有摩擦,则仍可听到摩擦音。

(2)心包积液引起的相应体征:心包积液在300 mL以上者心浊音界向两侧扩大,且随体位而改变。平卧时心底浊音区增宽,坐位时下界增宽,心尖冲动减弱或消失,或位于心浊音界左缘之内侧,心音遥远,心率快。大量心包积液可压迫左肺引起左下肺不张,于左肩胛下叩诊浊音,并可听到支气管呼吸音,即左肺受压征(Ewart征)。如积液迅速积聚,可发生急性心脏压塞。患者气促加剧、面色苍白、发绀、心排血量显著下降,产生休克。若不及时解除心脏压塞,可迅速致死;如积液较慢,可形成慢性心脏压塞,表现为发绀、颈静脉怒张、肝大、腹水、皮下水肿、脉压小,常有奇脉。

(四)辅助检查

1.化验检查

感染性者常有白细胞计数增加及血沉增快等炎性反应。

2.X线检查

一般渗液>200 mL时可出现心影;向两侧扩大,积液多时心影呈烧瓶状,心脏搏动减弱或消失,肺野清晰。

3.心电图检查

主要由心外膜下心肌受累而引起。

(1)常规12导联(除aVR及V_1外)皆出现ST抬高,呈弓背向下。

(2)一天至数天后ST段回到基线,出现T波低平以至倒置。

(3)T波改变持续数周至数月,逐渐恢复正常,有时保留轻度异常。

(4)心包积液时可有QRS波群低电压。

(5)心脏压塞或大量渗液时可见电交替。

(6)无病理性Q波。

4.超声心动图检查

M型超声心动图中,右室前壁与胸壁之间或左室后壁之后与肺组织之间均可见液性暗区。二维超声心动图中很容易见有液性暗区,且有助于观察心包积液量的演变。

5.放射性核素心腔扫描

用^{99m}Tc肌内注射后进行心脏血池扫描,正常人心血池扫描图示心影大小与X线心影基本相符,心包积液时心血池扫描心影正常而X线心影明显增大。两者心影横径的比值小于0.75。

6.心包穿刺

(1)证实心包积液的存在,检查其外观和进行有关的实验室检查,如细菌培养,寻找肿瘤细胞,渗液的细胞分类,解除心脏压塞症状等。

(2)心包腔内注入抗生素,化疗药物。心包穿刺主要指征是心脏压塞和未能明确病因的渗液

性心包炎。

7.心包活检

心包活检主要指征为病因不明确而持续时间较长的心包积液，可以通过心包组织学、细菌学等检查以明确病因。

（五）鉴别诊断

1.心脏扩大

心包积液与心脏扩大的鉴别见表 6-1。

表 6-1　心包积液与心脏扩大的鉴别

项目	心包积液	心脏扩大
心尖冲动	不明显或于心浊音内侧	与心浊音界一致
奇脉	常有	无
心音及杂音	第一心音远，一般无杂音（风湿性例外）	心音较清晰，常有杂音或奔马律
X 线检查	心影呈三角形，肺野清晰	心影呈球形，肺野淤血
心电图	QT 间期多正常或缩短或有电交替	QT 间期延长，心肌病变者常伴有室内阻滞，左室肥大，心律失常多见
超声心动图	有心包积液征象，心腔大小正常	无心包积液征象，心腔多扩大
放射性核素扫描	心腔扫描大小正常，而 X 线片心影大	心腔大小与 X 线片心影大体一致
心包穿刺	见心包积液	不宜心包穿刺

2.急性心肌梗死

心包炎者年龄较轻，胸痛之同时体温、白细胞即升高、血沉加快；而急性心肌梗死常在发病后期48～72 小时出现体温、白细胞计数升高、血沉加快。此外，心包炎时多数导联 ST 段抬高，且弓背向下，无对应导联 ST 段压低，ST 段恢复等电位线后 T 波才开始倒置，亦无 Q 波。心肌酶谱仅轻度升高且持续时间较长。

3.早期复极综合征

本综合征心电图中抬高的 ST 段与急性心包炎早期的心电图改变易混淆，前者属正常变异。以下有助于鉴别，早期复极时 ST 段抬高很少超过 2 mm，在 aVR 及 V_1 导联中 ST 段常不压低，运动后抬高的ST 段可转为正常，在观察过程中不伴有 T 波演变。

（六）治疗

1.一般对症治疗

患者卧床休息，直至疼痛及发热等症状消退；解除心脏压迫和对症处理，疼痛剧烈时可给予镇痛剂如阿司匹林 325 mg，每 4 小时一次，吲哚美辛（消炎痛）25 mg，每 4 小时一次等。心包积液量多时，行心包穿刺抽液以解除压迫症状。

2.心包穿刺

心包穿刺以解除心脏压塞症状和减轻大量渗液引起的压迫症状，并向心脏内注入治疗药物。

3.心包切开引流

心包切开引流用于心包穿刺引流不畅的化脓性心包炎。

4.心包切除术

心包切除术主要指征为急性非特异性心包炎有反复发作，以致长期致残。

(七)常见几种不同病因的急性心包炎

1.急性非特异性心包炎

急性非特异性心包炎是一种浆液纤维蛋白性心包炎,病因尚未完全肯定。病毒感染和感染后发生变态反应可能是主要病因,起病前1～8周常有呼吸道感染史。

(1)临床表现:起病多急骤,表现为心前区或胸骨后疼痛,为剧烈的刀割样痛,也可有压榨痛或闷痛。有发热,体温在于4小时内达39 ℃或更高,为稽留热或弛张热。其他症状有呼吸困难、咳嗽、无力、食欲缺乏等。心包摩擦音是最重要的体征。心包渗液少量至中等量,很少发生心脏压塞。部分患者合并肺炎或胸膜炎。

(2)实验室检查:白细胞计数正常或中度升高,心包积液呈草黄色或血性,以淋巴细胞居多,心包液细菌培养阴性。X线检查示有心影增大或伴有肺浸润或胸膜炎改变。心电图有急性心包炎表现。病毒所致者,血清或心包积液的补体结合实验效价常增高。

(3)治疗:本病能自愈,但可多次反复发作。无特异性治疗方法,以对症治疗为主,如休息,止痛剂给予水杨酸钠制剂或吲哚美辛,肾上腺皮质激素可抑制本病急性期,如有反复发作,应考虑心包切除。

2.结核性心包炎

5%～10%的结核患者发生结核性心包炎,占所有急性心包炎的7%～10%,在缩窄性心包炎的比例更大。结核性心包炎常由纵隔淋巴结结核、肺或胸膜结核直接蔓延而来,或经淋巴、血行播散而侵入心包。

(1)临床表现:①起病缓慢,不规则发热;②胸痛不明显,心包摩擦音较少见,心包积液量较多,易致心脏压塞;③病程长,易演变为慢性缩窄性心包炎。

(2)实验室检查:①心包积液多呈血性,积液内淋巴细胞占多数;②涂片、培养及动物接种有时可发现结核分枝杆菌;③结核菌素试验阳性对本病诊断有一定帮助。

(3)治疗:①急性期卧床,增加营养;②抗结核治疗一般用链霉素、异烟肼及对氨基水杨酸钠联合治疗,疗程1.5～2年,亦可用异烟肼5 mg/(kg·d)、乙胺丁醇25 mg/(kg·d)及利福平10 mg/(kg·d)联合治疗;③常用肾上腺皮质激素4～6周,逐渐停药,减少渗出或粘连;④有心包压塞征象者,应进行心包穿刺,抽液后可向心包腔内注入链霉素及激素;⑤若出现亚急性渗液缩窄性心包炎表现或有心包缩窄趋势者,应尽早做心包切除。

3.化脓性心包炎

化脓性心包炎主要致病菌为葡萄球菌、革兰阳性杆菌、肺炎球菌等。多为邻近的胸内感染直接蔓延如肺炎、脓胸、纵隔炎等,也可由血行细菌播散,如败血症等,或心包穿刺性损伤带入细菌。偶可因膈下脓肿或肝脓肿蔓延而来。

(1)临床表现:为高热伴严重毒血症,胸痛,心包摩擦音,部分患者可出现心脏压塞。发病后2～12周易发展为缩窄性心包炎。

(2)实验室检查:白细胞总数明显升高,血和心包液细菌培养阳性,心包液呈脓性,中性粒细胞占多数。

(3)治疗:①针对病原菌选择抗生素,抗生素用量要足,并在感染被控制后维持2周;②应及早做心包切开引流。

4.肿瘤性心包炎

心包的原发性肿瘤主要为间皮瘤,且较少见。转移性肿瘤较多见,主要来自支气管和乳房的

肿瘤,淋巴瘤和白血病也可侵犯心包。

(1)临床表现:为心包摩擦音、心包渗液的体征,渗液为血性,渗液抽走后又迅速产生,可引起心脏压塞。预后极差。

(2)实验室检查:心包渗液中寻找肿瘤细胞可以确诊。

(3)治疗:包括用心包穿刺术、心包切开术,甚至心包切除术以解除心脏压塞及心包内滴注抗癌药。

5.急性心肌梗死并发心包炎

透壁性心肌梗死累及心包时可引起心包炎,多呈纤维蛋白性,偶有少量渗液。临床发生率7%~16%,常在梗死后2~4小时发生,出现胸痛及短暂而局限的心包摩擦音,心电图示ST段再度升高,但无与心肌梗死部位方向相反的导联ST段压低。治疗以对症处理为主,予以吲哚美辛、阿司匹林等,偶需要用肾上腺皮质激素。

6.心脏损伤后综合征

心脏损伤后综合征包括心包切开术后综合征、心脏创伤后综合征及心肌梗死后综合征,一般症状于心脏损伤后2~3周或数月出现,反复发作,每次发作1~4周,可能为自身免疫性疾病,也可能与病毒感染有关。

(1)临床表现:有发热、胸痛、心包炎、胸膜炎渗液和肺炎等。白细胞计数总数增高,血沉加快,半数患者有心包摩擦音,也可有心包渗液。症状有自限性,预后良好,但易复发,每次1周至数周。心包压塞常见。

(2)治疗:并有心包积液或胸腔积液者,需穿刺抽液。发热胸痛者可用吲哚美辛,重症患者可予以肾上腺皮质激素,有较好效果。

7.风湿性心包炎

风湿性心包炎为风湿性全心炎的一部分,常伴有其他风湿病的临床表现,胸痛及心包摩擦音多见,心脏可有杂音,心包积液量少,多呈草绿色。抗链“O”滴定度及血清黏蛋白增高,血沉增快,抗风湿治疗有效。愈后可有心包粘连,一般不发展为缩窄性心包炎。

8.尿毒症性心包炎

尿毒症性心包炎是急、慢性肾功能不全的晚期并发症,发生率为40%~50%,通常为纤维蛋白性,少数为浆液纤维蛋白性或血性,机制不明。

(1)临床表现:一般无症状,或有发热、胸痛。心包摩擦音多见,如心包积液量多也可导致心脏压塞。

(2)治疗:除按肾衰竭处理外,对无症状且未充分透析者应加强血液透析,对疑出血性心包炎者应采用局部肝素化或改行腹膜透析,以防心脏压塞。如经充分透析,心包积液反见增多者应暂停透析。对心包炎可给予吲哚美辛25 mg,一天3次,部分患者可奏效。对大量心包积液者应予心包穿刺引流,或留置导管作持续引流24~72小时,并向心包注入不易吸收的肾上腺皮质激素——羟氟烯索50 mg也有效。若上述治疗仍不能解除心脏压塞,应考虑做心包胸膜开窗术。已发展成为亚急性或慢窄性心包炎者,在尿毒症基本控制以后,应考虑心包切除术。

9.放射性心包炎

约5%接受4 000 rad照射的胸部或纵隔肿瘤患者,数月或数年后可患放射性心包炎,尤以霍奇金病中发病率为高。通常表现为急性纤维蛋白性心包炎、心包积液、亚急性渗出缩窄性心包炎或慢性缩窄性心包炎。心肌、心内膜也可受损,发展为纤维化,也可伴发肺炎及胸膜炎。放疗所致心包积液可予激素治疗，有心脏压塞者应做心包穿刺。若出现反复心脏压塞或缩窄性心包炎，应施行心包切除。

10.胆固醇性心包炎

胆固醇性心包炎常见于甲状腺功能减退、类风湿关节炎、结核病或其他原因所致高胆固醇血症，也可发生于特发性(非特异性)心包炎。发生机制未明，可能是心包表面细胞坏死，释放出细胞内胆固醇；或心包积血，红细胞溶解，释放出胆固醇；也可能因心包炎影响，减少了心包淋巴引流，使胆固醇的回吸收减少所致。心包渗液中胆固醇含量高，可有胆固醇结晶析出，胆固醇可刺激心包，使渗液增加，心包增厚。临床上表现为缓慢发展的非缩窄性大量积液(除非是血性积液)，心包积液混浊而闪光，但也可澄清。胆固醇结晶使渗液呈金黄色。治疗应针对病因，多数患者需做心包切除。由黏液水肿所致者给予甲状腺片，从小剂量始，每天15 mg，以后每 1～2 周增加 15～30 mg，平均每天量为 120～180 mg，待症状改善，基础代谢正常后减量维持之。

二、慢性心包炎

急性心包炎以后，可在心包上留下瘢痕粘连和钙质沉着。多数患者只有轻微的疤痕形成和疏松的或局部的粘连，心包无明显的增厚，不影响心脏的功能，称为慢性粘连性心包炎。部分患者心包渗液长期存在，形成慢性渗出性心包炎，主要表现为心包积液，预后良好。少数患者由于形成坚厚的瘢痕组织，心包失去伸缩性，明显地影响心脏的收缩和舒张功能，称为缩窄性心包炎，它包括典型的慢性缩窄性心包炎和在心包渗液的同时已发生心包缩窄的亚急性渗液性缩窄性心包炎，后者在临床上既有心包堵塞又有心包缩窄的表现，并最终演变为典型的慢性缩窄性心包炎。

(一)病因

部分由结核性、化脓性和非特异性心包炎引起，也见于心包外伤后或类风湿关节炎的患者。有许多缩窄性心包炎患者虽经心包病理组织检查也不能确定其病因。心包肿瘤和放射治疗也偶可引起本病。

(二)发病机制及病理改变

在慢性缩窄性心包炎中，心包脏层和壁层广泛粘连增厚和钙化，心包腔闭塞成为一个纤维瘢痕组织外壳，紧紧包住和压迫整个心脏和大血管根部，也可以局限在心脏表面的某些部位，如在房室沟或主动脉根部形成环状缩窄。在心室尤其在右心室表面，疤痕往往更坚厚，常为 0.2～2 cm或更厚。在多数患者中，瘢痕组织主要由致密的胶原纤维构成，呈斑点状或片状玻璃样变性，因此不能找到提示原发病变的特征性变化。有些患者则心包内尚可找到结核性或化脓性的肉芽组织。

由于时常发现外有纤维层包裹、内为浓缩血液成分和体液存在，提示心包内出血是形成心包缩窄的重要因素。心脏外形正常或较小，心包病变常累及贴近其下的心肌。缩窄的心包影响心脏的活动和代谢，有时导致心肌萎缩、纤维变性、脂肪浸润和钙化。

(三)临床表现

缩窄性心包炎的起病常隐袭。心包缩窄的表现出现于急性心包炎后数月至数十年，一般为 2～4 年。在缩窄发展的早期，体征常比症状显著，即使在后期，已有明显的循环功能不全的患者也可能仅有轻微的症状。

1.症状

劳累后呼吸困难常为缩窄性心包炎的最早期症状，是由于心排血量相对固定，在活动时不能

相应增加所致。后期可因大量的胸腔积液、腹水将膈抬高和肺部充血，以致休息时也发生呼吸困难，甚至出现端坐呼吸。大量腹水和肿大的肝脏压迫腹内脏器，产生腹部膨胀感。此外可有乏力、食欲缺乏、眩晕、衰弱、心悸、咳嗽、上腹疼痛、水肿等。

2.体征

(1)心脏本身的表现：心浊音界正常或稍增大。心尖冲动减弱或消失，心音轻而远，这些表现与心脏活动受限制和心排血量减少有关。第二心音的肺动脉瓣成分可增强。部分患者在胸骨左缘第三四肋间可听到一个在第二心音后 0.1 秒左右的舒张早期额外音(心包叩击音)，性质与急性心包炎有心脏压塞时相似。心率常较快。心律一般是窦性，可出现期前收缩、心房颤动、心房扑动等异位心律。

(2)心脏受压的表现：颈静脉怒张、肝大、腹水、胸腔积液、下肢水肿等与心脏舒张受阻，使心排血量减少，导致水、钠潴留，从而使血容量增加，及静脉回流受阻使静脉压升高有关。缩窄性心包炎常有大量腹水，而且较皮下水肿出现得早，与一般心力衰竭有所不同。一些患者可发生胸腔积量，有时出现奇脉，心排血量减少使动脉收缩压降低，静脉淤血，反射性引起周围小动脉痉挛使舒张压升高，因此脉压变小。

(四)影像、心电图及导管检查

1.X 线检查

心脏阴影大小正常或稍大，心影增大可能由于心包增厚或伴有心包积液，左右心缘正常弧弓消失，呈平直僵硬，心脏搏动减弱，上腔静脉明显增宽，部分患者心包有钙化呈蛋壳状，此外，可见心房增大。

2.心电图检查

多数有低电压，窦性心动过速，少数可有房颤，多个导联 T 波平坦或倒置。有时 P 波增宽或增高呈“二尖瓣型 P 波”或“肺型 P 波”表现，左、右心房扩大，也可有右心室肥厚。

3.超声心动图检查

可见右心室前壁或左心室后壁振幅变小，如同时有心包积液，则可发现心包壁层增厚程度。

4.心导管检查

右心房平均压升高，压力曲线呈“M”形或“W”形，右心室压力升高，压力曲线呈舒张早期低垂及舒张晚期高原、的图形，肺毛细楔嵌压也升高。

(五)诊断

有急性心包炎病史，伴有体、肺循环淤血的症状和体征，而无明显心脏增大，脉压小，有奇脉，X 线显示心包钙化，诊断并不困难。

(六)鉴别诊断

本病应与肝硬化门静脉高压症及充血性心力衰竭相鉴别。肝硬化有腹水及下肢水肿，但无静脉压增高及颈静脉怒张等。充血性心力衰竭者多有心瓣膜病的特征性杂音及明显心脏扩大而无奇脉，超声心动图及 X 线检查有助鉴别。

限制型心肌病的血流动力学改变与缩窄性心包炎相似，故其临床表现与钙化的缩窄性心包炎极为相似，很难鉴别，其鉴别要点可参见表 6-2。

表 6-2　缩窄性心包炎和限制性心肌病的鉴别

鉴别项目	缩窄性心包炎	限制型心肌病
疲劳和呼吸困难	逐渐发生，后来明显	一开始就明显
吸气时颈静脉扩张	有	无
心尖冲动	常不明显	常扪及
奇脉	常有	无
二尖瓣与三尖瓣关闭不全杂音	无	常有
舒张期杂音	在第二心音之后较早出现，较响，为舒张早期额外音(心包叩击音)	在第二心音之后较迟出现，较轻，为第三心音，常可听到第四六心音
X线	心脏轻度增大，常见心包钙化	心脏常明显增大，无心包钙化，可有心内膜钙化
心电图	QRS波群低电压和广泛性T波改变，可有心房颤动或提示左房肥大的P波改变	可有波群低电压和广泛性T波改变，有时出现异常Q波，常有房室和心室内传导阻滞(特别是左束支传到阻滞)和心室肥大劳损，也有心房颤动
收缩时间间期测定	正常	异常(PEP延长，LVET缩短，PEP/LVET比值增大)
超声心电图		
心房显著扩大	不常见	常见
舒张早期二尖瓣血流速率	有明显的呼吸变化	随呼吸变化极小
彼此相反的心室充盈	有	无
血流动力学检查		
左、右室舒张末期压	相等，相差≤0.7 kPa(5 mmHg)	＞0.7 kPa(5 mmHg)
右室收缩压	≤0.7 kPa(5 mmHg)	＞6.7 kPa(50 mmHg)
右室舒张末期压	大于1/3右室收缩压	＜1/3右室收缩压
计算机化断层显像	心包增厚	心包正常
心内膜心肌活组织检查	正常	异常
洋地黄治疗反应	静脉压不变	静脉压下降

(七)治疗

应及早施行心包剥离术。如病程过久，心肌常有萎缩和纤维变性，影响手术的效果。因此，只要临床表现为心脏进行性受压，用单纯心包渗液不能解释，或在心包渗液吸收过程中心脏受压重征象越来越明显，或在进行心包腔注气术时发现壁层心包显著增厚，或磁共振显像显示心包增厚和缩窄，如心包感染已基本控制，就应及早争取手术。结核性心包炎患者应在结核活动已静止后考虑手术，以免过早手术造成结核的播散。如结核尚未稳定，但心脏受压症状明显加剧时，可在积极抗结核治疗下进行手术。手术中心包应尽量剥离，尤其两心室的心包必须彻底剥离。因心脏长期受到束缚，心肌常有萎缩和纤维变性，所以，手术后心脏负担不应立即过重，应逐渐增加活动量。静脉补液必须谨慎，否则会导致急性肺水肿。由于萎缩的心肌恢复较慢，因此，手术成

功的患者常在术后 4～6 个月才逐渐出现疗效。

手术前应改善患者一般情况，严格休息，低盐饮食，使用利尿剂或抽除胸腔积液和腹水，必要时给以少量多次输血。有心力衰竭或心房颤动的患者可适应应用洋地黄类药物。

(八)预后

如能及早进行心包的彻底剥离手术，大部分患者可获满意的效果。少数患者因病程较久，有明显心肌萎缩和心源性肝硬化等严重病变，则预后较差。

(刘燕慧)

第二节　心包缩窄

心包缩窄(也称为缩窄性心包炎)是多种心包疾病的最终结果，表现为心包纤维化、钙化、粘连和增厚，导致各房室充盈障碍，类似于右心衰竭的临床表现。

由于心包缩窄，心脏舒张期充盈受限，舒张终末期压力升高，容量减少，尽管收缩功能正常，但每搏量降低，心排血量减少，然而，由于代偿性心率增快，心排血量降低不明显，因此，与心力衰竭比较右房压升高明显，而心排血量降低较少，右房压可高达 0.13～0.26 kPa(0.98～1.96 mmHg)。由于右房压力升高，体循环淤血，静脉压升高。

在欧美和日本，心包缩窄的主要病因为特发性心包炎，在南非和一些热带国家，结核性仍是最常见的病因，我国结核性缩窄性心包炎，约占缩窄性心包炎病因的 40%。心包缩窄的其他病因主要包括心脏手术后、接受血液透析的慢性肾衰竭、结缔组织病和肿瘤浸润。化脓性心包炎引流不畅可发展为缩窄性心包炎，亦可是真菌感染和寄生虫感染的并发症。偶可见于心肌梗死、心包切开术后综合征及石棉沉着病引起的心包炎后。

一、心包缩窄的病理生理

增厚致密的心包较坚硬并固缩压迫心脏，限制了两侧心脏于舒张期充分扩张，使舒张期回心血量减少，每搏输出量因之而下降。每搏输出量减少必然造成输血量减少，故血压一般偏低，机体为了维持一定的输血量，必须增加心室率而达代偿目的。心排血量减少也导致肾血流量不足，使肾脏水钠潴留增多，循环血容量增加。另一方面静脉血液回流障碍，因此出现静脉压力升高，其升高的程度常较心力衰竭时更为明显，故临床上出现颈静脉怒张、肝大、腹水、胸腔积液、下肢水肿等体征。因左心室受缩窄心包的影响可出现肺循环瘀血，临床上有呼吸困难等症状。

心包缩窄时，血流动力学改变主要来自大静脉和心房受压抑或来自心室收缩的结果，在过去曾有不同意见，目前认为是心室受压的结果，实验动物心脏全部受缩窄后，仅解除心房的瘢痕组织，血流动力学并无改善，而将心室部分疤痕解除后，则有明显改善；另外右心室受压后即可产生体循环静脉高压的表现。因此临床上行心包剥脱术时，应剥除心室部位的增厚心包。

二、心包缩窄的临床特征

心包缩窄形成的时间长短不一，通常将急性心包炎发生后 1 年内演变为心包缩窄者称急性缩窄，1 年以上者称为慢性缩窄。演变过程有 3 种形式：①持续型，急性心包炎经治疗后在数天内其全身反应和症状，如发热胸痛等可逐渐缓解，甚至完全消失，但肝大、颈静脉怒张等静脉瘀血体征不减反而加重，故在这类患者中很难确定急性期和缩窄期的界限，这与渗液在吸收的同时，心包增厚和缩窄形成几乎同时存在有关，因此难以区分两期的界限；②间歇型，心包炎急性期的症状和体征可在一定时间完全消退，患者以为病变痊愈，但数月后重新出现心包缩窄的症状和体征，这与心包的反应较慢，在较长时间内形成缩窄有关；③缓起型，这类患者急性心包炎的临床表现较轻甚至无病史，但有渐进性疲乏无力、腹胀、下肢水肿等症状，在1～2年内出现心包缩窄。

(一)症状

心包缩窄的主要症状为腹胀、下肢水肿，这与静脉压增高有关，虽有呼吸困难或端坐呼吸，其并非由于心功能不全所致，而是由于腹水或胸腔积液压迫所致。此外患者常诉疲乏、食欲缺乏、上腹部胀痛等。

(二)体征

(1)血压低，脉搏快，1/3出现奇脉，30%并心房颤动。

(2)静脉压明显升高，即使利尿后静脉压仍保持较高水平。颈静脉怒张，吸气时更明显(Kussmaul征)，扩张的颈静脉舒张早期突然塌陷(Freidreich征)。Kussmaul征和Freidreich征均属非特异性体征，心脏压塞和任何原因的严重右心衰竭，皆可见到。

(3)心脏视诊见收缩期心尖回缩，舒张早期心尖冲动。触诊有舒张期搏动撞击感。叩诊心浊音界正常或稍扩大。胸骨左缘3、4肋间听到心包叩击音，无杂音。

(4)其他体征，如黄疸、肺底湿啰音、肝大、腹水比下肢水肿更明显，与肝硬化相似。

(三)辅助检查

1.颈静脉搏动图检查

见X(心房主动扩张)和Y(右房血向右室排空，相当于右室突发而短促的充盈期)波槽明显加深，以Y降支变化最明显。

2.心电图检查

胸导联QRS波呈低电压，P波双峰，T波浅倒，如倒置较深表示心包受累严重，缩窄累及右室流出道致使右室肥厚，心房颤动通常见于重症者。广泛心包钙化可见宽Q波。

3.胸部X线检查

心影正常或稍扩大，心脏边缘不规则、僵硬。透视下见心脏搏动减弱或消失。上腔静脉充血使上纵隔影增宽，心房扩大，心包钙化者占40%，在心脏侧位观察房室沟、右心前缘和纵隔有钙化阴影，但心包钙化不一定有缩窄。肺无明显充血，如有充血征示左心受累。50%患者见胸腔积液。

4.超声心动图检查

M型和二维超声心动图表现均属非特异性变化。M型超声心动图表现为左室壁舒张中晚期回声运动平坦；二尖瓣舒张早期快速开放(DE速加快)；舒张期关闭斜率(EF斜率)加快；室间隔在心房充盈期过渡向前运动，肺动脉瓣过早开放。

二维超声心动图表现心室腔受限变小，心房正常或稍大，心包膜回声增强，下腔静脉扩张，心脏外形固定，房室瓣活动度大，当快速到缓慢充盈过渡期，见到心室充盈突然停止。吸气时回心血量增加，因右室舒张受限使房、室间隔被推向左侧。

5.CT或MRI检查

心包膜增厚比超声心动图更清晰，厚度可达5 mm，右室畸形。左室后壁纤维化增厚，上下

腔静脉和肝静脉也见特征性改变。

6.心导管检查

通过左、右心导管同时记录到上腔静脉压、右房平均压、肺毛细血管楔压、肺动脉舒张压，左、右室压力升高，升高水平大致相等。左、右室升高，升高水平大致相等。左、右室升高的舒张压相差不超过 0.8 kPa(6 mmHg)。右房压力曲线 a、v 波振幅增高，x、y 波加深形成“M”型“W”型。右室压力曲线，舒张早期迅速下陷接近基线，随后上升维持高平原波呈“平方根”样符号，高平原波时压力常超过右室收缩压的 25%，约等于右房平均压。肺动脉收缩压小于 6.7 kPa(50 mmHg)。

三、心包缩窄的诊断与鉴别诊断

(一)心包缩窄的诊断依据

心包疾病病史，结合颈静脉怒张、肝大、腹水，但心界不大、心音遥远伴有心包叩击音，可初步建立心包缩窄的诊断。再经胸部 X 线检查发现心包钙化，心电图表现为低电压和 T 波改变则可确定诊断。对不典型病例行心导管检查，可获得心腔内压力曲线以协助诊断。

(二)心包缩窄的鉴别诊断

1.肝硬化门静脉高压伴腹水

患者虽有肝大、腹水和水肿，与缩窄性心包炎表现相似，但无颈静脉怒张和周围静脉压升高现象，无奇脉，心尖冲动正常；食管钡透显示食管静脉曲张；肝功能损害及低蛋白血症。

2.肺心病

右心衰竭时颈静脉怒张、肝大、腹水、水肿，与缩窄性心包炎鉴别。肺心病有慢性呼吸道疾病史；休息状态下仍有呼吸困难；两肺湿啰音；吸气时颈静脉下陷，Kussmaul 征阴性；血气分析低氧血症及代偿或非代偿性呼吸性酸中毒；心电图右室肥厚；胸部 X 线片见肺纹理粗乱或肺淤血，右下肺动脉段增宽，心影往往扩大等，可与心包缩窄鉴别。

3.心脏瓣膜疾病

局限性心包缩窄由于缩窄部位局限于房室沟和大血管出入口可产生与瓣膜病及腔静脉阻塞病相似的体征。如缩窄局限于左房室沟，形成外压性房室口通道狭窄，体征及血流动力学变化酷似二尖瓣狭窄。风湿性心脏病二尖瓣狭窄可有风湿热史而无心包炎病史。心脏杂音存在时间较久。超声心动图示二尖瓣增厚或城墙样改变，瓣膜活动受限与左室后壁呈同向运动。胸部 X 线检查，心脏搏动正常无心包钙化。心导管检查，心包缩窄有特征性的压力曲线，再结合心血管造影有助于与先天性或后天获得性瓣膜病鉴别。

4.心力衰竭

患者往往有心脏瓣膜病或其他类型心脏病，虽有颈静脉怒张和静脉压升高，但 Kussmaul 征阴性；心脏扩大或伴有心脏瓣膜病变的杂音；且下肢水肿较腹水明显均可帮助鉴别。

5.限制型心肌病

原发性或继发性限制型心肌病由于心内膜和心肌受浸润或纤维瘢痕化，心肌顺应性丧失引起心室舒张期充盈受限。血流动力学和临床表现与缩窄性心包炎相似，鉴别诊断极为困难。因两者治疗方法，预后截然不同，故鉴别诊断很重要，确实难以鉴别时可采用开胸探查明确诊断。

四、心包缩窄的治疗

心包剥离术是治疗心包缩窄的有效方法，术后存活者 90%症状明显改善，恢复劳动力。故目前主张早期手术，即在临床上心包感染基本上已控制时就可施行手术，过迟手术患者心肌常有萎缩及纤维变性，手术虽成功但因心肌病变致术后情况改善不多，甚至因变性的心肌不能适应进入心脏血流的增多而发生心力衰竭，此外过迟手术也因一般情况不佳会增加患者手术的危险性。内科疗法主要是减轻患者症状及手术前准备。患者术前数周应休息，进低盐饮食，有贫血或低蛋白血症者可小量输血或给予清蛋白。腹水较多者可适量放水和给予利尿剂，除非有快速心房颤动一般不给予洋地黄制剂。术前 1～2 天开始用青霉素，结核病例术前数天就应开始用抗结核药。

（刘燕慧）

第三节　心包积液

一、急性心包炎所致心包积液

（一）病因

急性心包炎是由心包脏层和壁层急性炎症引起的综合征。临床特征包括胸痛、心包摩擦音和一系列异常心电图变化。急性心包炎临床表现具有隐袭性，极易漏诊。急性心包炎的病因较多，可来自心包本身疾病，也可为全身性疾病的一部分，临床上以结核性、非特异性、肿瘤性者为多见，全身性疾病如系统性红斑狼疮、尿毒症等病变易累及心包引起心包炎。

（二）病理

急性心包炎根据病理变化，可分为纤维蛋白性亦即干性心包炎和渗液性心包炎。后者可为浆液纤维蛋白性、浆液血性、化脓性等不同类型，急性纤维蛋白性心包炎时，心包的壁层和脏层有纤维蛋白、白细胞和少量内皮细胞构成的渗出物，渗出物可局限于一处，或布满整个心脏表面，但渗出物量一般不很大，若其中液体量增加，则转变为浆液纤维蛋白性渗液，其量可增至 2～3 L。其外观通常为黄而清的液体，有时因有白细胞及脱落的内皮细胞而变混浊，若红细胞含量多则呈血色，为浆液血性渗液。渗液性质可随不同的病因而各具特色，结核心包炎，为纤维蛋白性或浆液血性，量较大，存在时间长，可达数月或更久，渗液吸收后心包脏层和壁层可增厚、粘连而形成缩窄性心包炎；化脓性心包炎渗液含有大量多形核白细胞，成为稠厚的脓液；肿瘤引起的渗液多为血性，红细胞较多伴肿瘤细胞。急性心包炎时心外膜下心肌亦可受累，如范围较广可称之为心肌心包炎。若心包炎的病变严重，炎症可波及纵隔、横膈及胸膜。心包积液一般在数周至数月内吸收，但可伴随发生壁层与脏层的粘连、增厚及缩窄，也可在较短时间内大量聚集产生心脏压塞。

（三）病理生理

急性纤维蛋白性心包炎不会影响血流动力学，若渗出性心包炎渗液量大，可使心包腔内压力升高，导致血流动力学发生相应变化。当心包腔内压力高至一定程度，心室舒张充盈受限，引起体循环静脉压、肺静脉压增高，心排血量减少等心脏受压症状，称为心脏压塞。心脏压塞的发生与心包积液量的大小，积液的性质，积液蓄积的速度，心包的柔韧性及心肌功能等多种因素有关。大量渗液固然可使心包内压大幅上升，引起心脏压塞症状和体征，然而短期内快速增长的少量浆液，即使仅有 200～300 mL 也可造成心脏舒张功能障碍，产生心脏压塞。

（四）临床表现

1.症状

可出现全身症状，如发热、出汗、乏力、焦虑等。最主要的症状为胸痛，尤以急性非特异性心包炎和感染性心包炎时多见；缓慢发展的结核性心包炎或肿瘤性心包炎则不明显。心包炎时胸痛轻重不等，有的疼痛性质较尖锐，位于心前区，可放射至颈部、左肩、左臂、左肩胛骨，有时也可下达上腹部，这类疼痛除心包受累外，胸膜也被波及，所以是胸膜性疼痛，和呼吸运动有关，常因咳嗽或深呼吸而加重。有的是一种沉重的压榨样胸骨后疼痛，与心绞痛或心肌梗死相似，可能与冠状动脉内心神经输入纤维受刺激有关。也有少数患者胸痛可随着每次心脏跳动而发生，以心脏左缘及左肩部明显。上述不同类型的胸痛有时可同时存在。

2.体征

急性纤维蛋白性心包炎的典型体征是心包摩擦音，在心前区可听到心脏收缩期和舒张期都有的双相声音（它不出现在心音之后），往往盖过心音，较表浅，是因心包表面有纤维蛋白渗出，在心脏搏动时不光滑的心包与心脏间的摩擦所致。双相来回粗糙的摩擦音有时需与主动脉瓣的收缩期、舒张期杂音相区别。有时摩擦音很轻而多被漏诊。它持续时间长短不等，有的持续数小时，但可重新出现，也有持续数天或数周之久，结核性心包炎持续时间较长，尿毒症心包炎持续时间较短。如出现渗液，心包摩擦音可消失。

3.辅助检查

（1）实验室检查：结果取决于致病因素。一般都有白细胞计数增加，红细胞沉降率加速等炎症性反应。心包穿刺液的实验室检查，有助于病因学诊断。结核性心包炎渗液，常为血性，比重高，蛋白阳性，可找到结核分枝杆菌；肿瘤心包积液除为血性外尚可找到肿瘤细胞。因此心包渗液都应行穿刺液的常规化验。

（2）心电图检查：急性心包炎因累及心包脏层下的心肌和心包渗液的影响，可出现一系列心电图变化。①ST 段和 T 波改变：与心外膜下心肌缺血、损伤和复极延迟有关；急性心包炎的 ST-T 呈现动态变化，可分 4 个阶段。ST 段呈弓背向下抬高，T 波振幅增高，急性心包炎一般为弥漫性病变，上述改变可出现于除 aVR 和 V_1 外的所有导联，持续 2 天～2 周，V_6 的 $J/T \geqslant 0.25$；几天后 ST 段回复到等电位线，T 波低平；T 波呈对称型倒置并达最大深度，无对应导联相反的改变（除 aVR 和 V_1 直立外），可持续数周、数月或长期存在；T 波恢复直立，一般在 3 月内；病变较轻或局限时可有不典型改变，出现部分导联的 ST 段、T 波的改变和仅有 ST 段或 T 波改变。②PR 段移位：除 aVR 和 V_1 导联外，PR 段压低，提示心包膜下心房肌受损。③QRS 波低电压和电交替。④心律失常：窦性心动过速多见，部分发生房性心律失常，如房性期前收缩、房性心动过速、心房扑动或心房纤颤，在风湿性心包炎时可出现不同程度的房室传导阻滞。

（3）其他：X 线、超声心动图、磁共振成像等检查对渗出性心包炎有重要价值。

（五）诊断和鉴别诊断

急性心包炎的诊断可依据症状、体征、X 线和超声心动图做出诊断，有明显胸痛伴全身反应如发热等症状时要考虑到本病的可能，若听到心包摩擦音则诊断可肯定，但心包摩擦音延续时间长短不一，故应反复观察以免漏诊。患者有呼吸困难、心动过速、心浊音界扩大及静脉瘀血征象时，应想到心包渗液的可能，经 X 线和超声心动图检查一般都能确立诊断。如怀疑急性心包炎，检查发现心电图异常表现者，应注意和早期复极综合征、急性心肌缺血相鉴别。不同病因的心包炎临床表现有所不同，治疗也不同，因此，急性心包炎诊断确立后，尚需进一步明确病因，为治疗提供方向，至于不同病因所致心包炎的临床特点详后。

(六)治疗

急性心包炎的治疗包括病因治疗和对症治疗。患者应卧床休息，胸痛者可给予吲哚美辛，阿司匹林，必要时可用吗啡类药物和糖皮质类激素；有急性心脏压塞时，行心包穿刺术以解除压迫症状。化脓性心包炎除用抗生素外，一般需行心包引流术。全身性疾病引起者则根据原发病进行治疗。少数病例反复发生心包渗液可考虑心包切除术。

二、慢性和复发性心包炎所致心包积液

慢性心包炎(病史 3 个月以上)包括渗出性、粘连性和缩窄性心包炎，重要的是对炎性渗出和非炎性心包积液(心力衰竭时)的鉴别，其临床表现与慢性心脏压塞及残余心包炎症的程度有关，通常仅有胸痛、心悸和疲乏等轻微症状。

慢性心包炎的临床诊断类似于急性心包炎，对病因明确者治疗成功率高，如结核、弓形体病、黏液水肿、自身免疫病和全身性疾病，对症治疗方面同急性心包炎，同样，心包穿刺可用于诊断和治疗目的，对自身反应性心包炎，心包内滴注非吸收性皮质激素晶体非常有效。慢性心包炎若频繁复发，心包胸膜穿通术和经皮球囊心包切开术可能适用，一旦出现大量心包积液，应考虑行心包切除术。

复发性心包炎包括如下。

(一)间断型

未经治疗，存在无症状期，后者可长可短。

(二)持续型

抗炎药治疗中断导致复发。

导致复发的机制有：①自身免疫性心包炎患者抗炎药或皮质激素的剂量和/或疗程不足；②早期皮质激素治疗使心包组织病毒 DNA/RNA 复制增多，导致病毒抗原暴露增加；③再感染；④结缔组织病恶化。复发性心包炎的特征性表现为心前区疼痛，其他临床表现包括发热、心包摩擦音、呼吸困难及血沉增快，亦可出现心电图的异常变化，很少出现心脏压塞或心包缩窄。

复发性心包炎患者应限制剧烈运动，饮食治疗同急性心包炎。老年患者应避免使用吲哚美辛，因其可减少冠状动脉血流。秋水仙碱与微管蛋白结合，抑制细胞核有丝分裂及多形核细胞功能，干扰细胞间胶原移动，因而对复发性心包炎有效，尤其在非甾体抗炎药和皮质激素无效时，推荐剂量为 2 mg，1～2 天，随后 1 mg/d。用皮质激素时，应避免剂量不足和撤药太快，推荐方案为泼尼松1.0～1.5 mg/kg，至少用 1 个月，撤药时间不少于 3 个月，如撤药期间症状复发，返回前次剂量 2～3 周后，再开始逐渐减量，撤药行将结束时，建议加用消炎药秋水仙碱或 NSAID，皮质激素疗效不佳时，可加用硫唑嘌呤或环磷酰胺。药物疗效不佳、症状严重且复发率高者，在停用激素数周后方可考虑心包切除术，心包切除术后再复发者可能系心包切除不完全所致。

三、不伴心脏压塞的心包积液

(一)病因

正常心包腔有 20～50 mL 液体，为血浆的超滤液，大于 50 mL 称为心包积液，分为漏出液和渗出液。渗出液包括浆液纤维蛋白性(蛋白浓度 2～5 g/dL、化脓性、浆液血性(血细胞比容约10%)、血性(血细胞比容>10%)。另外还有胆固醇及乳糜性积液。渗出性心包积液常见于急性

 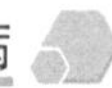

非特异性心包炎、结核、肿瘤、放射治疗及创伤等。药物和结缔组织病、心包切开术后综合征和Dressler综合征等也占一定比例。艾滋病是新出现的心包积液的原因。

(二)诊断

1.临床表现

心包积液的症状和体征与积液增长速度、积液量和心包伸展特性有关。少量心包积液，增长速度慢，心包腔内压力升高不显著，可无任何症状。大量心包积液压迫周围组织和器官可产生各种症状，如呼吸困难、咳嗽、吞咽困难、声音嘶哑、呃逆等。心包积液少于150 mL可无阳性体征。积液量多时，心浊音界向两侧扩大；心底部浊音界卧位时增宽，坐位时缩小，呈三角形；心尖冲动消失；听诊心音低而遥远或有心包摩擦音；左肩胛角下触觉语颤增强、叩诊呈浊音、可闻及支气管呼吸音，称为Ewart征，为心包积液压迫左下肺叶所致。

2.超声心动图检查

超声心动图检查对心包积液诊断极有价值，积液超过50 mL即可发现，小量心包积液以M型超声心动图像较清晰。由于心脏形状很不规则，心包积液分布也不均匀很难精确计算，为临床需要分为小、中和大量心包积液。二维超声心动图检查，少量积液的液性暗区在左室后外侧壁及心尖；中量积液扩展到后壁，暗区大于1 cm，特别在收缩期；大量心包积液右心室前壁见暗区，右房受压，在心动周期中暗区围绕心脏。超声心动图检查可提示心包有无粘连，有无分隔性积液，还能观察到心包厚度及心内结构，心脏大小，确定心包穿刺位置。

3.胸部X线检查

心包积液在250～300 mL时，心影可在正常范围，中至大量心包积液时心影普遍向两侧扩大，心脏正常弧度消失，上腔静脉影增宽，主动脉影变短，呈烧瓶状，心脏搏动明显减弱，肺野清晰。

4.实验室检查

心包液实验室检查包括生物化学、细菌学、细胞学和免疫学等。

5.CT和MR检查

CT扫描很容易发现心包积液，少于50 mL液体均可检出。正常心包厚度在CT上测量上限为4 mm，大于4 mm为异常。仰卧位CT扫描时，少量的心包积液位于左室与右房之后外侧。心上隐窝扩张是心包积液的一个重要征象，较大量积液形成带状水样密度影包围心脏，积液约在200 mL以上。渗出液与血性积液密度较高，似软组织密度。CT不能区分良性还是恶性病变积液。

MR和CT一样对少量心包积液和局限性心包积液的检出很有价值。右室前壁液体厚度大于5 mm示中等量积液。非出血性的心包积液在T_1加权像大多为均匀低信号，而慢性肾功能不全、外伤、结核性心包炎，在心包腔某些区域呈中信号或不均匀高信号，提示含高蛋白及细胞成分液体。信号强度增加区域表示炎性渗出物伴大量纤维物质。血性积液或心包积血，视含血液成分的多少，呈中或高信号。恶性肿瘤所致心包积液为不均匀中或高混杂信号。

四、心脏压塞

心脏压塞系指心包腔内心包积液量增加到压迫心脏使心脏舒张期充盈障碍，心室舒张压升高和舒张顺应性降低，心排血量和全身有效循环血量减少。临床表现取决于心包积液增长的速度、心包顺应性和心肌功能。增长速度快，心包来不及适应性伸展，即使积液量为100 mL，足使心包腔内压力突然上升至26.7 kPa(200 mmHg)以上,引起急性心脏压塞。急性心脏压塞可在几分钟或1～2小时内发生,此时静脉压不能代偿性升高来维持有效血循环,而是通过增加射血分数至70%～80%(正常50%),增加心率及周围小动脉收缩3种代偿机制,保证心、脑、肾脏的灌注。如心包积液增长速度缓慢,心包逐渐扩张适应积液量的增加,超过2 000 mL时才出现心脏压塞,表现为亚急性或慢性心脏压塞。结核性或肿瘤性心包炎伴严重脱水血容量不足的患者,当心包腔和右房压均衡上升至0.7～2.0 kPa(5～15 mmHg)就可引起心室充盈受限,每搏输出量下降,而出现所谓的低压性心脏压塞。

(一)症状

呼吸困难,端坐呼吸或前倾坐位,口唇青紫,全身冷汗,严重者出现烦躁不安,精神恍惚。

(二)体征

(1)血压下降,心率增快及脉压变小:心包积液使心排血量降低,心率代偿性增快以维持心排血量和动脉压,保证心、脑、肾脏灌注,同时,外围小动脉阻力增加,结果脉压缩小。

(2)颈静脉怒张,呈现Kussmaul征象,即吸气时颈静脉充盈更明显,其产生机制为右房不能接纳吸气时静脉回心血量。急性心脏压塞、颈部过短、循环血容量不足时可无颈静脉怒张或Kussmaul征象。

(3)奇脉:吸气时桡动脉搏动减弱或消失。因吸气时心包腔内压力下降,回心血量增多,但心脏受束缚,不能相应扩张,导致室间隔左移使左室充盈减少,收缩期血压下降。用袖带测血压检查奇脉,吸气时收缩压下降大于1.3 kPa(10 mmHg)[正常人吸气收缩压下降小于1.3 kPa(10 mmHg)],同时肱动脉处听诊,吸气时动脉音比呼气时减弱或消失。检查奇脉不应令患者深呼吸,深呼吸如同Valsalva动作,可使脉搏减弱而做出错误的判断。奇脉也见于其他疾病,如阻塞性呼吸道疾病、心源性休克、限制型心肌病、肥胖、高度腹水或妊娠者。

(4)心尖冲动不明显,心音遥远,50%可闻及心包摩擦音。

(5)肝大、腹水,体循环淤血征象:见于亚急性或慢性心脏压塞。通过代偿机制使肾脏对水钠的重吸收增多,以增加有效循环血量,而血液大部分滞留在体循环的静脉系统,再加之不同程度的静脉收缩,导致静脉压进一步升高。

(三)辅助检查检查

(1)心电图:QRS波振幅降低,P、QRS、T波出现电交替时应考虑心脏压塞。若呼吸频率过快,而影响QRS电轴变化,常出现假性QRS电交替现象。

(2)心导管检查:心包腔内压力升高,使心脏在整个心动周期过程中持续受压,心房、心室及肺动脉压升高,舒张充盈不足,每搏输出量降低。血流动力学特征为肺毛细血管楔压、肺动脉舒张压、右室舒张末压与右房压相等;每搏输出量降低;同时记录心包内、右心、左心压力显示心包内、右房、右室和左心室舒张末压几乎相等,压力升高一般>2.0 kPa(15 mmHg)。但需注意下列情况:①当心脏压塞时伴有严重低血容量的患者中,心包内压和右房压力相等但只有轻升高;②若在心脏压塞前左心室舒张压已经升高,此时心包内压力和右心压力升高仍相等,但低于左心室舒张末压;③肺动脉和右心室收缩压一般低于6.7 kPa(50 mmHg),并伴有脉压变小,反映了每搏量的降低;④重度心脏压塞,右室收缩压只稍高于右室舒张压。

(3)超声心动图:右房舒张期塌陷,右室舒张早期塌陷,左房塌陷。吸气时通过三尖瓣血流速度增加,而二尖瓣血流速度降低>15%。吸气时右室内径增大而左室内径缩小。二尖瓣EF斜率下降。下腔静脉淤血,内径随呼吸的正常变化消失。左室假性肥厚。心脏摆动。心包腔见大

量液性暗区。

（四）治疗

心包穿刺或心外科手术排出心包积液，解除心脏压塞是最主要的治疗方法。在紧急情况下某些支持疗法也有一定的治疗作用。静脉输液有助于中心静脉压升高，促进心室充盈，维持心排血量。此外，静脉滴注异丙基肾上腺素和多巴酚丁胺是维持心脏压塞时血循环的有效药物，它可增强心肌收缩力、扩张周围小动脉、缩小心脏体积以减轻心脏压塞，增加心排血量。心脏压塞时避免使用β受体阻滞剂，也不宜单独使用血管扩张剂。

心包穿刺：20 世纪 70 年代前，心包穿刺是在没有超声心动图检查和血流动力学监测下进行的盲目的床边穿刺，危及生命的并发症和死亡的发生率高达 20%。目前依据二维超声心动图检查选择穿刺部位，心电监护下心包穿刺，可降低并发症发生率。有人推荐联合进行右心导管检查、动脉压监测和心包穿刺引流和测压，可以评价压塞解除是否充分，可以彻底引流无分隔的心包液体；可以了解存在右房压高的其他原因，在血流动力学监测和透视下行心包穿刺，增加了操作的安全性。心包穿刺时最好使用三通接头，接于 18 号穿刺针上。三通接头侧管与压力传感器相连，后端连接含有 1%利多卡因的注射器，之后可用于抽吸心包积液。穿刺针针座或近端可以经一金属夹与心电图胸导联相连，观察穿刺是否太深损伤心外膜。但必须保证心电图机或心电图监护仪接地以免漏电引起心室纤颤。

心包穿刺部位以剑突下最常用，患者取半卧位 20°～30°，背部可垫枕使剑突隆起，穿刺点定在剑突下约 5 cm 和中线左旁 1 cm 处。穿刺针与皮肤成锐角，进针后针头向上略向后沿胸骨后推进。此处穿刺优点为肺脏、胸膜不遮盖心脏，穿刺针不穿过胸腔；不会损伤乳内动脉；心包后下方的积液易抽取，但穿刺针需穿过致密组织，如用力较大可能进针过深而撕裂右室、右房或冠状动脉。左第 5 肋间也是常用的穿刺部位。取坐位于心浊音界内 1～2 cm，二维超声心动图定位。穿刺向内、后，按定位方向进针。因左侧心肌较厚，穿通心肌机会少，但针头需经胸腔可使心包积液流入胸腔。若同时伴有左胸腔积液，心包穿刺抽取液体不易辨别液体来源于何处。少量心包积液选此点行心包穿刺不易成功，且有刺伤心肌危险。

五、不同病因所致的急性心包积液

（一）感染性心包积液

1.特发性（非特异性或病毒性）心包炎

急性特发性心包炎在国外占心包炎的首位，国内近年有渐增趋向。病因尚不十分清楚，可能是病毒直接侵入感染或感染后自身免疫反应。在这类心包炎患者中，曾有学者分离出柯萨奇 B、埃可 8 型病毒。目前即使在医疗技术先进的国家，对心包液、血液、咽部分泌物和粪便等进行病毒分离和培养，提供病原诊断的可能性仍不大。推测临床上许多特发性心包炎就是病毒性心包炎，因此急性特发性心包炎亦有称之为急性非特异性心包炎或病毒性心包炎。另因此病预后良好，又有学者将其称为急性心包炎。

（1）病理：早期表现呈急性炎症反应，中性粒细胞浸润，纤维蛋白沉积是急性纤维蛋白性或干性心包炎。心包脏层与壁层表面出现含有灰黄色的纤维蛋白、白细胞及内皮细胞组成的渗出物，呈条团块及微细颗粒状，毛茸茸的样子。炎症反应可累及心外膜下心肌，或心包与心外膜之间、心包与邻近的胸骨和胸膜之间发生炎症性反应至纤维粘连。心包炎症进一步发展，液体渗出增加呈渗出性心包炎。

(2)临床表现。①症状:本病多见于男性青壮年,儿童与老年人也有发生。半数以上病例在发病前1～8周曾有上呼吸道感染。前驱症状有发热和肌痛。典型“心包痛”的症状是突然剧烈心前区疼痛,部位和性质多变,常局限于胸骨后和左心前区,可放射至斜方肌、颈部及上肢。咳嗽、深呼吸、吞咽动作、躯体转动时疼痛加剧,前倾坐位疼痛缓解。偶有疼痛局限于上腹部,酷似“急腹症”。若疼痛性质呈压榨感并放射至左上肢又酷似“急性心肌梗死”。有时又与胸膜炎疼痛相似。一般症状持续数天至数周。呼吸与体位变化疼痛加重易与急性肺梗死胸痛相混淆,然而急性肺动脉栓塞后数天,4%患者会并发急性心包炎,应予注意。心包的痛觉神经经膈神经入胸椎第4、5节的脊髓。心包只有壁层前壁,相当于左侧第5、6肋间处对痛敏感。疼痛除心包壁层反应外,心包周围组织和胸膜炎症反应及心包积液心包膜伸展等原因,均可引起胸痛。呼吸困难表现为呼吸浅速,以减轻心包和胸膜疼痛。发热或大量心包积液压迫邻近支气管和肺实质或并发肺炎,呼吸困难加重;②体征:心包摩擦音是急性心包炎特有的体征。由于心包膜壁层与心外膜炎症性纤维蛋白渗出,表面粗糙在心脏跳动时两者相互摩擦而产生。听诊时有似搔抓、刮擦高频声音,似近在耳旁,心前区胸骨左缘和心尖部摩擦音最清楚,最好取呼吸暂停或前俯坐位,采用膜式听诊器加压听诊。大多数心包摩擦音与呼吸周期无关,但有时吸气状态下声音较响。心包摩擦音由3个时相成分组成,包括心房收缩(收缩期前)、心室舒张快速充盈期和心室收缩。心室收缩期成分,是心包摩擦音最响的成分。心包摩擦音由三相成分组成占58%～60%,双相24%,单相仅有心室收缩成分者占10%～15%,且多在心包炎早期和消退期听到。单相和双相心包摩擦音,需排除器质性心脏病、纵隔嘎吱音和听诊器接触皮肤的人工摩擦音。

(3)辅助检查。

心电图检查:典型心电图变化分4个阶段。第1阶段,在起病几小时或数天之内,除对应的aVR、V_1导联ST段常压低外,其他所有导联ST段抬高呈凹形,一般<0.5 mV,部分病例可见P-R段压低,约1周内消失;第2阶段,ST和P-R段回到正常基线,T波低平;第3阶段,在原有ST抬高导联中T波倒置,不伴有R波降低和病理性Q波;第4阶段,可能在发病后数周、数月,T波恢复正常或因发展至慢性心包炎使T波持久倒置。当心包炎心外膜下心肌受损或心包膜不同部位的炎症恢复过程不一致,心电图呈不典型变化,如只有ST段抬高或T波变化;局限性ST和T波改变;一份心电图可同时出现心包炎演变过程中不同阶段的ST和T波变化。如心电图见有一度房室传导阻滞或束支传导阻滞,则提示合并广泛性心肌炎症。第1阶段ST抬高需与以下疾病鉴别:①急性心肌梗死,心包炎不出现病理性Q波,ST段抬高时无T波倒置,演变过程中在T波倒置之前表现为正常心电图;②变异性心绞痛,ST段抬高多为暂时性;③早期复极综合征,ST段抬高常见于青年人,特别是黑种人、运动员和精神科患者,ST段没有动态演变,P-R段不偏移。

胸部X线检查:急性纤维蛋白性心包炎阶段或心包积液在250 mL以下,心影不增大,即使有血流动力学异常,胸部X线检查亦可正常。

血白细胞正常或增多:分类以淋巴细胞为主。血沉增快,心肌酶谱正常,但当炎症扩展到心外膜下心肌时酶谱水平可升高。

(4)鉴别诊断。

急性心肌梗死:急性心包炎早期易与之混淆。发病后24～36小时,依临床经过,一系列特征性心电图改变和心肌酶升高可鉴别。

急性主动脉夹层:主动脉夹层发生心包积血,呈血性心包炎时可误诊为急性特发性心包炎,

通过超声心动图、CT 或 MRI 检查可获得正确诊断。

(5)治疗：本病自然病程一般为 2～6 周，多数患者可自愈，急性期卧床休息，密切观察心包积液的增长情况，出现心脏压塞即行心包穿刺。胸痛给予止痛药，阿司匹林 0.9 mg，每天 4 次或非甾体抗炎药，如吲哚美辛 75 mg/d、布洛芬 600～1 200 mg/d。经上述治疗数天后仍有剧烈胸痛，心包积液量增多或出现血性心包积液倾向，在排除合并感染后采用激素治疗，泼尼松 40～60 mg/d。症状一旦缓解即迅速逐渐减量和停用。急性特发性心包炎治疗后，头数周或数月内可复发，复发率达 25%。少数慢性复发性心包炎需用小剂量泼尼松 5～10 mg/d，维持治疗数周甚至半年。病情进展至心包缩窄时，可行心包切除术。

2.结核性心包炎

研究表明，结核病患者中约 4%引起急性心包炎，其中 7%发生心脏压塞，6%发展成心包缩窄，在我国结核病是心包炎的主要原因。患者多通过肺门、纵隔、支气管、胸骨等处直接蔓延，也可通过血行途径将病菌播散至心包，常是急性起病，亚急性发展。急性期心包纤维蛋白沉积伴有浆液血性渗出主要含有白细胞，1～2 周后以淋巴细胞为主，蛋白浓度超过 2.5 g/dL。结核性心包积液的产生可能由于对结核分枝杆菌蛋白的高敏反应。亚急性期心包炎呈现肉芽肿性炎症并有内皮组织细胞，朗格汉斯细胞及干酪样坏死。心包渗液或心包组织中也可出现极低浓度的结核分枝杆菌，与脏、壁层心包增厚伴成纤维细胞增生使两层粘连，若同时伴有渗出，即成慢性或粘连期，此种渗出缩窄性心包炎不常见。其后心包腔内无渗液而心包钙化，部分发展为缩窄性心包炎。

(1)临床表现：有全身性疾病的一般症状及心包炎表现，常有发热、胸痛、心悸、咳嗽、呼吸困难、食欲缺乏、消瘦乏力及盗汗等，心界扩大、心音遥远、心动过速，偶有心包摩擦音。40%～50%并胸腔积液，大量者可致心脏压塞，出现颈静脉怒张、奇脉、端坐呼吸、肝大、下肢水肿。

(2)诊断：绝对证据应是心包渗液或心包膜病检证实有结核分枝杆菌，但阳性率极低(包括培养)，活检系创伤性难以接受。其他如体内任何部位查结核分枝杆菌或干酪性坏死肉芽肿组织学证据，即可高度提示为结核性心包炎。结核菌素皮试强阳性或抗结核治疗有效，仅是间接依据。聚合酶联反应(PCR)技术检测结核菌 DNA 的方法尚待进一步完善。

(3)治疗：确诊或怀疑结核性心包炎患者，能排除病因(如病毒、恶性肿瘤、结缔组织病等者)可予抗结核治疗。三联抗结核化疗：异烟肼 300 mg/d，利福平 600 mg/d 与链霉素 1 g/d 或乙胺丁醇 15 mg/(kg·d)，治疗 9 个月可以达满意疗效。

抗结核治疗中仍有心包渗出或心包炎复发，可加用肾上腺皮质激素如泼尼松 40～60 mg/d。可减少心包穿刺次数、降低死亡率，但不能减少缩窄性心包炎的发生。

外科治疗：心包缩窄、心脏压塞或渗出缩窄心包炎均是手术切除心包的指征、争取及早进行。

3.细菌性(化脓性)心包炎

化脓性心包炎自抗感染药物使用后，较以往减少，主要致病菌由肺炎球菌、溶血性链球转为葡萄球菌及革兰阴性杆菌、沙门杆菌属、流感嗜血杆菌和其他少见病原体。通常感染由邻近胸、膈下疾病直接蔓延或血行传播。当前成年人化脓性心包炎与胸外科术后或创伤后感染、感染性心内膜炎有关。

(1)临床表现：化脓性心包炎发病开始为感染所致的高热、寒战、盗汗和呼吸困难。多数无"心包痛"。心包摩擦音占半数以下，心动过速几乎都有，易被漏诊，颈静脉怒张和奇脉是主要的心包受累依据，且预示将发生心脏压塞。

(2)诊断：根据病史、体检再结合辅助检查白细胞升高、胸部 X 线示心影扩大，纵隔增宽。

ECG示ST-T呈心包炎特征改变，交替电压示有心脏压塞可能。P-R延长、房室分离或束支传导阻滞。心包液检查多核白细胞增多、可有脓球，葡萄糖定量水平降低，蛋白含量增加，乳酸脱氢酶(LDH)明显增高。对高度怀疑患者应迅速作超声心动图检查确定是否心包积液或判断有无产气菌感染所形成的粘连所致的小腔积液。

(3)治疗：使用足量抗生素外，应行心包切开引流，必须彻底引流，大剂量抗生素控制感染后维持2周。

4.真菌性心包炎

(1)病因：组织孢浆菌是真菌性心包炎最常见的病因，多见于美国。年青者和健康人由于吸入鸟或蝙蝠粪便中的孢子而患病。在城市则与挖掘或建筑物爆破有关。球孢子菌性心包炎与吸入来自土壤与灰尘的衣原体孢子有关。其他真菌感染引起心包炎包括曲菌、酵母菌、白念珠菌等。引起真菌感染传播的危险因素，包括毒瘾者、免疫功能低下、接受广谱抗生素治疗或心脏手术恢复期。

(2)病理解剖：组织孢浆菌性心包炎，心包液增长迅速、量大，可为浆液性或血性，蛋白量增加，多形核白细胞增加。其他病原真菌性心包炎，渗液增长较慢。组织孢浆菌和其他真菌性心包炎，心包渗出液偶尔可机化，心包增厚，心包缩窄和钙化。

(3)临床表现：几乎所有组织孢浆菌心包炎患者都有呼吸道疾病、明显的“心包痛”及典型心电图改变。胸片异常，95%心影增大，胸腔积液和2/3患者胸腔内淋巴结肿大。组织孢浆菌心包炎典型表现为急性自限性播散感染，40%以上患者有血流动力学变化或心脏压塞症状，罕见发生严重长期播散感染，如发热、贫血、白细胞计数下降、肺炎-胸腔综合征、肝大、脑膜炎、心肌炎或心内膜炎等症状不常见。严重播散感染多半在婴幼儿、老年男性和应用免疫抑制剂者。

(4)诊断：组织孢浆菌心包炎诊断依据：①永久居住或旅行至流行病区；②青年人或健康成年人，疑心包炎时，补体结合滴定度升高至少1∶32；③免疫扩散试验阳性。多数患者滴定度并不进行性升高，因为心包炎通常发生在轻或无症状肺炎后，则第1次测定时滴度已升高。组织孢浆菌素皮试对诊断没有帮助。组织孢浆菌心包炎多发生在严重播散性感染情况下，必须与结节病、结核、霍奇金病及布氏菌病鉴别。组织孢浆菌进行性播散时，组织学检查和培养是重要的，可从肝、骨髓、溃疡渗出液或痰接种于萨布罗骨髓、溃疡渗出液或痰接种于萨布罗琼脂培养基或荷兰猪，随后传代培养。

球孢子菌感染是一局限性或播散性疾病。一般为良性，有时少数发展为急性的播散性致死性的真菌病。此病常发生在美国圣华金山谷，后又在南美、非洲发现。本病不经人传染，多因吸入孢子后感染。本病不易由流行区带至其他非流行区，因非流行区不具备流行区的条件。诊断球孢子菌性心包炎依据：①有接触流行病区尘土的病史；②有球孢子菌播散至肺和其他器官的特征性临床表现；③感染早期血清学检查沉淀反应、补体结合试验阳性；④活体组织病理检查见特征性的小体。球孢子菌素皮试往往阴性。明确诊断要根据萨布罗琼脂培养鉴定。

其他真菌性心包炎如怀疑由其他真菌引起的心包炎，应做相应的补体结合试验。念珠菌性心包炎对血清学检查和沉淀试验不敏感，也不具有特异性，心包膜活检见真菌感染的特征和心包渗液培养有真菌生长，对诊断念珠菌心包炎有重要意义。

(5)治疗：组织孢浆菌心包炎一般属良性，在2周内缓解，不需要两性霉素B治疗，可用非固醇类消炎药治疗胸痛、发热、心包摩擦音和渗出。大量心包积液至心脏压塞，则需紧急心包穿刺或心包切开引流。心包钙化缩窄不常见。若同时伴有全身严重感染播散可静脉注射两性霉素

B。非组织孢浆菌心包炎生产诊断较罕见，不会自然缓解，多死于原发病或真菌性心包炎及心肌受累。心包炎伴有球孢子菌播散，曲菌病、芽生菌病时的药物治疗可用两性霉素B静脉注射。南美型芽生菌病尚需用氨苯磺胺。伴有真菌败血症和播散感染的念珠菌性心包炎用两性霉素B治疗并心包切开引流。许多非组织孢浆菌的真菌性心包炎，慢性心包炎真菌感染能发展为严重性心包炎，慢性心包炎真菌感染能发展为严重的心包缩窄，而心脏压塞并不常见，因此，心包切开引流是常用的治疗方法。心包内注射抗真菌药不一定有帮助。长时间应用两性霉素B常伴随严重毒性反应，故强调组织学检查或培养后获得正确诊断的重要性。伊氏放线菌病和星形诺卡菌属真菌与细菌中间类型，这类病原体可引起无痛性感染，也可由胸腔、腹腔或颜面脓肿侵入心包，发展至心脏压塞和慢性缩窄性心包。

5.寄生虫性心包炎

寄生虫性心包炎极为少见。肠溶组织阿米巴可通过血源性播散或肝脓肿破入心包而引起心包炎。文献已报告100例棘球蚴引起的心包炎，它常由入侵部位蔓延至心包或在心肌形成的囊肿破入心包腔而引起心包炎。

(二)非感染性心包积液

1.急性心肌梗死后综合征(Dressler综合征)

急性心肌梗死后综合征，多发生于急性心肌梗死后数周至数月，最常见是2～3周。急性起病伴发热、心包炎和胸膜炎。估计Dressler综合征发生率约40%。近年发生率有显著下降。急性心肌梗死溶栓治疗成功再灌注者中，Dressler综合征极罕见。其发生机制尚不完全清楚，可能是机体对坏死心肌组织的一种自身免疫反应，因Dressler综合征患者血中可测到抗心肌抗体；抑或是心肌梗死处血液渗入心包腔引起心外膜迟发免疫反应；也可能由于心肌梗死创伤激活心脏内静止或潜在的病毒。临床表现需与急性心肌梗死、早期心包炎、梗死延展和梗死后心绞痛相鉴别。

(1)病理解剖：心包膜呈非特异性炎症改变、纤维蛋白沉着。与梗死早期心包炎不同，早期心包炎，心包膜炎症改变仅覆盖在梗死灶局部范围，Dressler综合征病理改变呈弥漫性。

(2)临床表现：急性心肌梗死后数周至数月内偶见于1年后发病，可反复发作。急性起病，常见症状为发热、全身不适、心前区疼痛和胸痛。疼痛性质与程度有时易误诊再梗或梗死后心绞痛。查体可闻及心包摩擦音，有时可听到胸膜摩擦音，持续2周。心包积液少至中等量，大量心包积液心脏压塞少见。心包积液为浆液性或浆液血性，偶为血性积液。血化验检查白细胞增多，血沉增快，胸部X线片心影扩大，单侧(常为左侧)或双侧胸腔积液，有时可见肺内渗出阴影。超声心动图检查示心包积液。而心肌梗死后可有1/4患者出现少量心包积液，且临床无症状，但并非Dressler综合征。心电图表现除原有的心肌梗死，ST-T改变外，部分患者有急性心包炎典型ST-T改变。

(3)鉴别诊断。

急性心肌梗死早期心包炎：多于梗死后1周内发生，常为前壁和广泛前壁心肌梗死，扩展到心外膜引起局限性心包炎。急性心肌梗死头48小时即可听到心包摩擦音，持续2～3天，超过3天提示预后不良。

心肌梗死延展或再梗死(Dressler综合征)：①具有特征性“心包痛”，与呼吸，体位有关，对硝酸甘油治疗无反应；②心电图无新Q波出现；③CK-MB无明显上升，有时心包炎症浸润心外膜下心肌，使CK-MB轻度升高。

心肌梗死后长期抗凝治疗继发血性心包积液：胸部X线片发现心包积液，肺部浸润性阴影，少数有咯血症状者，还需与肺炎和肺梗死相鉴别。

(4)治疗：Dressler综合征是自限性疾病，易复发，预后良好。突发的严重心包炎应住院观察，以防发生心脏压塞。发热、胸痛应予卧床休息，常用阿司匹林或非甾体抗炎药治疗。Dressler综合征为中等或大量心包积液或复发者，可短期内用肾上腺皮质激素治疗，如泼尼松40 mg/d，3～5天后快速减量至5～10 mg/d，维持治疗至症状消失，血沉恢复正常为止。有报道秋水仙碱可治愈Dressler综合征复发性激素依赖性心包炎，其效果有待进一步证实。患Dressler综合征后停用抗凝剂，以免发生心包腔内出血。心脏压塞即行心包穿刺。Dressler综合征引起缩窄性心包炎则行心包切除术。

2.肿瘤性心包积液

(1)病理解剖：尸解资料肿瘤性心包炎占心包病的5%～10%。肺癌、乳腺癌、白血病、霍奇金病和非霍奇金淋巴瘤占恶性心包炎的80%，除此之外还包括胃肠道癌肿、卵巢癌、宫颈癌、肉瘤、平滑肌肉瘤、多发性骨髓瘤、纵隔畸胎瘤、胸腺瘤和黑色素瘤。

原发性心包肿瘤：原发性心包恶性肿瘤罕见，以间皮瘤占优势，其次为良性局限性纤维间皮瘤、恶性纤维肉瘤、血管肉瘤、脂肪瘤和脂肪肉瘤、良性和原发性恶性畸胎瘤。原发性心包肿瘤罕见，偶有与先天性疾病，如结节性硬化症并存报告。分泌儿茶酚胺嗜铬细胞瘤，也是罕见的原发性心包肿瘤。在一些艾滋病患者中，由于卡波西肉瘤和心脏淋巴瘤，引起心包膜和心脏恶性肿瘤病例数增多。感染艾滋病病毒早期可出现心脏压塞，必须与化脓性心包炎及心包恶性肿瘤鉴别，以排除这些疾病。

心包转移肿瘤：癌肿转移途径有：①纵隔恶性肿瘤扩散和附着到心包；②肿瘤小结由血行或淋巴播散沉积于心包；③肿瘤弥漫性浸润心包；④原发性心包肿瘤，心包膜局部浸润。大多数病例，心外膜和心肌不受累。

肿瘤性心包积液：肿瘤性心包炎渗液呈现浆液血性，发展迅速，可致急性或亚急性心脏压塞。心包肿瘤如肉瘤、间皮瘤和黑色素瘤，能侵蚀心室腔和心包腔内血管，引起急性心包扩张和意外的致死性心脏压塞。心包增厚和心包腔内渗液（渗出-缩窄性心包炎）或肿瘤生长把整个心脏包裹，形成缩窄性心包炎。

纵隔肿瘤并发心包积液：并非均为恶性，纵隔淋巴瘤和霍奇金病常出现无症状心包渗液，这些暂时性心包渗液，推测可能是淋巴回流障碍的结果。纵隔胸腺瘤和原发性心脏肿瘤也可并发暂时性心包积液。

(2)临床表现：肿瘤心包炎可无症状仅在尸解时发现。在不明原因的急性心包炎中，估计肿瘤病因占5%。心脏压塞有时是某些癌肿、白血病，或原发性心包肿瘤的首发症状。呼吸困难是恶性心包炎常见症状，其次包括胸痛、咳嗽、胸廓畸形和咯血。心音遥远和偶闻心包摩擦音。大多数患者是在心脏压塞、颈静脉怒张、奇脉及低血压时而被确诊。

(3)辅助检查。胸部X线90%以上有胸腔积液、心脏扩大、纵隔增宽、肺门肿块或偶见心脏阴影轮廓呈不规则结节状。

(4)心电图检查：心电图呈非特异性改变。心动过速、ST-T改变、QRS低电压和偶见心房纤颤。有些患者的心电图呈持续心动过速、心包炎早期心电图表现。心电图出现房室传导障碍，暗示肿瘤已浸润心肌和心脏传导系统。

(5)诊断和鉴别诊断：癌肿患者并发心包炎并非均是癌肿疾病本身所引起，如放射治疗后心

包炎，免疫抑制剂治疗诱发结核性或真菌性心包炎。有少数报告，静脉注射化疗药物多柔比星（阿霉素）、柔红霉素时发生急性心包炎。

肿瘤性心包炎心脏压塞，必须与癌肿患者因其他原因出现的颈静脉怒张、肝大、周围水肿相鉴别。引起这些症状重要原因包括：①多柔比星的心肌毒性或原有心脏病者，左右心功能不全进行性加重；②上腔静脉阻塞；③肝肿瘤门静脉高压；④肿瘤播散至肺微血管继发性肺动脉高压。

超声心动图检查可帮助探测心包腔中不规则肿块。CT 和 MRI 检查除可显示心包积液外，还能了解肿瘤位置与心包膜、纵隔和肺之间关系。

心包穿刺和心导管：超声心动图检查发现大量心包积液疑有心脏压塞的癌肿患者，采用心包穿刺留置导管同时联用，可以鉴别：①上腔静脉阻塞，可能同时并存肿瘤性心包炎，心脏压塞，致面部水肿，颈静脉扩张。心导管还能协助区分；②发绀、低氧血症和肺血管阻力升高，不一定是心脏压塞特征。当心包穿刺后，患者的低氧血症和持续性呼吸困难仍存在，强有力支持肺微血管肿瘤（肿瘤性淋巴炎肺播散）。在右心导管肺毛细血管嵌顿处取血样标本，进行细胞学检查能获得诊断的证据。

由于心包积液外观不能区别心包炎的原因是肿瘤性、放射性抑或是特异性病因，需要精细的心包积液细胞学检查鉴别。细胞学检查结果对 85%的恶性肿瘤心包炎可提供诊断依据。癌肿性心包炎，假阴性细胞学是不常见，但不包含淋巴瘤和间皮瘤。对怀疑肿瘤性心包炎者，心包积液检查应包括癌胚抗原以提高诊断的阳性率。假如细胞学检查结果阴性，可能要求切开心包进行活检。心包活检的标本要够大，能对 90%以上病例提供组织学诊断，如标本太小可有假阴性诊断。对危急患者切开心包活检有一定危险，值得注意。经皮光导心包腔镜活检是一种新的介入检查方法，可用于怀疑心包腔肿瘤者。

（6）预后：肺癌和乳腺癌是肿瘤性心包炎心脏压塞最常见原因。肿瘤性心包炎自然史根据原发恶性肿瘤疾病类型而决定。两组统计分析，恶性肿瘤心脏压塞经治疗患者的自然史，平均生存 4 个月，25%生存1 年。乳腺癌致肿瘤性心包炎预后明显好于肺癌或其他转移癌性心包炎。有学者报告肺癌患者的心包炎心脏压塞外科治疗，平均生存期仅 3.5 月，相反乳腺癌平均生存 9 月，有幸者最长生存 5 年以上。

（7）治疗：肿瘤性心包积液根据患者具体情况而定，如有无心脏压塞的临床表现，有无特异性有效的治疗和恶性肿瘤病程的阶段。终末期衰竭患者，通过治疗改变预后是无希望的，在这种情况下，诊断顺序要简化，治疗目的是减轻症状，改善最后数天或数周的生活质量。90%～100%肿瘤性心包炎心脏压塞者，采用心包穿刺留置导管方法抽取心包积液，能有效地缓解相关症状，出现并发症风险低（<2%）。若心脏压塞复发，可在局麻下行剑突下心包切开术，缓解症状成功率高，并发症发生率低。左侧开胸部分心包切开术（开窗术）与剑突下心包切开术相比，无更多的优点，现已少用。

一种经皮球囊心包切开术，对恶性肿瘤心包积液处理是一种有前途的新技术。有用此种方法治疗50 例大量心包积液和心脏压塞的经验。并发症包括 2%冠状动脉撕裂，12%发热，胸腔积液需行胸腔穿刺或放置引流者占 16%。虽然，早期并发症发生率高，但对恶性心包积液的处理，尚无循证医学证据证实经皮球囊心包切开术的效果优于导管心包穿刺术或剑突下心包切开术。

已接受有效的化疗和激素治疗的恶性肿瘤患者，其无症状性心包积液可用超声心动图动态观察心包积液进展情况。大量心包积液和心脏压塞，除心包穿刺抽液外可并用药物治疗如四环素和其他化学制剂注入心包腔内，目的是使心包膜硬化和心包腔闭合。与导管心包腔穿刺和剑突下心包切开抽液比较，至今没有使人信服的证据证实心包腔内滴注药物能改善预后。心包腔内滴入药物的不良反应包括胸痛、恶心、高热，房性心律失常和迅速发展成心包缩窄。

对放射治疗敏感的肿瘤，放射治疗是一个重要的选择。大约一半恶性心包炎是对放射治疗敏感的肿瘤引发，对这种治疗有反应。一组 16 例乳腺癌患者并恶性心包积液，11 例放射治疗后明显改善。7 例白血病或淋巴瘤继发性恶性心包积液，放射治疗 6 例改善。

1/4 恶性心包积液患者很可能生存时间少于 1 年。在癌肿者伴有复发性心包积液和心包缩窄，如对系统性抗癌治疗有潜在反应或期望生存时间延长 1 年以上，可考虑外科广泛心包切除术。

3.尿毒症性心包炎

可分为尿毒症心包炎和透析后心包炎，由于透析疗法的进展，发生率较前明显降低。其发病多为综合因素：尿素氮等毒性物质所致包膜化学性炎症；营养不良免疫功能低下，频发细菌、病毒感染极易波及心包；患者血小板功能和凝血功能障碍、纤溶活性降低，导致出血性心包炎或出血纤维性心包炎，增加心脏压塞的危险；免疫功能异常；容量超负荷；患者甲状旁腺功能亢进，钙盐增加，沉积心包；伴有高尿酸血症、低蛋白血症，也增加其发生。

(1)临床表现：持续心前区疼痛，随体位变化而加剧、发热等。心包摩擦音、血压下降。心界扩大、肝大、奇脉等心脏压塞症状。如临床无典型心前区疼痛及心包摩擦音、仅靠超声心动图检查难以诊断尿毒症心包炎。

(2)治疗：血液透析是有效的治疗措施，应尽早进行。尽量减少肝素用量、避免出血致心脏压塞，必要时行无肝素透析或作体外肝素化法。积液量大者可行心包穿刺或心导管心包腔内引流术，放液后心包腔内注入甲泼尼龙 60～100 mg 可助炎症吸收。若心脏压塞持续存在或反复出现心包积液，上述治疗无效或已发展至心包缩窄可行心包切除术。

4.放射性心包炎

(1)病因：放射性心包炎(radiation pericarditis)是乳腺癌、霍奇金病和非霍奇金淋巴瘤放射治疗的严重并发症。放射治疗对心肌和心包的损伤取决于：①放射治疗的剂量；②治疗次数和治疗时间；③放疗照射区所包括心脏的容积；④^{60}Co 与直线加速器比较，^{60}Co 照射量分布不均匀。

霍奇金病放射治疗过程中 60%心影在照射野内，经 4 周剂量小于 4 000 rad 治疗，放射性心包炎发生率 5%～7%，超过此剂量放射性心包炎发生率急速上升。当整个心包膜暴露在照射野内，心包炎发生率为 20%。若隆突下用防护垫保护心脏，发生率可降至 2.5%。

乳腺癌放射治疗，在照射野内心脏容积少于 30%，可耐受 6 周以上，6 000 rad 治疗，放射性心包炎发生率小于 5%。

目前认为放射性心包炎多发生在放射治疗后数年，临床表现呈慢性心包积液或缩窄性心包炎。

(2)病理解剖：放射性心包炎表现为纤维蛋白沉积和心包膜纤维化。急性炎症阶段心包积液可以是浆液性、浆液血性或血性，蛋白和淋巴细胞成分增多。初期炎症反应性渗液可以自然消退，若浓稠的纤维蛋白渗液继续增多，使心包粘连、心包膜增厚和心包小血管增殖则形成慢性渗出性心包积液、缩窄性心包炎及放射治疗常引起的渗出-缩窄性心包炎。放射治疗有时可损伤心肌，致心肌间质纤维化、瓣膜增厚、主动脉瓣关闭不全、主动脉炎、不同程度房室传导阻滞，心肌内小动脉纤维变性增厚，可伴有心内膜纤维化或弹力纤维增生、心肌纤维化，亦可发展成限制型心肌病，与放射治疗后缩窄性心包炎并存。

(3)临床表现:少数表现为急性心包炎症状,发热、心前区痛、食欲减退、全身不适,心包摩擦音和心电图异常。迟发性心包炎常在放射治疗后4个月至20年,最常见在12个月内,出现急性非特异性心包炎或无症状性心包积液和胸腔积液,在数月或数年内逐渐消退。约50%患者呈慢性大量心包积液,伴有不同程度心脏压塞,病程长者可出现心包缩窄的临床表现。

(4)诊断及鉴别诊断:放射性心包炎常与原有的恶性肿瘤所引起的心包炎相混淆。肿瘤转移或浸润的心包炎常为大量心包积液、心脏压塞。心包积液细胞学检查,85%病例能确定原发灶。若霍奇金病临床治愈数年后心包炎、心包积液症状仍存在,则放射损害比恶性肿瘤转移的可能性更大。放射治疗可诱发甲状腺功能减退,而发生心包积液,发生率约25%。病毒感染所致而发生心包炎均需与放射性心包炎相鉴别。

(5)治疗:放射治疗后无症状心包积液,定期随访,不需特殊治疗。大量心包积液、心脏压塞或为明确诊断进行组织学检查需做心包穿刺术。严重顽固疼痛和威胁生命的心包积液可用激素治疗。反复大量心包积液,严重渗出-缩窄性心包炎行心包切除术,手术死亡率21%,而非特异性缩窄性心包炎手术死亡率则为8%,明显低于放射性心包炎。术后随访5年生存率5%,而其他病因心包切除术,5年随访生存率83%。

5.风湿性心包炎

在19世纪心包炎最常见病因是急性风湿热,它与严重的风湿性心内膜炎多并存。目前,风湿性心包炎不常见,发生率为5%～10%。风湿性心包炎为自限性心包炎,可自然消退,发展为慢性钙化缩窄性心包炎极罕见。

(1)病理解剖:风湿性心包炎特点为浆液纤维蛋白或脓性渗液。急性活动期IgG、IgM和补体沉着在心包膜表面,但心包炎发病机制是免疫机制或是单纯的非特异性炎症反应尚不清楚。

(2)临床表现及诊断:风湿性心包炎常发生在急性风湿热初期,无临床症状或有典型心前区痛和急性风湿热的其他症状,如发热、全身不适和关节痛。出现心包炎常表示有弥漫性全心炎。风湿性心包炎诊断依据包括胸痛、心包摩擦音或超声心动图显示出心包积液,结合Jones修正的急性风湿热临床诊断标准和A族溶血性链球菌感染证据。儿童风湿性心包炎并不少见,所以对心包炎患儿应迅速查找急性风湿热的相关证据。

儿童或青年人出现心包炎、发热、关节痛和皮疹等,应与病毒疹、莱姆病、感染性心内膜炎、青年型类风湿性关节炎、系统性红斑狼疮、克罗恩病、Henoch-Schonlein紫癜或镰状细胞危象相鉴别。

(3)治疗:按急性风湿热治疗,包括卧床休息,注射青霉素,若发生心力衰竭时加用地高辛。胸痛者可给予阿司匹林600 mg,每天3～4次,也可用激素治疗。少量或中等量心包积液常可自然退,不需要进行心包穿刺抽液,除非为了明确急性风湿热的诊断。

6.系统性红斑狼疮性心包炎

系统性红斑狼疮性心包炎多发生在疾病活动期,是该病最常见的心血管系统表现。临床发生率为20%～45%。超声心动图检查发现异常的百分率更高。尸解检出率为43%～100%,平均62%,心包炎多为纤维蛋白性或渗出性。心包液可能是血浆性或肉眼血性。蛋白含量高,葡萄糖量正常或减少,白细胞计数小于10×10^9/L,补体水平低、偶可发现红斑狼疮细胞。

心脏压塞发生率小于10%,发展为缩窄性心包炎者罕见。有时心脏压塞是红斑狼疮首发症状。红斑狼疮心包炎可伴有心肌炎、心内膜炎,传导系统炎症和冠状动脉炎,偶可引起心肌梗死。

(1)临床表现:红斑狼疮患者出现胸痛,心包摩擦音或X线检查心影增大,心电图呈急性心包炎的特点。因心包炎常发生在疾病活动期，常与肾炎同时并存，其血清补体明显升高，抗核抗体阳性和血沉增加，可查到红斑狼疮细胞。红斑狼疮患者，用免疫抑制药物、激素和细胞毒性制剂治疗过程中，若超声心动图发现新近心包积液，胸部X线检查心影增大，胸腔积液和肺实质性浸润，需细心的体格检查、血培养、结核菌素皮试以排除并发化脓性、真菌性或结核性心包炎。

(2)治疗：针对原发病治疗，如激素和免疫抑制剂。可采用中到大剂量糖皮质激素类药物。如泼尼松1.0～1.5 mg/(kg·d)，1～5天内不见症状好转，可考虑在原剂量上增加10%剂量，待病情缓解，减少用量，泼尼松15 mg/d或隔天30 mg维持治疗，一般为6～12个月。大量心包积液心脏压塞时行心包穿刺术，反复出现心包积液和发展成缩窄性心包炎，可选择心包切除术。

7.类风湿心包炎

尸检发现，50%类风湿关节炎患者合并陈旧性纤维蛋白粘连性心包炎。生前诊断为10%～25%，表现为一过性或大量心包积液心包炎征象。50%慢性类风湿关节炎者，超声心动图检查可显示有心包积液。心包炎多见于严重类风湿关节炎，包括关节强直、畸形、皮下类风湿结节、肺炎和类风湿因子阳性。偶尔，血清类风湿因子阴性患者亦可发生类风湿性全心炎。

成人类风湿性心包炎(rheumatoid pericarditis)能引致心脏压塞和渗出性缩窄心包炎及缩窄性心包炎。成人Still病、约6%青年型类风湿关节炎，可出现心包炎心脏压塞。心包炎同时伴有心肌炎的发生率以男性为主。

(1)病理解剖：心包膜典型病理改变为心包血管炎，非特异性纤维素性增厚粘连，偶见类风湿结节。心包渗液呈浆液性或血性，蛋白超过5 g/dL，葡萄糖小于45 mg/dL，胆固醇水平升高，白细胞计数在20×10^9/L～90×10^9/L，类风湿因子阳性，补体活性减低、心包膜见$CD8^+$ T细胞浸润。当类风湿结节侵犯心肌、心瓣膜时，能引致主动脉瓣、二尖瓣关闭不全。

(2)临床表现：关节肿胀僵痛、发热、心前区痛和心包摩擦音、胸膜炎。胸部X线检查心影扩大，65%患者出现单侧或双侧胸腔积液。心电图表现为非特异性ST-T改变、房室传导阻滞。超声心动图检查几乎一半患者有心包增厚和积液。虽然类风湿性心包炎是自限性和良性的，但3%～25%患者突然出现心脏压塞或因免疫复合物沉着在心包膜上而发展为渗出-缩窄性或缩窄性心包炎，且男性多于女性。

(3)治疗：有症状的心包炎者可用阿司匹林0.6～1.0，每天3～4次，或非甾体抗炎药如吲哚美辛25 mg，每天2～3次。大量心包积液、心脏压塞行心包穿刺术，4%～20%患者需心包切除术，使血流动力学得到最大的改善。

8.心包切开术后综合征

心包切开术后综合征(postpericardiotomy syndrome)是指心脏手术一周后出现发热、心包炎、胸膜炎。此综合征首先发生在风湿性心脏病二尖瓣手术患者，认为是风湿热的复发，随后，在非风湿性心脏病的患者进行心脏手术后也会出现这一综合征。在埋藏式心脏起搏器起搏导管引起心脏穿孔、胸部钝挫伤、心外膜植入心脏起搏器及冠状动脉成形术导致冠状动脉穿孔时，可同样出现心包切开术后综合征的临床特征。

心包切开术后综合征发病率在10%～40%，儿童发病率高于成人。有报道预激综合征心脏外科手术治疗导致本综合征的发生率为31%。

同Dressler综合征类似，心包切开术后综合征被假设为心肌自身的免疫反应，可能同一种新的或再活化的病毒感染有关。Engle及其同事曾用实验证明，进行过心包切开术的某些患者其血浆中出现抗心肌抗体，效价水平同综合征发病率呈正比关系。约70%心包切开术后综合征患者血浆抗心肌病毒抗体效价升高，而无此综合征患者仅8%升高，抗心肌抗体阴性，这暗示，病毒感染可能是个触发或随意因素。在2岁以下进行心脏手术的儿童中，患心包切开术后综合征甚为罕见。这一发现，说明同各种病毒暴露的时间有关，或是对经由胎盘的保护性抗体有关。

(1)病理解剖：心包切开术后综合征，心包组织无特异性改变，心包操作和积血可能引起心包粘连，心包膜增厚，偶有纤维化心包腔闭合，导致缩窄性心包炎。心包膜产生的组织型纤维蛋白溶酶原激活素，在心脏手术拖长时间，伴随心包间皮损伤和炎症时，分泌激活素减少影响心包纤维蛋白的溶解，导致术后心包炎和心包粘连。心包积液呈稻草黄色、粉红色或血性，其蛋白含量大于4.5 g/dL，白细胞计数(0.3～8.0)×10^9/L。

(2)临床表现：通常在心脏手术后2～3周急性起病，其特征为发热、乏力和胸痛。有些病例手术后一周内即持续发热。胸痛是急性心包炎的特征，胸痛性质类似胸膜炎。其他非特异性的炎症表现包括血沉加快，多形核白细胞升高。几乎所有患者在心脏手术后头几天可闻及心包摩擦音，大多数于1周内消失而不发生此综合征。X线检查约1/3的患者左侧或双侧胸腔积液，1/10患者有肺浸润，半数患者有短暂性的心影扩大。心电图表现为非特异性ST-T改变和阵发性房性心动过速。超声心动图可提示心包积液存在和心脏压塞的证据。心脏手术后心包渗血极为普遍，术后10天内有56%～84%患者有心包积液。诊断心包切开术后综合征需与术后其他原因，包括感染引起发热相鉴别。

(3)治疗：心包切开术后综合征有自限性，但长期迁延可致残。发热和胸痛可用阿司匹林或非甾体抗炎药加以缓解。用药后48小时内无效可使用激素治疗。手术后头6个月此综合征多有复发。约1%成年人心脏手术后平均49天发生心脏压塞，同时伴有发热、心包摩擦音及典型“心包痛”。抗凝治疗与心包切开术后综合征伴发心脏压塞无关。心脏压塞行心包穿刺处理，反复的心脏压塞需要进行心包切除术。发生缩窄性心包炎罕见，多出现在心包切除术后综合征后的数月至数年。

9.创伤性心包炎

创伤性心包炎除贯通伤和非贯通伤，其他外伤性心包炎的重要原因，包括食管癌、食管腐蚀或Boerhaave综合征突发食管破裂，食管内容物流入心包腔或为食管胃切除术后的并发症。意外事件，吞咽牙签或鱼骨致食管穿孔而发生心脏压塞和迟发缩窄性心包炎。食管破裂外伤性心包炎，常伴随严重糜烂性心包炎症和感染。食管破裂或穿孔可发展成食管心包瘘。上述病情，虽有内科治疗瘘管可以自然闭合报道，也常需外科立即手术，但死亡率高。心包炎也可继发于胰腺炎，此时心包积液淀粉酶含量高，而心脏压塞或胰腺心包瘘罕见。急性酒精性胰腺炎，心包积液发生率明显高于对照组(47%比11%)。恶性疾病或胃、胆管、大肠和气管外科手术并发溃疡形成，可致心包瘘管。

心包外伤也可出现不常见的外伤性症状，包括心脏通过心包裂口形成心脏疝或心脏半脱位所引发心血管虚脱和心包内膈疝。心脏疝能被CT和MRI所诊断。左肺根部切除术和部分心包切除术可发生在胸心脏疝。脐疝手法复位引起肠襻心包内疝罕见，超声心动图可提供诊断。

10.心脏手术及心导管术后心包积血

心脏外科术后或心导管检查、安装起搏器过程中或术后并发心包积血，可导致急性心脏压塞和慢性缩窄性心包炎。一组报道510例进行心脏外科手术后连续发病者，其中2%在术后1～30天内(平均8天)发生心脏压塞。心脏外科手术后至少有一半患者，可用超声心动探测出小量心包积液，大量心包积液心脏压塞常见于服抗凝药者，且比服用阿司匹林患者多10倍。术后心脏压塞占心脏外科术后不明原因低血压病例的10%，会与血容量不足或心力衰竭相混淆，右室压缩继发肝充血可能误诊术后肝炎等。

床旁作食管超声检查是鉴别术后完全性或局限性心脏压塞的必不可少的诊断工具。两者在临床和超声心动图上的心脏压塞表现是有区别的。对心脏周围或大面积局限性心包积液的处理可用二维超声心动图引导下作经皮导管心包穿刺术。对心脏后壁局部心包积液或局部血栓的患者，应在手术室内作外科心包切开清除处理。Friedrich 等在 6 年中连续观察 11 845 例，心导管操作时心脏穿孔和急性心脏压塞发生率，二尖瓣球囊成形术时心脏穿孔占 4.2%，主动脉瓣球囊成形术占 0.01%，对这类患者实施心包穿刺术半数有效，而其余患者则要外科手术修补穿孔。经静脉的右心室内膜心肌活检，心脏穿孔和/或心脏压塞发生占 1.5%，冠状动脉成形术0.02%，冠状动脉内支架植入较少见。引起心包积血和心脏压塞其他原因，包括胸骨骨穿，食管镜，和纵隔镜检查。近年报道，食管静脉曲张用内镜硬化治疗亦是引起急性心包积血和随后发展为心包炎和心脏压塞的原因。植入螺旋固定心房电极的起搏器约 5%发生急性心包炎并伴有心包积液，需要抗感染治疗。

11.黏液水肿性心包炎

黏液水肿患者常并发心肌病，1/3 并心包积液、胸腔积液和腹水。心包积液机制可能是水钠潴留，淋巴液引流缓慢和毛细血管外渗蛋白增加。心包积液常呈清或淡黄色，偶尔像黏液胶状物。积液所含蛋白和胆固醇浓度升高，少量白细胞或红细胞。黏液水肿患者心包积液增长速度很缓慢，容量可达 5～6 L，虽已压迫心脏，但仍无代偿性心动过速和其他心脏压塞症状，胸部透视时意外发现心脏明显扩大。曾有报道巨舌可作为甲状腺功能减退和心包积液静脉压升高的特征。大量心包积液患者，常是甲状腺功能减退特征，尤其是婴儿和老年患者，往往心包积液是唯一的体征。纵隔放射治疗后，患者出现心包积液应考虑为甲状腺功能减退的表现，有报道 25%妇女在放射治疗中可诱发甲状腺功能紊乱。甲状腺替代治疗，已恢复具有正常甲状腺功能数月后，黏液水肿心包积液会缓慢减少最终消失。

12.胆固醇性心包炎

胆固醇心包炎(cholesterol pericarditis)是由于心包损伤伴胆固醇结晶沉积和对炎症反应的单核细胞，包括泡沫细胞、巨噬细胞浸润而形成。心包腔内出现胆固醇结晶是慢性炎症表现。心包积液典型特征，包括微小胆固醇结晶，像闪闪发光的金子。心包积液中胆固醇增多机制不清，可能原因：①心包表面细胞坏死放出细胞的胆固醇；②红细胞溶解释放出胆固醇；③心包炎减少了淋巴引流，减少胆固醇的吸收，产生胆固醇结晶；④一些胆固醇心包炎患者，心包积液的胆固醇量与血浆胆固醇含量相似，心包腔内高胆固醇可能是单纯渗出物。

大多数胆固醇心包炎常缺乏明确的基础疾病。治疗包括确定伴有的任何因素如结核病、风湿病或黏液性水肿高胆固醇血症。胆固醇心包炎心包积液容量大，发展缓慢，心脏压塞并发症少见。当大量心包积液引起呼吸困难和胸痛，或发展成缩窄性心包炎的可进行心包切除术。

13.乳糜性心包积液

特发性乳糜性心包积液罕见，常是由于胸导管阻塞，其原因可以为外科手术或外伤致胸导管破裂或因肿瘤阻塞淋巴管。胸导管阻塞，使正常的淋巴回流系统受阻，结果乳糜通过淋巴引流反流心包。多数患者无症状，心包积液缓慢增加，多在胸部 X 线和超声心动图检查时发现。损伤的胸导管和心包腔之间的淋巴引流，可凭借^{99m}Tc 硫黄锑胶体放射核素淋巴管造影发现。心包积液常似乳白色牛奶，含有高胆固醇及甘油三酯，蛋白含量高于 35 g/L，用苏丹Ⅲ号脂肪染剂染

色，显微镜下见到细微脂肪滴。

乳糜心包积液发生心脏压塞和缩窄性心包炎罕见。有报道心脏手术后并发乳糜性心包积液可致心脏压塞。对有症状的乳糜性心包积液患者的处理，尽可能减少复发，包括限制摄入含丰富甘油三酯的食物，如不成功可考虑胸导管手术，切开心包壁排出乳糜液和防止再蓄积。

14.妊娠与心包积液

没有证据表明妊娠会影响心包疾病的易感性，但是，许多孕妇在妊娠后3个月出现小至中量心包积液，罕见心脏压塞，由于妊娠期血容量增加，可使原来隐伏的心包缩窄表现出来。妊娠期的急性心包炎心电图须与正常妊娠状态下心电图上轻微的ST-T改变相鉴别。妊娠期大多数心包疾病的处理与非妊娠者类似，值得注意的是，大剂量阿司匹林可使胎儿动脉导管提早闭合，秋水仙碱也应禁用。心包切开术或心包切除术并不增加随后妊娠的风险，必要时可以进行。妊娠20周后，可通过超声心动图检出胎儿心包液，深度在2 mm以内为正常，如心包液过多，应考虑到胎儿水肿、溶血、低蛋白血症、免疫系统疾病、母婴传播的支原体或其他感染和肿瘤形成的可能。

（刘燕慧）

第七章

冠状动脉粥样硬化性心脏病

第一节　稳定型心绞痛

一、概述

心绞痛是由于暂时性心肌缺血引起的以胸痛为主要特征的临床综合征，是冠状动脉粥样硬化性心脏病（冠心病）的最常见表现。通常见于冠状动脉至少一支主要分支管腔直径狭窄在50%以上的患者，当应激时，冠状动脉血流不能满足心肌代谢的需要，导致心肌缺血，而引起心绞痛发作，休息或含服硝酸甘油可缓解。

稳定型心绞痛（stable angina pectoris，SAP）是指心绞痛发作的程度、频度、性质及诱发因素在数周内无显著变化的患者。心绞痛也可发生在瓣膜病（尤其是主动脉瓣病变）、肥厚型心肌病和未控制的高血压及甲状腺功能亢进、严重贫血等患者。冠状动脉"正常"者也可由于冠状动脉痉挛或内皮功能障碍等原因发生心绞痛。某些非心脏性疾病如食道、胸壁或肺部疾病也可引起类似心绞痛的症状，临床上需注意鉴别。

二、流行病学

心绞痛是基于病史的主观诊断，因此它的发病率和患病率很难进行评估，而且评估结果也会因为依据的标准不同产生差异。

一项基于欧洲社区心绞痛患病率的调查研究显示：45～54岁年龄段女性患病率为0.1%～1%，男性为2%～5%；而65～74岁年龄段女性达10%～15%，男性达10%～20%。由此可见，每百万个欧洲人中有2万～4万人罹患心绞痛。

最近的一项调查，其标准为静息或运动时胸痛发作伴有动脉造影、运动试验或心电图异常证据，研究结果证实了心绞痛的地域差异性，且其与已知的全球冠心病死亡率的分布平行。例如，心绞痛作为初始冠脉病变的发病率，贝尔法斯特是法国的2倍。

稳定型心绞痛患者有发生急性冠脉综合征的危险，如不稳定型心绞痛、非ST段抬高型心肌梗死或ST段抬高型心肌梗死。弗雷明汉（Framingham）研究结果显示，稳定型心绞痛的患者，

 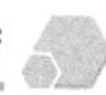

两年内发生非致死性心肌梗死和充血性心脏病的概率，男性为14.3%和5.5%，女性为6.2%和3.8%。稳定型心绞痛的患者的预后取决于临床、功能和解剖因素，个体差别很大。

左室功能是慢性稳定性冠脉疾病存活率最有力的预测因子。其次是冠脉狭窄的部位和严重程度。左冠状动脉主干病变最为严重，据国外统计，年病死率可高达30%左右。此后依次为3支、2支与1支病变。左前降支病变一般较其他两大支严重。

三、病因和发病机制

稳定型心绞痛是一种以胸、下颌、肩、背或臂的不适感为特征的临床综合征，其典型表现为劳累、情绪波动或应激后发作，休息或服用硝酸甘油后可缓解。有些不典型的稳定型心绞痛以上腹部不适感为临床表现。威廉·赫伯登(William Heberden)在1772年首次提出"心绞痛的概念"，并将之描述为与运动有关的胸区压抑感和焦虑，不过那时还不清楚它的病因和病理机制。现在我们知道它由心肌缺血引起。心肌缺血最常见的原因是粥样硬化性冠状动脉疾病，其他原因还包括肥厚型或扩张型心肌病、动脉硬化及其他较少见的心脏疾病。

心肌供氧和需氧的不平衡产生了心肌缺血。心肌氧供取决于动脉氧饱和度、心肌氧扩散度和冠脉血流，而冠脉血流又取决于冠脉管腔横断面积和冠脉微血管的调节。管腔横断面积和微血管都受到管壁内粥样硬化斑块的影响，从而因运动时心率增快、心肌收缩增强及管壁紧张度增加导致心肌需氧增加，最终引起氧的供需不平衡。心肌缺血引起交感神经系统激活，产生心肌耗氧增加、冠状动脉收缩等一系列效应从而进一步加重缺血。缺血持续加重，导致心脏代谢紊乱、血流重分配、区域性以至整体性舒张和收缩功能障碍，心电图改变，最终引起心绞痛。缺血心肌释放的腺苷能激活心脏神经末梢的A1受体，是导致心绞痛(胸痛)的主要中介。

心肌缺血也可以无症状。无痛性心肌缺血可能因为缺血时间短或不甚严重，或因为心脏传入神经受损，或缺血性疼痛在脊的和脊上的部位受到抑制。患者显示出无痛性缺血表现、气短及心悸都提示心绞痛存在。

对大多数患者来说，稳定型心绞痛的病理因素是动脉粥样硬化、冠脉狭窄。正常血管床能自我调节，例如在运动时冠脉血流增加为平时的5～6倍。动脉粥样化斑块减少了血管腔横断面积，使得运动时冠脉血管床自我调节的能力下降，从而产生不同严重程度的缺血。若管腔径减少>50%，当运动或应激时，冠脉血流不能满足心脏代谢需要从而导致心肌缺血。内皮功能受损也是心绞痛的病因之一。心肌桥是心绞痛的罕见病因。

用血管内超声(IVUS)观察稳定型心绞痛患者的冠状动脉斑块。发现1/3的患者至少有1个斑块破裂，6%的患者有多个斑块破裂。合并糖尿病的患者更易发生斑块破裂。临床上应重视稳定型心绞痛患者的治疗，防止其发展为急性冠脉综合征(ACS)。

四、诊断

胸痛患者应根据年龄、性别、心血管危险因素、疼痛的特点来估计冠心病的可能性，并依据病史、体格检查、相关的无创检查及有创检查结果做出诊断及危险分层的评价。

(一)病史及体格检查

1.病史

详尽的病史是诊断心绞痛的基石。在大多数病例中，可以通过病史就能得出心绞痛的诊断。

(1)部位：典型的心绞痛部位是在胸骨后或左前胸，范围常不局限，可以放射到颈部、咽部、颌部、上腹部、肩背部、左臂及左手指侧，也可以放射至其他部位，心绞痛还可以发生在胸部以外如上腹部、咽部、颈部等。每次心绞痛发作部位往往是相似的。

(2)性质:常呈紧缩感、绞榨感、压迫感、烧灼感、胸憋、胸闷或有窒息感、沉重感，有的患者只述为胸部不适，主观感觉个体差异较大，但一般不会是针刺样疼痛，有的表现为乏力、气短。

(3)持续时间:呈阵发性发作，持续数分钟，一般不会超过10分钟，也不会转瞬即逝。

(4)诱发因素及缓解方式:慢性稳定型心绞痛的发作与劳力或情绪激动有关，如走快路、爬坡时诱发，停下休息即可缓解，多发生在劳力当时而不是之后。舌下含服硝酸甘油可在2～5分钟内迅速缓解症状。

非心绞痛的胸痛通常无上述特征，疼痛通常局限于左胸的某个部位，持续数小时甚至数天；不能被硝酸甘油缓解甚至因触诊加重。胸痛的临床分类见表7-1，加拿大心血管学会分级法见表7-2所示。

表7-1 胸痛的临床分类

分类	具体内容
1.典型心绞痛	符合下述3个特征
	胸骨下疼痛伴特殊性质和持续时间
	运动及情绪激动诱发
	休息或硝酸甘油缓解
2.非典型心绞痛	符合上述两个特征
3.非心性胸痛	符合上述1个特征或完全不符合

表7-2 加拿大心血管学会分级法

级别	症状程度
Ⅰ级	一般体力活动不引起心绞痛，例如行走和上楼，但紧张、快速或持续用力可引起心绞痛的发作
Ⅱ级	日常体力活动稍受限制，快步行走或上楼、登高、饭后行走或上楼、寒冷或风中行走、情绪激动可发作心绞痛或仅在睡醒后数小时内发作。在正常情况下以一般速度平地步行200 m以上或登一层以上的楼梯受限
Ⅲ级	日常体力活动明显受限，在正常情况下以一般速度平地步行100～200 m或登一层楼梯时可发作心绞痛
Ⅳ级	轻微活动或休息时即可以出现心绞痛症状

2.体格检查

稳定型心绞痛体检常无明显异常，心绞痛发作时可有心率增快、血压升高、焦虑、出汗，有时可闻及第四心音、第三心音或奔马律，或出现心尖部收缩期杂音，第二心音逆分裂，偶闻双肺底啰音。体检尚能发现其他相关情况，如心脏瓣膜病、心肌病等非冠状动脉粥样硬化性疾病，也可发现高血压、脂质代谢障碍所致的黄色瘤等危险因素，颈动脉杂音或周围血管病变有助于动脉粥样硬化的诊断。体检尚需注意肥胖(体重指数及腰围)，有助于了解有无代谢综合征。

(二)基本实验室检查

(1)了解冠心病危险因素，空腹血糖、血脂检查，包括血总胆固醇(TC)、高密度脂蛋白胆固醇(HDL-C)、低密度脂蛋白胆固醇(LDL-C)及甘油三酯(TG)。必要时做糖耐量试验。

(2)了解有无贫血(可能诱发心绞痛)，检查血红蛋白是否减少。

(3)甲状腺，必要时检查甲状腺功能。

(4)行尿常规、肝肾功能、电解质、肝炎相关抗原、人类免疫缺陷病毒(HIV)检查及梅毒血清试验,需在冠状动脉造影前进行。

(5)胸痛较明显患者,需查血心肌肌钙蛋白(cTnT 或 cTnI)、肌酸激酶(CK)及同工酶(CK-MB),以与急性冠状动脉综合征(acute coronary syndrome,ACS)相鉴别。

(三)胸部 X 线检查

胸部 X 线检查常用于可疑心脏病患者的检查,然而,对于稳定型心绞痛患者,该检查并不能提供有效特异的信息。

(四)心电图检查

1.静息心电图检查

所有可疑心绞痛患者均应常规行静息 12 导联心电图。怀疑血管痉挛的患者于疼痛发作时行心电图尤其有意义。心电图同时可以发现诸如左室肥厚、左束支阻滞、预激、心律失常及传导障碍等情况,这些信息可发现胸痛的可能机制,并能指导治疗措施。静息心电图对危险分层也有意义。但不主张重复此项检查除非当时胸痛发作或功能分级有改变。

2.心绞痛发作时心电图检查

在胸痛发作时争取心电图检查,缓解后立即复查。静息心电图正常不能排除冠心病心绞痛的诊断,但如果有 ST-T 改变符合心肌缺血时,特别是在疼痛发作时检出,则支持心绞痛的诊断。心电图显示陈旧性心肌梗死时,则心绞痛可能性增加。静息心电图有 ST 段压低或 T 波倒置但胸痛发作时呈“假性正常化”,也有利于冠心病心绞痛的诊断。24 小时动态心电图表现如有与症状相一致 ST-T 变化,则对诊断有参考价值。

(五)核素心室造影

1.^{201}Tl 心肌显像

铊随冠脉血流被正常心肌细胞摄取,休息时铊显像所示主要见于心肌梗死后瘢痕部位。在冠状动脉供血不足部位的心肌,则明显的灌注缺损仅见于运动后缺血区。变异型心绞痛发作时心肌急性缺血区常显示特别明显的灌注缺损。

2.放射性核素心腔造影

红细胞被标记上放射性核素,得到心腔内血池显影,可测定左心室射血分数及显示室壁局部运动障碍。

3.正电子发射断层心肌显像(PET)

除可判断心肌血流灌注外,还可了解心肌代谢状况,准确评估心肌活力。

(六)负荷试验

1.心电图运动试验

(1)适应证:①有心绞痛症状怀疑冠心病,可进行运动,静息心电图无明显异常的患者,为达到诊断目的;②确定稳定型冠心病的患者心绞痛症状明显改变者;③确诊的稳定型冠心病患者用于危险分层。

(2)禁忌证:急性心肌梗死早期、未经治疗稳定的急性冠状动脉综合征、未控制的严重心律失常或高度房室传导阻滞、未控制的心力衰竭、急性肺动脉栓塞或肺梗死、主动脉夹层、已知左冠状动脉主干狭窄、重度主动脉瓣狭窄、肥厚型梗阻性心肌病、严重高血压、活动性心肌炎、心包炎、电解质异常等。

(3)方案(Burce 方案):运动试验的阳性标准为运动中出现典型心绞痛,运动中或运动后出现 ST 段水平或下斜型下降≥1 mm(J 点后 60～80 ms)，或运动中出现血压下降者。

(4)需终止运动试验的情况，包括：①出现明显症状(如胸痛、乏力、气短、跛行)；症状伴有意义的ST 段变化；②ST 段明显压低(压低>2 mm 为终止运动相对指征；≥4 mm 为终止运动绝对指征)；③ST 段抬高≥1 mm；④出现有意义的心律失常；收缩压持续降低 1.3 kPa(10 mmHg)或血压明显升高[收缩压>33.3 kPa(250 mmHg)或舒张压>15.3 kPa(115 mmHg)]；⑤已达目标心率者。有上述情况一项者需终止运动试验。

2.核素负荷试验(心肌负荷显像)

(1)核素负荷试验的适应证：①静息心电图异常、LBBB、ST 段下降>1 mm、起搏心律、预激综合征等心电图运动试验难以精确评估者；②心电图运动试验不能下结论，而冠状动脉疾病可能性较大者。

(2)药物负荷试验：包括双嘧达莫、腺苷或多巴酚丁胺药物负荷试验，用于不能运动的患者。

(七)多层 CT 或电子束 CT 扫描

多层 CT 或电子束 CT 平扫可检出冠状动脉钙化并进行积分。人群研究显示钙化与冠状动脉病变的高危人群相联系，但钙化程度与冠状动脉狭窄程度却并不相关，因此，不推荐将钙化积分常规用于心绞痛患者的诊断评价。

CT 造影为显示冠状动脉病变及形态的无创检查方法。有较高阴性预测价值，若 CT 冠状动脉造影未见狭窄病变，一般可不进行有创检查。但 CT 冠状动脉造影对狭窄病变及程度的判断仍有一定限度，特别当钙化存在时会显著影响狭窄程度的判断，而钙化在冠心病患者中相当普遍，因此，仅能作为参考。

(八)有创性检查

1.冠状动脉造影

冠状动脉造影至今仍是临床上评价冠状动脉粥样硬化和相对较为少见的非冠状动脉粥样硬化性疾病所引起的心绞痛的最精确的检查方法。对糖尿病、年龄>65 岁老年患者、年龄>55 岁女性的胸痛患者冠状动脉造影更有价值。

(1)适应证：①严重稳定型心绞痛(CCS 分级 3 级或以上者)，特别是药物治疗不能很好缓解症状者；②无创方法评价为高危的患者，不论心绞痛严重程度如何；③心脏停搏存活者；④患者有严重的室性心律失常；⑤血管重建(PCI，CABG)的患者有早期中等或严重的心绞痛复发；⑥伴有慢性心力衰竭或左室射血分数(LVEF)明显减低的心绞痛患者；⑦无创评价属中、高危的心绞痛患者需考虑大的非心脏手术，尤其是血管手术(如主动脉瘤修复，颈动脉内膜剥脱术，股动脉搭桥术等)。

(2)不推荐行冠状动脉造影：严重肾功能不全、造影剂过敏、精神异常不能合作者或合并其他严重疾病，血管造影的得益低于风险者。

2.冠状动脉内超声显像

血管内超声检查可较为精确地了解冠状动脉腔径，血管腔内及血管壁粥样硬化病变情况，指导介入治疗操作并评价介入治疗效果，但不是一线的检查方法，只在特殊的临床情况及为科研目的而进行。

五、治疗

(一)治疗目标

1.防止心肌梗死和死亡,改善预后

防止心肌梗死和死亡,主要是减少急性血栓形成的发生率,阻止心室功能障碍的发展。上述目标需通过生活方式的改善和药物干预来实现:①减少斑块形成;②稳定斑块,减轻炎症反应,保护内皮功能;③对于已有内皮功能受损和斑块破裂,需阻止血栓形成。

2.减轻或消除症状

改善生活方式、药物干预和血管再通术均是减轻和消除症状的手段,根据患者的个体情况选择合适的治疗方法。

(二)一般治疗

1.戒烟

大量数据表明对于许多患者而言,吸烟是冠心病起源的最重要的可逆性危险因子。因此,强调戒烟是非常必要的。

2.限制饮食和酒精摄入

对确诊的冠心病患者,限制饮食是有效的干预方式。推荐食用水果、蔬菜、谷类、谷物制品、脱脂奶制品、鱼、瘦肉等,也就是所谓的“地中海饮食”。具体食用量需根据患者总胆固醇及低密度脂蛋白胆固醇来制定。超重患者应减轻体重。

适量饮酒是有益的,但大量饮酒肯定有害,尤其对于有高血压和心衰的患者。很难定义适量饮酒的酒精量,因此提倡限酒。稳定的冠心病患者可饮少量(＜50 g/d)低度酒(如葡萄酒)。

3.ω-3 不饱和脂肪酸

鱼油中富含的 ω-3 不饱和脂肪酸能降低血中甘油三酯,被证实能降低近期心肌梗死患者的猝死率,同时它也有抗心律失常作用,能降低高危患者的死亡率和危险因素,可用作此类患者的二级预防。但该脂肪酸的治疗只用于高危人群,如近期心肌梗死患者,对于稳定型心绞痛伴高危因素患者较少应用。目前只提倡患者每星期至少吃一次鱼以保证该脂肪酸的正常摄入。

4.维生素和抗氧化剂

目前尚无研究证实维生素的摄入能减少冠心病患者的心血管危险因素,同样,许多大型试验也没有发现抗氧化剂能给患者带来益处。

5.积极治疗高血压,糖尿病及其他疾病

稳定型心绞痛患者也应积极治疗高血压、糖尿病、代谢综合征等疾病,因这些疾病本身有促进冠脉疾病发展的危险性。

确诊冠心病的患者血压应降至 17.3/11.3 kPa(130/85 mmHg);如合并糖尿病或肾脏疾病,血压还应降至 17.3/10.7 kPa(130/80 mmHg)。糖尿病是心血管并发症的危险因子,需多方干预。研究显示:心血管病伴 2 型糖尿病患者在应用降糖药的基础上加用吡格列酮,其非致死性心肌梗死、脑卒中(中风)和病死率减少了 16%。

6.运动

鼓励患者在可耐受范围内进行运动,运动能提高患者运动耐量、减轻症状,对减轻体重、降低血脂和血压、增加糖耐量和胰岛素敏感性都有明显效益。

7.缓解精神压力

精神压力是心绞痛发作的重要促发因素，而心绞痛的诊断又给患者带来更大的精神压力。缓解紧张情绪，适当放松可以减少药物的摄入和手术的必要。

8.开车

稳定型心绞痛患者可以允许开车，但是要限定车载重和避免商业运输。高度紧张的开车是应该避免的。

(三)急性发作时治疗

发作时应立即休息，至少应迅速停止诱发心绞痛的活动。随即舌下含服硝酸甘油以缓解症状。对初次服用硝酸甘油的患者应嘱其坐下或平卧，以防发生低血压，还有诸如头晕，头胀痛、面红等不良反应。

应告知患者，若心绞痛发作>20分钟，休息和舌下含服硝酸甘油不能缓解，应警惕发生心肌梗死并应及时就医。

(四)药物治疗

1.对症治疗，改善缺血

(1)短效硝酸酯制剂：硝酸酯类药为内皮依赖性血管扩张剂，能减少心肌需氧和改善心肌灌注，从而缓解心绞痛症状。快速起效的硝酸甘油能使发作的心绞痛迅速缓解。口服该药因肝脏首过效应，在肝内被有机硝酸酯还原酶降解，生物利用度极低。舌下给药吸收迅速完全，生物利用度高。硝酸甘油片剂暴露在空气中会变质，因而宜在开盖后3个月内使用。硝酸甘油引起剂量依赖性血管舒张不良反应，如头痛、面红等。过大剂量会导致低血压和反射性交感神经兴奋引起心动过速。对硝酸甘油无效的心绞痛患者应怀疑心肌梗死的可能。

(2)长效硝酸酯制剂：长效硝酸酯制剂能降低心绞痛发作的频率和严重程度，并能增加运动耐量。长效制剂只是对症治疗，并无研究显示它能改善预后。血管舒张不良反应如头痛、面红与短效制剂类似。其代表药有硝酸异山梨酯、单硝酸异山梨酯。当机体内硝酸酯类浓度达到并超过阈值，其对心绞痛的治疗作用减弱，缓解疼痛的作用大打折扣，即发生硝酸酯类耐药。因此，患者服用长效硝酸酯制剂时应有足够长的间歇期以保证治疗的高效。

(3)β受体阻滞剂：β受体阻滞剂能抑制心脏β-肾上腺素能受体，从而减慢心率、减弱心肌收缩力、降低血压，以减少心肌耗氧量，可以减少心绞痛发作和增加运动耐量。用药后要求静息心率降至每分钟55～60次，严重心绞痛患者如无心动过缓症状，可降至每分钟50次。只要无禁忌证，β受体阻滞剂应作为稳定型心绞痛的初始治疗药物。β受体阻滞剂能降低心肌梗死后稳定型心绞痛患者死亡和再梗死的风险。目前可用于治疗心绞痛的β受体阻滞剂有很多种，当给予足够剂量时，均能有效预防心绞痛发作。更倾向于使用选择性β_1受体阻滞剂，如美托洛尔、阿替洛尔及比索洛尔。同时具有α和β受体阻滞的药物，在慢性稳定型心绞痛的治疗中也有效。在有严重心动过缓和高度房室传导阻滞、窦房结功能紊乱、明显的支气管痉挛或支气管哮喘的患者，禁用β受体阻滞剂。外周血管疾病及严重抑郁是应用β受体阻滞剂的相对禁忌证。慢性肺心病的患者可小心使用高度选择性β_1受体阻滞剂。没有固定狭窄的冠状动脉痉挛造成的缺血，如变异性心绞痛，不宜使用β受体阻滞剂，这时钙通道阻滞剂是首选药物。推荐使用无内在拟交感活性的β受体阻滞剂。β受体阻滞剂的使用剂量应个体化，从较小剂量开始。

(4)钙通道阻滞剂：钙通道阻滞剂通过改善冠状动脉血流和减少心肌耗氧起缓解心绞痛作用，对变异性心绞痛或以冠状动脉痉挛为主的心绞痛，钙通道阻滞剂是一线药物。地尔硫䓬和维

拉帕米能减慢房室传导，常用于伴有心房颤动或心房扑动的心绞痛患者，而不应用于已有严重心动过缓、高度房室传导阻滞和病态窦房结综合征的患者。长效钙通道阻滞剂能减少心绞痛的发作。ACTION 试验结果显示，硝苯地平控释片没有显著降低一级疗效终点（全因死亡、急性心肌梗死、顽固性心绞痛、新发心力衰竭、致残性脑卒中及外周血管成形术的联合终点）的相对危险，但对于一级疗效终点中的多个单项终点而言，硝苯地平控释片组降低达到统计学差异或有降低趋势。值得注意的是，亚组分析显示，占 52%的合并高血压的冠心病患者中，一级终点相对危险下降 13%。CAMELOT 试验结果显示，氨氯地平组主要终点事件（心血管性死亡、非致死性心肌梗死、冠状血管重建、由于心绞痛而入院治疗、慢性心力衰竭入院、致死或非致死性卒中及新诊断的周围血管疾病）与安慰剂组比较相对危险降低达 31%，差异有统计学意义。长期应用长效钙通道阻滞剂的安全性在ACTION及大规模降压试验 ALLHAT 及 ASCOT 试验中都得到了证实。外周水肿、便秘、心悸、面部潮红是所有钙通道阻滞剂常见的不良反应，低血压也时有发生，其他不良反应还包括头痛、头晕、虚弱无力等。当稳定型心绞痛合并心力衰竭而血压高且难于控制者必须应用长效钙通道阻滞剂时，可选择氨氯地平、硝苯地平控释片或非洛地平。

(5)钾通道开放剂：钾通道开放剂的代表药物为尼可地尔，除了抗心绞痛外，该药还有心脏保护作用。一项针对尼克地尔的试验证实稳定型心绞痛患者服用该药能显著减少主要冠脉事件的发生。但是，尚没有降低治疗后死亡率和非致死性心肌梗死发生率的研究，因此，该药的临床效益还有争议。

(6)联合用药：β 受体阻滞剂和长效钙通道阻滞剂联合用药比单用一种药物更有效。此外，两药联用时，β 受体阻滞剂还可减轻二氢吡啶类钙通道阻滞剂引起的反射性心动过速不良反应。非二氢吡啶类钙通道阻滞剂地尔硫䓬或维拉帕米可作为对 β 受体阻滞剂有禁忌的患者的替代治疗。但非二氢吡啶类钙通道阻滞剂和 β 受体阻滞剂的联合用药能使传导阻滞和心肌收缩力的减弱更明显，要特别警惕。老年人、已有心动过缓或左室功能不良的患者应尽量避免合用。

2.改善预后的药物治疗

与稳定型心绞痛并发的疾病如糖尿病和高血压应予以积极治疗，同时还应纠正高脂血症。HMG-CoA还原酶抑制剂（他汀类药物）和血管紧张素转化酶抑制剂（ACEI）除各自的降脂和降压作用外，还能改善患者预后。对缺血性心脏病患者，还需加用抗血小板药物。

阿司匹林通过抑制血小板内环氧化酶使血栓素 A_2 合成减少，达到抑制血小板聚集的作用。其应用剂量为每天 75～150 mg。CURE 研究发现每天阿司匹林剂量若＞200 mg 或＜100 mg 反而增加心血管事件发生的风险。

所有患者如无禁忌证（活动性胃肠道出血、阿司匹林过敏或既往有阿司匹林不耐受的病史），给予阿司匹林 75～100 mg/d。不能服用阿司匹林者，则可应用氯吡格雷作为替代。

所有冠心病患者应用他汀类药物。他汀类降脂治疗减少动脉粥样硬化性心脏病并发症，可同时应用于患者的一级和二级预防。他汀类除了降脂作用外，还有抗炎作用和防血栓形成，能降低心血管危险性。血脂控制目标为：总胆固醇（TC）＜4.5 mmol/L，低密度脂蛋白胆固醇（LDL-C）至少应＜2.59 mmol/L；建议逐步调整他汀类药物剂量以达到上述目标。

ACEI 可防止左心室重塑，减少心衰发生的危险，降低病死率，如无禁忌可常规使用。在稳定型心绞痛患者中，合并糖尿病、心力衰竭或左心室收缩功能不全的高危患者应该使用 ACEI。所有冠心病患者均能从 ACEI 治疗中获益，但低危患者获益可能较小。

（五）非药物治疗（血运重建）

血运重建的主要指征：有冠脉造影指征及冠脉严重狭窄；药物治疗失败，不能满意控制症状；无创检查显示有大量的危险心肌；成功的可能性很大，死亡及并发症危险可接受；患者倾向于介入治疗，并且对这种疗法的危险充分知情。

1.冠状动脉旁路移植手术（CABG）

40 多年来，CABG 逐渐成为治疗冠心病的最普通的手术，CABG 对冠心病的治疗的价值已进行了较深入的研究。对于低危患者（年病死率＜1%）CABG 并不比药物治疗给患者更多的预后获益。在比较 CABG 和药物治疗的临床试验的荟萃分析中，CABG 可改善中危至高危患者的预后。对观察性研究及随机对照试验数据的分析表明，某些特定的冠状动脉病变解剖类型手术预后优于药物治疗，这些情况包括：①左主干的明显狭窄；②3 支主要冠状动脉近段的明显狭窄；③2 支主要冠状动脉的明显狭窄，其中包括左前降支（LAD）近段的高度狭窄。

根据研究人群不同，CABG 总的手术死亡率在 1%～4%，目前已建立了很好的评估患者个体风险的危险分层工具。尽管左胸廓内动脉的远期通畅率很高，大隐静脉桥发生阻塞的概率仍较高。血栓阻塞可在术后早期发生，大约 10%在术后 1 年发生，5 年以后静脉桥自身会发生粥样硬化改变。静脉桥10 年通畅率为 50%～60%。

CABG 指征：①心绞痛伴左主干病变（ⅠA）；②心绞痛伴三支血管病变，大面积缺血或心室功能差（ⅠA）；③心绞痛伴双支或 3 支血管病变，包括左前降支（LAD）近端严重病变（ⅠA）；④CCSⅠ～Ⅳ，多支血管病变、糖尿病（症状治疗Ⅱa B）（改善预后ⅠB）；⑤CCSⅠ～Ⅳ，多支血管病变、非糖尿病（ⅠA）；⑥经药物治疗后心绞痛分级 CCSⅠ～Ⅳ，单支血管病变，包括 LAD 近端严重病变（ⅠB）；⑦心绞痛经药物治疗分级 CCSⅠ～Ⅳ，单支血管病变，不包括 LAD 近端严重病变（Ⅱa B）；⑧心绞痛经药物治疗症状轻微（CCSⅠ），单支、双支、3 支血管病变，但有大面积缺血的客观证据（Ⅱb C）。

2.经皮冠状动脉介入治疗（PCI）

30 多年来，PCI 日益普遍应用于临床，由于创伤小、恢复快、危险性相对较低，易于被医师和患者所接受。PCI 的方法包括单纯球囊扩张、冠状动脉支架术、冠状动脉旋磨术、冠状动脉定向旋切术等。随着经验的积累、器械的进步特别是支架极为普遍的应用和辅助用药的发展，这一治疗技术的应用范围得到了极大的拓展。近年来，冠心病的药物治疗也获较大发展，对于稳定型心绞痛并且冠状动脉解剖适合行 PCI 患者的成功率提高，手术相关的死亡风险为 0.3%～1.0%。对于低危的稳定型心绞痛患者，包括强化降脂治疗在内的药物治疗在减少缺血事件方面与 PCI 一样有效。对于相对高危险患者及多支血管病变的稳定型心绞痛患者，PCI 缓解症状更为显著，生存率获益尚不明确。

经皮冠脉血运重建的指征：①药物治疗后心绞痛 CCS 分级Ⅰ～Ⅳ，单支血管病变（ⅠA）；②药物治疗后心绞痛 CCS 分级Ⅰ～Ⅳ，多支血管病变，非糖尿病（ⅠA）；③稳定型心绞痛，经药物治疗症状轻微（CCS 分级Ⅰ），为单支、双支或 3 支血管病变，但有大面积缺血的客观证据（ⅡbC）。

成功的 PCI 使狭窄的管腔狭窄程度减少至 20%以下，血流达到 TIMI Ⅲ级，心绞痛消除或显著减轻，心电图变化改善；但半年后再狭窄率达 20%～30%。如不成功需行主动脉-冠脉旁路移植手术。

（孟庆燕）

 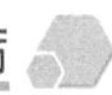

第二节 不稳定型心绞痛和非 ST 段抬高型心肌梗死

不稳定型心绞痛(UA)指介于稳定型心绞痛和急性心肌梗死之间的临床状态,包括了除稳定型劳力性心绞痛以外的初发型、恶化型劳力性心绞痛和各型自发性心绞痛。它是在粥样硬化病变的基础上,发生了冠状动脉内膜下出血、斑块破裂、破损处血小板与纤维蛋白凝集形成血栓、冠状动脉痉挛及远端小血管栓塞引起的急性或亚急性心肌供氧减少所致。它是急性冠状动脉综合征(ACS)中的常见类型。若 UA 伴有血清心肌坏死标志物明显升高,此时可确立非 ST 段抬高型心肌梗死(NSTEMI)的诊断。

一、发病机制

ACS 有着共同的病理生理学基础,即在冠状动脉粥样硬化的基础上,粥样斑块松动、裂纹或破裂,使斑块内高度致血栓形成的物质暴露于血流中,引起血小板在受损表面黏附、活化、聚集,形成血栓,导致病变血管完全性或非完全性闭塞。冠脉病变的严重程度,主要取决于斑块的稳定性,与斑块的大小无直接关系。不稳定斑块具有如下特征:脂质核较大,纤维帽较薄,含大量的巨噬细胞和 T 细胞,血管平滑肌细胞含量较少。UA/NSTEMI 的特征是心肌供氧和需氧之间平衡失调,目前发现其最常见病因是心肌血流灌注减少,这是由于粥样硬化斑块破裂发生的非阻塞性血栓导致冠状动脉狭窄所致。血小板聚集和破裂斑块碎片导致的微血管栓塞,使得许多患者的心肌标志物释放。其他原因包括动力性阻塞(冠状动脉痉挛或收缩)、进行性机械性阻塞、炎症和/或感染、继发性 UA 即心肌氧耗增加或氧输送障碍的情况(包括贫血、感染、甲状腺功能亢进、心律失常、血液高黏滞状态或低血压等),实际上这 5 种病因相互关联。

近年来的研究发现,导致粥样斑块破裂的机制如下。

(1)斑块内 T 细胞通过合成细胞因子 γ-干扰素(IFN-γ)能抑制平滑肌细胞分泌间质胶原使斑块纤维帽结构变薄弱。

(2)斑块内巨噬细胞、肥大细胞可分泌基质金属蛋白酶如胶原酶、凝胶酶、基质溶解酶等,加速纤维帽胶原的降解,使纤维帽变得更易受损。

(3)冠脉管腔内压力升高、冠脉血管张力增加或痉挛、心动过速时心室过度收缩和扩张所产生的剪切力及斑块滋养血管破裂均可诱发与正常管壁交界处的斑块破裂。由于收缩压、心率、血液黏滞度、内源性组织纤溶酶原激活剂(tPA)活性、血浆肾上腺素和皮质激素水平的昼夜节律性变化一致,使每天晨起后6 时至 11 时最易诱发冠脉斑块破裂和血栓形成,由此产生了每天凌晨和上午 MI 高发的规律。

二、病理解剖

冠状动脉病变或粥样硬化斑块的慢性进展,即使可导致冠状动脉严重狭窄甚至完全闭塞,由于侧支循环的逐渐形成,通常不一定产生 MI。若冠状动脉管腔未完全闭塞,仍有血供,临床上表现为 NSTACS,即 NSTEMI 或 UA,心电图仅出现 ST 段持续压低或 T 波倒置。如果冠脉闭塞时间短,累计心肌缺血<20 分钟,组织学上无心肌坏死,也无心肌酶或其他标志物的释出,心电

图呈一过性心肌缺血改变，临床上就表现为UA；如果冠脉严重阻塞时间较长，累计心肌缺血>20分钟，组织学上有心肌坏死，血清心肌坏死标志物也会异常升高，心电图上呈持续性心肌缺血改变而无ST段抬高和病理性Q波出现，临床上即可诊断为NSTEMI或非Q波型MI。NSTEMI虽然心肌坏死面积不大，但心肌缺血范围往往不小，临床上依然很高危；这可以是冠状动脉血栓性闭塞已有早期再通，或痉挛性闭塞反复发作，或严重狭窄的基础上急性闭塞后已有充分的侧支循环建立的结果。NSTEMI时的冠脉内附壁血栓多为白血栓；也有可能是斑块成分或血小板血栓向远端栓塞所致；偶有由破裂斑块疝出而堵塞冠脉管腔者被称为斑块灾难。

三、临床表现

UA的临床表现一般具有以下3个特征之一。①静息时或夜间发生心绞痛常持续20分钟以上；②新近发生的心绞痛(病程在2个月内)且程度严重；③近期心绞痛逐渐加重(包括发作的频度、持续时间、严重程度和疼痛放射到新的部位)。发作时可有出汗、皮肤苍白湿冷、恶心、呕吐、心动过速、呼吸困难、出现第三或第四心音等表现。而原来可以缓解心绞痛的措施此时变得无效或不完全有效。UA患者中约20%发生NSTEMI需通过血肌钙蛋白和心肌酶检查来判定。UA和NSTEMI中很少有严重的左心室功能不全所致的低血压(心源性休克)。

UA或NSTEMI的布郎威分级是根据UA发生的严重程度将之分为Ⅰ、Ⅱ、Ⅲ级，而根据其发生的临床环境将之分为A、B、C级。

(一)根据UA发生的严重程度分

Ⅰ级：初发的、严重或加剧性心绞痛。发生在就诊前2个月内，无静息时疼痛。每天发作3次或3次以上，或稳定型心绞痛患者心绞痛发作更频繁或更严重，持续时间更长，或诱发体力活动的阈值降低。

Ⅱ级：静息型亚急性心绞痛。在就诊前1个月内发生过1次或多次静息型心绞痛，但近48小时内无发作。

Ⅲ级：静息型急性心绞痛。在48小时内有1次或多次静息型心绞痛发作。

(二)根据发生的临床环境分

A级：继发性UA。在冠状动脉狭窄的基础上，同时伴有冠状动脉血管床以外的疾病引起心肌氧供和氧需之间平衡的不稳定，加剧心肌缺血。这些因素包括：贫血、感染、发热、低血压、快速性心律失常、甲状腺功能亢进、继发于呼吸衰竭的低氧血症。

B级：原发性UA。无可引起或加重心绞痛发作的心脏以外的因素，且患者2周内未发生过MI。这是UA的常见类型。

C级：MI后UA。在确诊MI后2周内发生的UA。约占MI患者的20%。

四、危险分层

由于不同的发病机制造成不同类型ACS的近、远期预后有较大的差别，因此正确识别ACS的高危人群并给予及时和有效的治疗可明显改善其预后，具有重要的临床意义。对于ACS的危险性评估遵循以下原则：首先是明确诊断，然后进行临床分类和危险分层，最终确定治疗方案。

(一)高危非ST段抬高型ACS患者的评判标准

美国心脏病学会/美国心脏病协会(ACC/AHA)将具有以下临床或心电图情况中的1条作为高危非ST段抬高型ACS患者的评判标准。

(1)缺血症状在 48 小时内恶化。

(2)长时间进行性静息性胸痛(>20 分钟)。

(3)低血压,新出现杂音或杂音突然变化、心力衰竭,心动过缓或心动过速,年龄>75 岁。

(4)心电图改变:静息型心绞痛伴一过性 ST 段改变(>0.05 mV),新出现的束支传导阻滞,持续性室性心动过速。

(5)心肌标志物(TnI、TnT)明显增高(>0.1 μg/L)。

(二)中度危险性 ACS 患者的评判标准

中度危险为无高度危险特征但具备下列中的 1 条。

(1)既往 MI、周围或脑血管疾病,或冠脉搭桥,既往使用阿司匹林。

(2)长时间(>20 分钟)静息性胸痛已缓解,或过去 2 周内新发 CCS 分级Ⅲ级或Ⅳ级心绞痛,但无长时间(>20 分钟)静息性胸痛,并有高度或中度冠状动脉疾病可能;夜间心绞痛。

(3)年龄>70 岁。

(4)心电图改变:T 波倒置>0.2 mV,病理性 Q 波或多个导联静息 ST 段压低<0.1 mV。

(5)TnI 或 TnT 轻度升高(即<0.1 μg/L,但>0.01 μg/L)。

(三)低度危险性 ACS 患者的评判标准

低度危险性为无上述高度、中度危险特征,但有下列特征。

(1)心绞痛的频率、程度和持续时间延长,诱发胸痛阈值降低,2 周至 2 个月内新发心绞痛。

(2)胸痛期间心电图正常或无变化。

(3)心脏标志物正常。近年来,在结合上述指标的基础上,将更为敏感和特异的心肌生化标志物用于危险分层,其中最具代表性的是心肌特异性肌钙蛋白、C 反应蛋白、高敏 C 反应蛋白(HsCRP)、脑钠肽(BNP)和纤维蛋白原。

五、实验室检查和辅助检查

(一)心电图检查

应在症状出现 10 分钟内进行。UA 发作时心电图有一过性 ST 段偏移和/或 T 波倒置;如心电图变化持续 12 小时以上,则提示发生 NSTEMI。NSTEMI 时不出现病理性 Q 波,但有持续性 ST 段压低≥0.1 mV(aVR 导联和/或 V_1 导联则表现为 ST 段抬高),或伴对称性 T 波倒置,相应导联的 R 波电压进行性降低,ST 段和 T 波的这种改变常持续存在(图 7-1)。

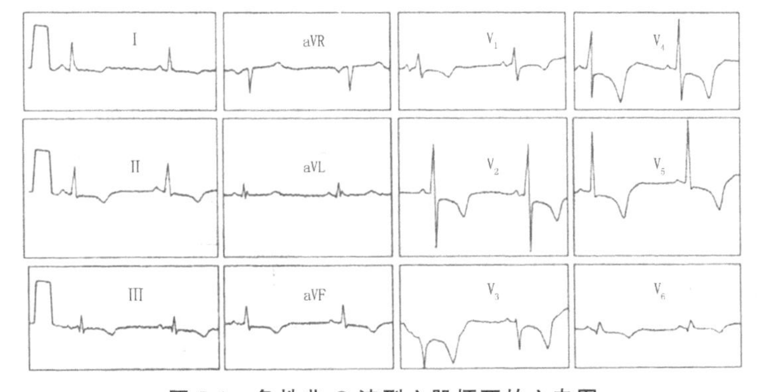

图 7-1　急性非 Q 波型心肌梗死的心电图

图示除Ⅰ、aVL、aVR 外各导联 ST 段压低伴 T 波倒置

(二)心脏标志物检查

UA时,心脏标志物一般无异常增高;NSTEMI时,血CK-MB或肌钙蛋白常有明显升高。肌钙蛋白T或I及C反应蛋白升高是协助诊断和提示预后较差的指标。

(三)其他

需施行各种介入性治疗时,可先行选择性冠状动脉造影,必要时行血管内超声或血管镜检查,明确病变情况。

六、诊断

对年龄>30岁的男性和年龄>40岁的女性(糖尿病患者更年轻)主诉符合上述临床表现的心绞痛时应考虑ACS,但须先与其他原因引起的疼痛相鉴别。随即进行一系列的心电图和心脏标志物的检测,以判别为UA、NSTEMI或是STEMI。

七、鉴别诊断

鉴别诊断要考虑下列疾病。

(一)急性心包炎

尤其是急性非特异性心包炎,可有较剧烈而持久的心前区疼痛,心电图有ST段和T波变化。但心包炎患者在疼痛的同时或以前已有发热和血白细胞计数增高,疼痛常于深呼吸和咳嗽时加重,坐位前倾时减轻。体检可发现心包摩擦音,心电图除aVR外,各导联均有ST段弓背向下的抬高,无异常Q波出现。

(二)急性肺动脉栓塞

肺动脉大块栓塞常可引起胸痛、咯血、气急和休克,但有右心负荷急剧增加的表现,如发绀、肺动脉瓣区第二心音亢进、三尖瓣区出现收缩期杂音、颈静脉充盈、肝大、下肢水肿等。发热和白细胞增多出现也较早,多在24小时内。心电图示电轴右偏,Ⅰ导联出现S波或原有的S波加深,Ⅲ导联出现Q波和T波倒置,aVR导联出现高R波,胸导联过渡区向左移,右胸导联T波倒置等。血乳酸脱氢酶总值增高,但其同工酶和肌酸磷酸激酶不增高,*D*-二聚体可升高,其敏感性高但特异性差。放射性核素肺通气-灌注扫描、肺动脉CT、肺动脉造影有助于诊断。

(三)急腹症

急性胰腺炎、消化性溃疡穿孔、急性胆囊炎、胆石症等,患者可有上腹部疼痛及休克,可能与ACS患者疼痛波及上腹部者混淆。但仔细询问病史和体格检查,不难做出鉴别。心电图检查和血清肌钙蛋白、心肌酶等测定有助于明确诊断。

(四)主动脉夹层分离

以剧烈胸痛起病,颇似ACS。但疼痛一开始即达高峰,常放射到背、肋、腹、腰和下肢,两上肢血压及脉搏可有明显差别,少数有主动脉瓣关闭不全,可有下肢暂时性瘫痪或偏瘫。胸部X线片示主动脉增宽,主动脉CTA或MRI可见分离的夹层内膜或破口等影像。

(五)其他疾病

急性胸膜炎、自发性气胸、带状疱疹等心脏以外疾病引起的胸痛,依据特异性体征、胸部X线片和心电图特征不难鉴别。

八、预后

约30%的UA患者在发病3个月内发生MI,猝死较少见,其近期死亡率低于NSTEMI或

STEMI。但 UA 或 NSTEMI 的远期死亡率和非致死性事件的发生率高于 STEMI，这可能与其冠状动脉病变更严重有关。

九、治疗

ACS 是内科急症，治疗结局主要受是否迅速诊断和治疗的影响，因此应及早发现，及早住院，并加强住院前的就地处理。UA 或 NSTEMI 的治疗目标是稳定斑块、治疗残余心肌缺血、进行长期的二级预防。溶栓治疗不宜用于 UA 或 NSTEMI。

（一）一般治疗

UA 或 NSTEMI 患者应住入冠心病监护病室，卧床休息至少 12 小时，给予持续心电监护。病情稳定或血运重建后症状控制，应鼓励早期活动。下肢做被动运动可防止静脉血栓形成。活动量的增加应循序渐进。应尽量对患者进行必要的解释和鼓励，使其能积极配合治疗而又解除焦虑和紧张，可以应用小剂量的镇静剂和抗焦虑药物，使患者得到充分休息和减轻心脏负担。保持大便通畅，便时避免用力，如便秘可给予缓泻剂。有明确低氧血症（动脉血氧饱和度低于 92%）或存在左心室功能衰竭时才需氧疗。在最初 2～3 天饮食应以流质为主，以后随着症状减轻而逐渐增加粥、面条等及其他容易消化的半流质，宜少量多餐，钠盐和液体的摄入量应根据汗量、尿量、呕吐量及有无心力衰竭而作适当调节。

（二）抗栓治疗

抗栓治疗可预防冠状动脉内进一步血栓形成、促进内源性纤溶活性溶解血栓和减少冠状动脉狭窄程度，从而可减少事件进展的风险和预防冠状动脉完全阻塞的进程。

1.抗血小板治疗

（1）环氧化酶抑制剂：阿司匹林可降低 ACS 患者的短期和长期病死率。若无禁忌证，ACS 患者入院时都应接受阿司匹林治疗，起始负荷剂量为 160～325 mg（非肠溶制剂），首剂应嚼碎，加快其吸收，以便迅速抑制血小板激活状态，以后改用小剂量维持治疗。除非对阿司匹林过敏或有其他禁忌证外，主张长期服用小剂量 75～100 mg/d 维持。

（2）二磷酸腺苷（ADP）受体拮抗剂：氯吡格雷和噻氯匹定能拮抗血小板 ADP 受体，从而抑制血小板聚集，可用于对阿司匹林不能耐受患者的长期口服治疗。氯吡格雷起始负荷剂量为 300 mg，以后75 mg/d维持；噻氯匹定起效较慢，不良反应较多，已少用。对于非 ST 段抬高型 ACS 患者不论是否行介入治疗，阿司匹林加氯吡格雷均为常规治疗，应联合应用 12 个月，若缺血风险超过出血风险，这种联合治疗时间可适当延长。对于放置药物支架的患者这种联合治疗时间应更长。

（3）血小板膜糖蛋白Ⅱb/Ⅲa（GPⅡb/Ⅲa）受体拮抗剂：激活的 GPⅡb/Ⅲa 受体与纤维蛋白原结合，形成在激活血小板之间的桥梁，导致血小板血栓形成。阿昔单抗是直接抑制GPⅡb/Ⅲa受体的单克隆抗体，在血小板激活起重要作用的情况下，特别是患者进行介入治疗时，该药多能有效地与血小板表面的GPⅡb/Ⅲa受体结合，从而抑制血小板的聚集；一般使用方法是先静脉注射负荷剂量 0.25 mg/kg，然后10 μg/(kg·h)静脉滴注 12～24 小时。合成的该类药物还包括替罗非班和依替巴肽。以上 3 种GPⅡb/Ⅲa受体拮抗剂静脉制剂均适用于 ACS 患者急诊 PCI（首选阿昔单抗，因目前其安全性证据最多），可明显降低急性和亚急性血栓形成的发生率，如果在 PCI 前 6 小时内开始应用该类药物，疗效更好。若未行 PCI，GPⅡb/Ⅲa 受体拮抗剂可用于高危患者，尤其是心脏标志物升高或尽管接受合适的药物治疗症状仍持续存在或两者兼而有的患者。

GPⅡb/Ⅲa受体拮抗剂应持续应用24～36小时，静脉滴注结束之前进行血管造影。不推荐常规联合应用GPⅡb/Ⅲa受体拮抗剂和溶栓药。近年来还合成了多种GPⅡb/Ⅲa受体拮抗剂的口服制剂，如西拉非班、珍米洛非班、拉米非班等，但其在剂量、生物利用度和安全性方面均需进一步研究。

(4)环核苷酸磷酸二酯酶抑制剂：近年来一些研究显示西洛他唑加阿司匹林与噻氯匹定加阿司匹林在介入治疗中预防急性和亚急性血栓形成方面有同等的疗效，可作为噻氯匹定的替代药物。

2.抗凝治疗

除非有禁忌证(如活动性出血或已应用链激酶或复合纤溶酶链激酶)，所有患者应在抗血小板治疗的基础上常规接受抗凝治疗，抗凝治疗药物的选择应根据治疗策略及缺血和出血事件的风险。常用有的抗凝药包括普通肝素、低分子量肝素、磺达肝癸钠和比伐卢定。需紧急介入治疗者，应立即开始使用普通肝素或低分子量肝素或比伐卢定。对选择保守治疗且出血风险高的患者，应优先选择磺达肝癸钠。

(1)肝素和低分子量肝素：肝素的推荐剂量是先给予80 U/kg静脉注射，然后以18 U/(kg·h)的速度静脉滴注维持，治疗过程中需注意开始用药或调整剂量后6小时测定部分激活凝血酶时间(APTT)，根据APTT调整肝素用量，使APTT控制在45～70秒。但是，肝素对富含血小板的血栓作用较小，且肝素的作用可由于肝素结合血浆蛋白而受影响。未口服阿司匹林的患者停用肝素后可能使胸痛加重，与停用肝素后引起继发性凝血酶活性增高有关。因此，肝素以逐渐停用为宜。低分子量肝素与普通肝素相比，具有更合理的抗Ⅹa因子及Ⅱa因子活性的作用，可以皮下应用，不需要实验室监测，临床观察表明，低分子量肝素较普通肝素有疗效肯定、使用方便的优点。使用低分子量肝素的参考剂量：依诺肝素40 mg、那曲肝素0.4 mL或达肝素5 000～7 500 U，皮下注射，每12小时一次，通常在急性期用5～6天。磺达肝癸钠是Ⅹa因子抑制剂，最近有研究表明在降低非ST段抬高型ACS的缺血事件方面效果和低分子量肝素相当，但出血并发症明显减少，因此安全性较好，但不能单独用于介入治疗中。

(2)直接抗凝血酶的药物：在接受介入治疗的非ST段抬高型ACS人群中，用直接抗凝血酶药物比伐卢定较联合应用肝素/低分子量肝素和GPⅡb/Ⅲa受体拮抗剂的出血并发症少，安全性更好，临床效益相当。但其远期效果尚缺乏随机双盲的对照研究。

(三)抗心肌缺血治疗

1.硝酸酯类药物

硝酸酯类药物可选择口服，舌下含服，经皮肤或经静脉给药。硝酸甘油为短效硝酸酯类，对有持续性胸部不适、高血压、急性左心衰竭的患者，在最初24～48小时的治疗中，静脉内应用有利于控制心肌缺血发作。先给予舌下含服0.3～0.6 mg，继以静脉滴注，开始5～10 μg/min，每5～10分钟增加5～10 μg，直至症状缓解或平均压降低10%但收缩压不低于12.0 kPa (90 mmHg)。目前推荐静脉应用硝酸甘油的患者症状消失24小时后，就改用口服制剂或应用皮肤贴剂。药物耐受现象可能在持续静脉应用硝酸甘油24～48小时内出现。由于在NSTEMI患者中未观察到硝酸酯类药物具有减少死亡率的临床益处，因此在长期治疗中此类药物应逐渐减量至停用。

2.镇痛剂

如硝酸酯类药物不能使疼痛迅速缓解，应立即给予吗啡，10 mg稀释成10 mL，每次

2～3 mL静脉注射。哌替啶 50～100 mg 肌内注射，必要时 1～2 小时后再注射 1 次，以后每 4～6 小时可重复应用，注意呼吸功能的抑制。给予吗啡后如出现低血压，可仰卧或静脉滴注生理盐水来维持血压，很少需要用升压药。如出现呼吸抑制，应给予纳洛酮 0.4～0.8 mg。有使用吗啡禁忌证（低血压和既往过敏史）者，可选用哌替啶替代。疼痛较轻者可用罂粟碱，30～60 mg 肌内注射或口服。

3.β 受体阻滞剂

β 受体阻滞剂可用于所有无禁忌证（如心动过缓、心脏传导阻滞、低血压或哮喘）的 UA 和 NSTEMI 患者，可减少心肌缺血发作和心肌梗死的发展。使用 β 受体阻滞剂的方案如下：①首先排除有心力衰竭、低血压[收缩压低于 12.0 kPa(90 mmHg)]、心动过缓（心率低于 60 次/分）或有房室传导阻滞（PR 间期＞0.24 秒）的患者。②给予美托洛尔，静脉推注每次 5 mg，共 3 次。③每次推注后观察2～5 分钟，如果心率低于 60 次/分或收缩压低于 13.3 kPa(100 mmHg)，则停止给药，静脉注射美托洛尔的总量为 15 mg。④如血流动力学稳定，末次静脉注射后 15 分钟，开始改为口服给药，每 6 小时 50 mg，持续2 天，以后渐增为 100 mg，每天 2 次。作用极短的β受体阻滞剂艾司洛尔静脉注射 50～250 μg/(kg·min)，安全而有效，甚至可用于左心功能减退的患者，药物作用在停药后 20 分钟内消失，用于有 β 受体阻滞剂相对禁忌证，而又希望减慢心率的患者。β 受体阻滞剂的剂量应调整到患者安静时心率 55～60 次/分。

4.钙通道阻滞剂

钙通道阻滞剂与 β 受体阻滞剂一样能有效地减轻症状。但所有的大规模临床试验表明，钙通道阻滞剂应用于 UA，不能预防 AMI 的发生或降低病死率，目前仅推荐用于全量硝酸酯和 β 受体阻滞剂之后仍有持续性心肌缺血的患者或对 β 受体阻滞剂有禁忌的患者，应选用心率减慢型的非二氢吡啶类钙通道阻滞剂。对心功能不全的患者，应用β受体阻滞剂后再加用钙通道阻滞剂应特别谨慎。

5.ACEI

近年来一些临床研究显示，对 UA 和 NSTEMI 患者，短期应用 ACEI 并不能获得更多的临床益处。但长期应用对预防再发缺血事件和死亡有益。因此除非有禁忌证（如低血压、肾衰竭、双侧肾动脉狭窄和已知的过敏），所有 UA 和 NSTEMI 患者都可选用 ACEI。

6.调脂治疗

所有 ACS 患者应在入院 24 小时之内评估空腹血脂谱。近年的研究表明，他汀类药物可以稳定斑块，改善内皮细胞功能，因此如无禁忌证，无论血基线 LDL-C 水平和饮食控制情况如何，均建议早期应用他汀类药物，使 LDL-C 水平降至＜1.4 mmol/L，且较基础值下降＞50%。常用的他汀类药物有辛伐他汀20～40 mg/d、普伐他汀10～40 mg/d、氟伐他汀 40～80 mg/d、阿托伐他汀 10～80 mg/d或瑞舒伐他汀 10～20 mg/d。为争取血脂达标，可联合应用胆固醇吸收抑制剂，如依折麦布（10 mg/d）、PCSK9 抑制剂（阿利西尤单抗注射液，皮下注射，一次 75 mg，每 2 周一次）等新型降脂药物。

（四）血运重建治疗

1.经皮冠状动脉介入术（PCI）

UA 和 NSTEMI 的高危患者，尤其是血流动力学不稳定、心脏标志物显著升高、顽固性或反复发作心绞痛伴有动态 ST 段改变、有心力衰竭或危及生命的心律失常者，应早期行血管造影术和 PCI。PCI 能改善预后，尤其是同时应用 GPⅡb/Ⅲa 受体拮抗剂时。对中危患者及有持续性心肌缺血证据的患者，也有早期行血管造影的指征，可以识别致病的病变、评估其他病变的范围和左心室功能。对中高危患者，PCI 或 CABG 具有明确的潜在益处。但对低危患者，不建议进行常规的介入性检查。

2.冠状动脉旁路移植术（CABG）

对经积极药物治疗而症状控制不满意及高危患者（包括持续ST 段压低、cTnT 升高等），应尽早进行冠状动脉造影，根据下列情况选择治疗措施：①严重左冠状动脉主干病变（狭窄＞50％），最危及生命，应及时外科手术治疗；②有多支血管病变，且有左心室功能不全（LVEF＜50％）或伴有糖尿病者，应进行 CABG；③有 2 支血管病变合并左前降支近段严重狭窄和左心室功能不全（LVEF＜50％）或无创性检查显示心肌缺血的患者，建议施行 CABG；④对PCI 效果不佳或强化药物治疗后仍有缺血的患者，建议施行 CABG；⑤弥漫性冠状动脉远端病变的患者，不适合行 PCI 或 CABG。

（柏　林）

第三节　ST 段抬高型心肌梗死

心肌梗死（MI）是在冠状动脉病变的基础上，发生冠状动脉血供急剧减少或中断，使相应的心肌严重而持久地急性缺血所致的部分心肌急性坏死。临床表现为胸痛，急性循环功能障碍，反映心肌急性缺血、损伤和坏死一系列特征性心电图演变及血清心肌酶和心肌结构蛋白的变化。MI 的原因常是在冠状动脉粥样硬化病变的基础上继发血栓形成所致，其中 NSTEMI 前已述及，本段阐述 ST 段抬高型心肌梗死（STEMI）。其他非动脉粥样硬化的原因如冠状动脉栓塞、主动脉夹层累及冠状动脉开口、冠状动脉炎、冠状动脉先天性畸形等所导致的 MI 在此不做介绍。

一、发病情况

本病在欧美国家常见。世界卫生组织（WHO）曾报告 35 个国家每 10 万人口急性 MI 年死亡率以瑞典、爱尔兰、挪威、芬兰、英国最高，男性分别为 253.4、236.2、234.7、230.0、229.2，女性分别为 154.7、143.6、144.6、148.0、171.3。美国居中，男、女性分别为 118.3 和 90.7。我国和韩国居末2 位，男性分别为15.0 和 5.3，女性分别为 11.7 和 3.4。美国每年约有 110 万人发生心肌梗死，其中 45 万人为再梗死。本病在我国过去少见，近年逐渐增多，现患心肌梗死约 200 万人，每年新发50 万人。其中城市多于农村，各地比较以华北地区尤其是北京、天津两市最多。

近年来，虽然本病的急性期住院病死率有所下降，但对少数患者而言，此病仍然致命。

本病男性多于女性，国内资料比例为 1.9 ∶ 1～5 ∶ 1。患病年龄在 40 岁以上者占 87％～96.5％。女性发病较男性晚 10 年，男性患病的高峰年龄为 51～60 岁，女性则为 61～70 岁，随年龄增长男女比例的差别逐渐缩小。60％～89％的患者伴有或在发病前有高血压，近半数的患者以往有心绞痛。吸烟、肥胖、糖尿病和缺少体力活动者，较易患病。

二、病理解剖

若冠状动脉管腔急性完全闭塞，血供完全停止，导致所供区域心室壁心肌透壁性坏死，临床上表现为典型的 STEMI，即传统的 Q 波型 MI。在冠状动脉闭塞后 20～30 分钟，受其供血的心肌即有少数坏死，开始了 AMI 的病理过程。1～2 小时后绝大部分心肌呈凝固性坏死，心肌间质则充血、水肿，伴多量炎性细胞浸润。以后，坏死的心肌纤维逐渐溶解，形成肌溶灶，随后渐有肉芽组织形成。坏死组织 1～2 周后开始吸收，并逐渐纤维化，在 6～8 周后进入慢性期形成瘢痕而愈合，称为陈旧性或愈合性 MI。瘢痕大者可逐渐向外凸出而形成室壁膨胀瘤。梗死附近心肌的血供随侧支循环的建立而逐渐恢复。病变可波及心包出现反应性心包炎，波及心内膜引起附壁血栓形成。在心腔内压力的作用下，坏死的心壁可破裂（心脏破裂），破裂可发生在心室游离壁、乳头肌或心室间隔处。

病理学上，MI 可分为透壁性和非透壁性（或心内膜下）。前者坏死累及心室壁全层，多由冠脉持续闭塞所致；后者坏死仅累及心内膜下或心室壁内，未达心外膜，多是冠脉短暂闭塞而迅速开通的结果。不规则片状非透壁 MI 多见于 STEMI 在未形成透壁 MI 前早期再灌注（溶栓或 PCI 治疗）成功的患者。

尸解资料表明，AMI 患者 75%以上有一支以上的冠状动脉严重狭窄；1/3～1/2 所有 3 支冠状动脉均存在有临床意义的狭窄。STEMI 发生后数小时所作的冠状动脉造影显示，90%以上的 MI 相关动脉发生完全闭塞。少数 AMI 患者冠状动脉正常，可能为血管腔内血栓的自溶、血小板一过性聚集造成闭塞或严重的持续性冠状动脉痉挛的发作使冠状动脉血流减少所致。左冠状动脉前降支闭塞最多见，可引起左心室前壁、心尖部、下侧壁、前间隔和前内乳头肌梗死；左冠状动脉回旋支闭塞可引起左心室高侧壁、膈面及左心房梗死，并可累及房室结；右冠状动脉闭塞可引起左心室膈面、后间隔及右心室梗死，并可累及窦房结和房室结。右心室及左、右心房梗死较少见。左冠状动脉主干闭塞则引起左心室广泛梗死。

MI 时冠脉内血栓既有白血栓（富含血小板），又有红血栓（富含纤维蛋白和红细胞）。STEMI的闭塞性血栓是白、红血栓的混合物，从堵塞处向近端延伸部分为红血栓。

三、病理生理

ACS 具有共同的病理生理基础（详见“不稳定型心绞痛和非 ST 段抬高型心肌梗死”段）。STEMI 的病理生理特征是由于心肌丧失收缩功能所产生的左心室收缩功能降低、血流动力学异常和左心室重构所致。

（一）左心室功能

冠状动脉急性闭塞时相关心肌依次发生 4 种异常收缩形式：①运动同步失调，即相邻心肌节段收缩时相不一致；②收缩减弱，即心肌缩短幅度减小；③无收缩；④反常收缩，即矛盾运动，收缩期膨出。于梗死部位发生功能异常同时，正常心肌在早期出现收缩增强。由于非梗死节段发生收缩加强，使梗死区产生矛盾运动。然而，非梗死节段出现代偿性收缩运动增强，对维持左室整体收缩功能的稳定有重要意义。若非梗死区有心肌缺血，即“远处缺血”存在，则收缩功能也可降低，主要见于非梗死区域冠脉早已闭塞，供血主要依靠此次 MI 相关冠脉者。同样，若 MI 区心肌在此次冠脉闭塞以前就已有冠脉侧支循环形成，则对于 MI 区乃至左室整体收缩功能的保护也有重要意义。

（二）心室重塑

MI 致左室节段和整体收缩、舒张功能降低的同时，机体启动了交感神经系统兴奋、肾素-血管紧张素-醛固酮系统激活和 Frank-Starling 等代偿机制，一方面通过增强非梗死节段的收缩功能、增快心率、代偿性增加已降低的每搏输出量(SV)和心排血量(CO),并通过左室壁伸展和肥厚增加左室舒张末容积(LVEDV)进一步恢复 SV 和 CO,降低升高的左室舒张末期压(LVEDP);但另一方面,也同时开启了左心室重构的过程。

MI 发生后,左室腔大小、形态和厚度发生变化,总称为心室重塑。重构过程反过来影响左室功能和患者的预后。重构是左室扩张和非梗死心肌肥厚等因素的综合结果,使心室变形(球形变)。除了梗死范围以外,另两个影响左室扩张的重要因素是左室负荷状态和梗死相关动脉的通畅程度。左室压力升高有导致室壁张力增加和梗死扩张的危险,而通畅的梗死区相关动脉可加快瘢痕形成,增加梗死区组织的修复,减少梗死的扩展和心室扩张的危险。

1.梗死扩展

梗死扩展是指梗死心肌节段随后发生的面积扩大,而无梗死心肌量的增加。导致梗死扩展的原因如下。①肌束之间的滑动,致使单位容积内心肌细胞减少;②正常心肌细胞碎裂;③坏死区内组织丧失。梗死扩展的特征为梗死区不成比例的变薄和扩张。心尖部是心室最薄的部位,也是最容易受到梗死扩展损伤的区域。梗死扩展后,心力衰竭和室壁瘤等致命性并发症发生率增高,严重者可发生心室破裂。

2.心室扩大

心室心肌存活部分的扩大也与重构有重要关联。心室重塑在梗死发生后立即开始,并持续数月甚至数年。在大面积梗死的情况下,为维持每搏输出量,有功能的心肌增加了额外负荷,可能会发生代偿性肥厚,这种适应性肥厚虽能代偿梗死所致的心功能障碍,但存活的心肌最终也受损,导致心室的进一步扩张,心脏整体功能障碍,最后发生心力衰竭。心室的扩张程度与梗死范围、梗死相关动脉的开放迟早和心室非梗死区的局部肾素-血管紧张素系统的激活程度有关。心室扩大及不同部位的心肌电生理特性的不一致,使患者有患致命性心律失常的危险。

四、临床表现

按临床过程和心电图的表现,本病可分为急性期、演变期和慢性期三期,但临床症状主要出现在急性期,部分患者还有一些先兆表现。

(一)诱发因素

本病在春、冬季发病较多,与气候寒冷、气温变化大有关,常在安静或睡眠时发病,以清晨6时至午间12时发病最多。大约有1/2的患者能查明诱发因素,如剧烈运动、过重的体力劳动、创伤、情绪激动、精神紧张或饱餐、急性失血、出血性或感染性休克,主动脉瓣狭窄、发热、心动过速等引起的心肌耗氧增加、血供减少都可能是 MI 的诱因。在变异型心绞痛患者中,反复发作的冠状动脉痉挛也可发展为 AMI。

(二)先兆

半数以上患者在发病前数天有乏力、胸部不适,活动时心悸、气急、烦躁、心绞痛等前驱症状,其中以新发生心绞痛(初发型心绞痛)或原有心绞痛加重(恶化型心绞痛)为最突出。心绞痛发作较以往频繁、性质较剧、持续较久、硝酸甘油疗效差、诱发因素不明显;疼痛时伴有恶心、呕吐、大汗和心动过速,或伴有心功能不全、严重心律失常、血压大幅度波动等;同时心电图示 ST 段一过性明显抬高(变异型心绞痛)或压低,T 波倒置或增高("假性正常化"),应警惕近期内发生 MI 的可能。发现先兆及时积极治疗,有可能使部分患者避免发生 MI。

(三)症状

随梗死的大小、部位、发展速度和原来心脏的功能情况等而轻重不同。

1.疼痛

疼痛是最先出现的症状，疼痛部位和性质与心绞痛相同，但常发生于安静或睡眠时，疼痛程度较重，范围较广，持续时间可长达数小时或数天，休息或含用硝酸甘油片多不能缓解，患者常烦躁不安、出汗、恐惧，有濒死之感。在我国，1/6～1/3 的患者疼痛的性质及部位不典型，如位于上腹部，常被误认为胃溃疡穿孔或急性胰腺炎等急腹症；位于下颌或颈部，常被误认为牙病或骨关节病。部分患者无疼痛，多为糖尿病患者或老年人，一开始即表现为休克或急性心力衰竭；少数患者在整个病程中都无疼痛或其他症状，而事后才发现患过 MI。

2.全身症状

主要是发热，伴有心动过速、白细胞计数增高和血细胞沉降率增快等，由坏死物质吸收所引起。一般在疼痛发生后 24～48 小时出现，程度与梗死范围常呈正相关，体温一般在 38 ℃上下，很少超过39 ℃，持续1 周左右。

3.胃肠道症状

约 1/3 有疼痛的患者，在发病早期伴有恶心、呕吐和上腹胀痛，与迷走神经受坏死心肌刺激和心排血量降低组织灌注不足等有关；肠胀气也不少见；重症者可发生呃逆(以下壁心肌梗死多见)。

4.心律失常

见于 75%～95%的患者，多发生于起病后 1～2 周内，尤以 24 小时内最多见。各种心律失常中以室性心律失常为最多，尤其是室性期前收缩；如室性期前收缩频发(每分钟 5 次以上)，成对出现，心电图上表现为多源性或落在前一心搏的易损期时，常预示即将发生室性心动过速或心室颤动。冠状动脉再灌注后可能出现加速性室性自主心律与室性心动过速，多数历时短暂，自行消失。室上性心律失常则较少，阵发性心房颤动比心房扑动和室上性心动过速更多见，多发生在心力衰竭患者中。窦性心动过速的发生率为 30%～40%，发病初期出现的窦性心动过速多为暂时性，持续性窦性心动过速是梗死面积大、心排血量降低或左心功能不全的反映。各种程度的房室传导阻滞和束支传导阻滞也较多，严重者发生完全性房室传导阻滞。发生完全性左束支传导阻滞时 MI 的心电图表现可被掩盖。前壁 MI 易发生室性心律失常。下壁(膈面)MI 易发生房室传导阻滞，其阻滞部位多在房室束以上，预后较好。前壁 MI 而发生房室传导阻滞时，往往是多个束支同时发生传导阻滞的结果，其阻滞部位在房室束以下，且常伴有休克或心力衰竭，预后较差。

5.低血压和休克

疼痛期血压下降常见，可持续数周后再上升，但常不能恢复以往的水平，未必是休克。如疼痛缓解而收缩压低于 10.7 kPa(80 mmHg)，患者烦躁不安、面色苍白、皮肤湿冷、脉细而快、大汗淋漓、尿量减少(<20 mL/h)、神志迟钝甚至昏厥者，则为休克的表现。休克多在起病后数小时至 1 周内发生，见于 20%的患者，主要是心源性，为心肌广泛(40%以上)坏死、心排血量急剧下降所致，神经反射引起的周围血管扩张为次要的因素，有些患者还有血容量不足的因素参与。严重的休克可在数小时内致死，一般持续数小时至数天，可反复出现。

6.心力衰竭

主要是急性左心衰竭，可在起病最初数天内发生或在疼痛、休克好转阶段出现，为梗死后心脏舒缩力显著减弱或不协调所致，发生率为20%～48%。患者出现呼吸困难、咳嗽、发绀、烦躁等，严重者可发生肺水肿或进而发生右心衰竭的表现，出现颈静脉怒张、肝肿痛和水肿等。右心室MI者，一开始即可出现右心衰竭的表现。

发生于AMI时的心力衰竭称为泵衰竭，根据临床上有无心力衰竭及其程度，常按Killip分级法分级：第Ⅰ级为左心衰竭代偿阶段，无心力衰竭征象，肺部无啰音，但肺楔压可升高；第Ⅱ级为轻至中度左心衰竭，肺啰音的范围小于肺野的50%，可出现第三心音奔马律、持续性窦性心动过速、有肺淤血的X线表现；第Ⅲ级为重度心力衰竭，急性肺水肿，肺啰音的范围大于两肺野的50%；第Ⅳ级为心源性休克，血压12.0 kPa(90 mmHg)，少尿，皮肤湿冷、发绀，呼吸加速，脉搏快。

AMI时，重度左心室衰竭或肺水肿与心源性休克同样是左心室排血功能障碍所引起。在血流动力学上，肺水肿是以左心室舒张末期压及左房压与肺楔压的增高为主，而在休克则心排血量和动脉压的降低更为突出，心排血指数比左心室衰竭时更低。因此，心源性休克较左心室衰竭更严重。此两者可以不同程度合并存在，是泵衰竭的最严重阶段。

(四)血流动力学分型

AMI时心脏的泵血功能并不能通过一般的心电图、胸片等检查而完全反映出来，及时进行血流动力学监测，能为早期诊断和及时治疗提供很重要依据。Forrester等根据血流动力学指标肺楔压(PCWP)和心排血指数(CI)评估有无肺淤血和周围灌注不足的表现，从而将AMI分为4个血流动力学亚型。

Ⅰ型：既无肺淤血又无周围组织灌注不足，心功能处于代偿状态。CI>2.2 L/(min·m^2)，PCWP≤2.4 kPa(18 mmHg)，病死率约为3%。

Ⅱ型：有肺淤血，无周围组织灌注不足，为常见临床类型。CI>2.2 L/(min·m^2)，PCWP>2.4 kPa(18 mmHg)，病死率约为9%。

Ⅲ型：有周围组织灌注不足，无肺淤血，多见于右心室梗死或血容量不足者。CI≤2.2 L/(min·m^2)，PCWP≤2.4 kPa(18 mmHg)，病死率约为23%。

Ⅳ型：兼有周围组织灌注不足与肺淤血，为最严重类型。CI≤2.2 L/(min·m^2)，PCWP>2.4 kPa(18 mmHg)，病死率约为51%。

由于AMI时影响心脏泵血功能的因素较多，因此，Forrester分型基本反映了血流动力学变化的状况，不能包括所有泵功能改变的特点。AMI血流动力学紊乱的临床表现主要包括低血压状态、肺淤血、急性左心衰竭、心源性休克等状况。

(五)体征

AMI时心脏体征可在正常范围内，体征异常者大多数无特征性：心脏可有轻至中度增大；心率增快或减慢；心尖区第一心音减弱，可出现第三或第四心音奔马律。前壁心肌梗死的早期，可能在心尖区和胸骨左缘之间扪及迟缓的收缩期膨出，是由心室壁反常运动所致，常在几天至几周内消失。10%～20%的患者在发病后2～3天出现心包摩擦音，多在1～2天内消失，少数持续1周以上。发生二尖瓣乳头肌功能失调者，心尖区可出现粗糙的收缩期杂音；发生心室间隔穿孔者，胸骨左下缘出现响亮的收缩期杂音，常伴震颤。右室梗死较重者可出现颈静脉怒张，深吸气时更为明显。除发病极早期可出现一过性血压增高外，几乎所有患者在病程中都会有血压降低，起病前有高血压者，血压可降至正常；起病前无高血压者，血压可降至正常以下，且可能不再恢复到起病之前的水平。

五、并发症

并发症可分为机械性、缺血性、栓塞性和炎症性。

(一)机械性并发症

1.心室游离壁破裂

3%的MI患者可发生心室游离壁破裂,是心脏破裂最常见的一种,占MI患者死亡的10%。心室游离壁破裂常在发病1周内出现,早高峰在MI后24小时内,晚高峰在MI后3~5天。早期破裂与胶原沉积前的梗死扩展有关,晚期破裂与梗死相关室壁的扩展有关。心脏破裂多发生在第1次MI、前壁梗死、老年和女性患者中。其他危险因素包括MI急性期的高血压、既往无心绞痛和心肌梗死、缺乏侧支循环、心电图上有Q波、应用糖皮质激素或非甾类固醇消炎药、MI症状出现后14小时以后的溶栓治疗。心室游离壁破裂的典型表现包括持续性心前区疼痛、心电图ST-T改变、迅速进展的血流动力学衰竭、急性心脏压塞和电机械分离。心室游离壁破裂也可为亚急性,即心肌梗死区不完全或逐渐破裂,形成包裹性心包积液或假性室壁瘤,患者能存活数月。

2.室间隔穿孔

室间隔穿孔比心室游离壁破裂少见,有0.5%~2%的MI患者会发生室间隔穿孔,常发生于AMI后3~7天。AMI后,胸骨左缘突然出现粗糙的全收缩期杂音或可触及收缩期震颤,或伴有心源性休克和心力衰竭,应高度怀疑室间隔穿孔,此时应进一步作Swan-Ganz导管检查与超声心动图检查。

3.乳头肌功能失调或断裂

乳头肌功能失调总发生率可高达50%,二尖瓣乳头肌因缺血、坏死等使收缩功能发生障碍,造成不同程度的二尖瓣脱垂或关闭不全,心尖区出现收缩中晚期喀喇音和吹风样收缩期杂音,第一心音可不减弱,可引起心力衰竭。轻症者可以恢复,其杂音可以消失。乳头肌断裂极少见,多发生在二尖瓣后内乳头肌,故在下壁MI中较为常见。后内乳头肌大多是部分断裂,可导致严重二尖瓣反流伴有明显的心力衰竭;少数完全断裂者则发生急性二尖瓣大量反流,造成严重的急性肺水肿,约1/3的患者迅速死亡。

4.室壁膨胀瘤

室壁膨胀瘤或称室壁瘤。绝大多数并发于STEMI,多累及左心室心尖部,发生率为5%~20%。为在心室腔内压力影响下,梗死部位的心室壁向外膨出而形成。见于MI范围较大的患者,常于起病数周后才被发现。发生较小室壁瘤的患者可无症状与体征;但发生较大室壁瘤的患者,可出现顽固性充血性心力衰竭及复发性、难治的致命性心律失常。体检可发现心浊音界扩大,心脏搏动范围较广泛或心尖抬举样搏动,可有收缩期杂音。心电图上除了有MI的异常Q波外,约2/3的患者同时伴有持续性ST段弓背向上抬高。X线透视和摄片、超声心动图、放射性核素心脏血池显像、磁共振成像及左心室选择性造影可见局部心缘突出,搏动减弱或有反常搏动。室壁瘤按病程可分为急性和慢性室壁瘤。急性室壁瘤在MI后数天内形成,易发生心脏破裂和形成血栓。慢性室壁瘤多见于MI愈合期,由于其瘤壁为致密的纤维瘢痕所替代,所以一般不会引起破裂。

(二)缺血性并发症

1.梗死延展

梗死延展指同一梗死相关冠状动脉供血部位的MI范围的扩大,可表现为心内膜下MI转变为透壁性 MI 或 MI 范围扩大到邻近心肌，多有梗死后心绞痛和缺血范围的扩大。梗死延展多发生在 AMI 后的 2～3 周内，多数原梗死区相应导联的心电图有新的梗死性改变且 CK 或肌钙蛋白升高时间延长。

2.再梗死

再梗死指 AMI 4 周后再次发生的 MI，既可发生在原来梗死的部位，也可发生在任何其他心肌部位。如果再梗死发生在 AMI 后 4 周内，则其心肌坏死区一定受另一支有病变的冠状动脉所支配。通常再梗死发生在与原梗死区不同的部位，诊断多无困难；若再梗死发生在与原梗死区相同的部位，尤其是 NSTEMI 的再梗死、反复多次的灶性梗死，常无明显的或特征性的心电图改变，可使诊断发生困难，此时迅速上升且又迅速下降的酶学指标如 CK-MB 比肌钙蛋白更有价值。CK-MB 恢复正常后又升高或超过原先水平的 50%对再梗死具有重要的诊断价值。

(三)栓塞性并发症

MI 并发血栓栓塞主要是指心室附壁血栓或下肢静脉血栓破碎脱落所致的体循环栓塞或肺动脉栓塞。左心室附壁血栓形成在 AMI 患者中较多见，尤其在急性大面积前壁 MI 累及心尖部时，其发生率可高达 60%左右，而体循环栓塞并不常见，国外一般发生率在 10%左右，我国一般在 2%以下。附壁血栓的形成和血栓栓塞多发生在梗死后的第 1 周内。最常见的体循环栓塞为脑卒中，也可产生肾、脾或四肢等动脉栓塞；如栓子来自下肢深部静脉，则可产生肺动脉栓塞。

(四)炎症性并发症

1.早期心包炎

发生于 MI 后 1～4 天内，发生率约为 10%。早期心包炎常发生在透壁性 MI 患者中，系梗死区域心肌表面心包并发纤维素性炎症所致。临床上可出现一过性的心包摩擦音，伴有进行性加重的胸痛，疼痛随体位而改变。

2.后期心包炎(心肌梗死后综合征或 Dressier 综合征)

发病率为 1%～3%，于 MI 后数周至数月内出现，并可反复发生。其发病机制迄今尚不明确，推测为自身免疫反应所致；而 Dressler 认为它是一种变态反应，是机体对心肌坏死物质所形成的自身抗原的变态反应。临床上可表现为突然起病，发热，胸膜性胸痛，白细胞计数升高和血沉增快，心包或胸膜摩擦音可持续 2 周以上，超声心动图常可发现心包积液，少数患者可伴有少量胸腔积液或肺部浸润。

六、危险分层

STEMI 的患者具有以下任何 1 项者可被确定为高危患者。

(1)年龄>70 岁。

(2)前壁 MI。

(3)多部位 MI(指 2 个部位以上)。

(4)伴有血流动力学不稳定如低血压、窦性心动过速、严重室性心律失常、快速心房颤动、肺水肿或心源性休克等。

(5)左、右束支传导阻滞源于 AMI。

(6)既往有 MI 病史。

(7)合并糖尿病和未控制的高血压。

七、实验室和辅助检查

(一)心电图检查

虽然一些因素限制了心电图对 MI 的诊断和定位的能力,如心肌损伤的范围、梗死的时间及其位置、传导阻滞的存在、陈旧性 MI 的存在、急性心包炎、电解质浓度的变化及服用对心电有影响的药物等。然而,标准 12 导联心电图的系列观察(必要时 18 导联),仍然是临床上对 STEMI 检出和定位的有用方法。

1.特征性改变

在面向透壁心肌坏死区的导联上出现以下特征性改变:①宽而深的 Q 波(病理性Q 波);②ST 段抬高呈弓背向上型;③T 波倒置,往往宽而深,两支对称;在背向梗死区的导联上则出现相反的改变,即R 波增高,ST 段压低,T 波直立并增高。

2.动态性改变

(1)起病数小时内,可尚无异常,或出现异常高大、两支不对称的 T 波。

(2)数小时后,ST 段明显抬高,弓背向上,与直立的 T 波连接,形成单向曲线。数小时到2 天内出现病理性 Q 波(又称Q 波型 MI),同时 R 波减低,为急性期改变。Q 波在 3～4 天内稳定不变,以后70%～80%永久存在。

(3)如不进行治疗干预,ST 段抬高持续数天至 2 周左右,逐渐回到基线水平,T 波则变为平坦或倒置,是为亚急性期改变。

(4)数周至数月以后,T 波呈 V 形倒置,两支对称,波谷尖锐,为慢性期改变,T 波倒置可永久存在,也可在数月到数年内逐渐恢复(图 7-2、图 7-3)。合并束支传导阻滞尤其左束支传导阻滞时、在原来部位再次发生 AMI 时,心电图表现多不典型,不一定能反映 AMI 表现。

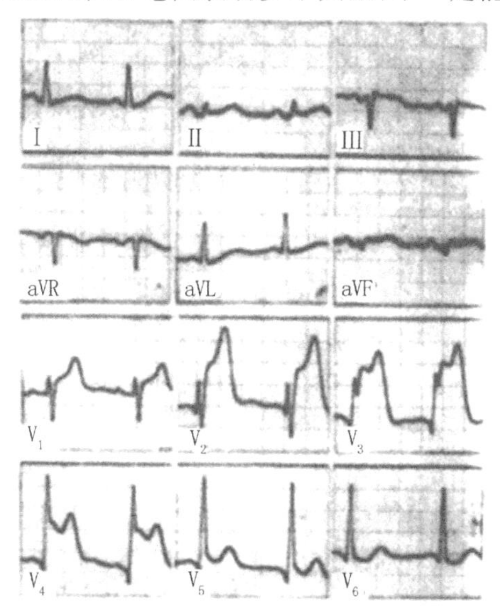

图 7-2　急性前壁心肌梗死的心电图

图示 V_3、V_4 导联 QRS 波呈 qR 型,ST 段明显抬高,V_2 导联呈 qRS 型,ST 段明显抬高,V_1 导联 ST 段亦抬高

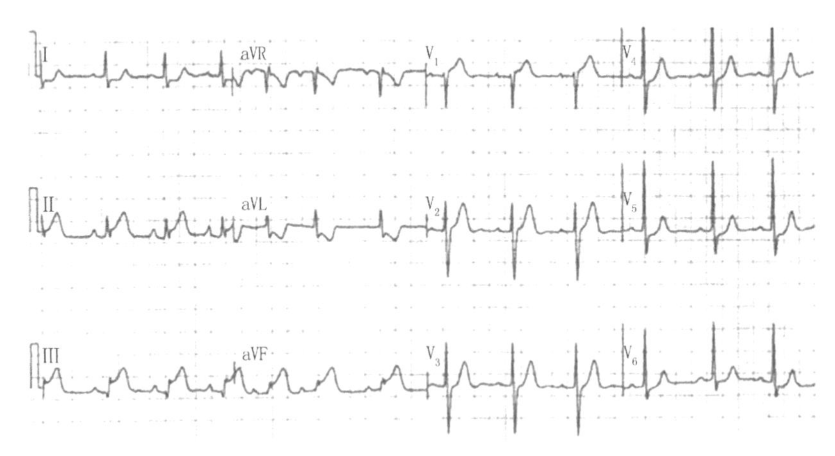

图 7-3 急性下壁心肌梗死的心电图

图示Ⅱ、Ⅲ、aVF 导联 ST 段抬高，Ⅲ导联 ORS 波呈 qR 型，Ⅰ、aVL 导联 ST 段压低

微型的和多发局灶型 MI，心电图中既不出现 Q 波也始终无 ST 段抬高，但有心肌坏死的血清标志物升高，属 NSTEMI 范畴。

3.定位和定范围

STEMI 的定位和定范围可根据出现特征性改变的导联数来判断(表 7-3)。

表 7-3 ST 段抬高型心肌梗死的心电图定位诊断

导联	前间隔	局限前壁	前侧壁	广泛前壁下壁*	下间壁	下侧壁	高侧壁**	正后壁***
V_1	+			+	+			
V_2	+			+	+			
V_3	+	+		+	+			
V_4		+		+				
aVR								
V_5		+	+	+		+		
V_6			+			+		
V_7			+			+		+
V_8								+
AVL		±	+	±	−	−	+	−
aVF		…	…	…	+	−	−	
Ⅰ		±	+	±	−	−	+	−
Ⅱ		…	…	…	+	−	−	−
Ⅲ		…	…	…	+	−	−	−

注：①＋，正面改变，表示典型 Q 波、ST 段抬高及 T 波倒置等变化。②－，反面改变，表示与＋相反的变化。③±，可能有正面改变。④…，可能有反面改变

＊即膈面，右心室 MI 不易从心电图得到诊断，但此时 CR4R(或 V_{4R})导联的 ST 段抬高，可作为下壁 MI 扩展到右心室的参考指标

＊＊在 V_5、V_6、V_7 导联高 1～2 肋间处有正面改变

＊＊＊V_1、V_2、V_3 导联 R 波增高

(二)心脏标志物测定

1.血清酶学检查

以往用于临床诊断MI的血清酶学指标包括:肌酸磷酸激酶(CK或CPK)及其同工酶CK-MB、天门冬酸氨基转移酶(AST,曾称GOT)、乳酸脱氢酶(LDH)及其同工酶,但因AST和LDH分布于全身许多器官,对MI的诊断特异性较差,目前临床已不推荐应用。AMI发病后,血清酶活性随时相而变化。CK在起病6小时内增高,24小时内达高峰,3～4天恢复正常。

CK的同工酶CK-MB诊断AMI的敏感性和特异性均极高,分别达到100%和99%,在起病后4小时内增高,16～24小时达高峰,3～4天恢复正常。STEMI静脉内溶栓治疗时,CK及其同工酶CK-MB可作为阻塞的冠状动脉再通的指标之一。冠状动脉再通,心肌血流再灌注时,坏死心肌内积聚的酶被再灌注血流"冲刷",迅速进入血液循环,从而使酶峰距STEMI发病时间提早出现,酶峰活性水平高于阻塞冠状动脉未再通者。用血清CK-MB活性水平增高和峰值前移来判断STEMI静脉溶栓治疗后冠状动脉再通,约有95%的敏感性和88%的特异性。

2.心肌损伤标志物测定

在心肌坏死时,除了血清心肌酶活性的变化外,心肌内含有的一些蛋白质类物质也会从心肌组织内释放出来,并出现在外周循环血液中,因此可作为心肌损伤的判定指标。这些物质主要包括肌钙蛋白和肌红蛋白。

肌钙蛋白(Tn)是肌肉组织收缩的调节蛋白,心肌肌钙蛋白(cTn)与骨骼肌中的Tn在分子结构和免疫学上是不同的,因此它是心肌所独有,具有很高的特异性。cTn共有cTnT、cTnI、cTnC 3个亚单位。

cTnT在健康人血清中的浓度一般小于0.06 ng/L。通常,在AMI后3～4小时开始升高,2～5天达到峰值,持续10～14天;其动态变化过程与MI时间、梗死范围大小、溶栓治疗及再灌注情况有密切关系。由于血清cTnT的高度敏感性和良好重复性,它对早期和晚期AMI及UA患者的灶性心肌坏死均具有很高的诊断价值。

cTnI也是一种对心肌损伤和坏死确具高度特异性的血清学指标,其正常值上限为3.1 ng/L,在AMI后4～6小时或更早即可升高,24小时后达到峰值,约1周后降至正常。

肌红蛋白在AMI发病后2～3小时内即已升高,12小时内多达峰值,24～48小时内恢复正常,由于其出现时间均较cTn和CK-MB早,故它是目前能用来最早诊断AMI的生化指标。但是肌红蛋白广泛存在于心肌和骨骼肌中,两者在免疫学上也是相同的,而且又主要经肾脏代谢清除,因而与血清酶学指标相似,也存在特异性较差的问题,如慢性肾功能不全、骨骼肌损伤时,肌红蛋白水平均会增高,此时应予以仔细鉴别。

3.其他检查

组织坏死和炎症反应的非特异性指标AMI发病1周内白细胞可增至$(10～20)\times10^9/L$,中性粒细胞多在75%～90%,嗜酸性粒细胞减少或消失。血细胞沉降率增快,可持续1～3周,能较准确地反映坏死组织被吸收的过程。血清游离脂肪酸、C反应蛋白在AMI后均增高。血清游离脂肪酸显著增高者易发生严重室性心律失常。此外,AMI时,由于应激反应,血糖可升高,糖耐量可暂降低,2～3周后恢复正常。STEMI患者在发病24～48小时内血胆固醇保持或接近基线水平,但以后会急剧下降。因此所有STEMI患者应在发病24～48小时内测定血脂谱,超过24～48小时者,要在AMI发病8周后才能获得更准确的血脂结果。

(三)放射性核素心肌显影

利用坏死心肌细胞中的钙离子能结合放射性锝焦磷酸盐或坏死心肌细胞的肌凝蛋白可与其特异性抗体结合的特点,静脉注射^{99m}Tc-焦磷酸盐或^{111}In-抗肌凝蛋白单克隆抗体进行“热点”显像;利用坏死心肌血供断绝和瘢痕组织中无血管以至^{201}Tl或^{99m}Tc-MIBI不能进入细胞的特点,静脉注射这些放射性核素进行“冷点”显像;均可显示MI的部位和范围。前者主要用于急性期,后者用于慢性期。用门电路γ闪烁显像法进行放射性核素心腔造影(常用^{99m}Tc-标记的红细胞或清蛋白),可观察心室壁的运动和左心室的射血分数。有助于判断心室功能,判断梗死后造成的室壁运动失调和室壁瘤。目前多用单光子发射计算机断层显像(SPECT)来检查,新的方法正电子发射计算机断层扫描(PET)可观察心肌的代谢变化,判断心肌是否存活。如心脏标志物或心电图阳性,作诊断时不需要做心肌显像。出院前或出院后不久,症状提示ACS但心电图无诊断意义和心脏标志物正常的患者应接受负荷心肌显像检查(药物或运动负荷的放射性核素或超声心动图心肌显像)。显像异常的患者提示在以后的3～6个月内发生并发症的危险增加。

(四)超声心动图检查

根据超声心动图上所见的室壁运动异常可对心肌缺血区域做出判断。在评价有胸痛而无特征性心电图变化时,超声心动图有助于除外主动脉夹层。对MI患者,床旁超声心动图对发现机械性并发症很有价值,如评估心脏整体和局部功能、乳头肌功能不全、室壁瘤和室间隔穿孔等。多巴酚丁胺负荷超声心动图检查还可用于评价心肌存活性。

(五)选择性冠状动脉造影

需施行各种介入性治疗时,可先行选择性冠状动脉造影,明确病变情况,制订治疗方案。

八、诊断和鉴别诊断

WHO的AMI诊断标准依据典型的临床表现、特征性的心电图改变、血清心肌坏死标志物水平动态改变,3项中具备2项特别是后2项即可确诊,一般并不困难。无症状的患者,诊断较困难。凡年老患者突然发生休克、严重心律失常、心力衰竭、上腹胀痛或呕吐等表现而原因未明者,或原有高血压而血压突然降低且无原因可寻者,都应想到AMI的可能。此外有较重而持续较久的胸闷或胸痛者,即使心电图无特征性改变,也应考虑本病的可能,都应先按AMI处理,并在短期内反复进行心电图观察和血清肌钙蛋白或心肌酶等测定,以确定诊断。当存在左束支传导阻滞图形时,MI的心电图诊断较困难,因它与STEMI的心电图变化相类似,此时,与QRS波同向的ST段抬高和至少2个胸导联ST段抬高＞5 mm,强烈提示MI。一般来说,有疑似症状并新出现的左束支传导阻滞应按STEMI来治疗。无病理性Q波的心内膜下MI和小的透壁性或非透壁性或微型MI,鉴别诊断参见“不稳定型心绞痛和非ST段抬高型心肌梗死”段。血清肌钙蛋白和心肌酶测定的诊断价值更大。

欧洲和美国心脏病学会曾对MI制定了新的定义,将MI分为急性进展性和陈旧性两类,把血清心肌坏死标志物水平动态改变列为诊断急性进展性MI的首要和必备的条件。

(一)急性进展性MI的定义

(1)心肌坏死生化标志物典型的升高和降低,至少伴有下述情况之一:①心肌缺血症状;②心电图病理性Q波形成;③心电图ST段改变提示心肌缺血;④做过冠状动脉介入治疗,如血管成形术。

(2)病理发现AMI。

(二)陈旧性 MI 的定义

(1)系列心电图检查提示新出现的病理性 Q 波,患者可有或可不记得有任何症状,心肌坏死生化标志物已降至正常。

(2)病理发现已经或正在愈合的 MI,然后将 MI 再分为 5 种临床类型。Ⅰ型:自发性 MI,与原发的冠状动脉事件如斑块糜烂、破裂、夹层形成等而引起的心肌缺血相关;Ⅱ型:MI 继发于心肌的供氧和耗氧不平衡所导致的心肌缺血,如冠状动脉痉挛、冠状动脉栓塞、贫血、心律失常、高血压或低血压;Ⅲ型:心脏性猝死,有心肌缺血的症状和新出现的 ST 段抬高或新的左束支传导阻滞,造影或尸检证实冠状动脉内有新鲜血栓,但未及采集血样之前或血液中心肌坏死生化标志物升高之前患者就已死亡;Ⅳa 型:MI 与 PCI 相关;Ⅳb 型:MI 与支架内血栓有关,经造影或尸检证实;Ⅴ型:MI 与 CABG 相关。

此外,还需与变异型心绞痛相鉴别。本病由 Prinzmetal 于 1959 年首先描述,心绞痛几乎都在静息时发生,常呈周期性,多发生在午夜至上午 8 时之间,常无明显诱因,历时数十秒至 30 分钟。发作时心电图显示有关导联的 ST 段短时抬高、R 波增高,相对应导联的 ST 段压低,T 波可有高尖表现(图 7-4),常并发各种心律失常。本病是冠状动脉痉挛所引起,多发生在已有冠脉狭窄的基础上,但其临床表现与冠脉狭窄程度不成正比,少数患者冠脉造影可以正常。吸烟是本病的重要危险因素,麦角新碱或过度换气试验可诱发冠脉痉挛。药物治疗以钙通道阻滞剂和硝酸酯类最有效。病情稳定后根据冠脉造影结果再定是否需要血运重建治疗。

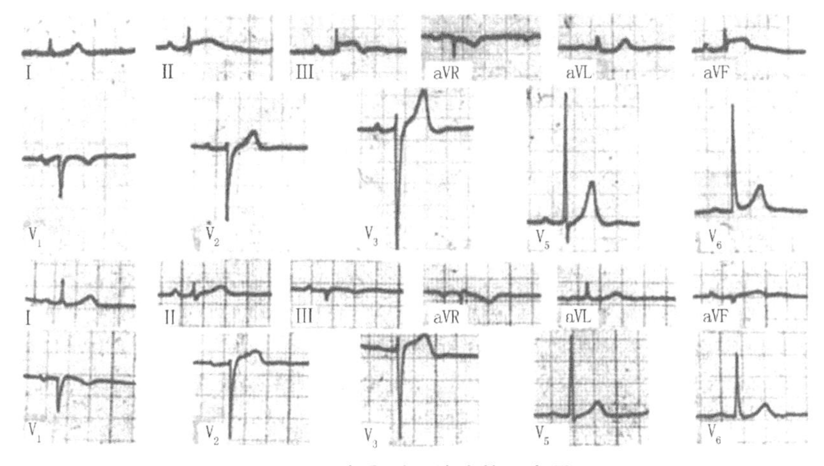

图 7-4　变异型心绞痛的心电图

上两行为心绞痛发作时,示Ⅱ、Ⅲ、aVF ST 段抬高,aVL ST 段稍压低,V_2、V_3、V_5、V_6、T 波增高。下两行心绞痛发作过后上述变化消失

九、预后

STEMI 的预后与梗死范围的大小、侧支循环产生的情况、有无其他疾病并存及治疗是否及时有关。总病死率约为 30%,住院死亡率约为 10%,发生严重心律失常、休克或心力衰竭者病死率尤高,其中休克患者病死率可高达 80%。死亡多在第 1 周内,尤其是在数小时内。出院前或出院 6 周内进行负荷心电图检查,运动耐量好不伴有心电图异常者预后良好,运动耐量差者预后不良。MI 长期预后的影响因素中主要为患者的心功能状况、梗死后心肌缺血及心律失常、梗死的次数和部位及患者的年龄、是否合并高血压和糖尿病等。AMI 再灌注治疗后梗死相关冠状动

脉再通与否是影响 MI 急性期良好预后和长期预后的重要独立因素。

十、防治

治疗原则是保护和维持心脏功能，挽救濒死的心肌，防止梗死面积扩大，缩小心肌缺血范围及时处理各种并发症，防止猝死，使患者不但能度过急性期，且康复后还能保持尽可能多的有功能的心肌。

(一)一般治疗

参见“不稳定型心绞痛和非 ST 段抬高型心肌梗死”段。

(二)再灌注治疗

及早再通闭塞的冠状动脉，使心肌得到再灌注，挽救濒死的心肌或缩小心肌梗死的范围，是一种关键的治疗措施。它还可极有效地解除疼痛。

1.溶栓治疗

纤维蛋白溶解(纤溶)药物被证明能减小冠脉内血栓，早期静脉应用溶栓药物能提高 STEAMI 患者的生存率，其临床疗效已被公认，故明确诊断后应尽早用药，来院至开始用药时间应<30 分钟。而对于非 ST 段抬高型 ACS，溶栓治疗不仅无益反而有增加 AMI 的倾向，因此标准溶栓治疗目前仅用于 STEAMI 患者。

(1)溶栓治疗的适应证：①持续性胸痛超过 30 分钟，含服硝酸甘油片症状不能缓解；②相邻 2 个或更多导联 ST 段抬高>0.2 mV；③发病 6 小时以内者。若发病 6～24 小时内，患者仍有胸痛，并且 ST 段抬高导联有 R 波者，也可考虑溶栓治疗。发病至溶栓药物给予的时间是影响溶栓治疗效果的最主要因素，最近有研究认为如果在发病 3 小时内给予溶栓药物，则溶栓治疗的效果和直接 PCI 治疗效果相当，但 3 小时后进行溶栓其效果不如直接 PCI 术，且出血等并发症增加；④年龄在 70 岁以下者。对于年龄>75 岁的 AMI 患者，溶栓治疗会增加脑出血的并发症，是否溶栓治疗需权衡利弊，如患者为广泛前壁 AMI，具有很高的心源性休克和死亡的发生率，在无条件行急诊介入治疗的情况下仍应进行溶栓治疗。反之，如患者为下壁 AMI，血流动力学稳定可不进行溶栓治疗。

(2)溶栓治疗的禁忌证：①近期(14 天内)有活动性出血(胃肠道溃疡出血、咯血、痔疮出血等)，做过外科手术或活体组织检查，心肺复苏术后(体外心脏按压、心内注射、气管插管)，不能实施压迫的血管穿刺及外伤史者；②高血压患者血压>24.0/14.7 kPa(180/110 mmHg)，或不能排除主动脉夹层分离者；③有出血性脑血管意外史，或半年内有缺血性脑血管意外(包括 TIA)史者；④对扩容和升压药无反应的休克；⑤妊娠、感染性心内膜炎、二尖瓣病变合并心房颤动且高度怀疑左心房内有血栓者；⑥糖尿病合并视网膜病变者；⑦出血性疾病或有出血倾向者，严重的肝肾功能障碍及进展性疾病(如恶性肿瘤)者。

(3)治疗步骤：①溶栓前检查血常规、血小板计数、出凝血时间、APTT 及血型，配血备用；②即刻口服阿司匹林 300 mg，以后每天 100 mg，长期服用；③进行溶栓治疗。

(4)溶栓药物：①非特异性溶栓剂，对血栓部位或体循环中纤溶系统均有作用的尿激酶(UK 或 rUK)和链激酶(SK 或 rSK)；②选择性作用于血栓部位纤维蛋白的药物，有组织型纤维蛋白溶酶原激活剂(tPA)，重组型组织纤维蛋白溶酶原激活剂(r-tPA)；③单链尿激酶型纤溶酶原激活剂(SCUPA)、甲氧苯基化纤溶酶原链激酶激活剂复合物(APSAC)；④新的溶栓剂还有 TNK-组织型纤溶酶原激活剂(TNK-tPA)、瑞替普酶(rPA)、拉诺普酶(nPA)、葡激酶(SAK)等。

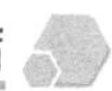

（5）给药方案。①UK：30 分钟内静脉滴注 100 万～150 万 U；或冠状动脉内注入 4 万 U，继以每分钟 0.6 万～2.4 万 U的速度注入，血管再通后用量减半，继续注入 30～60 分钟，总量 50 万 U 左右。②SK：150 万 U静脉滴注，60 分钟内滴完；冠状动脉内给药先给 2 万 U，继以 0.2 万～0.4 万 U注入，共 30 分钟，总量 25 万～40 万 U。对链激酶过敏者，宜于治疗前半小时用异丙嗪（非那根）25 mg 肌内注射，并与少量的地塞米松（2.5～5 mg）同时滴注，可防止其引起的寒战、发热不良反应。③r-tPA：100 mg 在 90 分钟内静脉给予，先静脉注射 15 mg，继而 30 分钟内静脉滴注50 mg，其后 60 分钟内再给予 35 mg（国内有报道，用上述剂量的一半也能奏效）。冠状动脉内用药剂量减半。用 r-tPA 前，先用肝素 5 000 U，静脉推注；然后，700～1 000 U/h，静脉滴注 48 小时；以后改为皮下注射 7 500 U，每 12 小时 1 次，连用 3～5 天，用药前注意出血倾向。④TNK-tPA：40 mg 静脉一次性注入，无须静脉滴注。溶栓药应用期间密切注意出血倾向，并需监测 APTT 或 ACT。冠状动脉内注射药物需通过周围动脉置入导管达冠状动脉口处才能实现，因此比较费时，只宜用于介入性诊治过程中并发的冠脉内血栓栓塞；而静脉注射药物可以迅速实行，故目前多选静脉注射给药。

（6）溶栓治疗期间的辅助抗凝治疗：UK 和 SK 为非选择性的溶栓剂，故在溶栓治疗后短时间内（6～12 小时内）不存在再次血栓形成的可能，对于溶栓有效的 AMI 患者，可于溶栓治疗 6～12 小时后开始给予低分子量肝素皮下注射。对于溶栓治疗失败者，辅助抗凝治疗则无明显临床益处。r-tPA和葡激酶等为选择性的溶栓剂，故溶栓使血管再通后仍有再次血栓形成的可能，因此在溶栓治疗前后均应给予充分的肝素治疗。溶栓前先给予 5 000 U 肝素冲击量，然后以 1 000 U/h的肝素持续静脉滴注 24～48 小时，以出血时间延长 2 倍为基准，调整肝素用量。也可选择低分子量肝素替代普通肝素治疗，其临床疗效相同，如依诺肝素，首先静脉推注 30 mg，然后以 1 mg/kg 的剂量皮下注射，每 12 小时 1 次，用 3～5 天为宜。

（7）溶栓再通的判断指标如下。

直接指征：冠状动脉造影观察血管再通情况，冠状动脉造影所示血流情况通常采用 TIMI 分级。TIMI0 级：梗死相关冠状动脉完全闭塞，远端无造影剂通过。TIMI1 级：少量造影剂通过血管阻塞处，但远端冠状动脉不显影。TIMI2 级：梗死相关冠状动脉完全显影但与正常血管相比血流较缓慢。TIMI3 级：梗死相关冠状动脉完全显影且血流正常。根据 TIMI 分级达到 2、3 级者表明血管再通，但 2 级者通而不畅。

间接指征：①心电图抬高的 ST 段于 2 小时内回降＞50％；②胸痛于 2 小时内基本消失；③2 小时内出现再灌注性心律失常（短暂的加速性室性自主节律，房室或束支传导阻滞突然消失，或下后壁心肌梗死的患者出现一过性窦性心动过缓、窦房传导阻滞）或低血压状态；④血清 CK-MB 峰值提前出现在发病 14 小时内。具备上述 4 项中 2 项或 2 项以上者，考虑再通；但第②和③两项组合不能被判定为再通。

2.介入治疗

直接经皮冠状动脉介入术（PCI）是指 AMI 的患者未经溶栓治疗直接进行冠状动脉血管成形术，其中支架植入术的效果优于单纯球囊扩张术。近年试用冠脉内注射自体干细胞希望有助于心肌的修复。目前直接 PCI 已被公认为首选的最安全有效的恢复心肌再灌注的治疗手段，梗死相关血管的开通率高于药物溶栓治疗，尽早应用可恢复心肌再灌注，降低近期病死率，预防远期的心力衰竭发生，尤其对来院时发病时间已超过 3 小时或对溶栓治疗有禁忌的患者。一般要求患者到达医院至球囊扩张时间＜90 分钟。在适宜于做 PCI 的患者中，PCI 之前应给予抗血小板药和抗凝治疗。施行 PCI 的适应证还包括血流动力学不稳定、有溶栓禁忌证、恶性心律失常、需要安装经静脉临时起搏或需要反复电复律及年龄>75 岁。溶栓治疗失败者，即胸痛或 ST 段抬高在溶栓开始后持续≥60 分钟或胸痛和 ST 段抬高复发，则应考虑做补救性 PCI，但是只有在复发起病后 90 分钟内即能开始 PCI 者获益较大，否则应重复应用溶栓药，不过重复给予溶栓药物会增加严重出血并发症。直接 PCI 后，尤其是放置支架后，可应用GPⅡb/Ⅲa受体拮抗剂辅助治疗，持续用 24～36 小时。直接 PCI 的开展需要有经验的介入心脏病医师、完善的心血管造影设备、抢救设施和人员配备。我国制定的《急性心肌梗死诊断和治疗指南》提出具备施行 AMI 介入治疗条件的医院应：①能在患者来院 90 分钟内施行 PTCA；②其心导管室每年施行 PTCA>100 例并有心外科待命的条件；③施术者每年独立施行 PTCA>30 例；④AMI 直接 PTCA成功率在 90%以上；⑤在所有送到心导管室的患者中，能完成 PTCA 者达 85%以上。无条件施行介入治疗的医院宜迅速将患者送到测算能在患者起病 6 小时内施行介入治疗的医院治疗。如测算转送后患者无法在 6 小时内接受 PCI，则宜就地进行溶栓治疗或溶栓后转送。

发生 STEAMI 后再灌注策略的选择需要根据发病时间、施行直接 PCI 的能力(包括时间间隔)、患者的危险性(包括出血并发症)等综合考虑。优选溶栓的情况一般包括：①就诊早，发病≤3 小时内，且不能及时进行 PCI；②介入治疗不可行，如导管室被占用，动脉穿刺困难或不能转运到达有经验的导管室；③介入治疗不能及时进行，如就诊至球囊扩张时间>90 分钟。

优选急诊介入治疗的情况包括：①就诊晚，发病>3 小时；②有经验丰富的导管室，就诊至球囊扩张时间<90 分钟，就诊至球囊扩张时间较就诊至溶栓时间延长<60 分钟；③高危患者，如心源性休克，Killip 分级≥Ⅲ级；④有溶栓禁忌证，包括出血风险增加及颅内出血；⑤诊断有疑问。

3.冠状动脉旁路移植术(CABG)

下列患者可考虑进行急诊 CABG：①实行了溶栓治疗或 PCI 后仍有持续的或反复的胸痛；②冠状动脉造影显示高危冠状动脉病变(左冠状动脉主干病变)；③有 MI 并发症如室间隔穿孔或乳头肌功能不全所引起的严重二尖瓣反流。

(三)其他药物治疗

1.抗血小板治疗

抗血小板治疗能减少 STEMI 患者的主要心血管事件(死亡、再发致死性或非致死性 MI 和卒中)的发生，因此除非有禁忌证，所有患者应给予本项治疗。其用法见“不稳定型心绞痛和非 ST 段抬高型心肌梗死”段。

2.抗凝治疗

除非有禁忌证，所有 STEMI 患者无论是否采用溶栓治疗，都应在抗血小板治疗的基础上常规接受抗凝治疗。抗凝治疗能建立和维持梗死相关动脉的通畅，并能预防深静脉血栓形成、肺动脉栓塞及心室内血栓形成。其用法见“不稳定型心绞痛和非 ST 段抬高型心肌梗死”段。

3.硝酸酯类药物

对于有持续性胸部不适、高血压、大面积前壁 MI、急性左心衰竭的患者，在最初24～48 小时的治疗中，静脉内应用硝酸甘油有利于控制心肌缺血发作，缩小梗死面积，降低短期甚至可能长期病死率。其用法见“不稳定型心绞痛和非 ST 段抬高型心肌梗死”段。有下壁 MI，可疑右室梗死或明显低血压的患者[收缩压低于 12.0 kPa(90 mmHg)]，尤其合并明显心动过缓或心动过速时，硝酸酯类药物能降低心室充盈压，引起血压降低和反射性心动过速，应慎用或不用。无并发症的 MI 低危患者不必常规给予硝酸甘油。

4.镇痛剂

选择用药和用法见“不稳定型心绞痛和非 ST 段抬高型心肌梗死”段。

5.β 受体阻滞剂

MI 发生后最初数小时内静脉注射 β 受体阻滞剂可通过缩小梗死面积、降低再梗死率、降低室颤的发生率和病死率而改善预后。无禁忌证的 STEMI 患者应在 MI 发病的 12 小时内开始 β 受体阻滞剂治疗。其用法见“不稳定型心绞痛和非 ST 段抬高型心肌梗死”段。

6.ACEI

近来大规模临床研究发现，ACEI 如卡托普利、雷米普利、群多普利拉等有助于改善恢复期心肌的重构，减少 AMI 的病死率，减少充血性心力衰竭的发生，特别是对前壁 MI、心力衰竭或心动过速的患者。因此，除非有禁忌证，所有 STEMI 患者都可选用 ACEI。给药时应从小剂量开始，逐渐增加至目标剂量。对于高危患者，ACEI 的最大益处在恢复期早期即可获得，故可在溶栓稳定后 24 小时以上使用，由于 ACEI 具有持续的临床益处，可长期应用。对于不能耐受 ACEI 的患者(如咳嗽反应)，血管紧张素Ⅱ受体拮抗剂可能也是一种有效的选择，但目前不是 MI 后的一线治疗。

7.调脂治疗

见“不稳定型心绞痛和非 ST 段抬高型心肌梗死”段。

8.钙通道阻滞剂

非二氢吡啶类钙通道阻滞剂维拉帕米或地尔硫䓬用于急性期 STEMI，除了能控制室上性心律失常，对减少梗死范围或心血管事件并无益处。因此不建议对 STEMI 患者常规应用非二氢吡啶类钙通道阻滞剂。但非二氢吡啶类钙通道阻滞剂可用于硝酸酯和 β 受体阻滞剂之后仍有持续性心肌缺血或心房颤动伴心室率过快的患者。血流动力学表现在 KillipⅡ级以上的 MI 患者应避免应用非二氢吡啶类钙通道阻滞剂。

9.葡萄糖-胰岛素-钾溶液(GIK)

应用 GIK 能降低血浆游离脂肪酸浓度和改善心脏做功，GIK 还给缺血心肌提供必要的代谢支持，对大面积 MI 和心源性休克患者尤为重要。氯化钾 1.5 g、普通胰岛素8 U加入 10%的葡萄糖液 500 mL 中静脉滴注，每天 1～2 次，1～2 周为 1 个疗程。近年，还有建议在上述溶液中再加入硫酸镁 5 g，但不主张常规补镁治疗。

(四)抗心律失常治疗

1.室性心律失常

应寻找和纠正导致室性心律失常的原因。血清钾低者推荐用氯化钾，通常可静脉滴注 10 mmol/h以保持在血钾在 4.0 mmol/L 以上，但对于严重的低钾血症(K^+ ＜2.5 mmol/L)，可通过中心静脉滴注 20～40 mmol/h。在 MI 早期静脉注射 β 受体阻滞剂继以口服维持，可降低室性心律失常(包括心室颤动)的发生率和无心力衰竭或低血压患者的病死率。预防性应用其他药物(如利多卡因)会增加死亡危险，故不推荐应用。室性异位搏动在心肌梗死后较常见，不需做特殊处理。非持续性(＜30 秒)室性心动过速在最初 24～48 小时内常不需要治疗。多形性室速、持续性(≥3 秒)单形室速或任何伴有血流动力学不稳定(如心力衰竭、低血压、胸痛)症状的室速都应给予同步心脏电复律。血流动力学稳定的室速可给予静脉注射利多卡因、普鲁卡因胺或胺碘酮等药物治疗。

(1)利多卡因：50～100 mg 静脉注射(如无效，5～10 分钟后可重复)，控制后静脉滴注，1～

3 mg/min维持(利多卡因 100 mg 加入 5%葡萄糖液 100 mL 中滴注,1～3 mL/min)。情况稳定后可考虑改用口服美西律 150～200 mg,每 6～8 小时一次维持。

(2)胺碘酮:静脉注射,首剂 75～150 mg 稀释于 20 mL 生理盐水中,于 10 分钟内注入;如有效继以1.0 mg/min维持静脉滴注 6 小时后改为 0.5 mg/min,总量<1 200 mg/d;静脉用药 2～3 天后改为口服,口服负荷量为 600～800 mg/d,7 天后酌情改为维持量 100～400 mg/d。

(3)索他洛尔:静脉注射,首剂用 1～1.5 mg/kg,用 5%葡萄糖液 20 mL 稀释,于 15 分钟内注入,疗效不明显时可再注射一剂 1.5 mg/kg,后可改为口服,160～640 mg/d。

无论血清镁是否降低,也可用硫酸镁(5 分钟内静脉注射 2 g)来治疗复杂性室性心律失常。发生心室颤动时,应立即进行非同步直流电除颤,用最合适的能量(一般 300 J),争取一次除颤成功。在无电除颤条件时可立即做胸外心脏按压和口对口人工呼吸,心腔内注射利多卡因 100～200 mg,并施行其他心脏复苏处理。急性期过后,仍有复杂性室性心律失常或非持续性室速尤其是伴有显著左心室收缩功能不全者,死亡危险增加,应考虑安装 ICD,以预防猝死。在 ICD 治疗前,应行冠状动脉造影和其他检查以了解有无复发性心肌缺血,若有则需要行 PCI 或 CABG。加速的心室自主心律一般无须处理,但如由于心房输送血液入心室的作用未能发挥而引起血流动力学失调,则可用阿托品以加快窦性心律而控制心脏搏动,仅在偶然情况下需要用人工心脏起搏或抑制异位心律的药物来治疗。

2.缓慢的窦性心律失常

除非存在低血压或心率<50 次/分,一般不需要治疗。对于伴有低血压的心动过缓(可能减少心肌灌注),可静脉注射硫酸阿托品 0.5～1 mg,如疗效不明显,几分钟后可重复注射。最好是多次小剂量注射,因大剂量阿托品会诱发心动过速。虽然静脉滴注异丙肾上腺素也有效,但由于它会增加心肌的氧需量和心律失常的危险,因此不推荐使用。药物无效或发生明显不良反应时也可考虑应用人工心脏起搏器。

3.房室传导阻滞

二度Ⅰ型和Ⅱ型房室传导阻滞 QRS 波不宽者及并发于下壁 MI 的三度房室传导阻,滞心率>50 次/分且 QRS 波不宽者,无须处理,但应严密监护。下列情况是安置临时起搏器的指征:①二度Ⅱ型或三度房室传导阻滞 QRS 波增宽者;②二度或三度房室传导阻滞出现过心室停搏;③三度房室传导阻滞心率<50 次/分,伴有明显低血压或心力衰竭,经药物治疗效果差;④二度或三度房室传导阻滞合并频发室性心律失常。AMI 后 2～3 周进展为三度房室传导阻滞或阻滞部位在希氏束以下者应安置永久起搏器。

4.室上性快速心律失常

如窦性心动过速、频发房性期前收缩、阵发性室上性心动过速、心房扑动和心房颤动等,可选用 β 受体阻滞剂、洋地黄类、维拉帕米、胺碘酮等药物治疗。对后三者治疗无效时可考虑应用同步直流电复律器或人工心脏起搏器复律,尽量缩短快速心律失常持续的时间。

5.心脏停搏

立即作胸外心脏按压和人工呼吸,注射肾上腺素、异丙肾上腺素、乳酸钠和阿托品等,并施行其他心脏复苏处理。

(五)抗低血压和心源性休克治疗

根据休克纯属心源性,抑或尚有周围血管舒缩障碍,或血容量不足等因素存在,而分别处理。

1.补充血容量

约20%的患者由于呕吐、出汗、发热、使用利尿剂和不进饮食等原因而有血容量不足，需要补充血容量来治疗，但又要防止补充过多而引起心力衰竭。可根据血流动力学监测结果来决定输液量。如中心静脉压低，在0.49～0.98 kPa（5～10 cmH_2O），肺楔压在0.8～1.6 kPa（6～12 mmHg）以下，心排血量低，提示血容量不足，可静脉滴注低分子右旋糖酐或5%～10%葡萄糖液，输液后如中心静脉压上升>1.76 kPa（18 cmH_2O），肺楔压>2.4 kPa（18 mmHg），则应停止。右心室梗死时，中心静脉压的升高则未必是补充血容量的禁忌。

2.应用升压药

补充血容量，血压仍不升，而肺楔压和心排血量正常时，提示周围血管张力不足，可选用血管收缩药。①多巴胺：10～30 mg加入5%葡萄糖液100 mL中静脉滴注，也可和间羟胺同时滴注。②多巴酚丁胺：20～25 mg溶于5%葡萄糖液100 mL中，以2.5～10 μg/（kg·min）的剂量静脉滴注，作用与多巴胺相类似，但增加心排血量的作用较强，增快心率的作用较轻，无明显扩张肾血管的作用。③间羟胺（阿拉明）：10～30 mg加入5%葡萄糖液100 mL中静脉滴注，或5～10 mg肌内注射。但对长期服用胍乙啶或利血平的患者疗效不佳。④去甲肾上腺素：作用与间羟胺相同，但较快、较强而较短，对长期服用胍乙啶或利血平的人仍有效。0.5～1 mg（1～2 mg重酒石酸盐）加入5%葡萄糖液100 mL中静脉滴注。渗出管外易引起局部损伤及坏死，如同时加入2.5～5 mg酚妥拉明可减轻局部血管收缩的作用。

3.应用血管扩张剂

经上述处理，血压仍不升，而肺楔压增高，心排血量低，或周围血管显著收缩，以至四肢厥冷，并有发绀时，可用血管扩张药以减低周围循环阻力和心脏的后负荷，降低左心室射血阻力，增强收缩功能，从而增加心排血量，改善休克状态。血管扩张药要在血流动力学严密监测下谨慎应用，可选用硝酸甘油（50～100 μg/min静脉滴注）或单硝酸异山梨酯（每次2.5～10 mg，舌下含服或30～100 μg/min静脉滴注）、硝普钠（15～400 μg/min静脉滴注）、酚妥拉明（0.25～1 mg/min静脉滴注）等。

4.治疗休克的其他措施

包括纠正酸中毒、纠正电解质紊乱、避免脑缺血、保护肾功能，必要时应用糖皮质激素和洋地黄制剂。

上述治疗无效时可用主动脉内球囊反搏术（IABP）以增高舒张期动脉压而不增加左心室收缩期负荷，并有助于增加冠状动脉灌流，使患者获得短期的循环支持。对持续性心肌缺血、顽固性室性心律失常、血流动力学不稳定或休克的患者如存在合适的冠状动脉解剖学病变，应尽早作选择性冠状动脉造影，随即施行PCI或CABG，可挽救一些患者的生命。

5.中医中药治疗

中医学用于“回阳救逆”的四逆汤（熟附子、干姜、炙甘草）、独参汤或参附汤，对治疗本病伴血压降低或休克者有一定疗效。患者如兼有阴虚表现时可用生脉散（人参、五味子、麦冬）。这些方剂均已制成针剂，紧急使用也较方便。

（六）心力衰竭治疗

心力衰竭治疗主要是治疗左心室衰竭。

治疗取决于病情的严重性。病情较轻者，给予袢利尿剂（如静脉注射呋塞米20～40 mg，每天1～2次），它可降低左心室充盈压，一般即可见效。病情严重者，可应用血管扩张剂（如静脉注射硝酸甘油)以降低心脏前负荷和后负荷。治疗期间,常通过带球囊的右心导管(Swan-Ganz 导管)监测肺动脉楔压。只要体动脉收缩压持续>13.3 kPa(100 mmHg),即可用 ACEI。开始治疗最好给予小剂量的短效 ACEI(如口服卡托普利 3.125～6.250 mg,每 4～6 小时 1 次;如能耐受,则逐渐增加剂量)。一旦达到最大剂量(卡托普利的最大剂量为 50 mg,每天 3 次),即用长效 ACEI(如福辛普利、赖诺普利、雷米普利)取代作为长期应用。如心力衰竭持续在 NYHA 心功能分级Ⅱ级或Ⅱ级以上,应加用醛固酮拮抗剂(如依普利酮、螺内酯)。严重心力衰竭者给予动脉内球囊反搏可提供短期的血流动力学支持。若血管重建或外科手术修复不可行时,应考虑心脏移植。永久性左心室或双心室植入式辅助装置可用作心脏移植前的过渡;如不可能做心脏移植,左心室辅助装置有时可作为一种永久性治疗。这种装置偶可使患者康复并可 3～6 个月内去除。

(七)并发症治疗

对于有附壁血栓形成者,抗凝治疗可减少栓塞的危险,如无禁忌证,治疗开始即静脉应用足量肝素,随后给予华法林 3～6 个月,使 INR 维持在 2～3。当左心室扩张伴弥漫性收缩活动减弱、存在室壁膨胀瘤或慢性心房颤动时,应长期应用抗凝药和阿司匹林。室壁膨胀瘤形成伴左心室衰竭或心律失常时可行外科切除术。AMI 时 ACEI 的应用可减轻左心室重构和降低室壁膨胀瘤的发生率。并发心室间隔穿孔、急性二尖瓣关闭不全都可导致严重的血流动力改变或心律失常,宜积极采用手术治疗,但手术应延迟至 AMI 后 6 周以上,因此时梗死心肌可得到最大程度的愈合。如血流动力学不稳定持续存在,尽管手术死亡危险很高,也宜早期进行。急性的心室游离壁破裂外科手术的成功率极低,几乎都是致命的。假性室壁瘤是左心室游离壁的不完全破裂,可通过外科手术修补。心肌梗死后综合征严重病例必须用其他非类固醇消炎药(NSAIDs)或皮质类固醇短程冲击治疗,但大剂量 NSAIDs 或皮质类固醇的应用不宜超过数天,因它们可能干扰 AMI 后心室肌的早期愈合。肩手综合征可用理疗或体疗。

(八)右室心肌梗死的处理

治疗措施与左心室 MI 略有不同,右室 MI 时常表现为下壁 MI 伴休克或低血压而无左心衰竭的表现,其血流动力学检查常显示中心静脉压、右心房和右心室充盈压增高,而肺楔压、左心室充盈压正常甚至下降。治疗宜补充血容量,从而增高心排血量和动脉压。在血流动力学监测下,静脉滴注输液,直到低血压得到纠治,但肺楔压如达 2.0 kPa(15 mmHg),即应停止。如此时低血压未能纠正,可用正性肌力药物。不能用硝酸酯类药和利尿剂,它们可降低前负荷(从而减少心排血量),引起严重的低血压。伴有房室传导阻滞时,可予以临时起搏。

(九)康复和出院后治疗

出院后最初 3～6 周体力活动应逐渐增加。鼓励患者恢复中等量的体力活动(步行、体操、太极拳等)。如 AMI 后 6 周仍能保持较好的心功能,则绝大多数患者都能恢复其所有正常的活动。与生活方式、年龄和心脏状况相适应的有规律的运动计划可降低缺血事件发生的风险,增强总体健康状况。对患者的生活方式提出建议,进一步控制危险因素,可改善患者的预后。

十一、出院前评估

(一)出院前的危险分层

出院前应对 MI 患者进行危险分层以决定是否需要进行介入性检查。对早期未行介入性检查而考虑进行血运重建治疗的患者,应及早评估左心室射血分数和进行负荷试验,根据负荷试验的结果发现心肌缺血者应进行心导管检查和血运重建治疗。仅有轻微或无缺血发作的患者只需

给予药物治疗。

(二)左心室功能的评估

左心室功能状况是影响 ACS 预后最主要的因素之一,也是心血管事件最准确的预测因素之一。评估左心室功能包括患者症状(劳力性呼吸困难等)的评估、物理检查结果(如肺部啰音、颈静脉压升高、心脏扩大、第三心音奔马律等)及心室造影、放射性核素心室显像和超声心动图。MI 后左心室射血分数<40%是一项比较敏感的指标。无创性检查中以核素测值最为可靠,超声心动图的测值也可作为参考。

(三)心肌存活的评估

MI 后左室功能异常部分是由于坏死和瘢痕形成所致,部分是由存活但功能异常的心肌细胞即冬眠或顿抑心肌所致,后者通过血管重建治疗可明显改善左室功能。因此鉴别纤维化但功能异常的心肌细胞所导致的心室功能异常具有重要的预后和治疗意义。评价心肌存活力常用的无创性检查包括核素成像和多巴酚丁胺超声心动图负荷试验等,这些检查能准确评估节段性室壁运动异常的恢复。近几年正逐渐广泛应用的正电子发射体层摄影及造影剂增强 MRI 能更准确预测心肌局部功能的恢复。

(柏　林)

第四节　隐匿型冠心病

一、隐匿型冠心病的定义及类型

(一)定义

隐匿型冠心病即隐性心肌缺血或无症状性心肌缺血,是指病理解剖上已经有足以引起冠心病的冠状动脉粥样硬化病变,但临床上患者并无心肌缺血或其他心脏方面的症状,因而也没有被诊断过,是没有症状的隐性患者。1980 年以前,经全国有关会议讨论,冠心病诊断标准中,隐匿型冠心病为其中的一个类型,即 40 岁以上的患者,休息时心电图有明显的缺血表现,或运动试验阳性的客观证据者,无其他原因(除外其他心脏病,显著贫血、自主神经功能失调等)可诊断为隐匿型冠心病,并载入教科书中。1980 年以前,我国冠心病普查,基本是根据心电图来判定冠心病的,普查检出的冠心病,70%~80%为隐匿型冠心病。

有的患者,过去从无冠心病的有关症状,心电图的确发现有陈旧性心肌梗死,称其为未被及时发现的心肌梗死,其意为在急性发病时未被及时诊断,后来在某些情况下发现而诊断为陈旧性心肌梗死,也叫隐性心肌梗死。我们认为此也应属于隐匿型冠心病的一个类型。也有的患者,从来没有冠心病的有关症状而发生猝死,生前没有做过心电图或相关检查,但死后尸检证明其死因为冠心病。在过去的尸检中,也常有死于其他疾病的人,生前没有冠心病症状,尸检发现有严重的足可以诊断为冠心病的冠状动脉粥样硬化性狭窄或心肌梗死。

自从 1961 年 Holter 动态心电图问世以后,发现在监测过程中,心绞痛的患者,除了在心绞痛发作时心电图有 ST-T 改变的缺血型表现外,在没有心绞痛症状时也常有心肌缺血的 ST-T 的缺血型心电图表现,并将其称作无痛性心肌缺血或无症状性心肌缺血。我们认为这种无痛性心肌缺血或无症状性心肌缺血的心电图表现亦即隐匿型冠心病的表现之一。大量报告表明，冠心病有心绞痛的患者，无痛性心肌缺血的ST-T心电图改变占60%～80%，心绞痛发作时的ST-T心电图改变仅占总ST-T心电图改变的20%～40%。

我国在全国第一届内科学术会议上，心血管病学组建议我国采用世界卫生组织的冠心病诊断标准，该标准中没有隐匿型冠心病的诊断。其后，在国际联合的大型研究或国内的流行学调查研究中，多采用"急性冠心病事件"即急性心肌梗死和冠心病猝死事件作为金标准。

我们认为在临床上，隐匿型冠心病的诊断还是十分必要的。因为这一类患者随访期间急性心肌梗死率或猝死的发生率都很高。虽然单独依靠心电图诊断ST-T改变存在一定的假阳性或假阴性，但当前心电图或动态心电图仍是临床上最常用的诊断工具，无创、价廉、操作简便，能及时看出检查结果。在对隐匿型冠心病的长期随访观察中，他们大多数是死于冠心病。加之在尸检中，发现生前没有冠心病症状的严重冠状动脉狭窄或陈旧性心肌梗死也并非少见，我们认为临床上仍应将隐匿型冠心病列为一个重要的类型并加强防治。随着核医学、超声心动图学的发展及冠状动脉造影的广泛应用，为临床诊断隐匿型冠心病提供更多客观依据。临床上对单独依靠心电图诊断为隐匿型冠心病的患者如有疑问，可加做超声学或核医学检查，甚至做冠状动脉造影。

许多报告(包括尸检报告)显示，在猝死患者中，许多病例的死亡原因是冠心病。由于病例来源不同，这些冠心病猝死者在猝死总死亡病例中占70%～95%，并且多数死者，死前没有冠心病病史。我们过去十几年调查的106例冠心病猝死的病例中，一半患者在猝死前没有冠心病病史或有关症状。猝死是其冠心病的首发症状，也是最后一个症状。这些从前没有冠心病症状而因冠心病猝死者，也属于隐匿型冠心病的一个类型。

(二)类型

1.完全无症状者的隐匿型冠心病

临床上从未出现过冠心病的有关症状，心电图或有关检查发现有心肌缺血或严重冠状动脉狭窄。

2.无痛性心肌缺血(混合型)

临床上有冠心病心绞痛症状，动态心电图监测，在心绞痛发作时，有心肌缺血的心电图表现；在非心绞痛发作的时间，也出现心肌缺血的心电图表现，这种非心绞痛发作时间出现的心肌缺血心电图表现为无痛性心肌缺血。

3.隐性心肌梗死(未被及时发现的心肌梗死)

临床上从无冠心病或心肌梗死的有关症状，心电图或有关检查发现有陈旧性心肌梗死。

二、隐匿型冠心病的患病率与发病率

(一)完全无症状者的隐匿型冠心病

1980年以前，许多地区采用常规心电图或加运动试验调查冠心病的患病率。我国40岁以上人口中，冠心病的患病率在5%左右，其中70%～90%是完全无症状的隐匿型冠心病患者。我们曾对石家庄地区采用常规12导联心电图加双倍二阶梯运动试验对40岁以上3 474例城乡人口进行普查，检出冠心病233例，患病率为6.71%。在检出的冠心病患者中，79.4%为无症状的隐性患者；休息心电图缺血占33.9%；双倍二阶梯运动试验阳性占45.4%。无症状的隐性心肌梗死患者尚未包括在内。在以后的每隔2年随访普查1次中，40岁以上人口中，冠心病的发病率为

0.96%，这个数值比西方国家低得多，其中80.0%是无症状的隐性患者。1980 年以后，一般不采用该方法调查，但从住院急性心肌梗死的相对发病率和人群冠心病事件登记的流行学研究，均一致证明我国冠心病明显增加。我们估计，完全无症状的隐匿型冠心病的患病率和发病率必然也相应增加。

(二)无痛性心肌缺血(混合型)

自从 1961 年 Holter 将动态心电图监测应用于临床以来，发现冠心病心绞痛患者除了在发作心绞痛时有心肌缺血的心电图表现外，在非心绞痛发作时间也有心肌缺血的心电图表现，称无痛性心肌缺血。因这一类患者既有心绞痛时的心电图心肌缺血，又有非心绞痛发作时的心电图心肌缺血出现，称其为混合型。在同一个患者，无痛性心肌缺血的心电图出现的次数远超过心绞痛心肌缺血的次数。据报道，心绞痛患者无痛性心肌缺血心电图发生的次数，占总心肌缺血心电图发生次数的 60%～80%。我国 1991 年召开的心肌缺血研讨会的综合资料：对心绞痛患者进行动态心电图监测，无痛性心电图心肌缺血发生的次数占总心肌缺血心电图次数的 67.4%～79.0%。表明心肌缺血心电图总次数的 2/3 甚至更多次数是毫无症状。人们认识到冠心病心绞痛患者出现的心肌缺血心电图表现占比例较少，还有更多次的心肌缺血心电图表现是在非心绞痛发作时出现的。同时也指出，对这类患者的治疗，单凭症状是不全面的，应当重视有症状心肌缺血和无症状心肌缺血总负荷概念。

(三)隐性心肌梗死(未被及时发现的心肌梗死)

隐性心肌梗死或被未被及时发现的心肌梗死，即是我们曾报道过的未被及时发现的心肌梗死。因为发现这些患者时，即已经将其诊断为心肌梗死了，但该患者在最初发生心肌梗死时没有症状，也没有被诊断过，后来被我们发现了，所以我们称其为“未被及时发现的心肌梗死”。在 40 岁以上的 3 474 人口普查中，检出陈旧性心肌梗死 8 例，患病率为 0.23%，其中4 例为无症状的隐性心肌梗死，占总检出人数的 50.0%。有学者研究分析河北省正定心血管病防治区，每两年 1 次心电图普查，经心电图证实为心肌梗死者共 62 例，其中 42 例曾被诊断过急性心肌梗死，20 例为无症状的隐性心肌梗死，隐性心肌梗死占总心肌梗死患者数的 32.3%。

美国弗来明汉地区在每两年 1 次心电图普查的研究中，18 年共发现 259 例，其中 60 例为隐性。每次普查，隐性心肌梗死占心肌梗死患病总数的 20.5%～23.6%。他们认为这较实际数字为低，因为部分隐性心肌梗死后，在心电图普查时可能已经恢复了正常，因而发生遗漏。冰岛对 9 141 例40 岁以上年龄人口随访 4～20 年，年发病率 300/10 万，1/3 为隐性心肌梗死，女性比男性多，70 岁以上老年人比 65 岁以下者患病率高，其预后和有症状者相似。s 梅达利(Medalie)等对 10 059 例40 岁以上人群随访5 年，共发生心肌梗死 427 例，其中 170 例为未被临床发现的隐性心肌梗死，占总数的 40.0%。有人认为人群中每发生 1 例有临床症状的急性心肌梗死，很可能还有 1 例没有症状的隐性患者。这个估计似不为过，如马斯特(Master)收集了 3 组尸检证实为愈合性心肌梗死，该3 组中隐性心肌梗死分别占 39%、50%和 52%。

有学者曾对 364 例住院的冠心病进行分析，隐匿型冠心病仅占 5 例，这 5 例都是因为需要做手术，在手术前进行心电图检查时发现的。我们另外分析了 134 例住院心肌梗死患者的资料，92 例因急性心肌梗死发病住院，另有 42 例为陈旧性心肌梗死。其中 31 例过去未被诊断过心肌梗死。但仔细追问病史，多数过去有类似冠心病的症状，完全没有症状者仅有 5 例。按此计算，住院患者中完全没有冠心病症状的隐性心肌梗死患者，仅占住院心肌梗死总数的 3.73%。隐性心肌梗死都是因其他疾病住院被发现的，大量隐性心肌梗死因为没有症状，如不做心电图或有关检查则不会发现。所以,住院患病率并不能反映自然人群中的实际患病情况。

三、隐匿型冠心病的临床意义

当前,对隐匿型冠心病的研究比较少,因此对命名和认识还不完全一致。但许多研究资料表明,各类型的隐匿型冠心病的预后并不乐观,它与各类有症状的冠心病有同等重要的意义。

(一)无症状的隐匿型冠心病

无症状的隐匿型冠心病患者散布在自然人群中,数量很大,危害也最大。因为他们没症状,多数也没有被诊断过,自己认为是一个正常的健康人,缺少警报系统。平时没有防治措施,常可在某些特殊情况下,如过度劳累、旅游、爬山、情绪激动、饮食等情况下而诱发(或者说是促发)心脏事件。长期随访研究资料表明,其心肌梗死和冠心病猝死的发病率和病死率与症状者相似。有对 1 835 例 40 岁以上人群隐匿型冠心病随访 14.5 年的报告,其冠心病死亡率增加 4～5 倍。

我们对朱河防治点普查及 3 年随访资料表明,普查时诊断为冠心病的患者(80%是隐匿型冠心病),在随访期间 11.61%死于冠心病,平均每年死亡 3.8%;非冠心病者,随访期间死于冠心病者平均每年仅0.29%,两者相差 10 倍以上。死于其他疾病者无明显差别(表 7-4)。

表 7-4 普查时诊断为冠心病者的死亡情况

普查时诊断	总例数	随访期间死亡原因及例数		
		冠心病心衰	心肌梗死	其他疾病
冠心病	112	9	4	6
非冠心病	1 882	3	8	87
显著性		$P<0.01$	$P<0.01$	$P>0.5$

从个体来说,确有一些隐匿型冠心病患者,在相当长时间继续从事原有工作并不产生症状;但就总体来说,隐匿型冠心病显然较非冠心病者危险性大。

罗布(Robb)等曾先后两次随访分析做过双倍二阶梯运动试验的病例共 3 325 例,其中阳性 449 例,阴性 2 876 例。随访期间,不仅运动试验阳性者冠心病死亡率高,而且死亡率和 ST 段压低的程度密切相关,即 ST 段压低越多,死亡比率越大:

$$死亡比率=\frac{运动试验阳性冠心病病死率}{运动试验阴性冠心病病死率}$$

他们将 ST 段压低分为以下 3 级。

Ⅰ级:0.1～0.9 mm,死亡比率为 2.0。

Ⅱ级:1.0～1.9 mm,死亡比率为 3.1。

Ⅲ级:≥2.0 mm,死亡比率为 10.3。

(二)无痛性心肌缺血(混合型)

完全无症状的隐匿型冠心病,因为没有临床症状,一般并不住院治疗。自从动态心电图监测发现在心绞痛患者除了心绞痛发作时有心肌缺血的心电图变化外,在不发作心绞痛时还有更多次心肌缺血的心电图出现,此后人们对此进行了许多研究。

心肌缺血是心肌得不到足够的血液供应,它可以是因冠状动脉狭窄供血不足,也可能是心肌需氧增加,或是两者兼有。心肌缺血先是引起心脏功能性改变,继而是心肌代谢异常和电生理异常;如果此时心肌仍得不到足够的血液供应,将发生可逆性心肌损伤;此阶段如果心肌缺血仍然

持续，有可能发展为不可逆的心肌损伤，即心肌坏死，或叫心肌梗死。

球囊闭塞冠状动脉研究，观察其病理生理变化，其顺序是：冠状动脉堵塞→心脏舒张功能异常→收缩功能异常→血流动力学异常→心电图改变→心绞痛。该研究说明心肌缺血达到一定程度和足够时间后，才能引起心绞痛。但是，他不能解释隐性心肌梗死患者的情况，因为该患者已经达到并发生了心肌坏死，而仍没有疼痛的症状。

国内外有较多的研究，认为和个体血液中的镇痛物质水平不同有关。无痛性心肌缺血者血浆中内源性吗啡样物质水平高。国内吴林也曾报道运动前后隐匿型冠心病较相应的心绞痛者血浆内啡肽高，运动后又较运动前高。

其他，还有认为无痛性心肌缺血是因为个体的痛觉阈值高，或是识别痛觉的神经通道功能受损。

无论是怎样的解释，但都承认心肌缺血可以是没有疼痛的，或无痛性心肌缺血这个事实是存在的。无痛性心肌缺血和有心绞痛的心肌缺血应该同等对待。在临床治疗方面就不只是针对心绞痛，而是要治疗无痛性心肌缺血和有心绞痛的心肌缺血的总负荷。

（三）隐性心肌梗死

无症状的心肌梗死或隐性心肌梗死（未被及时发现的心肌梗死），我们过去称之为未被及时发现的心肌梗死。我们报道的无症状性心肌梗死病例都是生前在体检时做心电图时发现的陈旧性心肌梗死，在急性期未被及时发现。这类无症状的隐性心肌梗死在发现后，也是因为没有症状，也就没有警觉，一些患者在被发现后也不重视。这一类患者心血管病事件的发生率比同龄非冠心病的死亡率高 16 倍。它的预后和诊断过急性心肌梗死的患者相似。

四、隐匿型冠心病的防治

隐匿型冠心病占整个冠心病的 70%～90%，数量很大。上述资料多是社区人群普查得来的。由于隐匿型冠心病一般并不到医院门诊或住院治疗，所以对其防治已经超越医院的范围。鉴于它没有症状，不容易被发现，或发现了也不被重视，以致对本病失去警惕，在某种程度上来说，其预后可能更差。随着我国冠心病发病率的不断增多，隐性冠心患者的数量必将相应增加，所以对隐匿型冠心病的防治应该给予应有的重视。

（一）预防

预防隐匿型冠心病和预防其他类型的冠心病相同，主要是向群众宣传有关防治知识，尽可能地减少冠心病的易患因素，合理的膳食和生活制度，积极治疗和控制与冠心病相关的疾病，如高血压、血脂异常和糖尿病等。

（二）尽早发现和检出隐匿型冠心病

治疗的关键，首先是要检出和发现隐匿型冠心病的患者。在当前，简便易行的方法是每年（对 30 岁或 40 岁以上人口）定期做 1 次常规心电图检查，对疑似者可进一步做心电图负荷试验、24 小时动态心电图、超声学或放射性核素检查，必要时也可考虑做冠状动脉造影。将病情告诉患者，促使其知情并主动进行治疗。

（三）治疗原则

基于我们对隐匿型冠心病的上述认识，所以我们认为隐匿型冠心病的治疗原则上应和有症状的冠心病患者相同对待。对既有心绞痛，又有无痛性心肌缺血的患者，不能满足于单纯心绞痛的治疗，还要考虑无痛性心肌缺血心电图的总效益。

（柏　林）

第八章

老年心血管疾病

第一节　老年高血压

一、概述

正常的血压是血液循环流动的前提，血压在多种因素调节下保持正常，从而提供各组织器官以足够的血量以维持正常的新陈代谢。血压过低过高（低血压、高血压）都会造成严重后果。目前全国有 2 亿多名高血压患者，其中老年人高血压发病率约占所有高血压患者总人数的 65%。高血压显著增加老年人发生缺血性心脏病、脑卒中、肾衰竭、主动脉与外周动脉疾病等靶器官损害的危险，是老年人群致死和致残的主要原因之一。老年高血压存在其特殊性，临床医师应根据老年高血压的个体特点进行治疗。

动脉血压是指动脉内流动的血流对单位面积动脉管壁产生的侧压力。动脉血压一般指主动脉的压力。由于整个动脉系统中血压降落很小，故通常将左上臂测得的肱动脉血压代表主动脉血压。

正常生理情况下，人的血压呈节律性波动，节律周期大约为 24 小时，因此称之为昼夜节律或近日节律。健康人的 24 小时血压变化规律呈“两峰一谷”状，即长柄勺型。白天血压维持在较高水平，晚上 20 时起血压逐渐下降，凌晨 2～3 时降至最低，清晨觉醒前后心血管系统功能活动增强，故凌晨血压再次上升，至早上 6～8 时达到最高峰，即血压晨峰。随后血压波动在较高水平，直至 16～18 时出现第二个高峰，以后逐渐下降。通常第二高峰要低于第一高峰。根据夜间血压下降的情况可将血压的昼夜节律分为 4 个类型。

（一）杓型

即夜间血压下降超过日间血压的 10%～20%。

（二）非杓型

夜间血压下降＜10%。

（三）深杓型

夜间血压下降＞20%。

(四)反构型

夜间血压水平高于日间血压。

随年龄增长,血压的正常节律逐渐弱化,老年人尤其是70岁以上的老年人夜间血压下降幅度变小,夜昼血压比值增大。

二、定义、分类

高血压是一种以体循环动脉收缩期和/或舒张期血压持续升高为主要特点的全身性疾病。美国心脏病学院基金会(ACCF)发布的老年高血压专家共识及我国发布的《中国高血压发布防治指南》中已明确将老年人年龄定义为:年龄≥65岁,其与一般成人的高血压诊断标准相同,即血压持续3次以上非同日坐位血压收缩压≥18.7 kPa(140 mmHg)和/或舒张压≥12.0 kPa(90 mmHg)。若收缩压≥18.7 kPa(140 mmHg),舒张压<12.0 kPa(90 mmHg),则定义为老年单纯收缩期高血压(ISH)。

高血压可分为原发性高血压即高血压和继发性高血压即症状性高血压两大类。原发性高血压占高血压的90%以上。继发性高血压指的是某些确定的疾病和原因引起的血压升高,约占高血压不到10%。我国成年人高血压水平的分级见表8-1。

表8-1 血压水平的分级

类别	收缩压(mmHg)	舒张压(mmHg)
高血压	≥140	≥90
1级高血压(轻度)	140~159	90~99
2级高血压病(中度)	160~179	100~109
3级高血压病(重度)	≥180	≥110

三、临床特点

(一)收缩压增高为主

随着年龄的增长,动脉僵硬度增加,带来的结果是收缩压逐渐增加而舒张压在中老年以后下降。因此,ISH是老年高血压最主要的类型,占60岁以上老年高血压的65%,占70岁以上老年高血压90%以上。ISH以动脉僵硬度增加和血管顺应性下降为特点。对于动脉僵硬度增加的机制目前存在争论,有人认为与年龄增长后大动脉弹性纤维被胶原纤维取代、钙盐的沉积、大动脉弹性纤维断裂增多,大动脉膨胀及老年人常见并发症如动脉粥样硬化、糖尿病、肾功能损伤及高血压本身等年龄以及心血管危险因素有关。大量研究显示,与舒张压相比,收缩压与心脑肾等靶器官损害的关系更为密切,收缩压水平是心血管事件更为重要的独立预测因素。

(二)血压波动幅度大

随着年龄增长,老年人动脉壁僵硬度增加,血管顺应性降低,因此老年高血压患者的血压更易随情绪、季节和体位的变化而出现明显波动。血压波动幅度的增大,加之老年高血压患者常多病共存,使得降压治疗的难度增大,临床医师应对这一人群制订有效合理的降压方案。

(三)脉压明显增大

收缩压与舒张压之差称为脉压,正常值为4.0~5.3 kPa(30~40 mmHg),脉压增大指PP>8.0 kPa(60 mmHg)。老年高血压患者脉压往往可达到8.0~13.3 kPa(60~100 mmHg)。

脉压反映着动脉的弹性功能，与大动脉硬化度升高、顺应性下降、血管壁结构改变以及内皮功能受损等因素密切相关。脉压增大是老年高血压的重要特点。弗雷明汉心脏研究显示，老年人脉压是比收缩压和舒张压更重要的危险因素。国内外多项研究表明，60 岁以上老年人的基线脉压水平与全因死亡、心血管死亡、脑卒中和冠心病发病均呈显著正相关。

(四)正常血压昼夜节律异常

健康成年人的血压水平表现为昼高夜低型，夜间血压水平较日间降低 10%～20%(即杓型血压节律)。老年高血压患者常伴有血压昼夜节律的异常，表现为夜间血压下降幅度＜10%(非杓型)或＞20%(超杓型)，甚至表现为夜间血压不降反较白天升高(反杓型)，使心、脑、肾等靶器官损害的危险性显著增加。老年高血压患者非杓型血压发生率可高达 60%以上。与年轻患者相比，老年人靶器官损害程度与血压的昼夜节律更为密切。

(五)易发生直立性低血压

直立性低血压是指从卧位改变为直立体位的 3 分钟内，收缩压下降≥2.7 kPa(20 mmHg)，同时伴有低灌注的症状。由于老年人自主神经系统调节功能减退，尤其当高血压伴有糖尿病、低血容量，或应用利尿剂、扩血管药及精神类药物时更容易发生直立性低血压。因此用药过程中应注意同时监测立位、卧位血压。

(六)常多病共存，并发症多发

老年高血压常伴发动脉粥样硬化性疾病，如冠心病、脑血管病、外周血管病、缺血性肾病及血脂异常、糖尿病、老年痴呆等。若血压长期控制不理想，更易发生或加重重要器官的损害。

(七)白大衣高血压、难治性高血压高于普通人群

老年人容易出现白大衣高血压导致了过度降压治疗，难治性高血压的发病率也明显高于普通人群，因此对老年高血压的诊疗更需要动态血压监测及个性化用药。

四、治疗

(一)老年高血压的治疗目标

治疗老年高血压的主要目标是保护靶器官，最大限度地降低心血管事件和死亡的风险。基于现有临床证据以及我国高血压指南的建议，我国 2011 年老年高血压共识推荐将收缩压＜20.0/12.0 kPa(150/90 mmHg)作为老年高血压患者的血压控制目标值，若患者能够耐受可将血压进一步降低至 18.7/12.0 kPa(140/90 mmHg)以下。收缩压水平介于 18.7～19.9 kPa(140～149 mmHg)之间的老年患者，首先推荐患者积极改善生活方式(如减少食盐摄入)，可考虑使用降压药物治疗，但在治疗过程中需要密切监测血压变化以及有无心脑肾灌注不足的临床表现。若患者血压≥20.0/12.0 kPa(150/90 mmHg)，应在指导患者改善生活方式的基础上使用降压药物治疗。老年患者降压强调收缩压达标，不要过分强调舒张压变化的意义，避免过快、过度降压。

75 岁以下的高血压患者，降压治疗可显著降低主要不良心脑血管事件(MACCE)及死亡率。然而对于 80 岁以上的超高龄高血压患者是否及如何进行降压治疗，尚无定论。既往关于高龄高血压患者的临床研究荟萃分析显示：降压治疗可降低卒中危险，却可增加总死亡率。HYVET 研究是迄今唯一针对 80 岁以上高龄老年高血压患者的大规模临床试验，该研究提示，经过选择的 80 岁以上老年人群将血压控制在 20.0/10.7 kPa(150/80 mmHg)以内，可从降压治疗中获益。进一步降低血压是否可使患者获益尚需更多的临床研究证实。

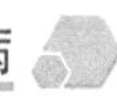

需要指出的是，2014 美国成人高血压管理指南（JNC8）首次将≥60 岁一般人群的血压控制目标设定为低于 20.0/12.0 kPa（150/90 mmHg），而长期以来这类患者都以收缩压低于 18.7 kPa（140 mmHg）为控制目标，这是一个重大的变化，提示国际上对老年高血压降压的目标值放宽。

（二）高血压的治疗策略

老年高血压患者降压治疗时降压药应从小剂量开始，降压速度不宜过快，以 2～3 个月内达标为宜，治疗过程中需要密切观察有无脑循环低灌注及心肌缺血相关症状、药物的不良反应。多数老年高血压患者需要联合应用两种以上降压药物才能达到降压目标，因此临床医师必须根据老年患者的个体特征、合并疾病及联合用药情况选择适宜的降压药物，平稳有效降压的同时积极干预其他的心血管危险因素。

（三）老年高血压的非药物治疗

非药物疗法是降压治疗的基本措施，包括纠正不良生活方式和不利于身心健康的行为和习惯。具体内容如下。

1.戒烟、避免吸二手烟

吸烟及二手烟所致的升压效应使得高血压并发症如脑卒中、心肌梗死和猝死的危险性显著增加，并降低或者抵消降压带来的疗效，加重脂质代谢紊乱，降低胰岛素敏感性，减弱内皮细胞依赖性扩张和增加左室肥厚效应等。

2.戒酒或者限制饮酒

老年人应限制乙醇摄入，不鼓励老年人饮酒。饮酒者男性每天饮用乙醇量＜25 g，女性每天用乙醇量＜15 g。小至中等量饮酒不影响甚至降低血压，每天摄入乙醇量＞30 g 者，随饮酒量增加血压升高、降压药物疗效降低。

3.减少钠盐的摄入

建议每天摄盐量应少于 6 g，高血压患者的摄盐量应更低，最好＜5 g/d。但同时应警惕过度严格限制盐导致低钠对老年人的不利影响。

4.调整饮食结构

调整膳食结构，控制总热量摄入并减少膳食脂肪及饱和脂肪酸摄入，鼓励老年人摄入多种新鲜蔬菜、水果、鱼类、豆制品、粗粮、脱脂奶等富含钾、钙、膳食纤维、多不饱和脂肪酸的食物。饮食中脂肪含量应控制在总热量的 25％以下，饱和脂肪酸的量应＜7％。

5.规律适度的运动，控制体质量

运动有助于减轻体质量和改善胰岛素抵抗，提高心血管系统调节能力、降低血压。建议将体质量指数（BMI）控制在 25 kg/m^2 以下。过快、过度减轻体质量可导致体力不佳影响生活质量，甚至导致抵抗力降低而易患其他系统疾病。

6.保持心情舒畅和生活规律

减轻精神压力，避免情绪波动，保持精神愉快、心理平衡和生活规律。

（四）老年高血压的药物治疗

老年高血压的理想降压药物应符合以下条件：①平稳、有效；②安全性好，不良反应少；③服用简便，依从性好。

1.常用降压药物及其作用点

利尿剂、钙通道阻滞剂（CCB）、血管紧张素转换酶抑制剂（ACEI）、血管紧张素受体阻滞剂（ARB）及 β 受体阻滞剂这 5 类临床常用的降压药物均适用于老年高血压的治疗。利尿剂及长效钙通道阻滞剂对老年患者的降压疗效好，不良反应也较少，推荐用于无并发症老年高血压的初始治疗。若老年患者存在靶器官损害，或合并其他疾病或具有心血管危险因素，则应酌情选择降压药种类。

(1)利尿剂：是临床上应用最早的降压药。2011 年美国老年高血压治疗专家共识推荐利尿剂作为老年降压治疗的一线药物及作为联合用药的首选药物。利尿剂应作为老年人高血压联合用药时的基本药物，可用于治疗老年单纯收缩期高血压，尤其适用于合并心力衰竭、水肿的老年高血压患者。噻嗪类利尿剂可明显减少老年患者心、脑血管事件及肾脏损害的发生率，推荐小剂量噻嗪类利尿剂作为老年高血压患者的初始降压药物。但使用期间，需监测电解质情况。由于该药物对血糖、血脂及血尿酸的影响较大，对合并糖尿病、高脂血症及高尿酸血症的患者不推荐使用。

(2)钙通道阻滞剂(CCB)：相比于其他种类降压药，钙通道阻滞剂类药物具有以下特点。①对代谢无不良影响，更适用于糖尿病与代谢综合征患者的降压治疗；②降压作用不受高盐饮食影响，尤其适用于盐敏感性高血压；③对于低肾素活性或低交感活性的患者疗效好。

CCB 用于老年人降压治疗耐受性好，尤其适用于血管弹性差、左心室舒张功能降低、合并其他心血管异常的老年患者。

对增龄相关的心脏传导系统的退行性病变，加重心脏传导阻滞的药物(如维拉帕米、地尔硫䓬)需谨慎使用。老年患者发生直立性低血压的风险明显高于年轻患者，需避免使用快速降压的二氢吡啶类药物，警惕降压过快、过低。硝苯地平、维拉帕米、地尔硫䓬禁用于左室收缩功能不全的老年高血压患者。存在心脏房室传导功能障碍或者病态窦房结综合征的老年高血压患者应慎用维拉帕米、地尔硫䓬。目前，推荐长效二氢吡啶类(CCB)作为老年高血压患者降压治疗的基本药物，其降压效果更为平稳、安全。它与其他4 类基本降压药物均可联合使用。

(3)ACEI 与 ARB 类药物：ACEI 对于高肾素活性的高血压患者，具有良好的降压疗效及确切的肾脏保护作用，适用于伴有冠状动脉疾病、心肌梗死、心绞痛、左心功能不全、糖尿病、慢性肾病或蛋白尿的老年高血压患者。ACEI 对糖脂代谢无不利影响，不良反应较少，其主要不良反应包括咳嗽、皮疹，少部分患者可出现味觉异常、肾功能恶化。偶见血管神经性水肿，重者可危及患者生命。

ARB 类药物的降压及肾脏保护作用与 ACEI 相似，咳嗽等不良反应较少，血管神经性水肿罕见，尤其适用于不能耐受 ACEI 出现咳嗽等不良反应的患者。ACEI 为老年高血压患者合并糖尿病、心力衰竭、慢性肾病时的首选药物。老年患者常存在动脉粥样硬化性肾血管病或其他肾脏病变，需要使用 ACEI 或 ARB。治疗的老年患者，应除外双侧重度肾动脉狭窄的存在。在用药过程中，需要密切监测血钾及血肌酐水平的变化。

(4)β 受体阻滞剂：目前常用的 5 类降压药物中，β 受体阻滞剂的争议最大，但是在无禁忌证的情况下，仍推荐作为高血压合并冠心病、慢性心力衰竭老年患者首选药物。β 受体阻滞剂禁用于病窦综合征、二度及二度以上房室传导阻滞、支气管哮喘的患者，长期大量使用可引起糖脂代谢紊乱。老年人常存在心动过缓、窦房结功能异常，应根据适应证决定是否使用 β 受体阻滞剂及用量。

(5)α 受体阻滞剂：这种药物的主要特点为具有非常明显的镇静功能，能够诱发患者出现抑郁症或者加重本来已经有的抑郁症，并且服用过程中易发生直立性低血压。对于老年高血压患者在进行具体的治疗过程中，需要慎重选择这种药物进行治疗。

2.联合降压治疗

协同增效、减少不良反应是降压药物联合治疗的目标。联合降压药物可通过多种不同机制降压，降压效果好、不良反应少、更有利于靶器官保护，同时具有提高患者用药依从性和成本/效益比的优点。通常，老年高血压患者常需服用两种以上的降压药物才能使血压达标。目前，对于联合用药问题，各国治疗指南尚未有明确的最佳组合。我国治疗指南推荐以长效二氢吡啶类药物作为联合用药的基础用药，合并 ACEI 或 ARB 类药物联合降压，可有更多的临床受益。ACCOMPLISH 研究表明，ACEI 类药物和 CCB 联合降压、ACEI 类药物和利尿剂联合降压这两个方案比较，两者降压程度无显著差异，其显著获益主要是前者的两类药物对靶器官，特别是对血管内皮功能的协同保护作用要优于后者。

3.合并其他疾病时的降压目标及药物选择

合并冠心病、糖尿病、肾脏疾病、脑卒中等的老年高血压患者降压治疗的最佳目标值尚不明确。多数高血压指南建议将糖尿病患者血压控制在 16.7/10.7 kPa(130/80 mmHg)以下，然而此目标值的确定缺乏大规模临床试验获益证据。INVEST 研究和 ACCORD 降压试验结果表明，严格控制血压不能进一步降低糖尿病患者主要不良心血管事件发生率。但是，包括 ACCORD 降压试验在内的多个临床试验显示，积极控制血压显著降低卒中的发生率。

老年高血压患者常并发冠心病、糖尿病、心力衰竭、脑血管疾病、肾功能不全等，选择降压药物时应充分考虑到这些特殊情况并确定个体化的治疗方案。合并不同疾病的老年高血压降压目标值与药物选择见表 8-2。

表 8-2　老年高血压合并其他疾病时的降压目标及药物选择

老年高血压合并疾病种类	推荐用药
冠心病	血压控制目标为<18.7/12.0 kPa(140/90 mmHg)。如无禁忌证，首选 β 受体阻滞剂，对于血压难以控制的冠心病患者，可使用 CCB
糖尿病	血压控制目标为 18.7/12.0 kPa(140/90 mmHg)，有蛋白尿且能耐受者可进一步降低。若无禁忌证，首选 ACEI 或 ARB，可联合 CCB 或小剂量噻嗪类利尿剂
慢性心力衰竭	血压控制目标为<16.7/10.7 kPa(130/80 mmHg)，80 岁以上高龄老年患者<18.7/12.0 kPa(140/90 mmHg)。若无禁忌证，首选 ACEI、β 受体阻滞剂、利尿剂及醛固酮拮抗剂治疗。ACEI 不能耐受时可用 ARB 替代。若血压不能达标，可加用非洛地平缓释剂或氨氯地平
脑卒中	急性期血压持续升高≥26.7/14.7 kPa(200/110 mmHg)，缓慢降压(24 小时降压幅度<25%)，慢性期血压目标值为 18.7/12.0 kPa(140/90 mmHg)。慢性期可选择 ACEI/ARB 利尿剂及长效 CCB
慢性肾功能不全	血压控制目标为<16.7/10.7 kPa(130/80 mmHg)，80 岁以上高龄老年患者<18.7/12.0 kPa(140/90 mmHg)。若无禁忌证，首选 ACEI 或 ARB，可降低蛋白尿，改善肾功能，延缓肾功能不全进展，减少终末期肾病。严重肾功能不全时选用袢利尿剂

(五)老年人难治性高血压

老年患者在改善生活方式的基础上，同时足量应用了 3 种不同机制降压药物(包括利尿剂)后，血压仍在目标水平之上，或至少需要 4 种药物才能使血压达标，可定义为老年人难治性高血压。难治性高血压的发病率为 5%～30%。高龄患者比中、青年患者发病率高，而且有着更高的心脑血管事件风险，是降压治疗中的棘手问题。临床上遇到难治性高血压，首先对其原因进行筛查:①判断是否为假性难治性高血压;②寻找影响血压的原因和并存的疾病因素;③排除继发性高血压(夜间呼吸睡眠暂停综合征、肾动脉狭窄等在老年患者中相对更常见)。

排除上述因素后,宜对原有3药联合方案进行优化。优先考虑ACEI或ARB+CCB+噻嗪类利尿剂,也可考虑扩血管药、减慢心率药和噻嗪类利尿剂组成的3药联合方案。难治性高血压常伴有容量潴留而导致血压难以控制,血压控制不仅需要利尿剂,而且需要正确地使用利尿剂。终末期肾病患者的难治性高血压,常需使用袢利尿剂。3药联合降压效果仍不理想者,可采用4药、5药联合,酌情实用醛固酮拮抗剂、β受体阻滞剂、α受体阻滞剂或交感神经抑制剂(可乐定)。

五、小结

随着年龄的增大,老年人身体各器官及功能都潜藏着不同程度的退化从而影响老年高血压的病理生理。因此,老年高血压的发病机制、临床表现、治疗策略和预防都有其特殊性,应根据其特点制订所要达到的治疗目标,在治疗策略上更加重视个体化用药和联合治疗,争取平稳有效地控制血压。目前,我国老年高血压患者的治疗率、控制率和达标率均很低,防治工作任重道远,亟待加强。提高广大临床医师和患者对老年高血压的关注,将使得更多老年高血压患者获益,改善生活质量。

(王　勇)

第二节　老年心脏瓣膜病

心脏瓣膜病是我国常见的一种心脏病,常导致单个或多个瓣膜急性或慢性狭窄和/或关闭不全,其中以风湿热导致的瓣膜损害最为常见。老年性心脏瓣膜病是由于多种原因引起的单个或多个瓣膜结构或功能异常,造成瓣膜狭窄和/或关闭不全,心脏血流动力学改变,最终导致一系列临床症候群。主要包括以下几种类型:老年退行性心脏瓣膜病(SDHVD);延续至老年的心脏瓣膜病,如风湿性心脏瓣膜病;其他原因所致的心脏瓣膜损伤,如瓣膜先天畸形、缺血、感染、创伤等。其中,老年退行性心脏瓣膜病为老年人所特有,也是本章节介绍的重点。

老年退行性心脏瓣膜病是指随着年龄的增长,原本正常或轻度异常的心脏瓣膜,其结缔组织发生退行性病变及纤维化,使瓣膜增厚、变硬、变形及钙盐沉积,导致瓣膜狭窄和/或闭锁不全。临床上以主动脉瓣及二尖瓣最常受累。心脏瓣膜的退行性变主要有3种形式:钙化、硬化和黏液性变。在SDHVD中最常见、最具有临床意义的是钙化性主动脉瓣狭窄(CAS)和二尖瓣环钙化(MAC)。因此,SDHVD通常又称之为老年钙化性心脏瓣膜病,其起病隐匿,进展缓慢,引起瓣膜狭窄和/或关闭不全多不严重,对血流动力学影响较小,常缺乏特异性临床表现,易发生漏诊和误诊;而一旦出现症状,常伴随严重心力衰竭、心律失常、晕厥甚至猝死,因而是一种严重威胁老年人健康的心脏"隐形杀手",应引起老年科临床医师的高度重视。

一、流行病学

SDHVD的发病率随着年龄增长而增高。国外报道,小于65岁的人群中钙化性心脏瓣膜病的发生率仅20%,而65岁以上老年人的发病率则为上述年龄组的3~4倍。国内报道老年钙化

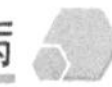

性心脏瓣膜病的发病率在60岁以上者为8.62%。SDHVD存在性别差异，主动脉瓣钙化者男女比例为4∶1，二尖瓣环钙化者男女比例为1∶4。

二、危险因素

SDHVD的主要危险因素有以下几种。

(一)增龄

年龄与该病的关系最为密切，且瓣膜钙化的程度随着增龄而加重，高龄者多瓣膜受累的发生率也明显增高。

(二)性别

主动脉瓣钙化多见于男性，而二尖瓣环钙化多见于女性。

(三)吸烟

吸烟能使本病危险性增加35%。

(四)高血压

有高血压史者危险性增加20%。可能与高血压易造成瓣环损伤引起组织变性，加速了钙化过程有关。

(五)遗传

钙化性主动脉瓣狭窄具有家族聚集性发病的特点。2005年Garg等在Nature上报道了两个患者群体存在NOTCH 1基因突变，其瓣膜发生严重异常钙化。此外，apoE缺失小鼠可发生主动脉瓣的硬化，异常钙化部位的成骨相关标记物呈阳性。

(六)骨质脱钙

骨质脱钙异位沉积于瓣膜及瓣环可能是导致本病发生的原因之一。二尖瓣环、主动脉瓣沉积的钙盐可能主要来源于椎骨脱钙。

(七)其他

如超重、高低密度胆固醇血症、糖尿病等。研究发现，代谢综合征与SDHVD存在着密切的关系，是瓣膜狭窄进展的独立预测因子及无事件生存的独立危险因素。

三、病理

主要表现为心脏瓣膜的内膜逐渐增厚，以主动脉瓣及二尖瓣为重。组织学上可见瓣膜的胶原纤维及弹力纤维增多，并可发生断裂、分解，弹力纤维染色不规则。钙化性主动脉瓣狭窄病变主要在瓣膜主动脉侧内膜下，表现为瓣膜不均匀增厚、硬化，无冠瓣最明显。钙化通常由主动脉面基底部逐渐向瓣膜游离缘扩展，钙化斑块轻者呈米粒状、针状，重者可填塞瓦氏窦。但瓣膜间一般不发生粘连、融合及固定。二尖瓣环钙化在二尖瓣后叶心室面及与其相应的左心室心内膜间，可沿瓣环形成“C”形钙化环，并可进一步累及左心房、左心室。通常瓣环钙化重于瓣叶。

光镜下瓣膜钙化可分为5级：0级，镜下无钙盐沉积，伴或不伴瓣膜纤维结缔组织变性；Ⅰ级，局灶性细小粉尘状钙盐沉积；Ⅱ级，局灶性密集粗大粉尘状钙盐沉积或多灶性钙盐沉积；Ⅲ级，弥漫性或多灶性密集粗大粉尘状钙盐沉积，部分融合成小片状；Ⅳ级，无定形钙斑形成。根据瓣膜僵直与钙化程度也可将其分为轻、中、重3度。轻度：瓣膜轻度增厚、变硬，局灶性点片状钙盐沉积；中度：瓣膜增厚、硬化，瓦氏窦有弥漫性斑点状或针状钙盐沉积，瓣环多呈灶性钙化；重度：瓣叶明显增厚，僵硬变形，或瓣叶间粘连，瓦氏窦内结节状钙盐沉积，瓣环区域钙化灶融合成

“C”形，或钙化累及周围的心肌组织。

四、病理生理

由于瓣膜纤维层退行性变、钙盐沉积导致瓣环钙化、僵硬，也由于瓣叶的变形、腱索的松弛而出现瓣膜关闭不全和/或狭窄。此外，由于可能并存的心肌硬化引起顺应性降低，心室压力、容量负荷增加而导致心脏尤其是左房、左室扩大，左房、左室压力升高，进一步引起肺静脉和肺动脉高压，最终可累及右心，导致血流动力学改变。但是由于心室的代偿，可使左室收缩末期与舒张末期容量长期保持在相对正常范围，这可能是老年钙化性心脏瓣膜病可长期保持无症状的主要原因。

五、发病机制

目前，SDHVD的具体发病机制尚不清楚，可能是多种机制共同作用的结果。

(一)衰老变性学说

由于该病与增龄密切相关，而且随着年龄的增长，不仅是心脏瓣膜，其他器官组织也逐渐出现钙盐的沉积和纤维组织的变性，故推测该病可能是人体衰老过程一系列退行性变中的一个必然现象。

(二)血流动力学说

本病主要累及承受压力最高的左心瓣膜(主动脉瓣、二尖瓣)，又以主动脉瓣的主动脉面和二尖瓣的心室面最明显；此外，高循环阻力如高血压状况下，瓣膜钙化的发生率增高；临床还发现，先天性主动脉瓣二瓣化者，瓣膜分别承受的压力高于正常三瓣所承受的压力，其主动脉瓣钙化发生的年龄提前，病情进展更快。以上证据均提示，心脏瓣膜及其支架长期受血流冲击、磨损、机械应力作用是促进其钙化的重要因素。

(三)钙磷代谢异常学说

原发性甲状旁腺功能亢进人群主动脉瓣钙化的发病率为46%，二尖瓣环钙化的发病率为39%，复合病变者发病率为25%，远高于甲状旁腺功能正常的人群。在慢性肾功能不全并经血液或腹膜透析的患者中，老年钙化性心脏瓣膜病的发病率较高。研究发现，这类患者常继发性甲状旁腺功能亢进，血液中钙和磷酸钙产物及甲状旁腺激素水平明显升高，常引起钙磷代谢异常。一方面血钙升高可促进心脏瓣膜钙化，同时甲状旁腺激素还可直接促进钙离子进入组织细胞，加重瓣膜的钙化。

(四)钙调节蛋白学说

近年来研究表明，在损伤的主动脉瓣中常有骨桥蛋白的持续表达，提示骨桥蛋白可能是异位组织钙盐沉着的促进因子，在钙化结晶过程中起骨架作用。此外，基质金属蛋白酶-2(MMP-2)、基质Gla蛋白(MGP)、黏胶蛋白/肌腱蛋白-C(TN-C)等也有一定的调节病变部位钙化的作用。

(五)脂质异常学说

SDHVD在高脂血症尤其是高胆固醇血症患者中更易发生，在病变瓣膜的组织中可见脂质的异常沉积及吞噬脂质的泡沫细胞大量聚集，推测该病可能与脂质的异常沉积后引起瓣膜组织的变性、进一步导致钙盐沉积有关。此外，免疫组化研究发现，主动脉瓣损伤部位的脂质能与ApoB、Apo(A)、ApoE、修饰性LDL抗体反应，说明脂蛋白在主动脉瓣的积聚也可能是主动脉瓣狭窄的原因之一。

(六)慢性炎症学说

研究表明,SDHVD的病理进程与动脉粥样硬化相似,可能是一个慢性炎症过程,有细菌、衣原体等病原微生物参与,通过炎性细胞及细胞因子如肿瘤坏死因子-α(TNF-α)、转化生长因子-β(TGF-β)等,促进基质金属蛋白酶(MMP)的表达,启动瓣膜上的钙化过程,加重对心脏瓣膜的损伤。

六、临床表现

临床表现主要取决于瓣膜钙化的程度、部位以及心脏自身的代偿能力。SDHVD具有如下临床特点:①起病隐匿,进展缓慢,引起瓣膜狭窄和/或关闭不全多不严重,对血流动力学影响较小,可长期无明显症状,甚至终生呈亚临床状态;②主要发生在左心瓣膜常导致主动脉瓣钙化和二尖瓣环钙化,引起主动脉狭窄和二尖瓣关闭不全;③常同时合并其他心肺疾病,如高血压、冠心病、肺心病等,可掩盖本病的症状和体征,易发生漏诊和误诊;④如出现心绞痛、晕厥及心力衰竭等临床症状时,常表明病变严重。

(一)常见症状

1.胸闷、心悸、气短

可能系钙化的二尖瓣环增加乳头肌机械环的张力,或合并有冠状动脉钙化引起心肌缺血或冠状动脉痉挛、心功能不全,心律失常及精神因素等所致。

2.晕厥甚至猝死

晕厥常为主动脉瓣狭窄所致,严重者可发生猝死。晕厥和猝死还可能与室性心律失常、传导阻滞等有关。

3.心律失常

老年退行性心脏瓣膜病中约80%发生心律失常,常见的心律失常主要有:房性心律失常,以房性期前收缩,心房颤动、心房扑动最多见,偶有室上性心动过速;房室传导阻滞;病态窦房结综合征。

4.心功能不全

35%～50%患者有充血性心力衰竭,心功能一般在Ⅱ～Ⅲ级。可能系由于瓣膜狭窄和/或关闭不全引起心脏扩大,加之心律失常而影响心室收缩功能所致。

5.其他

部分老年患者可同时伴有右结肠血管病变,可引起下消化道出血。

(二)体征

老年钙化性心脏瓣膜病患者可以无异常体征。严重二尖瓣环钙化时,可听到舒张期杂音。研究发现,老年人心尖部如有舒张期杂音,其二尖瓣环钙化存在的可能性达90%,且其病变严重程度显著重于仅有收缩期杂音的患者。主动脉瓣狭窄患者在主动脉瓣区可听到收缩期杂音,其最佳听诊部位在心尖部,多向腋下传导而不向颈部传导,呈轻～中度乐音样;一般无收缩早期喷射音。脉压正常或增宽。主动脉第二音减弱或消失。若出现舒张期杂音则表明主动脉瓣钙化程度较重。

七、辅助检查

(一)心电图

可正常,亦可有P-R间期延长、左室肥厚、非特异性ST-T改变、心律失常如:心房颤动、房室传导阻滞、束支阻滞、病态窦房结综合征等。有条件者可行心电图运动负荷试验(EET),有利于评估患者的症状和功能状态,尤其对日常无症状或不能明确者意义更大。

(二)超声心动图

经胸超声心动图可见二尖瓣瓣下回声增强,二尖瓣环钙化;主动脉瓣叶增厚,反射增强、钙化,瓣叶活动度减低,跨瓣压差增大,瓣口面积减小;左室乳头肌反射增强、钙化。超声心动图诊断该病的敏感性为89.5%,特异性为97.7%,现已成为该病的首选检查方法。经食管超声心动图诊断早期老年性主动脉瓣周钙化的敏感性显著高于经胸超声心动图,特异性接近;二者联合应用可进一步提高敏感性。

(三)胸部X线

可见升主动脉扩张、主动脉弓有条状钙化影。侧位像若见到二尖瓣环钙化,对于该病的诊断有重要意义。

(四)CT

对主动脉瓣和主动脉钙化有较高的敏感性和特异性。与传统的64层CT相比,双源CT瓣膜图像能准确显示瓣膜和主动脉壁的微小钙化,在瓣膜疾病的诊断上更具优势。CT仿真内镜技术则可较好地显示瓣叶的整体情况。

(五)磁共振(MR)

无创MRI技术除可提供准确、可重复的瓣膜形态学信息外,还可提供瓣膜狭窄和反流程度、心室大小、心肌质量和心功能等参数。流速编码MR电影(Velocity-encoded cine MR,VEC-MR)对心脏瓣膜病能够比多普勒超声更精确地进行定量评估,今后有可能应用于临床从而提高该病的诊断水平。

(六)核素心肌灌注显像

核素心肌灌注显像可观察心肌的血流灌注情况及心肌细胞的功能状态,具有简单、无创、安全、诊断准确性高等优点。运动或静态核素心肌灌注显像对于SDHVD的鉴别诊断有重要价值。

八、诊断

目前SDHVD尚缺乏统一的诊断标准,以下几点可供参考:①年龄60岁以上;②超声心动图有典型的瓣膜钙化或瓣环钙化,病变主要累及瓣环、瓣膜基底部和瓣体,而瓣尖和瓣叶交界处波及甚少;③X线检查见瓣膜或瓣环的钙化影;④具有与瓣膜功能障碍相关的临床表现如近期出现的心脏杂音、心功能不全或心律失常尤其是心房颤动或房室传导阻滞者,或有其他临床检查证据;⑤除外其他原因所致的瓣膜病变,如风湿性、梅毒性、乳头肌功能不全、腱索断裂以及感染性心内膜炎等;⑥无先天性结缔组织异常和钙磷代谢异常的病史。因此,老年患者若既往无心脏病病史,近期内出现心脏杂音、心功能不全或心律失常尤其是心房颤动或房室传导阻滞者应排除SDHVD可能。

九、鉴别诊断

SDHVD应与以下心脏疾病相鉴别。

(一)风湿性心脏瓣膜病

主要侵犯二尖瓣叶,有瓣叶增厚,前后叶在舒张期呈同相运动。而退行性二尖瓣环钙化主要

侵犯二尖瓣环，二尖瓣后叶活动正常，舒张期前、后叶仍呈反相运动。超声心动图容易鉴别。

（二）高血压性心脏病

高血压是SDHVD的易患因素之一，故高血压性心脏病可与退行性心脏瓣膜病同时存在。如果以左心室扩大为主或心电图上有左室肥厚劳损图形，常提示存在高血压性心脏病。

（三）冠心病

冠心病同样是SDHVD的易患因素之一，故SDHVD也可与冠心病并存。如果临床上有心绞痛和/或心肌梗死发生，多提示冠心病。若仅表现为心律失常者，则多见于退行性心脏瓣膜病。必要时可行核素运动心肌灌注显像或冠状动脉造影相鉴别。

（四）扩张型心肌病

如果心脏显著扩大者应考虑合并有扩张型心肌病，可行核素静态心肌显像相鉴别。

十、治疗

SDHVD早期若无症状则无须治疗。若出现症状及体征时，则应给予相应处理。主要包括以下几个方面。

（一）内科药物治疗

考虑老年患者心功能及药代动力学特点，应选择合适的药物及剂量，注意用药的个体化原则。

1.他汀类药物

考虑到退行性瓣膜病变的发病机制和动脉粥样硬化类似，而他汀类药的多效性作用对动脉粥样硬化疾病的明显效果，故可将他汀类药物作为退行性瓣膜疾病的一种治疗选择。部分研究表明，他汀类药物可不同程度延缓瓣膜钙化的发展，但也存在与此结论不一致的研究报道。

2.ACE抑制剂/ARB

有研究表明，ACE抑制剂/ARB对退行性瓣膜病变有抑制和延缓作用，但回顾性资料未能发现其能抑制主动脉瓣狭窄的进展。

3.MMP抑制剂

MMP对于正常瓣膜的弹性和完整性具有重要意义。在瓣膜钙化性病变时，炎症介导的MMP呈过度表达，故认为MMP抑制剂理论上具有抑制瓣膜钙化的作用。

4.其他

主动脉瓣狭窄引起的心绞痛发作，可给予小剂量硝酸甘油或β受体阻滞剂，但有青光眼或颅内高压者不宜使用硝酸酯类药，有心动过缓、传导阻滞、哮喘患者应慎用或禁用β受体阻滞剂。

有研究认为改善钙磷代谢的药物和钙通道阻滞剂可用于治疗老年退行性心脏瓣膜病。

（二）加强基础疾病、易患因素及并发症的防治

积极治疗高血压、冠心病、高脂血症、肥胖等，并积极预防心力衰竭、心律失常、感染性心内膜炎、栓塞等各种并发症。应在明确病因的基础上加强晕厥的治疗。晕厥如果由严重心动过缓引起者应置入起搏器；有快速心房颤动者应控制心室率；由严重主动脉瓣狭窄所致者则应考虑手术治疗以解除机械性梗阻。发生心力衰竭时按心力衰竭指南处理，但尽量避免使用强烈的利尿剂与血管扩张剂。

（三）手术治疗

人工心脏瓣膜置换术及瓣膜成形术是心脏瓣膜病的根治方法，对于已出现心力衰竭症状的心脏瓣膜病患者，应积极评价手术的适应证和禁忌证，争取手术治疗的机会。对于瓣膜置换术适应证，目前多主张跨瓣压差≥6.65 kPa(50 mmHg)，瓣口面积≤0.75 cm^2为“金标准”。术前冠状动脉造影有冠状动脉病变者可同时行换瓣及旁路移植术。对二尖瓣环钙化而无症状的严重二尖瓣反流患者应进行运动耐量的评价。此外，判定左室的收缩功能对于决定是否行换瓣术是至关重要的。对有症状的轻到中度二尖瓣反流患者也应进行血流动力学监测。

影响瓣膜置换术预后的主要因素有以下几项。

1.年龄

高龄者病死率高，70 岁以上者其术后 1 年内病死率是 70 岁以下年龄组的 2.5 倍。

2.心功能

术前心功能明显减退者，其病死率是正常心功能患者的 5～20 倍。

3.冠心病

严重冠状动脉病变者(冠状动脉狭窄＞70％)其术后病死率较非冠心病者增高 2.7 倍。

4.患有其他疾病

有肺、肝、肾疾病或糖尿病周围血管疾病者，其预后较差。

5.跨瓣压差

一般来说手术存活率与跨瓣压差呈反向关系，跨瓣压差越大术后存活率越低，反之越高。

(四)介入治疗

介入治疗操作相对简单，无须开胸，且费用相对较低。介入治疗主要包括经皮瓣膜球囊成形术和经皮瓣膜置换术。近年来由于材料和方法学的改进，成功率已明显提高。此外，高频超声消融主动脉瓣上的钙化斑块今后可能是非常有前途的治疗方法之一。

组织工程和干细胞治疗：组织工程学和干细胞的联合应用可能为退行性瓣膜疾病的治疗提供乐观的前景，但目前尚处于试验研究阶段，临床应用尚未成熟。

十一、预后

尽管部分 SDHVD 患者可长期无临床症状，预后良好，但随访发现，心脏瓣膜退行性病变处于一种持续进展状态，每年可使瓣口面积减少约 0.1 cm^2，是引起老年人心力衰竭和猝死的重要原因之一。目前尚无可靠的方法阻止本病的发生和发展。主动脉瓣硬化是最常见的心脏瓣膜退行性病变。有瓣膜硬化者心血管事件发生率明显高于无硬化者，其心血管性死亡、急性心肌梗死、心力衰竭的相对风险分别高达 66％、46％、33％。

加速病变的相关因素主要有：与患者相关的因素(如：增龄、吸烟、高血压、肥胖/糖尿病、慢性肾衰竭、合并冠心病等)；与血流动力学相关的因素(如：左室收缩功能异常或低心排、运动时有血流动力学的改变、透析治疗等)；与瓣膜本身相关的因素(如：二尖瓣畸形、退行性主动脉瓣狭窄、瓣膜钙化合并反流、已存在轻至中度的狭窄等)。二尖瓣环钙化范围每增加 1 mm，其心血管疾病的风险、病死率和总死亡率经基线危险因素调整后约增加 10％。

十二、小结

总之，SDHVD 病因不明，增龄是其最重要因素，且病理机制复杂，临床上主要累及左心瓣膜，瓣膜的狭窄和/或关闭不全程度多不严重，临床症状常不明显，一旦进入临床期，出现诸如心绞痛、心律失常等症状时常提示病情严重，因此 SDHVD 强调定期筛查、早期诊断与及时合理的治疗。对无症状的重度瓣膜病变患者应进行运动测试，从而确认患者有无潜在症状，评估患者的预后及运动对血流动力学的影响。目前尚缺乏统一的临床诊断标准，超声心动图检查在该病的诊断中有着重要的地位。内科药物治疗疗效不肯定，对重症患者宜行外科手术或介入治疗，但应严格掌握适应证，并加强手术风险评估。高频超声消融术及组织工程和干细胞治疗今后可能会为 SDHVD 患者带来新的希望。

（王　勇）

第三节　老年扩张型心肌病

一、分类

心肌病可分为两类：一类病因不明的原发性心肌病，有三种类型，即扩张型心肌病、肥厚型心肌病及限制型心肌病。克山病及围产期心肌病的表现类似扩张型心肌病，以往曾划入原发性扩张型心肌病，后因其有独特的发病特点而从原发性心肌病中划分出来；另一类为病因明确的或与全身性疾病有关的继发性心肌病，如酒精性心肌病、糖尿病性心肌病、尿毒症性心肌病等。在此仅就老年人中常见的扩张型心肌病加以叙述。

二、病因

至目前病因尚不明确，可能与下列因素有关。

（一）病毒感染

临床上部分扩张型心肌病，是由病毒性心肌炎延续而来，尤其是苛萨奇 B 病毒感染，故有人称之为“心肌炎后心肌病”。

（二）家族遗传

扩张型心肌病中 10%～20%有家族史，并能检测出一些遗传学异常，故有“家族性心肌病”的提法。

（三）营养不良

肝硬化患者并发本病的较多，还有一些营养不良的中老年人的发病率也较高，这提示本病可能与营养因素有关，在营养不良的情况下，体内必需的氨基酸或一些微量元素缺乏可能会导致患病。

三、诊断

（一）临床表现

（1）扩张型心肌病是最常见的心肌病，尤以中老年人居多，50～70 岁集中，男性多于女性。

（2）主要症状为疲乏无力，心悸气短，劳力性呼吸困难，进而出现夜间阵发性呼吸困难，高枕位或端坐性呼吸困难。

（3）主要体征为不明原因的心脏扩大（呈普大型）、心力衰竭（左心衰竭或全心衰竭）、心律失常（各种心律失常，以期前收缩、房颤多见）。此外，心尖区可闻及收缩期杂音，为左心室扩大造成二尖瓣关闭不全所致,少数患者可闻及短促的舒张期杂音,为二尖瓣相对狭窄引起,上述杂音随心衰加重而减弱或消失,心衰控制又可闻及,肺动脉第二音可因肺动脉高压而增强。早期由于心排血量增加血压可升高,到中晚期心排血量减少,血压下降,脉压缩小。疾病晚期可出现胸腔积液、腹水、肝大、黄疸等。

(二)实验室及特殊检查

1.血、尿、便常规检查

多为正常,病程长者可有贫血、低蛋白血症,肝、肾功能异常,心肌酶谱多为正常或轻度升高。

2.心电图

可有心室肥厚,ST 段及 T 波改变,偶见异常 Q 波,但缺乏特异性,而多种心律失常并存是扩张型心肌病心律失常的特点。

3.超声心动图

扩张型心肌病超声心动图检查有特征性改变,腔大,各房室腔扩大,早期可仅有左心室腔扩大;壁薄,心室壁变薄;口小,指二尖瓣开放幅度减小,亦有主动脉根部内径缩小;广泛性运动减弱,早期亦可呈节段性运动异常;心功能不全,部分患者可见附壁血栓。

4.X 线检查

早期多为左心室扩大,逐渐全心扩大呈普大型,晚期全心显著扩大,透视下呈静而少动的心影,有时很难与大量心包积液区别。

(三)鉴别诊断

扩张型心肌病的高发年龄,同样也是高血压心脏病、冠心病的高发年龄,而且临床表现又有许多相似之处。因此,对其鉴别具有重要的临床意义。

1.冠心病

扩张型心肌病与冠心病都可有 ST-T 改变及异常 Q 波,心律失常、心功能不全及胸痛,因此,必须加以鉴别。

鉴别要点为以下几点。

(1)冠心病多有反复心绞痛发作病史,有的曾发生过心肌梗死。

(2)冠心病的心力衰竭是发生在中晚期后或发生在急性梗死之后,而扩张型心肌病一开始就有心力衰竭表现。

(3)冠心病以左心室扩大为主,室壁活动为节段性运动异常;而扩张型心肌病是全心扩大,室壁运动普遍减弱。

(4)冠状动脉造影,冠心病有冠状动脉狭窄,而扩张型心肌病则无此改变。

2.高血压心脏病

(1)扩张型心肌病亦可有血压升高,应与高血压心脏病相鉴别,但扩张型心肌病的血压升高是在心衰初期血压轻度升高,随心衰加重而血压下降,高血压导致高血压心脏病往往有较严重的高血压,且在多年高血压之后发生心脏改变,最后发生心力衰竭,这些容易与扩张型心肌病相鉴别。

(2)高血压心脏病以左心室肥厚伴有主动脉增宽、延长、迂曲为特征;而扩张型心肌病则以心脏普大、心腔扩大、室壁变薄为特征,二者不难鉴别。

3.心包积液

(1)心包积液患者有奇脉,心尖冲动点在心浊音界内侧,卧床时心底部浊音界增宽,扩张型心肌病无此征象。

(2)超声心动图检查，心包积液时心包内有液性暗区，而心脏大小、室腔及室壁厚度多正常，因此可明确与扩张型心肌病鉴别。

四、治疗

扩张型心肌病到目前尚无特效治疗方法，一般采取如下措施。

(一)一般治疗

避免劳累，戒酒，禁用对心脏有害的药物，防治合并感染，改善营养状况。

(二)纠正心力衰竭

扩张型心肌病心力衰竭常为初发表现，心力衰竭的治疗，与其他疾病所致的心力衰竭基本相同。

1.正性肌力药物

首选洋地黄制剂，但应注意此类患者由于心脏特大，易发生洋地黄中毒，用量宜偏小。

2.血管扩张剂

硝酸甘油、异山梨酯扩张静脉，减轻前负荷，对改善心功能有益。

3.转换酶抑制剂

卡托普利、依那普利等，可通过减轻心脏前后负荷改善心功能，并可使β受体上调，恢复心脏储备功能。

4.β受体阻滞剂

心衰患者常伴有心肌β受体密度下调，心肌储备能力下降，致使药物疗效降低或无效，为提高心肌β受体密度，改善心肌反应性，在收缩压不低于12 kPa、心率不低于60次/分情况下，可试用β受体阻滞剂，如美托洛尔或阿替洛尔6.25 mg每天2～3次，连用3～6个月，可使心功能改善，并可预防恶性心律失常发生。

(三)抗心律失常

多种心律失常合并发生是扩张型心肌病的特征，故有效地抗心律失常对改善心功能、预防猝死是有益的。

(四)心脏移植

因目前对扩张型心肌病常无特效的药物，对晚期患者心脏移植可以说是改善预后的唯一有效手段。术后1年存活率80%，5年存活率60%～70%。

(王　勇)

第四节　老年心力衰竭

心力衰竭的定义为心脏泵出血液不能满足机体组织代谢需要或只有在增加心室内压时心脏泵血才能满足机体需要的一种病理生理过程，主要表现是呼吸困难、无力和液体潴留。心力衰竭是一种复杂的临床症状群，是各种心脏病的严重阶段，其发病率高，5年存活率与恶性肿瘤相仿。人群中心力衰竭的患病率为1.5%～2%，65岁以上可达6%～10%，且在过去的40年中，心力衰竭导致的死亡增加了 6 倍。

心力衰竭是一种使老年人丧失劳动能力并影响其生活质量的临床综合征，在很大程度上是由衰老而引发的一种典型的心血管系统紊乱，是≥65 岁老年人住院的主要原因。随着年龄的增长，心血管系统结构和功能会逐渐发生明显的变化，心血管系统疾病发病率明显增加，加上由于医学的发展使心血管疾病导致的过早死亡逐渐减少，最终导致了心力衰竭的发生率随着年龄增长而呈指数增加。我国因心力衰竭急性失代偿住院患者中 60%是 60 岁以上老年患者。心力衰竭导致的经济负担十分沉重。心力衰竭住院患者的医疗费用是所有癌症住院患者费用的 2.4 倍，是心肌梗死患者的 1.7 倍。因此，老年心力衰竭的早期诊治和预防日益显得重要。

一、病因与诱因

(一)病因

老年心力衰竭的病因与年轻人相似，但老年心力衰竭病因更为复杂。年轻患者心力衰竭超过 70%由高血压和冠心病导致。高血压性肥厚型心肌病在老年女性常见，通常伴有二尖瓣环钙化、心室舒张功能严重障碍及左室流出道梗死，是一种较严重的高血压性心脏病，常难以与典型的肥厚型心肌病相区别。

老年心力衰竭的常见病因包括：冠状动脉疾病，如急性心肌梗死、缺血性心肌病；高血压性心脏病，如高血压肥厚型心肌病；心脏瓣膜病，如退行性瓣膜病、人工瓣膜故障；心肌病，如扩张型心肌病(非缺血性)、肥厚型、限制型(尤其是淀粉样变性)；感染性心内膜炎、心肌炎、心包疾病；高心排血量性心力衰竭；与年龄相关的舒张功能不全。注：老年急性心力衰竭的病因主要为冠心病、风湿性心瓣膜病和高血压。

退行性瓣膜病是老年心力衰竭患者的常见病因。目前主动脉瓣钙化性狭窄是需要外科手术治疗的最常见的老年心脏瓣膜病，而且主动脉瓣置换术是 70 岁以上老年患者中仅次于冠状动脉旁路移植术的位居第二的心脏直视手术。风湿性瓣膜病在我国日渐减少但仍然是老年心力衰竭的重要病因之一，而在欧美国家已经很少见。另外，在所有曾进行瓣膜修补术或瓣膜置换术患者，人工瓣膜功能障碍是导致心力衰竭的潜在病因。老年人高输出量心力衰竭少见，但在诊断时常被忽略，病因包括慢性贫血、甲状腺功能亢进、维生素 B_1 缺乏症和动静脉瘘。经过详细检查少数老年心力衰竭患者未能发现基础心脏疾病，如果患者左心室收缩功能正常，心力衰竭可能与老龄变化相关的舒张功能障碍(心肌纤维化，心肌僵硬度增加)有关。

(二)诱因

老年心力衰竭的常见诱因包括：心肌缺血或梗死；钠摄入过量；液体摄入过量；滥用药物；医源性容量负荷过重；心律失常；相关疾病，如感染发热、急性呼吸系统疾病、贫血，甲亢，肾功能不全、未控制的高血压病；药物，如负性肌力药物与负性传导药物、药物依从性差、激素与非甾体类抗炎药物、降压药物。注：老年急性心力衰竭常见的诱因有：慢性心力衰竭药物治疗不足、严重感染尤其是肺炎和败血症、心脏容量超负荷、高血压控制不利、心肌缺血、严重贫血与低蛋白血症、急性严重心律失常、肺栓塞、应用负性肌力药物不当等

急性呼吸系统疾病如肺炎、肺栓塞或慢性阻塞性肺病急性发作都可引起心功能恶化，其他严重感染，如败血症或肾盂肾炎也可导致心力衰竭恶化。高血压患者，血压控制不佳是导致心力衰竭恶化最为普遍的原因。甲状腺疾病、贫血(如胃肠道疾病引起的慢性失血)、肾功能受损可直接或间接导致心力衰竭。在心脏诱发因素中，心肌缺血、心肌梗死、新发心房颤动或心房扑动是导

致急性心力衰竭的最为常见诱因，其他诱因尚有室性心律失常尤其是室性心动过速、缓慢型心律失常如严重的病态窦房结综合征或房室传导阻滞。心外的诱发因素包括服药依从性差、医源性容量负荷过重、药物性心律失常等。

二、老年慢性心力衰竭的临床表现

（一）临床表现

1.症状

同年轻患者相似，老年心力衰竭患者最为常见的症状是劳累性呼吸困难、端坐呼吸、肺水肿、疲乏和运动耐量降低，但在老年人尤其是≥80岁的患者心力衰竭的非典型症状发生率增加，如非特异性全身症状（乏力、疲倦、活动能力下降），神经系统症状（精神错乱、易怒、睡眠障碍），胃肠道紊乱（厌食、腹部不适、恶心、腹泻）等。因此，老年人心力衰竭存在过度诊断和漏诊两个互相矛盾的方面。如老年患者劳力性呼吸困难和端坐呼吸可能是心力衰竭导致，也可能是慢性肺病、肺炎或肺栓塞导致；疲乏和运动耐量降低同样可由贫血、甲状腺功能降低、抑郁或者体质弱导致。另一方面，老年活动受限或患有神经肌肉疾病可能较少出现劳力性呼吸困难或疲乏，而是最先出现非典型心力衰竭症状。临床医师必须保持高度警惕，否则可能忽视心力衰竭的存在。

2.体征

体征与症状类似，老年心力衰竭患者体格检查可能存在非特异性。典型的心力衰竭体征包括肺部湿性啰音、颈静脉怒张、肝颈回流征阳性、第三心音奔马律和下肢指凹性水肿。但应当注意老年人的肺部湿性啰音可由慢性肺部疾病、肺炎或肺不张引起，外周水肿可由静脉功能不全、肾脏疾病或者药物（如钙通道阻滞剂）引起，而且老年患者即使存在明显的心脏功能降低体格检查也有可能正常。

（二）临床诊断

1.老年心力衰竭的诊断

应按步骤顺序回答下列4个问题：有没有心力衰竭？基础病因是什么？诱因是什么？预后如何？

对于初诊患者必须进行临床评价，包括以下6条。

（1）采集完整的病史和进行全面体格检查，以评价导致心力衰竭发生和发展的心源性和非心源性疾病或诱因。

（2）仔细询问饮酒史、违禁药物或化疗药物应用史。

（3）评估心力衰竭患者耐受日常生活和运动的能力，如6分钟步行试验（6分钟步行距离＜150 m为重度心力衰竭，150～450 m为中度心力衰竭，≥450 m为轻度心力衰竭）。

（4）所有患者检测血和尿常规、肝肾功能、血清电解质、空腹血糖、血脂，检查甲状腺功能、12导联心电图及胸部X线片。必要时可测定血浆B型利钠肽（BNP）或B型利钠肽前体（pro-BNP），如BNP＜35 ng/L或NT-proBNP＜125 ng/L，不支持心力衰竭诊断；其高低可以预测心力衰竭患者的预后。但敏感性和特异性均不如急性心力衰竭时。

（5）所有患者行二维和多普勒超声心动图检查，评价心脏大小、室壁厚度、左室射血分数（LVEF）和瓣膜功能。

（6）有心绞痛和心肌缺血的患者行冠脉造影检查。

对老年患者进行上述检查时必须考虑其承受能力，包括基础病因、共存疾病、心功能的损伤程度以及患者本人的意愿。如高龄心力衰竭患者心绞痛合并糖尿病肾病，在进行冠状动脉造影之前应认真权衡其获益与造影剂肾病的风险孰轻孰重，同时在任何时候都要尊重患者的决定。

2.分型

依据左心射血分数(LVEF)，心力衰竭可分为 LVEF 降低型心力衰竭(HF-REF)和 LVEF 保留型心力衰竭(HF-PEF)，前者即传统概念上的收缩性心力衰竭，后者为舒张性心力衰竭。正确区分由收缩功能障碍还是舒张功能障碍导致的心力衰竭，是心力衰竭诊断评估的一个重要目标，因为二者的治疗方法不同。

符合下列条件者可诊断舒张性心力衰竭：①有典型心力衰竭的症状和体征；②LVEF 正常(>45%)，左心腔大小正常；③超声心动图有左室舒张功能异常的证据；④超声心动图检查无心瓣膜疾病，并可排除心包疾病、肥厚型心肌病、限制性(浸润性)心肌病等。

仅通过临床特征不能区分收缩性心力衰竭还是舒张性心力衰竭，因此通过超声心动图、放射性核素血管造影、磁共振成像或冠状动脉造影检查评估左心室功能至关重要(表 8-3)。通常超声心动图应用最为广泛，因其除无创和价廉之外，还可提供心脏收缩和舒张功能、评估心室大小、室壁厚度、室壁运动、瓣膜功能和心包状况。所以，经胸超声心动图检查可对老年人新发心力衰竭的诊断提供信息。从治疗学角度划分，心力衰竭患者左心室射血分数<45%即可诊断为收缩性心力衰竭，而射血分数≥45%则可诊断为舒张性心力衰竭。尽管这两种心力衰竭症状存在交叉，正确区分二者对治疗有益。

表 8-3 收缩性心力衰竭和舒张性心力衰竭的临床特点比较

项目	收缩性心功能不全(EF-REF)	舒张性心功能不全(HF-PEF)
人口统计	年龄<60 岁，男性 1	年龄>70 岁，女性
共患疾病	心肌梗死病史	慢性高血压病史
	乙醇中毒	肾脏疾病
	瓣膜功能不全	肥胖，主动脉瓣狭窄
	渐进性呼吸困难	急性肺水肿，心房颤动
体格检查	血压正常或低血压	高血压
	颈静脉怒张	无颈静脉怒张
	第三心音奔马律	第四心音奔马律
凹陷性水肿	无水肿	
心电图	Q 波和陈旧性心肌梗死	左心室肥厚
胸片	显著的心脏扩大	正常或轻度增大的心脏
超声心动图	房室腔明显扩大 LVEF<45%	心肌肥厚 LVEF≥45%

3.预后判定

老年心力衰竭患者的预后取决于其病变的严重程度，老年心力衰竭严重程度的判定方法与非老年患者相同。用于慢性心力衰竭主要有纽约心脏协会(NYHA)心功能分级标准和美国 ACC/AHA 心力衰竭 ABCD 分期标准；急性心力衰竭主要有用于急性心肌梗死 Killip 分级法、血流动力学监测的 Forrester 分级法和临床症状体征监测法三种分级方法。

多变量分析表明，以下临床参数有助于判断心力衰竭的预后和存活：LVEF 下降、NYHA 分

级恶化、低钠血症的程度、运动峰耗氧量减少、血球压积容积降低、心电图12导联QRS增宽、慢性低血压、静息心动过速、肾功能不全(血肌酐升高、eGFR降低)、不能耐受常规治疗,以及难治性容量超负荷均是公认的关键性预后参数。

老年急性心力衰竭患者入院时心功能都以Ⅲ级居多(42.5%~43.7%),基本为慢性心力衰竭的急性加重。急性心力衰竭预后很差,急性肺水肿患者的院内死亡率为12%,一年死亡率达30%。

(三)老年慢性收缩性心力衰竭(CHF)的治疗

心力衰竭治疗的主要目标是提高生活质量、减少心力衰竭恶化的发生频率和延长寿命,其次是提高患者的运动耐量、增强情绪适应能力和降低心力衰竭治疗的医疗资源和护理费用。

对老年心力衰竭患者进行优化治疗主要包括以下3个原则:尽可能控制心力衰竭诱发因素(如主动脉狭窄选择主动脉瓣置换术,严重心肌缺血采用冠状动脉重建术);注意非药物和康复治疗;慎重选择药物。

由于老年心力衰竭患者预后不佳,因此必须对主要病因和诱因进行有效治疗。冠心病和高血压是引起老年心力衰竭的最普遍的原因,应在发生心力衰竭之前对这些疾病进行一级和二级预防。目前众多临床试验研究显示有效治疗收缩性或舒张性高血压可使心力衰竭发病率降低50%,同样适当控制冠心病的危险因素,尤其是控制高脂血症和吸烟,通过对冠心病进行一级预防将进一步降低心力衰竭的发生。

1.一般治疗

(1)去除诱发因素:如及时预防和控制呼吸道感染、心律失常特别是快速心房颤动(AF)、电解质紊乱和酸碱失衡、贫血、肾功能损害等引起心力衰竭恶化的诱因。

(2)监测体质量:每天测定体质量以早期发现液体潴留非常重要。体质量突然增加2 kg以上,应考虑患者已有钠、水潴留(隐性水肿),需加大利尿剂剂量。

(3)调整生活方式。

1)限钠:钠盐摄入轻度心力衰竭患者应控制在2~3 g/d,中到重度心力衰竭患者应<2 g/d。盐代用品则应慎用,因常富含钾盐,如与ACEI合用,可致高钾血症。

2)限水:严重低钠血症(血钠<130 mmol/L),液体摄入量应<2 L/d。

3)营养和饮食:宜低脂饮食,肥胖患者应减轻体重,需戒烟。严重心力衰竭伴明显消瘦(心脏恶病质)者,应给予营养支持,包括给予人血白蛋白。

4)休息和适度运动:失代偿期需卧床休息,多做被动运动以预防深部静脉血栓形成。临床情况改善后应鼓励在不引起症状的情况下,进行体力活动。较重患者可在床边围椅小坐。其他患者可步行每天多次,每次5~10分钟,并酌情逐步延长步行时间。

(4)心理和精神治疗:抑郁、焦虑和孤独在心力衰竭恶化中发挥重要作用,也是心力衰竭患者死亡的主要预后因素。综合性情感干预包括心理疏导可改善心功能状态,必要时可考虑酌情应用抗抑郁药物。

(5)注意下列药物可加重心力衰竭症状,应尽量避免使用:①非甾体消炎药和COX-2抑制剂,可引起钠潴留、外周血管收缩,减弱利尿剂和ACEI的疗效,并增加其毒性;②皮质激素;③Ⅰ类抗心律失常药物;④大多数CCB,包括地尔硫䓬、维拉帕米、短效二氢吡啶类制剂。

2.药物治疗

(1)ACE抑制剂:ACE抑制剂(ACEI)是证实能降低心力衰竭患者死亡率(约24%)的第一

类药物，也是循证医学证据(包括 SOLVD 预防研究、SAVE、TRACE 试验等)积累最多的药物，一直被公认是治疗心力衰竭的基石和首选药物。尽管尚缺乏针对 80 岁以上老年心力衰竭患者的循证医学研究，但许多有价值的临床研究已经表明，老年患者同年轻患者一样可从 ACEI 治疗中获益。因此选择 ACEI 作为心力衰竭治疗的一线药物时不用考虑患者年龄，但是目前心力衰竭患者未能充分使用 ACEI，尤其是老年患者。

ACEI 在心力衰竭的应用方法包括以下内容。

1)全部 CHF 患者必须应用 ACEI，包括阶段 B 无症性心力衰竭和 LVEF＜40%～45%者，除非有禁忌证或不能耐受，ACEI 需终身应用。

2)ACEI 的各种药物均可以选用，如卡托普利、依那普利、雷米普利等。

3)ACEI 禁忌证：对 ACEI 曾有致命性不良反应，如曾有严重血管性水肿、无尿性肾衰竭的患者或妊娠妇女须绝对禁用。以下情况须慎用：①双侧肾动脉狭窄；②血肌酐水平显著升高[＞265.2 μmol/L(3 mg/dL)]；③高钾血症(＞5.5 mmol/L)；④低血压[收缩压＜12.0 kPa(90 mmHg)]，需经其他处理，待血流动力学稳定后再决定是否应用 ACEI；⑤左室流出道梗阻，如主动脉瓣狭窄，梗阻性肥厚型心肌病等。

4)ACEI 合并用药：一般与利尿剂合用，如无液体潴留亦可单独应用，一般不需补充钾盐；与β受体阻滞剂合用有协同作用；与阿司匹林合用并无相互不良作用并且对 CHD 患者利大于弊；与 NSAIDs 合用对 ACEI 具有潜在的抑制作用并可促进钠水重吸收使肾功能恶化。

5)应用方法：①采用临床试验中所规定的目标剂量，如不能耐受，可应用中等剂量，或患者能够耐受的最大剂量。②从极小剂量开始，如果住院患者血流动力学稳定，则可每天增加剂量；门诊患者，可每周或每两周增加一次剂量。滴定剂量及过程需个体化，一旦达到最大耐受量即可长期维持应用。③起始治疗后 1～2 周内应监测血压、血钾和肾功能，以后定期复查。如果肌酐增高＜30%，为预期反应，不需特殊处理，但应加强监测。如果肌酐增高 30%～50%，为异常反应，ACEI 应减量或停用。④应用 ACEI 不应同时加用钾盐，或保钾利尿剂。并用醛固酮受体拮抗剂时，ACEI 应减量，并立即应用袢利尿剂。如血钾＞5.5 mmol/L，应停用 ACEI。

(2)血管紧张素Ⅱ受体拮抗剂：血管紧张素Ⅱ受体拮抗剂(ARB)对心力衰竭的疗效已经临床研究如 Val-HeFT 试验、VALIANT 试验、CHARM-替代试验等证实，并且其有益的结果在老年人和年轻患者相似。

ARB 在 CHF 临床应用的方法包括以下内容。

1)ARB 可用于 A 阶段患者，以预防心力衰竭的发生；亦可用于 B、C 和 D 阶段患者，对于不能耐受 ACEI 者，可替代 ACEI 作为一线治疗，以降低死亡率和并发症发生率；对于常规治疗(包括 ACEI)后心力衰竭症状持续存在，且 LVEF 低下者，可考虑加用 ARB。

2)ARB 的各种药物均可考虑使用，其中坎地沙坦和缬沙坦证实可降低死亡率和病残率的有关证据较为明确。

3)ARB 应用中需注意的事项同 ACEI，如要监测低血压、肾功能不全和高血钾等。

(3)β受体阻滞剂(BB)：迄今已有 20 个以上安慰剂对照随机试验，逾 2 万例 CHF 患者应用β受体阻滞剂。结果一致显示，长期治疗能改善临床情况和左室功能，降低死亡率(约 35%)和住院率，并能显著降低猝死率。这些试验都是在应用 ACEI 和利尿剂的基础上加用β受体阻滞剂，亚组分析表明，在不同年龄、性别、心功能分级、LVEF 以及不论是缺血性或非缺血性病因、糖尿病或非糖尿病患者，都观察到β受体阻滞剂一致的临床益处。

β受体阻滞剂在心力衰竭的应用方法包括以下内容。

1)所有慢性收缩性心力衰竭，NYHAⅡ、Ⅲ级病情稳定患者，以及阶段B、无症状性心力衰竭或NYHAⅠ级的患者(LVEF<40%)，均必须应用β受体阻滞剂，且需终身使用，除非有禁忌证或不能耐受。

2)NYHAⅣ级心力衰竭患者需待病情稳定(4天内未静脉用药，已无液体潴留并体质量恒定)后，在严密监护下由专科医师指导应用。

3)应在利尿剂和ACEI的基础上加用β受体阻滞剂。应用低或中等剂量ACEI时即可及早加用β受体阻滞剂，既易于使临床状况稳定，又能早期发挥β受体阻滞剂降低猝死的作用和两药的协同作用。

4)禁用于支气管痉挛性疾病、心动过缓(心率低于60次/分)、二度及以上房室阻滞(除非已安装起搏器)患者。有明显液体潴留，需大量利尿者，暂时不能应用。

5)起始治疗前患者需无明显液体潴留，体质量恒定(干体质量)，利尿剂已维持在最合适剂量。

6)推荐应用琥珀酸美托洛尔、比索洛尔和卡维地洛。应用时必须从极低剂量开始，如琥珀酸美托洛尔12.5～25 mg每天1次，酒石酸美托洛尔平片6.25 mg每天3次，比索洛尔1.25 mg每天1次，或卡维地洛尔3.125 mg每天2次。如患者能耐受前一剂量，每隔2～4周将剂量加倍；如前一较低剂量出现不良反应，可延迟加量直至不良反应消失。

7)清晨静息心率55～60次/分，即为β受体阻滞剂达到目标剂量或最大耐受量之征。但不宜低于55次/分。

8)β受体阻滞剂应用时需注意监测以下变化。①低血压：一般在首剂或加量的24～48小时内发生。首先停用不必要的扩血管剂。②液体潴留和心力衰竭恶化：起始治疗前，应确认患者已达到干体质量状态。如在3天内体质量增加>2 kg，立即加大利尿剂用量。如病情恶化，可将β受体阻滞剂暂时减量或停用。但应避免突然撤药。减量过程也应缓慢，每2～4天减一次量，2周内减完。病情稳定后，必需再加量或继续应用β受体阻滞剂，否则将增加死亡率。如需静脉应用正性肌力药，磷酸二酯酶抑制剂较β受体激动剂更为合适。③心动过缓和房室阻滞：如心率<55次/分，或伴有眩晕等症状，或出现二度、三度房室阻滞，应将β受体阻滞剂减量。

(4)利尿剂：对有液体潴留的心力衰竭患者，利尿剂是唯一能充分控制心力衰竭患者液体潴留的药物，是标准治疗中必不可少的组成部分。合理使用利尿剂是其他治疗心力衰竭药物取得成功的关键因素之一。但噻嗪类和袢利尿剂都不会改变心力衰竭的自然病程，它们主要作用是缓解心力衰竭症状。

心力衰竭时利尿剂应用方法包括以下内容。

1)所有心力衰竭患者有液体潴留的证据或原先有过液体潴留者，均应给予利尿剂。阶段B患者因从无液体潴留，不需应用利尿剂。

2)利尿剂必需最早应用。因利尿剂缓解症状最迅速，数小时或数天内即可发挥作用，而ACEI、β受体阻滞剂需数周或数月。

3)利尿剂应与ACEI和β受体阻滞剂联合应用。

4)袢利尿剂应作为首选。噻嗪类仅适用于轻度液体潴留、伴高血压和肾功能正常的心力衰竭患者。

5)利尿剂通常从小剂量开始(氢氯噻嗪25 mg/d，呋塞米20 mg/d，或托拉塞米1 mg/d)逐渐加量。氢氯噻嗪100 mg/d已达最大效应，呋塞米剂量不受限制。一旦病情控制(肺部啰音消失，水肿消退，体质量稳定）即以最小有效量长期维持。在长期维持期间，仍应根据液体潴留情况随时调整剂量。每天体质量的变化是最可靠的检测利尿剂效果和调整利尿剂剂量的指标。

6）长期服用利尿剂应严密观察不良反应的出现如电解质紊乱、症状性低血压，以及肾功能不全，特别在服用剂量大和联合用药时。

7）在应用利尿剂过程中，如出现低血压和氮质血症而患者已无液体潴留，则可能是利尿剂过量、血容量减少所致，应减少利尿剂剂量。如患者有持续液体潴留，则低血压和液体潴留很可能是心力衰竭恶化，终末器官灌注不足的表现，应继续利尿，并短期使用能增加肾灌注的药物如多巴胺。

8）出现利尿剂抵抗时（常伴有心力衰竭症状恶化）处理对策为呋塞米静脉注射 40 mg，继以持续静脉滴注（10～40 mg/h），两种或两种以上利尿剂联合使用，或短期应用小剂量的增加肾血流的药物如多巴胺 100～250 μg/min。

（5）醛固酮受体拮抗剂：醛固酮受体拮抗剂螺内酯和依普利酮是相对较弱的保钾利尿剂。螺内酯存活评价随机研究（RALES）显示，常规药物加用螺内酯 12.5～50 mg，1 次/天，死亡率降低 30%，心力衰竭住院率降低 35%，老年患者从螺内酯治疗中获益大于年轻患者。依普利酮对梗死后心力衰竭的有效性和生存影响的研究（EPHESUS 研究）显示，依普利酮 25～50 mg，1 次/天，死亡率降低 15%，患者平均年龄为 64 岁，老年患者从依普利酮中获益与年轻患者无统计学差异。

醛固酮受体拮抗剂在心力衰竭应用的方法包括以下内容。

1）适用于中、重度心力衰竭，NYHA Ⅲ或Ⅳ级患者，AMI 后并发心力衰竭，且 LVEF＜40%的患者亦可应用。

2）应用方法为螺内酯起始量 10 mg/d，最大剂量为 20 mg/d，酌情亦可隔天给予。依普利酮（我国目前暂缺）国外推荐起始剂量为 25 mg/d，逐渐加量至 50 mg/d。

3）本药应用的主要危险是高钾血症和肾功能异常。对于老年患者，使用该药物产生不良反应的风险增加，在开始治疗和剂量滴定期间应严密监测肾功能和血清钾。入选患者的血肌酐浓度应在 176.8（女性）～221（男性）μmol/L（2～2.5 mg/dL）以下，血钾低于 5 mmol/L。在老年或肌肉量较少的患者，血肌酐水平并不能准确反映肾小球滤过率，后者或肌酐清除率应大于 0.5 mL/s。

4）长期使用螺内酯的约有 10%的患者因男性乳房发育而停止用药，此不良反应在依普利酮少见。

5）一旦开始应用醛固酮受体拮抗剂，应立即加用袢利尿剂，停用钾盐，ACEI 减量。

（6）神经内分泌抑制剂的联合应用。

1）ACEI 和 β 受体阻滞剂的联合应用：临床试验已证实二者有协同作用，可进一步降低 CHF 患者的死亡率，已是心力衰竭治疗的经典常规，应尽早合用。

2）ACEI 与醛固酮受体拮抗剂合用：醛固酮受体拮抗剂的临床试验均是与以 ACEI 为基础的标准治疗做对照，证实 ACEI 加醛固酮受体拮抗剂可进一步降低 CHF 患者的死亡率。

3）ACEI 加用 ARB：现有临床试验的结论并不一致，目前仍有争论。根据 VALIANT 试验，AMI 后并发心力衰竭的患者，不宜联合使用这两类药物。

4）ACEI、ARB 与醛固酮受体拮抗剂三药合用：安全性证据尚不足，且肯定会进一步增加肾功能异常和高钾血症的危险，故不宜联用。

5）ACEI、ARB 与 β 受体阻滞剂三药合用：ELITE-2 和 Val-HeFT 试验曾经发现，在已经使用 ACEI 和 β 受体阻滞剂的患者中，加用 ARB 反而增加死亡率。但是随后的 OPTIMAL、VALIANT 和 CHARM 试验均未能重复上述发现。因此，不论是 ARB 与 β 受体阻滞剂合用，或 ARB

+ACEI与β受体阻滞剂合用，目前并无证据表明，对心力衰竭或心肌梗死后患者不利。

(7)地高辛：临床研究(DIG试验、PROVED和RADIANCE试验)证实地高辛治疗对心力衰竭总死亡率的影响为中性，但它是正性肌力药中唯一的长期治疗不增加死亡率的药物，且可降低死亡和因心力衰竭恶化住院的复合危险。地高辛可改善心力衰竭症状，对已经接受适宜剂量的ACEI、β受体阻滞剂和利尿剂治疗但心力衰竭症状仍存在的患者有益。

地高辛在心力衰竭的应用方法包括以下内容。

1)应用地高辛的主要目的是改善慢性收缩性心力衰竭的临床状况，因而适用于已在应用ACEI(或ARB)、β受体阻滞剂和利尿剂治疗，而仍持续有症状的心力衰竭患者。重症患者可将地高辛与ACEI(或ARB)、β受体阻滞剂和利尿剂同时应用。

2)地高辛也适用于伴有快速心室率的AF患者，但加用β受体阻滞剂，对运动时心室率增快的控制更为有效。

3)地高辛没有明显的降低心力衰竭患者死亡率的作用，因而不主张早期应用，亦不推荐应用于NYHAⅠ级患者。

4)急性心力衰竭并非地高辛的应用指征，除非并有快速室率的AF。

5)AMI后患者，特别是有进行性心肌缺血者，应慎用或不用地高辛。

6)地高辛不能用于窦房传导阻滞、二度或高度房室阻滞患者，除非已按置永久性起搏器；与能抑制窦房结或房室结功能的药物(如胺碘酮、β受体阻滞剂)合用时，必须谨慎。

7)地高辛需采用维持量疗法，0.25 mg/d。70岁以上，肾功能受损或者低体重的患者应使用较低剂量地高辛如0.125 mg/d或隔天1次。

8)老年心力衰竭患者使用地高辛时中毒风险增加，尤其是心脏毒性，可部分归因于药物容量分布的降低。慢性肺病患者、淀粉样变性心肌病和其他疾病也可增加地高辛中毒的风险。患者在进行地高辛治疗后，应每隔2～4周进行一次血清地高辛浓度测定，以确保地高辛有效药物浓度范围在0.5～0.9 ng/mL，任何时间怀疑地高辛中毒都应进行血清地高辛浓度测定。

9)由利尿剂导致的低钾血症或高钾血症可加重地高辛的心脏毒性，对于所有接受地高辛治疗的心力衰竭患者维持正常的血清电解质水平至关重要。

10)与传统观念相反，地高辛是安全的，耐受性良好。不良反应主要见于大剂量时，但治疗心力衰竭并不需要大剂量。

(8)伊伐布雷定：是通过抑制窦房结起搏电流而减慢心率的一种新的心力衰竭治疗药物，晚近的SHIFT研究证实，窦性心律≥70次/分，LVEF≤35%的心力衰竭患者，基础心力衰竭治疗加伊伐布雷定7.5 mg，2次/天，复合重点较对照组减低18%，LVEF和生活质量改善。

伊伐布雷定再心力衰竭的应用方法包括以下内容。

1)适用于窦性心律的HF-REF患者。

2)按照指南常规治疗药物(ACEI/ARB、BBC、螺内酯、利尿剂)已经达到推荐剂量或最大耐受量，心率仍然≥70次/分并且持续有症状，或者不能耐受BBC、心率≥70次/分的有症状患者可以加用。

3)起始2.5 mg，2次/天，根据心率和症状体征调整用量至最大7.5 mg，2次/天，静息心率60次/分为宜，不宜低于55次/分。

4)不良反应少见，如心动过缓、光幻视、视力模糊、心悸、胃肠道反应等。

(9)钙通道阻滞剂(CCB)：CCB在心力衰竭中的应用要点包括以下内容。

1)由于缺乏 CCB 治疗心力衰竭有效的证据,此类药物不宜应用。

2)心力衰竭患者并发高血压或心绞痛而需要应用 CCB 时,可选择氨氯地平或非洛地平。

3)具有负性肌力作用的 CCB 如维拉帕米和地尔硫䓬,对 MI 后伴 LVEF 下降、无症状的心力衰竭患者可能有害,不宜应用。

(10)抗凝药物和抗血小板药物:心力衰竭时由于扩张且低动力的心腔内血液淤滞、局部室壁运动异常,以及促凝因子活性的提高等,可能有较高血栓栓塞事件发生的危险,然而,临床研究并未得到证实。

心力衰竭时抗凝和抗血小板药物的应用建议有如下内容。

1)心力衰竭伴有明确动脉粥样硬化疾病如 CHD 或 MI 后、糖尿病和脑卒中而有二级预防适应证的患者必须应用阿司匹林。其剂量应在每天 75～150 mg 之间,剂量低,出现胃肠道症状和出血的风险较小。

2)心力衰竭伴 AF 的患者应长期应用华法林抗凝治疗,并调整剂量使国际标准化比值在2～3 之间,高龄老年患者在 1.5～2.5 之间。

3)有抗凝治疗并发症高风险但又必须抗凝的心力衰竭患者,推荐抗血小板治疗。

4)窦性心律患者不推荐常规抗凝治疗,但明确有心室内血栓,或者超声心动图显示左心室收缩功能明显降低,心室内血栓不能除外时,可考虑抗凝治疗。

5)不推荐常规应用抗血小板和抗凝联合治疗,除非为急性冠状动脉综合征患者。

6)单纯性扩张型心肌病患者不需要阿司匹林治疗。

7)大剂量的阿司匹林和非甾体消炎药都能使病情不稳定的心力衰竭患者加重。

(11)他汀类药物:研究证实,他汀类药物可降低 80 岁冠心病患者、外周血管疾病患者或糖尿病患者的死亡率和非致死性心血管事件的发生率,另外几项研究表明他汀类药物对心力衰竭患者有益,或者没有害处。但是除非有调脂治疗的适应证,不建议老年收缩性心力衰竭患者常规使用他汀类药物。

慢性收缩性心力衰竭(HF-REF)药物治疗流程见图 8-1。

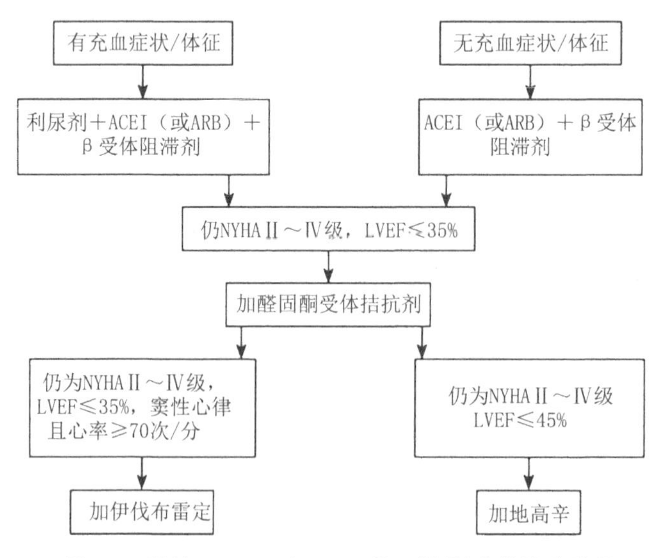

图 8-1　慢性 HF-REF(NYHA Ⅱ～Ⅳ级)药物治疗流程

3.非药物治疗

(1)心脏再同步化治疗(CRT)和 CRT 除颤器(CRT-D):在 NYHA 心功能Ⅲ、Ⅳ级伴低 LVEF 的心力衰竭患者,临床研究(CARE-HF,COMPANION 等)已经证实 CRT 和 CRT-D 治疗可减低全因死亡率和因心力衰竭恶化住院的风险,改善症状和心室功能,提高生活质量。

CRT 和 CRT-D 临床应用方法包括以下内容。

1)首先经过优化药物治疗 3～6 个月,仍持续有症状,预期生存大于 1 年,状态良好者可以进入筛选。

2)NYHAⅢ～Ⅳ级,LVEF≤35%,且伴 LBBB 及 QRS≥150 毫秒者,推荐置入 CRT 或 CRT-D(Ⅰ-A)。

3)NYHAⅡ级,LVEF≤30%,伴 LBBB 及 QRS≥150 毫秒者,推荐置入 CRT,最好是 CRT-D(Ⅰ-A)。

4)处理要点:严格遵循适应证,选择适当的治疗人群,应用超声心动图技术更有益于评价心脏收缩的同步性;提高手术成功率,尽量选择理想的左室电极导线植入部位,通常为左室侧后壁;术后进行起搏参数优化,包括 AV 间期和 VV 间期的优化;尽可能维持窦性心律,实现 100%双心室起搏;继续合理抗心力衰竭药物治疗。

(2)埋藏式心律转复除颤器(ICD):MERIT-HF 试验中 NYHA 分级不同患者的死因分析表明,中度心力衰竭患者一半以上死于心律失常导致的猝死。临床证据(SCD-HeEF,MADIT-Ⅱ等)显示,ICD 对 NYHA Ⅱ～Ⅲ级、AMI 后 40 天以上的患者可以降低病死率,因此推荐用于上述患者中曾有致命性快速心律失常而预后较好者。

ICD 临床应用方法包括以下内容。

1)二级预防:慢性心力衰竭伴低 LVEF,曾有心脏停搏、心室颤动(VF)、或伴有血流动力学不稳定的室性心动过速(VT),推荐植入 ICD 以延长生存(Ⅰ-A)。

2)一级预防:缺血性心脏病患者,MI 后至少 40 天,LVEF≤35%,长期优化药物治疗(至少 3 个月)后 NYHAⅡ或Ⅲ级,合理预期生存期超过一年且功能良好,推荐植入 ICD 减少心脏性猝死,从而降低总死亡率(Ⅰ-A)。

3)处理要点:心力衰竭患者是否需要植入 ICD 主要参考发生心脏性猝死的危险分层,以及患者的整体状况和预后,最终结果要因人而异。对于中度心力衰竭患者,符合适应证,预防性植入 ICD 是必要的。重度心力衰竭患者的预期存活时间和生活质量不高,不推荐置入 ICD。符合 CRT 适应证同时又是猝死的高危人群,尤其是 MI 后或缺血性心肌病的心功能不全患者,有条件的应尽量置入 CRT-D。

(3)心脏移植:心脏移植可作为终末期心力衰竭的一种治疗方式,主要适用于无其他可选择治疗方法的重度心力衰竭患者。但由于供者受限,心脏移植不建议在 65 岁以上老年患者中进行。

(四)老年舒张性心力衰竭(HF-PEF)的治疗

老年心力衰竭患者中约有 50%的患者左心室收缩功能尚存,然而很少有临床试验评估药物对这种心力衰竭的治疗效果,因此舒张性心力衰竭的治疗在很大程度上仍然是根据临床经验。

1.积极控制血压

舒张性心力衰竭患者的达标血压宜低于单纯高血压患者的标准,即收缩压＜16.7 kPa(130 mmHg),舒张压＜10.7 kPa(80 mmHg)。

2.控制 AF 心率和心律

心动过速时舒张期充盈时间缩短,每搏输出量降低。建议:①慢性 AF 应控制心室率;②AF 转复并维持窦性心律,可能有益。

3.应用利尿剂

可缓解肺淤血和外周水肿,但不宜过度,以免前负荷过度降低而致低血压。

4.血运重建治疗

由于心肌缺血可以损害心室的舒张功能,CHD 患者如有症状性或可证实的心肌缺血,应考虑冠状动脉血运重建。

5.逆转左室肥厚,改善舒张功能

可用 ACEI、ARB、β 受体阻滞剂等。维拉帕米有益于肥厚型心肌病。

6.地高辛

不能增加心肌的松弛性,不推荐应用于 HF-PEF。

7.其他

如同时有收缩性心力衰竭,则以治疗后者为主。

目前已经公布的有关 ACEI、ARB 和 β 受体阻滞剂的研究显示,这些药物可降低心力衰竭患者住院率和缓解舒张性心力衰竭患者严重的心力衰竭症状,但没有一种药物可降低心力衰竭患者的死亡率,目前治疗指南未推荐这些药物作为 HF-PEF 的标准治疗药物。HF-PEF 的治疗包括积极治疗潜在的心脏疾病;小到中剂量的利尿剂减轻充血和水肿的症状;合并使用 ACE 抑制剂、ARB 或 β 受体阻滞剂可改善症状和可能减轻心力衰竭患者住院的风险。但如果患者对起始治疗无效,应考虑进行替代治疗,可选用硝酸盐类药物、地高辛、钙通道阻滞剂或者联合使用药物。

三、老年急性失代偿性心力衰竭(AHF)的治疗

(一)老年急性心力衰竭的临床表现

老年急性右心衰竭主要表现为低心排血量综合征,右心循环负荷增加,可有颈静脉充盈、肝脏肿大、低血压等。

(二)诊断内容与检测指标

1.老年急性心力衰竭的临床诊断应包括 3 个问题。

(1)有无急性心力衰竭?患者症状体征有无其他原因(肺部疾病、贫血、肾衰、肺栓塞等)?

(2)诱因是什么?可否立即处理(心律失常、ACS、高血压、感染等)?

(3)威胁生命的关键问题是什么?可否立即处理(血氧、血压、酸中毒等)?

2.辅助检查项目

下述检查有助于尽快作出急性心力衰竭患者病情分析:心电图、胸部 X 线检查、超声心动图、动脉血气分析、血常规和血生化、BNP 及 NT-proBNP、心肌坏死标志物:cTnT 或 cTnI、CK-MB,肌红蛋白等。

3.病情严重性分级

临床常用急性心肌梗死的 Killip 法、血流动力学监测的 Forrester 法和临床症状体征监测法 3 种分级方法。

(三)老年急性心力衰竭的治疗

1.治疗目标

控制基础病因和诱因,缓解各种严重症状,稳定血流动力学状态,纠正水电解质紊乱和维持酸碱平衡,保护重要脏器功能,降低死亡危险,改善近期和远期预后。

2.治疗方法

(1)急性心力衰竭确诊后的处理流程(图 8-2)。

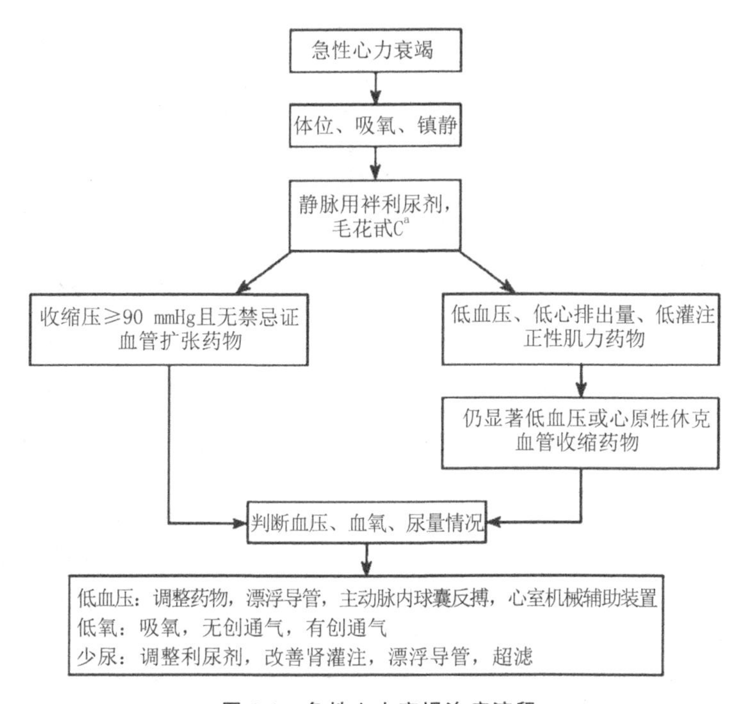

图 8-2　急性心力衰竭治疗流程

a:适用于房颤患者伴快速心室率者、严重收缩功能不全者

(2)药物治疗。

1)镇静剂:吗啡 1～2 mg 静脉缓慢注射,密切观察疗效和呼吸抑制的不良反应,必要时重复 2～3 次,亦可皮下或肌内注射。伴二氧化碳潴留者则不宜应用;伴明显和持续低血压、休克、意识障碍、慢性阻塞性肺部疾病等患者禁忌使用。亦可应用哌替啶 50～100 mg 肌内注射。

2)利尿剂:首选呋塞米,先静脉注射 20～40 mg,继以静脉滴注 5～40 mg/h,其总剂量在起初 6 小时应不超过 80 mg,起初 24 小时不超过 200 mg。亦可应用托拉塞米 10～20 mg,或依那尼酸 25～50 mg 静脉注射。袢利尿剂疗效不佳,加大剂量仍未见良好反应,以及容量负荷过重的急性心力衰竭患者,应加用噻嗪类和/或醛固酮受体拮抗剂:氢氯噻嗪 25～50 mg,每天 2 次,或螺内酯 20～40 mg/d。

3)支气管解痉剂:感染喘息明显者可用氨茶碱 0.125～0.25 g 以葡萄糖水稀释后静脉推注(10 分钟),4～6 小时后可重复 1 次;或以 0.25～0.5 mg(/kg・h)静脉滴注。亦可应用二羟丙茶碱 0.25～0.5 g 静脉滴注,速度为 25～50 mg/h。此类药物不宜用于冠心病如急性心肌梗死或不稳定性心绞痛所致的急性心力衰竭患者,不可用于伴心动过速或心律失常的患者。

4)血管活性药物:主要有硝酸酯类、硝普钠、重组人脑利钠肽(rhBNP)、乌拉地尔,以及酚妥拉明，但钙通道阻滞剂不推荐用于急性心力衰竭的治疗。急性心力衰竭血管活性药物的选择应用见表 8-4。

表 8-4　急性心力衰竭血管活性药物的选择应用

收缩压	肺淤血	推荐的治疗方法
＞100 mmHg	有	利尿剂（呋塞米）＋血管扩张剂（硝酸酯类、硝普钠、重组人脑利钠肽），以及左西孟旦
90～100 mmHg	有	血管扩张剂和/或正性肌力药物（多巴酚丁胺、磷酸二酯酶抑制剂、左西孟旦）此种情况为心源性休克
＜90 mmHg	有	①在血流动力学监测（主要采用床边漂浮导管方法）下进行治疗；②适当补充血容量；③应用正性肌力药物多巴胺，必要时加用去甲肾上腺素；④如效果仍不佳，应考虑肺动脉插管监测血流动力学和使用 IABP 和心室机械辅助装置

硝酸酯类药物静脉制剂与呋塞米合用治疗急性心力衰竭有效；联合小剂量呋塞米的疗效优于单纯大剂量的利尿剂。静脉应用硝酸酯类药物应十分小心滴定剂量，经常测量血压，防止血压过度下降。硝酸甘油静脉滴注起始剂量为 5～10 μg/min，每 5～10 分钟递增 5～10 μg/min，最大剂量为 100～200 μg/min。硝酸异山梨酯静脉滴注剂量为 1～10 μg/h。亦可以喷雾吸入或口服。硝酸甘油每 10～15 分钟喷雾 1 次（400 μg），或舌下含服每次 0.3～0.6 mg；硝酸异山梨酯舌下含服每次 2.5 mg。

硝普钠适用于严重的心力衰竭、原有后负荷增加，以及伴心源性休克患者。临床应用宜从小剂量15～25 μg/min 开始，酌情增加剂量至 50～250 μg/min，静脉滴注，疗程不要超过 72 小时。由于其强效降压作用，应用过程中要密切监测血压，根据血压调整合适的维持剂量。停药应逐渐减量，并加用口服血管扩张剂，以避免反跳现象。

重组人脑利钠肽（rhBNP）主要药理作用是扩张静脉和动脉（包括冠状动脉），从而降低前、后负荷；促进钠的排泄，有一定的利尿作用；还可抑制 RAAS 和交感神经系统，阻滞急性心力衰竭演变中的恶性循环。推荐应用于急性失代偿性心力衰竭。先给予负荷剂量 1.5 μg/kg，静脉缓慢推注，继以 0.0075～0.015 μg/（kg・min）静脉滴注；也可以不用负荷剂量而直接静脉滴注。疗程 24～72 小时，持续静脉使用药物的时间长短，可依据医师对患者病情的判断，作出符合临床需求的安排。

乌拉地尔具有外周和中枢双重扩血管作用，可有效降低血管阻力，增加心排血量，但不增加心肌耗氧量，适用于高血压性心脏病、缺血性心肌病（包括急性心肌梗死）和扩张型心肌病引起的急性左心衰竭。通常静脉滴注 100～400 μg/min，可逐渐增加剂量，并根据血压和临床状况予以调整。伴严重高血压者可缓慢静脉注射 12.5～25 mg。

5）正性肌力药物：洋地黄类对急性心力衰竭伴快速心室率的患者有益。一般应用毛花苷 C 0.2～0.4 mg缓慢静脉注射，2～4 小时后可以再用 0.2 mg，伴快速心室率的心房颤动患者可酌情适当增加剂量。

多巴胺 250～500 μg/min 静脉滴注，一般从小剂量起始，逐渐增加剂量，短期应用。多巴酚丁胺100～250 mg/min 静脉滴注，使用时注意监测血压，常见不良反应有心律失常、心动过速，偶可因加重心肌缺血而出现胸痛。正在应用 β 受体阻滞剂患者不推荐应用多巴酚丁胺和多巴胺。

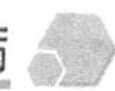

米力农首剂 25～50 μg/kg 静脉注射(超过 10 分钟)，继以 0.25～0.5 μg/(kg·min)静脉滴注。氨力农首剂 0.5～0.75 mg/kg 静脉注射(超过 10 分钟)，继以 5～10 μg/(kg·min)静脉滴注。常见不良反应有低血压和心律失常。

左西孟旦是一种钙增敏剂，其正性肌力作用独立于β肾上腺素能刺激，可用于正接受β受体阻滞剂治疗的患者。首剂 12～24 μg/kg 静脉注射(超过 10 分钟)，继以 0.1 μg/(kg·min)静脉滴注，可酌情减半或加倍。对于收缩压＜13.3 kPa(100 mmHg)的患者，不需要负荷剂量，可直接用维持剂量，以防止发生低血压。

(3)非药物治疗。

1)主动脉内球囊反搏(IABP)：急性心力衰竭时 IABP 适应证包括心源性休克，且不能由药物治疗纠正；伴血流动力学障碍的严重冠心病(如急性心肌梗死伴机械并发症)；顽固性肺水肿。

急性心力衰竭时 IABP 的禁忌证：①存在严重的外周血管疾病；②主动脉瘤；③主动脉瓣关闭不全；④活动性出血或其他抗凝禁忌证；⑤严重血小板缺乏。患者血流动力学状态稳定后可以撤除 IABP，撤除的参考指征为：①CI＞2.5 L/(min·m^2)；②尿量＞1 mL/(kg·h)；③血管活性药物用量逐渐减少，而同时血压恢复较好；④呼吸稳定，动脉血气分析各项指标正常；⑤降低反搏频率时血流动力学参数仍然稳定。

2)机械通气：急性心力衰竭者行机械通气的指征包括出现心跳呼吸骤停而进行心肺复苏时；合并Ⅰ型或Ⅱ型呼吸衰竭。

机械通气的方式：①无创呼吸机辅助通气。有持续气道正压通气(CPAP)和双相间歇气道正压通气(BiPAP)两种模式，主要用于呼吸频率≤25 次/分、能配合呼吸机通气的早期呼吸衰竭患者；②气管插管和人工机械通气。应用指征包括：心肺复苏时；严重呼吸衰竭经常规治疗不能改善，尤其是出现明显的呼吸性和代谢性酸中毒并影响到意识状态的患者。

3)血液净化治疗：包括血液滤过(超滤)、血液透析、连续血液净化和血液灌流等。适应证：①高容量负荷如肺水肿或严重的外周组织水肿，且对袢利尿剂和噻嗪类利尿剂抵抗；②低钠血症(血钠＜130 mmol/L)且有相应的临床症状如神志障碍、肌张力减退、腱反射减弱或消失、呕吐以及肺水肿等。在上述两种情况应用单纯血液滤过即可；③肾功能进行性减退，血肌酐＞500 μmol/L 或符合急性血液透析指征的其他情况。

4)心室机械辅助装置：急性心力衰竭经常规药物治疗无明显改善时，有条件的可应用此种技术。包括：体外模式人工费氧合器(ECMO)，心室辅助泵(可置入式电动左心辅助泵、全人工心脏)。根据急性心力衰竭的不同类型，可选择应用心室辅助装置，在积极纠治基础心脏病前提下，短期辅助可帮助心脏恢复功能，较长时间的辅助可作为心脏移植或心肺移植的过渡。

5)外科手术：下述情况应考虑急诊手术。①不稳定性心绞痛或心肌梗死并发心源性休克的患者，经冠状动脉造影证实为严重左主干或多支血管病变，并确认冠状动脉支架术和溶栓治疗无效；②心肌梗死后机械并发症如心室游离壁破裂、室间隔穿孔、重度二尖瓣关闭不全等；③急性主动脉夹层、瓦氏窦瘤破裂、各种心导管检查和介入治疗并发症导致的急性心力衰竭(如急性冠脉损伤、二尖瓣球囊扩张术后重度反流、封堵器脱落梗阻、心脏破损出血，以及心包压塞)均需要紧急手术。

四、老年难治性心力衰竭的治疗

难治性心力衰竭定义为对常规基础校正(如人工瓣膜置换术或血运重建)和对积极的非药物

和药物治疗无效的心力衰竭，但在定义难治性心力衰竭之前，认真查找潜在的可治疗的病因至关重要，仔细检查患者治疗药物确保患者使用的是最佳的治疗药物，并且同家属认真讨论患者的饮食和患者用药习惯确保患者的用药依从性，后者尤其重要，因为很多患者没有进行饮食控制或定期服药或两者并存而导致发生难治性心力衰竭。

如果患者存在持续的肺充血或外周水肿，可强化利尿治疗：袢利尿剂 + 噻嗪类利尿剂有协同作用；呋塞米常规剂量加倍只中度增加利尿效果，加用噻嗪类利尿剂可产生显著利尿、降压作用；加用托伐普坦 7.5～30 mg/d，可以排水不排钠；防治低钾血症、低钠血症、低血容量、肾功能恶化。

慢性心力衰竭患者静脉使用正性肌力药物存在一定争论，包括多巴胺、多巴酚丁胺、洋地黄、磷酸二酯酶抑制剂、左西孟旦等。大量临床经验证明有些难治性心力衰竭患者静脉间断或持续给予正性肌力药可显著改善心力衰竭症状和提高患者的生活质量。

近来已经证实双心室起搏可明显改善严重心力衰竭伴左束支阻滞或 12 导联心电图显示严重室内传导阻滞患者的症状、提高生活质量和患者存活率，该治疗适用于心功能分级持续在Ⅲ或Ⅳ级有心力衰竭症状的患者。尽管初步研究结果显示有些舒张性心力衰竭可从永久性双腔起搏治疗中获益，但尚需进一步研究。

如果上述治疗无效，可以考虑有无非药物治疗的适应证。如患者存在明显的肾功能受损可进行短期透析或血液超滤以祛除多余体液和维持电解质平衡，如果短期透析治疗有效，可考虑长期透析。左室辅助装置可考虑应用于内科治疗无效、预期一年存活率＜50％，且不适于心脏移植的患者。心脏移植适用于有严重心功能损害，或依赖静脉正性肌力药的患者，但由于供体的限制，不建议在 65 岁以上患者中进行心脏移植。

五、预防和临终关怀

由于老年心力衰竭患者预后不佳，制订和采取预防措施至关重要。积极治疗高血压可使心力衰竭发生率降低 50％，在＞80 岁老年收缩性高血压患者，这种获益更为明显。控制高脂血症可防止发生心肌梗死和其他缺血性事件，从而降低心力衰竭的发生。戒烟也可降低老年心肌梗死和脑卒中发生率，从而阻止心力衰竭的形成。但目前预防措施还不够充分，尤其是在 80 岁以上的老年人。

老年心力衰竭患者预后很差，5 年存活率甚至低于癌症的 5 年存活率，另外一旦患者出现严重心力衰竭症状(纽约心脏学会心功能分级Ⅲ或Ⅳ级)，生活质量即严重受损，可选择的治疗有限。即使患者心力衰竭相对较轻或者心力衰竭处于代偿阶段，仍存在心搏骤停的风险，而那些心肺复苏成功的患者，将面临更大的生存风险。

由于这些原因，当患者仍然能够理解和进行知情选择时，医师有责任与患者讨论他们希望得到的积极的治疗方法和临终关怀。随着患者病程演变患者的意见可能发生变化，因此医师必须定期与他们重新沟通。沟通的艺术很重要，因为尽管患者接受了积极的治疗，但常常仅能改善临终症状而非起死回生。医师的谈话如过于乐观，会给患者及其家庭过多希望，虽然可能帮助稳定患者情绪有助减缓疾病的进展，但治疗失败后可能会更加重他们的痛苦；而医师谈话过于悲观，会加重老年患者心理负担导致病情加重。因此，医师在提供积极的治疗方案前，应如实介绍该治疗方法对患者身心恢复的益处和风险。

最后，在患者疾病终末时期，医师应与患者及其家庭讨论他们希望在哪里度过生命的最后时光。许多患者希望在家人簇拥的情况下离开人世,应尽可能尊重患者的愿望。有些患者可能希望去临终关怀病房,更多患者只能选择所在的病房。应尽可能创造温馨的环境,如增加陪护或允许增加探视,充分体现临终关怀。

(王　勇)

第五节　老年慢性肺源性心脏病

一、疾病简介

患有多年慢性支气管炎的中老年人可并发阻塞性肺气肿,常可出现逐渐加重的呼吸困难,初时往往在活动后气短,渐至休息时也感气促,在寒冷季节常因呼吸道感染使症状加重,甚至发生发绀或呼吸衰竭。由于长期反复咳嗽使肺泡膨胀、压力增高、肺泡周围毛细血管受压而阻力加大,加重了心脏负担,久之可导致肺源性心脏病。

肺源性心脏病是老年常见病。慢性支气管炎反复发作,支气管黏膜充血、水肿,大量黏液性渗出物阻塞小气道,气道不通畅,造成肺泡间隔断裂,影响气体交换功能,就会出现肺气肿。由于支气管炎不断发作,甚至引起支气管周围炎和肺炎,炎症波及附近的肺动脉和支气管动脉,致使这些动脉的管壁增厚、管腔变得狭窄,就会引起肺动脉压力增高,进而引起右心室和右心房肥大。发展成为阻塞性肺气肿,最后导致肺源性心脏病。支气管炎→肺气肿→肺源性心脏病,这就是本病演变的 3 个阶段。

二、主要表现

(一)原有肺部疾病的表现

有长期的咳嗽、咯痰、气促和哮喘等症状和肺气肿体征,如桶状胸,肺部叩诊呈高清音,肺下界下移。听诊呼吸音减弱或有干湿性啰音,心浊音界不易叩出,心音遥远,某些患者可伴有杵状指。

(二)心脏受累的表现

肺部疾病累及心脏的过程是逐渐的长期的,早期仅为疲劳后感到心悸气短,以及肺动脉高压及右心室肥大,如肺动脉第二心音亢进。剑突下有较明显的心脏搏动。叩诊可能肺动脉及心浊音界扩大,但多数因伴有肺气肿而不易查出,随病程进展逐渐出现心悸,气急加重,或有发绀。后期可出现右心衰竭的表现,如颈静脉怒张、肝大和压痛、下肢水肿和腹水。心悸常增快,可有相对性二尖瓣关闭不全,在三尖瓣区或剑突下可闻及收缩期吹风样杂音,或心前区奔马律。

(三)呼吸衰竭的表现

病变后期如继发感染,往往出现严重的呼吸困难、咳喘加重。白黏痰增多或咳黄绿色脓痰,发绀明显,头痛,有时烦躁不安,有时神志模糊,或嗜睡,或谵语,四肢肌肉抖动即所谓“肺性脑病”;其原因是血氧减少,二氧化碳潴留中毒,酸碱平衡失调,电解质紊乱及脑组织 pH 下降等一系列内环境紊乱所致。

三、治疗要点

(一)基础疾病和发病诱因的治疗

在治疗肺实质性疾病引起的肺源性心脏病时,应积极有效地控制感染。根据临床表现和痰细菌培养及药物敏感试验结果合理选用抗生素。感染细菌不明确时应使用兼顾球菌和杆菌的抗菌药物。保持呼吸道通畅,鼓励咯痰,气道局部湿化或用祛痰药排痰,应用支气管扩张药,包括β受体激动药、茶碱及抗胆碱药物等。合理实施氧疗,合并呼吸衰竭伴中度以上二氧化碳潴留的宜用持续性控制性给氧,以达到既能将血氧含量提高到生命安全水平,又能避免二氧化碳过度升高对呼吸的抑制。氧流量通常控制在0.8～1.5 L/min,使氧分压调整在6.7～8.0 kPa(50～60 mmHg);往往病情愈重,氧流量控制愈严格。若在前述治疗过程中神志状态恶化,呼吸明显抑制,咳嗽反射减弱,二氧化碳分压>10.7 kPa(80 mmHg)时,可试用呼吸兴奋药。对其效果尚有不同的看法。常用药物的疗效依次为多沙普仑、香草酸二乙胺、氨苯噻唑、巴豆丙酰胺及尼可刹米。重症呼吸衰竭经保守治疗12～24小时无效时,应及时实施机械通气治疗。经鼻腔插管比经口腔或气管切开有更多的优点,已被普遍应用。在治疗肺血管病引起的肺源性心脏病时,对肺血栓形成或栓塞宜应用口服抗凝药(如华法林)或肺动脉血栓摘除术治疗;活动性肺血管炎需抗炎或服用肾上腺皮质激素。

(二)肺动脉高压的降压治疗

降低肺动脉压为一辅助治疗,常用的血管扩张药有钙通道阻滞剂(硝苯地平)、肼屈嗪、肾上腺能受体阻断药(酚苄明、酚妥拉明、妥拉唑林、哌唑嗪)、硝酸盐制剂及血管紧张素转换酶抑制剂(后者只用于缺氧性肺源性心脏病)。血管扩张药可产生某些不良反应,特别在重症,可引起低血压、低氧加重、矛盾性肺动脉压升高,甚至猝死,因此,应在密切监护下使用。

(三)心力衰竭的治疗

与一般心力衰竭的治疗基本相同,可慎用地高辛,使用利尿药、血管扩张药和血管紧张素转换酶抑制剂(卡托普利、依那普利)等。当并存有重度呼吸衰竭时,应侧重于使呼吸通畅,注意防止过度利尿引起排痰困难。

(四)稳定期的康复治疗

康复治疗的目的是稳定情绪,逆转的心理和心理病理状态,并尽可能提高心肺功能和生活质量。常用的疗法如下。

1.教育

对及其家庭成员进行有关肺源性心脏病的卫生常识教育和医护指导,以调动战胜疾病的主动精神。

2.长期家庭氧疗

每天吸氧至少15小时以上,长期坚持。这不仅能降低肺动脉压力,增加心排血量,缓解症状,增强体质,改善预后,甚至可使增厚的肺血管改变逆转。

3.中药扶正固本、活血化瘀治疗

常用的药物有黄芪、党参、白术、防风、茯苓、麦冬、五味子、紫河车、丹参、当归、川芎等。

4.预防感冒、及时控制肺部感染

可用肺炎球菌疫苗和流感病毒疫苗预防肺内感染,也可试服黄芪或间歇注射核酪以提高机体的免疫功能。继发于病毒感染的呼吸道细菌感染以流感嗜血杆菌、肺炎链球菌及部分革兰阴

性杆菌最为常见，因此，应及时选用对这些细菌比较敏感的抗生素进行治疗。

5.改善心肺功能

常用的药物有肾上腺能受体激动药和茶碱类药物，部分可试用皮质激素。其他尚有气功疗法、呼吸治疗及物理治疗等。

四、保健

(1)严寒到来时，要及时增添衣服，尽量避免着凉，不能让自己有畏寒感，外出时更要注意穿暖。因一旦受凉，支气管黏膜血管收缩，加之肺源性心脏病免疫功能低下，很容易引起病毒和细菌感染。一般先是上呼吸道，而后蔓延至下呼吸道，引起肺炎或支气管肺炎。此外，脚的保暖对肺源性心脏病也十分重要，不可忽视。

(2)多参加一些户外活动，接触太阳光。天气晴朗时早上可到空气新鲜处如公园或树林里散散步，做一些力所能及的运动，如打太极拳、做腹式呼吸运动，以锻炼膈肌功能，并要持之以恒。出了汗及时用干毛巾擦干，并及时更换内衣。研究结果表明，长期坚持力所能及的运动，可提高机体免疫功能，能改善肺功能。运动量以不产生气促或其他不适为前提。避免到空气污浊的地方去。

(3)保持室内空气流通。早上应打开窗户，以换进新鲜空气。在卧室里烧炭火或煤火尤其是缺乏排气管时，对肺源性心脏病不利，应尽量避免。

(4)生活要有规律。每天几点钟起床，几点钟睡觉，何时进餐，何时大便，何时外出散步，都要有规律。中午最好睡睡午觉。心情要舒畅，家庭成员要和睦相处。肺源性心脏病由于长期受疾病折磨，火气难免大些，应尽量克制，不要发脾气。

(5)吸烟者要彻底戒烟，甚至不要和吸烟者一起叙谈、下棋、玩牌等，因被动吸烟对肺源性心脏病同样有害。有痰要及时咳出，以保持气道清洁。

(6)要补充营养。肺源性心脏病多有营养障碍，消瘦者较多，但又往往食欲不好。原则上应少食多餐，还可适当服一些健胃或助消化药。不宜进食太咸的食品。

(7)肺源性心脏病并发下呼吸道感染的表现往往很不典型，发热、咳嗽等症状可能不明显，有时仅表现为气促加重、痰量增多或痰颜色变浓。这都应及时到医院就诊，不要耽误。

(8)自己不要滥用强心、利尿和普萘洛尔类药物。因用药不当可加重病情，甚至发生意外。

(9)有条件者可进行家庭氧疗，这对改善缺氧，提高生活质量和延长寿命都有所裨益。

(10)为提高机体免疫功能，在严寒到来之前可肌内注射卡介苗注射液，每次 1 mL，每周 2 次，共 3 个月。这样可减少感冒和上呼吸道感染发生。

(王　勇)

第九章

心血管疾病的护理

第一节　原发性高血压的护理

原发性高血压是以血压升高为主要临床表现但原因不明的综合征，通常简称为高血压。高血压是导致充血性心力衰竭、卒中、冠心病、肾衰竭、夹层动脉瘤的发病率和病死率升高的主要危险性因素之一，严重影响人们的健康和生活质量，是最常见的疾病，防治高血压非常必要。

一、血压分类和定义

目前，我国采用国际上统一的血压分类和标准，将 18 岁以上成人的血压按不同水平分类（表 9-1），高血压定义为收缩压≥18.7 kPa（约 140 mmHg）和/或舒张压≥12.0 kPa（约 90 mmHg），根据血压升高水平，又进一步将高血压分为 1、2、3 级。

表 9-1　血压的定义和分类

类别	收缩压(mmHg)		舒张压(mmHg)
理想血压	＜120	和	＜80
正常血压	＜130	和	＜85
正常高值	130～139	或	85～89
高血压			
1 级(轻度)	140～159	或	90～99
亚组:临界高血压	140～149	或	90～94
2 级(中毒)	160～179	或	100～109
3 级(重度)	≥180	或	≥110
单纯收缩期高血压	≥140	和	＜90
亚组:临界收缩期高血压	140～149	和	＜90

注:当患者的收缩压和舒张压分属不同分类时，应当用较高的分类。

二、病因

(一)遗传

高血压具有明显的家族性,父母均为高血压者其子女患高血压的概率明显高于父母均无高血压者的概率。约60%高血压患者可询问到有高血压家族史。

(二)饮食

膳食中钠盐摄入量与人群血压水平和高血压病患病率呈正相关。摄盐越多,血压水平和患病率越高,钾摄入量与血压呈负相关,限制钠补充钾可使高血压患者血压降低。钾的降压作用可能是通过促进排钠而减少细胞外液容量。有研究表明膳食中钙不足可使血压升高。大量研究显示高蛋白质摄入、饮食中饱和脂肪酸或饱和脂肪酸/不饱和脂肪酸比值较高、饮酒量过多都属于升压因素。

(三)精神

城市脑力劳动者高血压患病率超过体力劳动者,从事精神紧张度高的职业者发生高血压的可能性较大,长期生活在噪声环境中听力敏感性减退者患高血压也较多。高血压患者经休息后往往症状和血压可获得一定改善。

(四)肥胖

超重或肥胖是血压升高的重要危险因素。一般采用体重指数(BMI),即体重(kg)/身高$(m)^2$(以20～24为正常范围)。血压与BMI呈显著正相关。肥胖的类型与高血压发生关系密切,向心性肥胖者容易发生高血压,表现为腰围往往大于臀围。

(五)其他

服避孕药妇女容易出现血压升高。一般在终止服用避孕药后3～6个月血压常恢复正常。阻塞性睡眠呼吸暂停综合征(OSAS)是指睡眠期间反复发作性呼吸暂停。OSAS常伴有重度打鼾,患此病的患者常有高血压。

三、发病机制

原发性高血压的发病机制至今还没有一个完整统一的认识。目前认为高血压的发病机制集中在以下几个方面。

(一)交感神经系统活性亢进

已知反复的精神刺激与过度紧张可以引起高血压。长期处于应激状态如从事驾驶员、飞行员、等职业者高血压患病率明显增高。当大脑皮质兴奋与抑制过程失调时,交感神经和副交感神经之间的平衡失调,交感神经兴奋性增加,其末梢释放去甲肾上腺素、肾上腺素、多巴胺、血管升压素等儿茶酚胺类物质增多,从而引起阻力小动脉收缩增强使血压升高。

(二)肾素-血管紧张素-醛固酮系统(RAAS)激活经典的RAAS

肾小球旁细胞分泌的肾素,激活从肝脏产生的血管紧张素原转化为血管紧张素Ⅰ,然后再经肺循环中的血管紧张素转换酶(ACE)的作用转化为血管紧张素Ⅱ。血管紧张素Ⅱ作用于血管紧张素Ⅱ受体,有如下作用:①直接使小动脉平滑肌收缩,外周阻力增加;②刺激肾上腺皮质球状带,使醛固酮分泌增加,致使肾小管远端集合管的钠重吸收加强,导致水、钠潴留;③交感神经冲动发放增加使去甲肾上腺素分泌增加。以上作用均可使血压升高。近年来发现血管壁、心脏、脑、肾脏及肾上腺中也有RAAS的各种组成成分。局部RAAS各成分对心脏、血管平滑肌的作用,可能在高血压发生和发展中有更大影响,占有十分重要的地位。

(三)其他

细胞膜离子转运异常可使血管收缩反应性增强和平滑肌细胞增生与肥大,血管阻力增高;肾脏潴留过量摄入的钠盐,使体液容量增大,机体为避免心排血量增高使组织过度灌注,全身阻力小动脉收缩增强,导致外周血管阻力增高;胰岛素抵抗所致的高胰岛素血症可使电解质代谢发生障碍,还使血管对体内升压物质反应性增强,血液中儿茶酚胺水平增加,血管张力增高,从而使血压升高。

四、病理生理和病理解剖

高血压病的早期表现为全身细小动脉的间歇性痉挛,仅有主动脉壁轻度增厚,全身细小动脉和脏器无明显的器质性改变,患者多无明显症状。如病变持续,可导致许多脏器受累,最重要的是心、脑、肾组织的病变。

(一)心脏

心脏主要表现为左心室肥厚和扩大,病变晚期可导致心力衰竭。这种由高血压引起的心脏病称为高血压性心脏病。长期高血压还可引起冠状动脉粥样硬化。

(二)脑

由于脑细小动脉的长期硬化和痉挛,使动脉壁缺血、缺氧而通透性增高,容易形成微小动脉瘤,当血压突然升高时,微小动脉瘤破裂,从而发生脑出血。高血压可促使脑动脉发生粥样硬化,导致脑血栓形成。

(三)肾脏

细小动脉硬化引起的缺血使肾小球缺血、变性、坏死,继而纤维化及玻璃样变,并累及相应的肾小管,使之萎缩、消失,间质出现纤维化。因残存的肾单位越来越少,最终导致肾衰竭。

五、临床表现

(一)症状

大多数患者早期症状不明显,常见症状有头痛、头晕、耳鸣、眼花、乏力、心悸,还有的表现为失眠、健忘、注意力不集中、情绪易波动或发怒等。经常在体检或其他疾病就医检查时发现血压升高。血压升高常与情绪激动、精神紧张、体力活动有关,休息或去除诱因血压可下降。

(二)体征

血压受昼夜、气候、情绪、环境等因素影响波动较大。一般清晨起床活动后血压迅速升高,夜间血压较低;冬季血压较高,夏季血压较低;情绪不稳定时血压高;在医院或诊所血压明显增高,在家或医院外的环境中血压低。体检时可听到主动脉瓣区第二心音亢进、收缩期杂音,长期高血压时有心尖冲动明显增强,搏动范围扩大以及心尖冲动左移体征,提示左心室增大。

(三)恶性或急进性高血压

表现为患者发病急骤,舒张压多持续在 17.3~18.7 kPa(130~140 mmHg)或更高。常有头痛、视力模糊或失明,视网膜可发生出血、渗出及视盘水肿,肾脏损害突出,持续蛋白尿、血尿及管型尿,病情进展迅速,如不及时治疗,易出现严重的脑、心、肾损害,发生脑血管意外、心力衰竭和尿毒症,最后多因尿毒症而死亡,但也可死于脑血管意外或心力衰竭。

六、并发症

(一)高血压危象

在情绪激动、精神紧张、过度劳累、寒冷等诱因作用下，小动脉发生强烈痉挛，血压突然急剧升高，收缩压可达 34.7 kPa(约 260 mmHg)、舒张压可达 16.0 kPa(约 120 mmHg)以上，影响重要脏器血液供应而出现危急症状。在高血压的早、中、晚期均可发生。患者出现头痛、恶心、呕吐、烦躁、心悸、出汗、视力模糊等征象，伴有椎-基底动脉、视网膜动脉、冠状动脉等累及的缺血表现。

(二)高血压脑病

高血压脑病发生在重症高血压患者，是指血压突然或短期内明显升高，由于过高的血压干扰了脑血管的自身调节机制，脑组织血流灌注过多造成脑水肿。出现中枢神经功能障碍征象。临床表现为弥漫性严重头痛、呕吐、烦躁、意识模糊、精神错乱、局灶性或全身抽搐，甚至昏迷。

(三)主动脉夹层

主动脉夹层指主动脉腔内的血液通过内膜的破口进入主动脉壁中层而形成的血肿，夹层分离突然发生时多数患者突感胸部疼痛，向胸前及背部放射，随夹层涉及范围而可以延至腹部、下肢及颈部。疼痛剧烈难以忍受，起病后即达高峰，呈刀割或撕裂样。突发剧烈的胸痛常误诊为急性心肌梗死。高血压是导致本病的重要因素。患者因剧痛而有休克外貌，焦虑不安、大汗淋漓、面色苍白、心率加速，从而使血压增高。

(四)其他

其他并发症可并发急性左心衰竭、急性冠脉综合征、脑出血、脑血栓形成、腔隙性脑梗死、慢性肾衰竭等。

七、辅助检查

(一)测量血压

定期测量血压是早期诊断高血压和评估严重程度的主要方法，采用经验证合格的水银柱或电子血压计，测量安静休息坐位时上臂肱动脉处血压，必要时还应测量平卧位和站立位血压。但须在未服用降压药物情况下的不同时间测量 3 次血压，才能确诊。对偶有血压超出正常值者，需定期重复测量后确诊。通常在医疗单位或家中随机测血压的方式不能可靠地反映血压的波动和在休息、日常活动状态下的情况。近年来，24 小时动态血压监测已逐渐应用于临床及高血压的防治工作上。一般监测的时间为 24 小时，测压时间间隔为 15～30 分钟，可较为客观和敏感地反映患者的实际血压水平，可了解血压的昼夜变化节律性和变异性，估计靶器官损害与预后，比随机测血压更为准确。动态血压监测的参考标准正常值为：24 小时低于 17.3/10.7 kPa(约130/80 mmHg)，白天低于18.0/11.3 kPa(约135/85 mmHg)，夜间低于 16.7/10.0 kPa(约 125/75 mmHg)。正常血压波动夜间 2～3 时处于血压最低，清晨迅速上升，上午 6～10 时和下午 4～8 时出现两个高峰，尔后缓慢下降。高血压患者的动态血压曲线也类似，但波动幅度较正常血压时大。

(二)体格检查

除常规检查外还有身高，体重，双上肢血压，颈动脉及上下肢动脉搏动情况，颈、腹部血管有无杂音，腹主动脉搏动，肾增大，眼底等的情况。

(三)尿液检查

通过肉眼观察尿的颜色、透明度、有无血尿;测比重、pH、糖和蛋白含量,并作镜下检验。尿比重降低(<1.010)提示肾小管浓缩功能障碍。正常尿液pH为5~7,原发性醛固酮增多症尿呈酸性。

(四)血生化检查

空腹血糖、血钾、肌酐、尿素氮、尿酸、胆固醇、甘油三酯、低密度脂蛋白、高密度脂蛋白等。

(五)超声心动图

超声心动图能更为可靠地诊断左心室肥厚,测定计算所得的左心室重量指数(LVMI),是一项反映左心室肥厚及其程度的较为准确的指标,与病理解剖的相关性和符合率好。超声心动图还可评价高血压患者的心功能,包括左心室射血分数、收缩功能、舒张功能。

(六)眼底检查

眼底检查可见血管迂曲,颜色苍白,反光增强,动脉变细,视网膜渗出、出血、视盘水肿等。眼底改变可反映高血压的严重程度,分为4级:Ⅰ级,动脉出现轻度硬化、狭窄、痉挛、变细;Ⅱ级,视网膜动脉中度硬化、狭窄,出现动脉交叉压迫,静脉阻塞;Ⅲ级,动脉中度以上狭窄伴局部收缩,视网膜有棉絮状渗出、出血和水肿;Ⅳ级,出血或渗出物伴视盘水肿。高血压眼底改变与病情的严重程度和预后密切相关。

(七)胸透或胸片、心电图

胸透或胸片、心电图对诊断高血压及评估预后都有帮助。

八、治疗

(一)目的

治疗目的是通过降压治疗使高血压患者的血压达标,以期最大限度地降低心脑血管发病和死亡的总危险。

(二)降压目标值

一般高血压人群降压目标值<18.7/12.0 kPa(约140/90 mmHg);高血压高危患者(糖尿病及肾病)降压目标值<17.3/10.7 kPa(约130/80 mmHg);老年收缩期性高血压的降压目标值:收缩压18.7~20.0 kPa(140~150 mmHg),舒张压<12.0 kPa(90 mmHg)但不低于8.7 kPa(约65 mmHg),舒张压降得过低可能抵消收缩压下降得到的好处。

(三)非药物治疗

非药物治疗主要是改善生活方式,改善生活方式对降低血压和心脑血管危险的作用已得到广泛认可,所有患者都应采用,这些措施包括以下几点。

1.戒烟

吸烟所致的危害是使高血压并发症如心肌梗死、脑卒中和猝死的危险性显著增加,加重脂质代谢紊乱,降低胰岛素敏感性,降低内皮细胞依赖性血管扩张效应,并降低或抵消降压治疗的疗效。戒烟对心脑血管的良好益处,任何年龄组均可显示。

2.减轻体重

超重10%以上的高血压患者体重减少5 kg,血压便有明显降低,体重减轻亦可增加降压药物疗效,对改善糖尿病、胰岛素抵抗、高脂血症和左心室肥厚等均有益。

3.减少过多的乙醇摄入

戒酒和减少饮酒可使血压显著降低,适量饮酒仍有明显加压反应者应戒酒。

4.适当运动

适当运动有利于改善胰岛素抵抗和减轻体重，提高心血管调节能力，稳定血压水平。较好的运动方式是低或中等强度的运动，可根据年龄及身体状况选择，中老年高血压患者可选择步行、慢跑、上楼梯、骑车等，一般每周3～5次，每次30～60分钟。运动强度可采用心率监测法，运动时心率不应超过最大心率(180或170次/分钟)的60%～85%。

5.减少钠盐的摄入量、补充钙和钾盐

膳食中约大部分钠盐来自烹调用盐和各种腌制品，所以应减少烹调用盐及腌制品的食用，每人每天食盐量摄入应少于2.4 g(相当于氯化钠6 g)。通过食用含钾丰富的水果如香蕉、橘子和蔬菜如油菜、香菇、大枣等，增加钾的摄入。喝牛奶补充钙的摄入。

6.多食含维生素丰富的食物

多吃水果和蔬菜，减少食物中饱和脂肪酸的含量和脂肪总量。

7.减轻精神压力，保持心理平衡

长期精神压力和情绪忧郁是降压治疗效果欠佳的重要原因，亦可导致高血压。应对患者作耐心的劝导和心理疏导，鼓励其参加社交活动、户外活动等。

(四)降压药物治疗对象

高血压2级或以上患者[≥21.3/13.3 kPa(约160/100 mmHg)]；高血压合并糖尿病、心、脑、肾靶器官损害患者；血压持续升高6个月以上，改善生活方式后血压仍未获得有效控制者。从心血管危险分层的角度，高危和极高危患者应立即开始使用降压药物强化治疗。中危和低危患者则先继续监测血压和其他危险因素，之后再根据血压状况决定是否开始药物治疗。

(五)降压药物治疗

1.降压药物分类

现有的降压药种类很多，目前常用降压药物可归纳为以下几大类(表9-2)：利尿剂、β受体阻滞剂、钙通道阻滞剂、血管紧张素转换酶抑制剂和血管紧张素Ⅱ受体阻滞剂、α受体阻滞剂。

表9-2　常用降压药物名称、剂量及用法

药物种类	药名	剂量	用法(每天)
利尿剂	氢氯噻嗪	12.5～25 mg	1～3次
	呋塞米	20 mg	1～2次
	螺内酯	20 mg	1～3次
β受体阻滞剂	美托洛尔	12.5～50 mg	2次
	阿替洛尔	12.5～25 mg	1～2次
钙通道阻滞剂	硝苯地平控释片	30 mg	1次
	地尔硫䓬缓释片	90～180 mg	1次
血管紧张素转换酶抑制剂	卡托普利	25～50 mg	2～3次
	依那普利	5～10 mg	1～2次
血管紧张素Ⅱ受体阻滞剂	缬沙坦	80～160 mg	1次
	伊贝沙坦	150 mg	1次
α受体阻滞剂	哌唑嗪	0.5～3 mg	2～3次
	特拉唑嗪	1～8 mg	1次

2.联合用药

临床实际使用降压药时，由于患者心血管危险因素状况、并发症、靶器官损害、降压疗效、药物费用以及不良反应等，都可能影响降压药的具体选择。任何药物在长期治疗中均难以完全避免其不良反应，联合用药可使不同的药物互相取长补短，有可能减轻或抵消某些不良反应。联合用药可减少单一药物剂量，提高患者的耐受性和依从性。现在认为，2 级高血压[≥21.3/13.3 kPa(约 160/100 mmHg)]患者在开始时就可以采用两种降压药物联合治疗，有利于血压在相对较短的时间内达到目标值。比较合理的两种降压药联合治疗方案是：利尿药与 β 受体阻滞剂；利尿药与 ACEI 或血管紧张素受体拮抗剂(ARB)；二氢吡啶类钙通道阻滞剂与 β 受体阻滞剂；钙通道阻滞剂与 ACEI 或 ARB，α 阻滞剂和 β 阻滞剂。必要时也可用其他组合，包括中枢作用药如 α_2 受体激动剂、咪哒唑啉受体调节剂，以及 ACEI 与 ARB；国内研制了多种复方制剂，如复方降压片、降压0 号等，以当时常用的利舍平、双肼屈嗪(血压达静)、氢氯噻嗪为主要成分，因其有一定降压效果，服药方便且价格低廉而广泛使用。

(六)高血压急症的治疗

高血压急症是指短时期内血压重度升高，收缩压＞26.7 kPa(约 200 mmHg)和/或舒张压＞17.3 kPa(约 130 mmHg)，伴有重要器官组织如大动脉、心脏、脑、肾脏、眼底的严重功能障碍或不可逆性损害。需要做紧急处理。

1.迅速降压

(1)硝普钠：同时直接扩张动脉和静脉，降低前、后负荷。开始时以 50 mg/500 mL 浓度 10～25 μg/min速率静脉滴注，即刻发挥降压作用。使用硝普钠必须密切观察血压，避光静脉滴注，根据血压水平仔细调节滴注速度，硝普钠可用于各种高血压急症。一般使用不超过 7 天，长期或大剂量使用应注意可能发生氰化物中毒。

(2)硝酸甘油：选择性扩张冠状动脉与大动脉和扩张静脉。开始时以 5～10 μg/min 速度静脉滴注，然后根据血压情况增加滴注速度至 20～50 μg/min。降压起效快，停药后作用消失亦快。硝酸甘油主要用于急性冠脉综合征或急性心力衰竭时的高血压急症。不良反应有头痛、心动过速、面部潮红等。

(3)地尔硫䓬：非二氢吡啶类钙通道阻滞剂，降压同时具有控制快速性室上性心律失常和改善冠状动脉血流量作用。配制成 50～60 mg/500 mL 浓度，以 5～15 mg/h 速度静脉滴注，根据血压变化调整静脉输液速度。地尔硫䓬主要用于急性冠脉综合征、高血压危象。不良作用有面部潮红、头痛等。

(4)酚妥拉明：配制成 10～30 mg/500 mL 浓度缓慢静脉滴注，主要用于嗜铬细胞瘤高血压危象。

(5)其他药物：对血压显著增高，但症状不严重者，可舌下含用硝苯地平 10 mg，或口服卡托普利 12.5～25.0 mg，哌唑嗪 1～2 mg 等。降压不宜过快过低。血压控制后，需口服降压药物，或继续注射降压药物以维持疗效。

2.制止抽搐

可用地西泮 10～20 mg 静脉注射，苯巴比妥 0.1～0.2 g 肌内注射。亦可予 25％硫酸镁溶液 10 mL 深部肌内注射，或以 5％葡萄糖溶液 20 mL 稀释后缓慢静脉注射。

3.脱水、排钠、降低颅内压

(1)呋塞米 20～40 mg 或依他尼酸钠 25～50 mg，加入 50％葡萄糖溶液 20～40 mL 中，静脉

注射。

(2)20%甘露醇或25%山梨醇静脉快速滴注,半小时内滴完。

4.其他并发症的治疗

对主动脉夹层分离,应采取积极的降压治疗,诊断确定后,宜施行外科手术治疗。

九、护理

(一)一般护理

1.休息

早期高血压患者可参加工作,但不要过度疲劳,坚持适当的锻炼,如骑自行车、跑步、做体操及打太极拳等。要有充足的睡眠,保持心情舒畅,避免精神紧张和情绪激动,消除恐惧、焦虑、悲观等不良情绪。晚期血压持续增高,伴有心、肾、脑病时应卧床休息。关心体贴患者,使其精神愉快,鼓励患者树立战胜疾病的信心。

2.饮食

饮食方面应给低盐、低脂肪、低热量饮食,以减轻体重。因为摄入总热量太大超过消耗量,多余的热量转化为脂肪,身体就会发胖,体重增加,提高血液循环的要求,必定提高血压。鼓励患者多食水果、蔬菜、戒烟、控制饮酒、咖啡、浓茶等刺激性饮料。少吃胆固醇含量多的食物,对服用排钾利尿剂的患者应注意补充含钾高的食物如蘑菇、香蕉、橘子等。肥胖者应限制热能摄入,控制体重在理想范围之内。

3.病房环境

病房环境应整洁、安静、舒适、安全。

(二)对症护理及病情观察护理

1.剧烈头痛

当出现剧烈头痛伴恶心、呕吐,常系血压突然升高、高血压脑病,应立即让患者卧床休息,并测量血压及脉搏、心率、心律,积极协助医师采取降压措施。

2.呼吸困难、发绀

呼吸困难、发绀是高血压引起的左心衰竭所致,应立即给予舒适的半卧位,及时给予氧气吸入。按医嘱应用洋地黄治疗。

3.心悸

严密观察脉搏、心率、心律变化并做记录。安静休息,严禁下床,并安慰患者消除紧张情绪。

4.水肿

晚期高血压伴心肾衰竭时可出现水肿。护理中注意严格记录出入量,限制钠盐和水分摄入。严格卧床休息,注意皮肤护理,严防压疮发生。

5.昏迷、瘫痪

昏迷、瘫痪是晚期高血压引起脑血管意外所引起。应注意安全护理,防止患者坠床、窒息、肢体烫伤等。

6.病情观察护理

对血压持续增高的患者,应每天测量血压2～3次,并做好记录,必要时测立、坐、卧位血压,掌握血压变化规律。如血压波动过大,要警惕脑出血的发生。如在血压急剧增高的同时,出现头痛、视物模糊、恶心、呕吐、抽搐等症状,应考虑高血压脑病的发生。如出现端坐呼吸、喘憋、发绀、咳粉红色泡沫痰等，应考虑急性左心衰竭的发生。出现上述各种表现时均应立即送医院进行紧急救治。另外，在变换体位时也应动作缓慢，以免发生意外。有些降压药可引起水、钠潴留。因此，需每天测体重，准确记录出入量，观察水肿情况，注意保持出入量的平衡。

（三）用药观察与护理

1.用药原则

终身用药，缓慢降压，从小剂量开始逐步增加剂量，即使血压降至理想水平后，也应服用维持量，老年患者服药期间改变体位要缓慢，以免发生意外，合理联合用药。

2.药物不良反应观察

使用噻嗪类和袢利尿剂时应注意血钾、血钠的变化；用β受体阻滞剂应注意其抑制心肌收缩力、心动过缓、房室传导时间延长、支气管痉挛、低血糖、血脂升高的不良反应；钙通道阻滞剂硝苯地平的不良反应有头痛、面红、下肢水肿、心动过速；血管紧张素转换酶抑制剂可有头晕、乏力、咳嗽、肾功能损害等不良反应。

（四）心理护理

患者多表现有易激动、焦虑及抑郁等心理特点，而精神紧张、情绪激动、不良刺激等因素均与高血压密切相关。因此，对待患者应耐心、亲切、和蔼、周到。根据患者特点，有针对性地进行心理疏导。同时，让患者了解控制血压的重要性，帮助患者训练自我控制的能力，参与自身治疗护理方案的制定和实施，指导患者坚持长期的饮食、药物、运动治疗，将血压控制在接近正常的水平，以减少对靶器官的进一步损害，定期复查。

十、出院指导

（一）饮食调节指导

强调高血压患者要以低盐、低脂肪、低热量、低胆固醇饮食为宜；少吃或不吃含饱和脂肪的动物脂肪，多食含维生素的食物，多摄入富含钾、钙的食物，食盐量应控制在3～5 g/d，严重高血压病患者的食盐量控制在1～2 g/d。饮食要定量、均衡、不暴饮暴食；同时适当地减轻体重，有利于降压。戒烟和控制酒量。

（二）休息和锻炼指导

高血压患者的休息和活动应根据患者的体质、病情适当调节，病重体弱者，应以休息为主。随着病情好转，血压稳定，每天适当从事一些工作、学习、劳动将有益身心健康；还可以增加一些适宜的体能锻炼，如散步、慢跑、打太极拳、体操等有氧活动。患者应在运动前了解自己的身体状况，以此来决定自己的运动种类、强度、频度和持续时间。注意规律生活，保证充足的休息和睡眠，对于睡眠差、易醒、早醒者，可在睡前饮热牛奶200 mL，或用40～50 ℃温水泡足30分钟，或选择自己喜爱的放松精神情绪的音乐协助入睡。总之，要注意劳逸结合，养成良好的生活习惯。

（三）心理健康指导

高血压病的发病机制是除躯体因素外，心理因素占主导地位，强烈的焦虑、紧张、愤怒以及压抑常为高血压病的诱发因素，因此教会患者自我调节和自我控制能力是关键。护士要鼓励患者保持豁达、开朗愉快的心境和稳定的情绪，培养广泛的爱好和兴趣。同时指导家属为患者创造良好的生活氛围，避免引起患者情绪紧张、激动和悲哀等不良刺激。

（四）血压监测指导

建议患者自行购买血压计，随时监测血压。指导患者和家属正确测量血压的方法，监测血

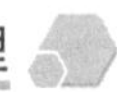

压、做好记录，复诊时对医师加减药物剂量会有很好的参考依据。

(五)用药指导

由于高血压是一种慢性病，需要长期的、终身的服药治疗，而这种治疗要患者自己或家属配合进行，所以患者及家属要了解服用的药物种类及用药剂量、用药方法、药物的不良反应、服用药物的最佳时间，以便发挥药物的最佳效果和减少不良反应。出现不良反应，要及时报告主诊医师，以便调整药物及采取必要的处理措施。切不可血压降下来就停药，血压上升又服药，血压反复波动，对健康极为不利。由于这类患者大多是年纪较大，容易遗忘服药，可建议患者在家中醒目之处做标记，以起到提示作用。对血压显著增高多年的患者，血压不宜下降过快，因为患者往往不能适应，并可导致心、脑、肾血液的供应不足而引起脑血管意外，如使用可引起明显直立性低血压药物时，应向患者说明平卧起立或坐位起立时，动作要缓慢，以免血压突然下降，出现晕厥而发生意外。

(六)按时就医

服完药出现血压升高或过低；血压波动大；出现眼花、头晕、恶心呕吐、视物不清、偏瘫、失语、意识障碍、呼吸困难、肢体乏力等情况时立即到医院就医。如病情危重，可求助120急救中心。

（王雪玉）

第二节 感染性心内膜炎的护理

感染性心内膜炎为心脏内膜表面的微生物感染，伴赘生物形成。赘生物为大小不等、形状不一的血小板和纤维素团块，内含大量微生物和少量炎性细胞。瓣膜为最常受累部位，但感染也可发生在间隔缺损部位、腱索或心壁内膜。根据病程分为急性和亚急性：①急性感染性心内膜炎的特征为中毒症状明显；病程进展迅速，数天至数周引起瓣膜破坏；感染迁移多见；病原体主要为金黄色葡萄球菌；②亚急性感染性心内膜炎的特征为中毒症状轻；病程数周至数月；感染迁移少见；病原体以草绿色链球菌多见，其次为肠球菌。

感染性心内膜炎又可分为自体瓣膜、人工瓣膜和静脉药瘾者的心内膜炎。

一、自体瓣膜心内膜炎

(一)病因及发病机制

1.病因

链球菌和葡萄球菌分别占自体心内膜炎病原微生物的65%和25%。急性自体瓣膜心内膜炎主要由金黄色葡萄球菌引起，少数由肺炎球菌、淋球菌、A族链球菌和流感杆菌等所致。亚急性自体瓣膜心内膜炎最常见的致病菌是草绿色链球菌，其次为D族链球菌，表皮葡萄球菌，其他细菌较少见。

2.发病机制

(1)亚急性病例至少占2/3，发病与下列因素有关。①血流动力学因素：亚急性者主要发生于器质性心脏病，首先为心脏瓣膜病，尤其是二尖瓣和主动脉瓣；其次为先天性心血管病，如室间隔缺损、动脉导管未闭、法洛四联症和主动脉瓣缩窄。赘生物常位于血流从高压腔经病变瓣口或先天缺损至低压腔产生高速射流和湍流的下游，可能与这些部位的压力下降和内膜灌注减少，有利于微生物沉积和生长有关。高速射流冲击心脏或大血管内膜处致局部损伤易于感染。②非细菌性血栓性心内膜炎病变：当心内膜的内皮受损暴露其下结缔组织的胶原纤维时，血小板在该处聚集，形成血小板微血栓和纤维蛋白沉着，成为结节样无菌性赘生物，称非细菌性血栓性心内膜病变，是细菌定居瓣膜表面的重要因素。③短暂性菌血症：各种感染或细菌寄居的皮肤黏膜的创伤常导致暂时性菌血症，循环中的细菌若定居在无菌性赘生物上，即可发生感染性心内膜炎。④细菌感染无菌赘生物：取决于发生菌血症之频度和循环中细菌的数量、细菌黏附于无菌性赘生物的能力。草绿色链球菌从口腔进入血流的机会频繁，黏附力强，因而成为亚急性感染性心内膜炎的最常见致病菌。

细菌定居后，迅速繁殖，促使血小板进一步聚集和纤维蛋白沉积，感染赘生物增大。当赘生物破裂时，细菌又被释放进入血流。

(2)急性自体瓣膜心内膜炎发病机制尚不清楚，主要累及正常心瓣膜，主动脉瓣常受累。病原菌来自皮肤、肌肉、骨骼或肺等部位的活动感染灶。循环中细菌量大，细菌毒力强，具有高度侵袭性和黏附于内膜的能力。

(二)临床表现

1.症状

从暂时的菌血症至出现症状的时间长短不一，多在 2 周以内。

(1)亚急性感染性心内膜炎起病隐匿，可有全身不适、乏力、食欲缺乏、面色苍白、体重减轻等非特异性症状，头痛、背痛和肌肉关节痛常见。发热是最常见的症状，多呈弛张热型，午后和夜间较高，伴寒战和盗汗。

(2)急性感染性心内膜炎以败血症为主要临床表现。起病急骤，进展迅速，患者出现高热、寒战、呼吸急促，伴有头痛、背痛、胸痛和四肢肌肉关节疼痛，突发心力衰竭者较为常见。

2.体征

(1)心脏杂音：80%～85%的患者可闻及心脏杂音，杂音性质的改变为本病特征性表现，急性者要比亚急性者更易出现杂音强度和性质的变化，可由基础心脏病和/或心内膜炎导致瓣膜损害所致，如赘生物的生长和破裂、脱落有关。腱索断裂或瓣叶穿孔是迅速出现新杂音的重要因素。

(2)周围体征：多为非特异性，近年已不多见。①瘀点，可出现于任何部位，以锁骨以上皮肤、口腔黏膜和睑结膜常见；②指和趾甲下线状出血；③Osler 结节，为指和趾垫出现的豌豆大的红或紫色痛性结节，略高出皮肤，亚急性者较常见；④Roth 斑，为视网膜的卵圆性出血斑块，其中心呈白色，亚急性者多见；⑤Janeway 损害，是位于手掌或足底直径 1～4 mm 无压痛出血红斑，急性者常见。

(3)动脉栓塞：多见于病程后期，但约 1/3 的患者是首发症状。赘生物引起动脉栓塞占 20%～40%，栓塞可发生在机体的任何部位。脑、心脏、脾、肾、肠系膜、四肢和肺为临床常见的动脉栓塞部位。脑栓塞可出现神志和精神改变、视野缺损、失语、吞咽困难、瞳孔大小不对称、偏瘫、抽搐或昏迷等表现。肾栓塞常出现腰痛、血尿等，严重者可有肾功能不全。脾栓塞时，患者出现左上腹剧痛，呼吸或体位改变时加重。肺栓塞常发生突然胸痛、气急、发绀、咯血。

(4)其他：贫血，较常见，主要由于感染导致骨髓抑制而引起，多为轻、中度，晚期患者可重度贫血。15%～50%病程超过 6 周的患者可有脾大；部分患者可见杵状指(趾)。

(三)并发症

(1)心脏并发症:心力衰竭为最常见并发症,其次为心肌炎。

(2)动脉栓塞和血管损害多见于病程后期,急性较亚急性者多见,部分患者中也可为首发症状。①脑:约1/3患者有神经系统受累,表现为脑栓塞、脑细菌性动脉瘤、脑出血(细菌性动脉瘤破裂引起)和弥漫性脑膜炎。患者出现神志和精神改变、失语、视野缺损、轻偏瘫、抽搐或昏迷等表现。②肾:大多数患者有肾脏损害,包括肾动脉栓塞和肾梗死、肾小球肾炎和肾脓肿。迁移性脓肿多见于急性患者。肾栓塞常出现血尿、腰痛等,严重者可有肾功能不全。③脾:发生脾栓塞,患者出现左上腹剧痛,呼吸或体位改变时加重。④肺:肺栓塞常出现突然胸闷、气急、胸痛、发绀、咯血等。⑤动脉:肠系膜动脉损害可出现急腹症症状;肢体动脉损害出现受累肢体变白或发绀、发冷、疼痛、跛行,甚至动脉搏动消失。⑥其他:可有细菌性动脉瘤、引起细菌性动脉瘤占3%～5%。迁移性脓肿多见于急性期患者。

二、人工瓣膜心内膜炎

发生于人工瓣膜置换术后60天以内者为早期人工瓣膜心内膜炎,60天以后发生者为晚期人工瓣膜心内膜炎。早期者常为急性暴发性起病,约1/2的致病菌为葡萄球菌,表皮葡萄球菌多于金黄色葡萄球菌;其次为革兰阴性杆菌和真菌。晚期者以亚急性表现常见,致病菌以链球菌最常见,其次为葡萄球菌。除赘生物形成外,常致人工瓣膜部分破裂、瓣周漏、瓣环周围组织和心肌脓肿,最常累及主动脉瓣。术后发热、出现心杂音、脾大或周围栓塞征,血培养同一种细菌阳性结果至少2次,可诊断本病。预后不良,难以治愈。

三、静脉药瘾者心内膜炎

静脉药瘾者心内膜炎多见于年轻男性。致病菌最常来源于皮肤,药物污染所致者较少见,金黄色葡萄球菌为主要致病菌,其次为链球菌、革兰阴性杆菌和真菌。大多累及正常心瓣膜,三尖瓣受累占50%以上,其次为主动脉瓣和二尖瓣。急性发病者多见,常伴有迁移性感染灶。亚急性表现多见于有感染性心内膜炎史者。年轻伴右心金黄色葡萄球感染者病死率在5%以下,而左心革兰阴性杆菌和真菌感染者预后不良。

四、护理

(一)护理目标

患者体温恢复正常,心功能改善,活动耐力增加;营养改善,抵抗力增强;焦虑减轻,未发生并发症或发生后被及时控制。

(二)护理措施

1.一般护理

(1)休息与活动:急性感染性心内膜炎患者应卧床休息,限制活动,保持环境安静,空气新鲜,减少探视。亚急性者,可适当活动,但应避免剧烈运动及情绪激动。

(2)饮食:给予清淡、高热量、高蛋白、高维生素、低胆固醇、易消化的半流质或软食,补充营养和水分。有心力衰竭者,适当限制钠盐的摄入。注意变换饮食口味,鼓励患者多饮水,做好口腔护理,以增进食欲。

2.病情观察

(1)观察体温及皮肤黏膜变化:4～6 小时测量体温 1 次,准确绘制体温曲线,以反映体温动态变化,判断病情进展及治疗效果。评估患者有无皮肤瘀点、指(趾)甲下线状出血、Osler 结节等皮肤黏膜病损。

(2)栓塞的观察:注意观察脑、肾、肺、脾和肢体动脉等栓塞的表现,脑栓塞出现神志和精神改变、失语、偏瘫或抽搐等;肾栓塞出现腰痛、血尿等;肺栓塞发生突然胸痛、呼吸困难、发绀和咯血等;脾栓塞出现左上腹剧痛;肢体动脉栓塞表现为肢体变白或发绀、皮肤温度降低、动脉搏动减弱或消失等。有变化及时报告医师并协助处理。

3.发热护理

高热患者应卧床休息,注意病室的温度和湿度适宜。给予冰袋物理降温或温水擦浴等,准确记录体温变化。出汗较多时可在衣服和皮肤之间垫上柔软毛巾,便于潮湿后及时更换,增强舒适感,并防止因频繁更衣而导致患者受凉。保证被服干燥清洁,以增加舒适感。

4.用药护理

抗微生物药物治疗是最重要的治疗措施。遵医嘱给予抗生素治疗,观察用药效果。坚持大剂量全疗程长时间的抗生素治疗,严格按照时间点用药,以确保维持有效的血药浓度。注意保护静脉,可使用静脉留置针,避免多次穿刺而增加患者的痛苦。注意观察药物的不良反应。

5.正确采集血培养标本

告诉患者暂时停用抗生素和反复多次采血培养的必要性,以取得患者的理解与配合。本病的菌血症为持续性,无须在体温升高时采血。每次采血量 10～20 mL 作需氧和厌氧菌培养,至少应培养 3 周。

(1)未经治疗的亚急性患者,应在第一天每间隔 1 小时采血 1 次,共 3 次。如次日未见细菌生长,重复采血 3 次后,开始抗生素治疗。

(2)用过抗生素者,停药 2～7 天后采血。

(3)急性患者应在入院后立即安排采血,在 3 小时内每隔 1 小时采血 1 次,共取 3 次血标本后,按医嘱开始治疗。

6.心理护理

由于发热、感染不易控制,疗程长,甚至出现并发症,患者常出现情绪低落、恐惧心理,应加强与患者的沟通,耐心解释治疗目的与意义,安慰鼓励患者,给予心理支持,使其积极配合治疗。

7.健康指导

告诉患者及家属有关本病的知识,坚持足够疗程的抗生素治疗的重要意义。患者在施行口腔手术、泌尿、生殖和消化道的侵入性检查或外科手术治疗前应预防性使用抗生素。嘱患者注意防寒保暖,保持口腔和皮肤清洁,少去公共场所,减少病原体入侵的机会。教会患者自我监测体温变化、有无栓塞表现,定期门诊随访。教育家属应给患者以生活照顾,精神支持,鼓励患者积极治疗。

(三)护理评价

通过治疗和护理患者体温基本恢复正常,心功能得到改善,提高了活动耐力;营养状况改善,抵抗力增强;焦虑减轻,未发生并发症或发生后得到及时控制。

(王雪玉)

第三节　病毒性心肌炎的护理

病毒性心肌炎是指由嗜心肌性病毒感染所致的，以非特异性间质性的心肌炎为主要病变的疾病，可呈局限性或弥漫性改变。

一、病因和发病机制

确切的发病机制尚不清楚，可能与病毒感染和自身免疫反应有关。最常见的病毒是柯萨奇B组2～5型和A组9型病毒，其次是埃可病毒、腺病毒、流感病毒等。

二、临床表现

约半数以上患者在发病前1～3周有病毒感染的临床表现，如发热、头痛、全身倦怠感等上呼吸道感染症状，或有恶心、呕吐、腹痛、腹泻等消化道症状。然后出现心血管系统症状，如心悸、气短、胸闷、胸痛等。重症患者可出现心力衰竭、休克、晕厥、阿-斯综合征、猝死等。

三、辅助检查

（一）实验室检查

（1）血常规：白细胞计数轻度升高，血沉加快。

（2）血清心肌损伤标志物：急性期肌酸激酶（CK）、肌酸激酶同工酶（CK-MB）、心肌肌钙蛋白T（cTnT），心肌肌钙蛋白I（cTnI），天门冬酸氨基转移酶（AST）等增高。其中cTnT、cTnI的敏感性及特异性最强，并且检测时间窗也最宽（可达2周）。

（3）血清病毒中和抗体及血凝抑制抗体升高，＞4倍或1次＞1∶640即为阳性标准。

（4）从患者咽部、粪便、血液标本中可做病毒分离。

（二）心电图检查

各种类型的心律失常、非特异性的ST-T改变。

（三）X线检查

正常或不同程度心脏扩大、心搏动减弱，心力衰竭时有肺淤血、肺水肿征。

（四）超声心动图检查

心脏扩大，室壁运动减弱，若伴有心包炎，可见心包积液征、心收缩功能降低。

四、治疗要点

病毒性心肌炎无特效治疗，治疗目的在于减轻心脏负荷，控制心律失常和防治心力衰竭。

（一）休息

休息是治疗急性病毒性心肌炎最重要的措施，急性期应卧床休息，尤其是心脏扩大或心力衰竭者，至少应休息3个月，待心界恢复正常或不再缩小，体温正常方可活动。

（二）改善心肌代谢，促进心肌恢复治疗

（1）静脉滴注维生素C 5～10 g+5%葡萄糖500～1 000 mL，每天1次，2周1个疗程。

(2)极化液(ATP、辅酶A、维生素C)静脉滴注,加强心肌营养。

(3)辅酶Q_{10}每次10 mg,每天3次,口服;曲美他嗪每次20 mg,每天3次,口服。

(三)抗病毒治疗

干扰素(10～30)×10^5 U,每天1次肌内注射,2周为1个疗程;黄芪注射液可能有抗病毒、调节免疫功能,可口服或静脉滴注。

(四)抗生素应用

治疗初期应常规应用青霉素(40～80)×10^5 U/d或克林霉素1.2 g/d静脉滴注1周。

(五)并发症治疗

并发心力衰竭、心律失常者按相应常规治疗。但在急性心肌炎时洋地黄制剂用量宜偏小,因此时易引起洋地黄中毒。

(六)激素应用

病程早期不主张应用糖皮质激素,但在重症病例,如伴难治性心力衰竭或三度房室传导阻滞者可少量、短期内试用。

病毒性心肌炎大多数预后良好,重症者死于心力衰竭,严重心律失常;少数患者转为慢性,或发展为扩张型心肌病。

五、护理措施

(一)病情观察

监测患者脉搏、心律的变化情况,及时发现患者是否发生心力衰竭、严重心律失常等危重情况。

(二)充分休息

对病毒性心肌炎患者来说,休息是减轻心脏负荷的最好方法。症状明显、血清心肌酶增高或出现严重心律失常的患者应卧床3个月以上,心脏增大者最好卧床半年至1年,待症状、体征、心脏大小、心电图恢复正常后,逐渐增加活动量。

(三)饮食

给予高热量、高蛋白、高维生素、丰富矿物质饮食,增加营养,满足机体消耗并促进心肌细胞恢复。

(四)心理支持

病毒性心肌炎患者中青壮年占一定比例,且在疾病急性期心悸等症状明显,影响患者的日常生活和工作,使患者产生焦急、烦躁等情绪。故应向患者讲明本病的演变过程及预后,使患者安心休养。

(王雪玉)

第四节　心绞痛的护理

一、稳定型心绞痛

(一)概念和特点

稳定型心绞痛也称劳力性心绞痛,是在冠状动脉固定性严重狭窄基础上,由于心肌负荷的增加引起心肌急剧的、暂时的缺血缺氧的临床综合征。其特点为阵发性的前胸压榨性疼痛或憋闷感觉，主要位于胸骨后部，可放射至心前区和左上肢尺侧，常发生于劳力负荷增加时，持续数分钟，休息或用硝酸酯制剂后疼痛消失。疼痛发作的程度、频度、性质及诱发因素在数周至数月内无明显变化。

(二)相关病理生理

患者在心绞痛发作之前，常有血压增高、心律增快、肺动脉压和肺毛细血管压增高的变化，反映心脏和肺的顺应性减低。发作时可有左心室收缩力和收缩速度降低、射血速度减慢、左心室收缩压下降、每搏输出量和心排血量降低、左心室舒张末期压和血容量增加等左心室收缩和舒张功能障碍的病理生理变化。左心室壁可呈收缩不协调或部分心室壁有收缩减弱的现象。

(三)主要病因及诱因

本病的基本病因是冠脉粥样硬化。正常情况下，冠脉循环血流量具有很大的储备力量，其血流量可随身体的生理情况有显著的变化，休息时无症状。当劳累、激动、心力衰竭等使心脏负荷增加，心肌耗氧量增加时，对血液的需求增加，而冠脉的供血已不能相应增加，即可引起心绞痛。

(四)临床表现

1.症状

心绞痛以发作性胸痛为主要临床表现，典型疼痛的特点如下。

(1)部位：主要在胸骨体中、上段之后，可波及心前区，界限不很清楚。常放射至左肩、左臂尺侧达无名指和小指，偶有至颈、咽或下颌部。

(2)性质：胸痛常有压迫、憋闷或紧缩感，也可有烧灼感，偶尔伴有濒死感。

(3)持续时间：疼痛出现后常逐步加重，持续 3～5 分钟，休息或含服硝酸甘油可迅速缓解，很少超过半小时。可数天或数周发作 1 次，亦可一天内发作数次。

2.体征

心绞痛发作时，患者面色苍白、出冷汗、心率增快、血压升高、表情焦虑。心尖部听诊有时出现“奔马律”，可有暂时性心尖部收缩期杂音，是乳头肌缺血以致功能失调引起二尖瓣关闭不全所致。

3.诱因

发作常由体力劳动、情绪激动、饱餐、寒冷、吸烟、心动过速、休克等。

(五)辅助检查

1.心电图

(1)静息时心电图：约有半数患者在正常范围，也可有陈旧性心肌梗死的改变或非特异性 ST 段和T 波异常。有时出现心律失常。

(2)心绞痛发作时心电图：绝大多数患者可出现暂时性心肌缺血引起的 ST 段压低(≥0.1 mV)，有时出现 T 波倒置，在平时有 T 波持续倒置的患者，发作时可变为直立(假性正常化)。

(3)心电图负荷试验：运动负荷试验及 24 小时动态心电图，可显著提高缺血性心电图的检出率。

2.X 线检查

心脏检查可无异常，若已伴发缺血性心肌病可见心影增大、肺充血等。

3.放射性核素

利用放射性铊心肌显像所示灌注缺损，提示心肌供血不足或血供消失，对心肌缺血诊断较有价值。

4.超声心动图

多数稳定性心绞痛患者静息时超声心动图检查无异常，有陈旧性心肌梗死者或严重心肌缺血者二维超声心动图可探测到坏死区或缺血区心室壁的运动异常，运动或药物负荷超声心动图检查可以评价心肌灌注和存活性。

5.冠状动脉造影

选择性冠状动脉造影可使左、右冠状动脉及主要分支得到清楚的显影，具有确诊价值。

(六)治疗原则

治疗原则是改善冠脉血供和降低心肌耗氧量以改善患者症状，提高生活质量，同时治疗冠脉粥样硬化，预防心肌梗死和死亡，以延长生存期。

1.发作时的治疗

(1)休息：发作时立即休息，一般患者停止活动后症状即可消失。

(2)药物治疗：宜选用作用快的硝酸酯制剂，这类药物除可扩张冠脉增加冠脉血流量外，还可扩张外周血管，减轻心脏负荷，从而缓解心绞痛。如硝酸甘油 0.3～0.6 mg 或硝酸异山梨酯 3～10 mg 舌下含化。

2.缓解期的治疗

缓解期一般不需卧床休息，应避免各种已知的诱因。

(1)药物治疗：以改善预后的药物和减轻症状、改善缺血的药物为主，如阿司匹林、氯吡格雷、β受体阻滞剂、他汀类药物、血管紧张素转换酶抑制剂、硝酸酯制剂，其他如代谢性药物、中医中药。

(2)非药物治疗：包括运动锻炼疗法、血管重建治疗、增强型体外反搏等。

二、不稳定型心绞痛

(一)概念和特点

目前已趋向将典型的稳定型劳力性心绞痛以外的缺血性胸痛统称为不稳定型心绞痛。不稳定型心绞痛根据临床表现可分为静息型心绞痛、初发型心绞痛、恶化型心绞痛 3 种类型。

(二)相关病理生理

与稳定型心绞痛的差别主要在于冠脉内不稳定的粥样斑块继发的病理改变，使局部的心肌血流量明显下降，如斑块内出血、斑块纤维帽出现裂隙、表面有血小板聚集和/或刺激冠脉痉挛，导致缺血性心绞痛，虽然也可因劳力负荷诱发，但劳力负荷终止后胸痛并不能缓解。

(三)主要病因及诱因

少部分不稳定型心绞痛患者心绞痛发作有明显的诱因。

1.增加心肌氧耗

感染、甲状腺功能亢进症或心律失常。

2.冠脉血流减少

低血压。

3.血液携氧能力下降

贫血和低氧血症。

(四)临床表现

1.症状

不稳定型心绞痛患者胸部不适的性质与典型的稳定型心绞痛相似，通常程度更重，持续时间更长，可达数十分钟，胸痛在休息时也可发生。

2.体征

体检可发现一过性第三心音或第四心音，以及由于二尖瓣反流引起的一过性收缩期杂音，这些非特异性体征也可出现在稳定性心绞痛和心肌梗死患者，但详细的体格检查可发现潜在的加重心肌缺血的因素，并成为判断预后非常重要的依据。

(五)辅助检查

1.心电图

(1)大多数患者胸痛发作时有一过性 ST 段(抬高或压低)和 T 波(低平或倒置)改变，其中 ST 段的动态改变(≥0.1 mV 的抬高或压低)是严重冠脉疾病的表现，可能会发生急性心肌梗死或猝死。

(2)连续心电监护：连续 24 小时心电监测发现，85%～90%的心肌缺血，可不伴有心绞痛症状。

2.冠脉造影剂其他侵入性检查

在长期稳定型心绞痛基础上出现的不稳定型心绞痛患者，常有多支冠脉病变，而新发作静息心绞痛患者，可能只有单支冠脉病变。在所有的不稳定型心绞痛患者中，3 支血管病变占 40%，2 支血管病变占 20%，左冠脉主干病变约占 20%，单支血管病变约占 10%，没有明显血管狭窄者占 10%。

3.心脏标志物检查

心脏肌钙蛋白(cTn)T 及心肌蛋白 I 较传统的肌酸激酶(CK)和肌酸激酶同工酶(CK-MB)更为敏感、更可靠。

4.其他

胸部 X 线、心脏超声和放射性核素检查的结果，与稳定型心绞痛患者的结果相似，但阳性发现率会更高。

(六)治疗原则

不稳定型心绞痛是严重、具有潜在危险的疾病，病情发展难以预料，应使患者处于监控之下，疼痛发作频繁或持续不缓解及高危组的患者应立即住院。其治疗包括抗缺血治疗、抗血栓治疗和根据危险度分层进行优创治疗。

1.一般治疗

发作时立即卧床休息，床边 24 小时心电监护，严密观察血压、脉搏、呼吸、心率、心律变化，有呼吸困难、发绀者应给氧吸入，维持血氧饱和度达到 95%以上。如有必要，重测心肌坏死标志物。

2.止痛

烦躁不安、疼痛剧烈者，可考虑应用镇静剂如吗啡 5～10 mg 皮下注射；硝酸甘油或硝酸异山梨酯持续静脉滴注或微量泵输注，以 10 μg/min 开始，隔 3～5 分钟增加 10 μg/min，直至症状缓解或出现血压下降。

3.抗凝(栓)

抗血小板和抗凝治疗是不稳定型心绞痛治疗至关重要的措施，应尽早应用阿司匹林、氯吡格雷和肝素或低分子量肝素，以有效防止血栓形成，阻止病情进展为心肌梗死。

4.其他

对于个别病情极严重患者，保守治疗效果不佳，心绞痛发作时ST段≥0.1 mV，持续时间>20分钟，或血肌钙蛋白升高者，在有条件的医院可行急诊冠脉造影，考虑经皮冠脉成形术。

三、护理评估

(一)一般评估

(1)患者有无面色苍白、出冷汗、心率加快、血压升高。

(2)患者主诉有无心绞痛发作症状。

(二)身体评估

(1)有无表情焦虑、皮肤湿冷、出冷汗。

(2)有无心律增快、血压升高。

(3)心尖区听诊是否闻及收缩期杂音，或听到第三心音或第四心音。

(三)心理-社会评估

患者能否控制情绪，避免激动或愤怒，以减少心悸耗氧量；家属能否做到给予患者安慰及细心的照顾，并督促定期复查。

(四)辅助检查结果的评估

(1)心电图有无ST段及T波异常改变。

(2)24小时连续心电监测有无心肌缺血的改变。

(3)冠脉造影检查结果有无显示单支或多支病变。

(4)心脏标志物肌钙蛋白(cTn)T的峰值是否超过正常对照值的百分位数。

(五)常用药物治疗效果的评估

1.硝酸酯类药物

心绞痛发作时，能及时舌下含化，迅速缓解疼痛。

2.他汀类药物

长期服用可以维持LDL-C的目标值<70 mg/dL，且不出现转氨酶和肌酶升高等不良反应。

四、主要护理诊断/问题

(一)胸痛

与心肌缺血、缺氧有关。

(二)活动无耐力

与心肌氧的供需失调有关。

(三)知识缺乏

缺乏控制诱发因素及预防心绞痛发作的知识。

(四)潜在并发症

心肌梗死。

四、护理措施

（一）休息与活动

1.适量运动

应以有氧运动为主，运动的强度和时间因病情和个体差异而不同，必要时在监测下进行。

2.心绞痛发作时

立即停止活动，就地休息。不稳定型心绞痛患者，应卧床休息，并密切观察。

（二）用药的指导

1.心绞痛发作时

立即舌下含化硝酸甘油，用药后注意观察患者胸痛变化情况，如3～5分钟后仍不缓解，隔5分钟后可重复使用。对于心绞痛发作频繁者，静脉滴注硝酸甘油时，患者及家属不要擅自调整滴速，以防低血压发生。部分患者用药后出现面部潮红、头部胀痛、头晕、心动过速、心悸等不适，应告知患者是药物的扩血管作用所致，不必有顾虑。

2.应用他汀类药物时

应严密监测转氨酶及肌酸激酶等生化指标，及时发现药物可能引起的肝脏损害和肌病。采用强化降脂治疗时，应注意监测药物的安全性。

（三）心理护理

安慰患者，解除紧张不安情绪，改变急躁易怒性格，保持心理平衡。告知患者及家属过劳、情绪激动、饱餐、用力排便、寒冷刺激等都是心绞痛发作的诱因，应注意避免。

（四）健康教育

1.疾病知识指导

（1）合理膳食：宜摄入低热量、低脂、低胆固醇、低盐饮食，多食蔬菜、水果和粗纤维食物如芹菜、糙米等，避免暴饮暴食，应少食多餐。

（2）戒烟、限酒。

（3）适量运动：应以有氧运动为主，运动的强度和时间因病情和个体差异而不同，必要时在监测下进行。

（4）心理调适：保持心理平衡，可采取放松技术或与他人交流的方式缓解压力，避免心绞痛发作的诱因。

2.用药指导

指导患者出院后遵医嘱用药，不擅自增减药量，自我检测药物的不良反应。外出时随身携带硝酸甘油以备急用。硝酸甘油遇光易分解，应放在棕色瓶内存放于干燥处，以免潮解失效。药瓶开封后每6个月更换1次，以确保疗效。

3.病情检测指导

教会患者及家属心绞痛发作时的缓解方法，胸痛发作时应立即停止活动或舌下含服硝酸甘油。如连续含服3次仍不缓解，或心绞痛发作比以往频繁、程度加重、疼痛时间延长，应及时就医，警惕心肌梗死的发生。不典型心绞痛发作时，可能表现为牙痛、肩周炎、上腹痛等，为防治误诊，应尽快到医院做相关检查。

4.及时就诊的指标

（1）心绞痛发作时，舌下含化硝酸酯类药物无效或重复用药仍未缓解。

(2)心绞痛发作比以往频繁、程度加重、疼痛时间延长。

五、护理效果评估

(1)患者能坚持长期遵医嘱用药物治疗。
(2)心绞痛发作时,能立即停止活动,并舌下含服硝酸甘油。
(3)能预防和控制缺血症状,减低心肌梗死的发生。
(4)能戒烟、控制饮食和糖尿病治疗。
(5)能坚持定期门诊复查。

(王雪玉)

第五节　急性心肌梗死的护理

急性心肌梗死(acute myocardial infarction,AMI)是急性心肌缺血性坏死。是在冠状动脉病变的基础上,发生冠状动脉血供急剧减少或中断,使相应的心肌严重而持久地急性缺血所致。原因通常是在冠状动脉样硬化病变的基础上继发血栓形成所致。非动脉粥样硬化所导致的心肌梗死可由感染性心内膜炎、血栓脱落、主动脉夹层形成、动脉炎等引起。

本病在欧美常见,美国35～84岁人群中年发病率男性为71‰,女性为22‰;每年约有80万人发生心肌梗死,45万人再梗死。在我国本病远不如欧美多见,曾有学者调查发现北京、河北、哈尔滨、黑龙江、上海、广州等省市年发病率仅0.2‰～0.6‰,其中以华北地区最高。

一、病因和发病机制

急性心肌梗死绝大多数(90%以上)是由于冠状动脉粥样硬化所致。由于冠状动脉有弥漫而广泛的粥样硬化病变,使管腔有>75%的狭窄,侧支循环尚未充分建立,在此基础上一旦由于管腔内血栓形成、劳力、情绪激动、休克、外科手术或血压剧升等诱因而导致血供进一步急剧减少或中断,使心肌严重而持久急性缺血达1小时以上,即可发生心肌梗死。

冠状动脉闭塞后约半小时,心肌开始坏死,1小时后心肌凝固性坏死,心肌间质充血、水肿、炎性细胞浸润。以后坏死心肌逐渐溶解,形成肌溶灶,随后渐有肉芽组织形成,坏死组织有1～2周后开始吸收,逐渐纤维化,在6～8周形成瘢痕而愈合,即为陈旧性心肌梗死。坏死心肌波及心包可引起心包炎。心肌全层坏死,可产生心室壁破裂,游离壁破裂或室间隔穿孔,也可引起乳头肌断裂。若仅有心内膜下心肌坏死,在心室腔压力的冲击下,外膜下层向外膨出,形成室壁膨胀瘤,造成室壁运动障碍甚至矛盾运动,严重影响左心室射血功能。冠状动脉可有一支或几支闭塞而引起所供血区部位的梗死。

急性心肌梗死时,心脏收缩力减弱,顺应性减低,心肌收缩不协调,心排血量下降,严重时发生泵衰竭、心源性休克及各种心律失常,病死率高。

二、病理生理

主要出现左心室舒张和收缩功能障碍的一些血流动力学变化,其严重度和持续时间取决于

梗死的部位、程度和范围。当心脏收缩力减弱、顺应性减低、心肌收缩不协调时，左心室压力曲线最大上升速度(dp/dt)减低，左心室舒张末期压增高、舒张和收缩末期容量增多。射血分数减低，心搏血量和心排血量下降，心率增快或有心律失常，血压下降，静脉血氧含量降低。心室重塑出现心壁厚度改变、心脏扩大和心力衰竭(先左心衰竭然后全心衰竭)，可发生心源性休克。右心室梗死在心肌梗死患者中少见，其主要病理生理改变是右心衰竭的血流动力学变化，右心房压力增高，高于左心室舒张末期压，心排血量减低，血压下降。

急性心肌梗死引起的心力衰竭称为泵衰竭，按 Killip 分级法可分为：Ⅰ级尚无明显心力衰竭；Ⅱ级有左心衰竭，肺部啰音＜50%肺野；Ⅲ级有急性肺水肿，全肺闻及大、小、干、湿、啰音；Ⅳ级有心源性休克等不同程度或阶段的血流动力学变化。心源性休克是泵衰竭的严重阶段。但如兼有肺水肿和心源性休克则情况最严重。

三、临床表现

(一)病史

发病前常有明显诱因，如精神紧张、情绪激动、过度体力活动、饱餐、高脂饮食、糖尿病未控制、感染、手术、大出血、休克等。少数在睡眠中发病。有半数以上的患者过去有高血压及心绞痛史。部分患者则无明确病史及先兆表现，首次发展即是急性心肌梗死。

(二)症状

1.先兆症状

急性心肌梗死多突然发病，少数患者起病症状轻微。1/2～2/3 的患者起病前 1～2 天至 1～2 周或更长时间有先兆症状，其中最常见的是稳定性心绞痛转变为不稳定型；或既往无心绞痛，突然出现心绞痛，且发作频繁，程度较重，用硝酸甘油难以缓解，持续时间较长。伴恶心、呕吐、血压剧烈波动。心电图显示 ST 段一时性明显上升或降低，T 波倒置或增高。这些先兆症状如诊断及时，治疗得当，约半数以上患者可免于发生心肌梗死；即使发生，症状也较轻，预后较好。

2.胸痛

为最早出现而突出的症状。其性质和部位多与心绞痛相似，但常发生于安静或睡眠时，程度更为剧烈，呈难以忍受的压榨、窒息，甚至“濒死感”，伴有大汗淋漓及烦躁不安。持续时间可长达 1～2 小时甚至 10 小时以上，或时重时轻达数天之久。用硝酸甘油无效，需用麻醉性镇痛药才能减轻。疼痛部位多在胸骨后，但范围较为广泛，常波及整个心前区，约 10%的病例波及剑突下及上腹部或颈、背部，偶尔到下颌、咽部及牙齿处。约 25%病例无明显的疼痛，多见于老年、糖尿病(由于感觉迟钝)或神志不清患者，或有急性循环衰竭者，疼痛被其他严重症状所掩盖。15%～20%病例在急性期无症状。

3.心律失常

见于 75%～95%的患者，多发生于起病后 1～2 天内，而以 24 小时内最多见。经心电图观察可出现各种心律失常，可伴乏力、头晕、晕厥等症状，且为急性期引起死亡的主要原因之一。其中最严重的心律失常是室性异位心律(包括频发性期前收缩、阵发性心动过速和颤动)。频发(＞5 次/分钟)，多源，成对出现，或R 波落在T 波上的室性早搏可能为心室颤动的先兆。房室传导阻滞和束支传导阻滞也较多见，严重者可出现完全性房室传导阻滞。室上性心律失常则较少见，多发生于心力衰竭患者。前壁心肌梗死易发生室性心律失常，下壁(膈面)梗死易发生房室传导阻滞。

4.心力衰竭

主要是急性左心衰竭，发生率为32%～48%，为心肌梗死后收缩力减弱或不协调所致，可出现呼吸困难、咳嗽、烦躁及发绀等症状。严重时两肺满布湿啰音，形成肺水肿，进一步则导致右心衰竭。右心室心肌梗死者可一开始就出现右心衰竭，并伴血压下降。

5.低血压和休克

仅于疼痛剧烈时血压下降，未必是休克。但如疼痛缓解而收缩压仍低于10.7 kPa（约80 mmHg），伴有烦躁不安、大汗淋漓、脉搏细快、尿量减少（<20 mL/h）、神志恍惚甚至晕厥时，则为休克，主要为心源性，由于心肌广泛坏死、心排血量急剧下降所致。而神经反射引起的血管扩张尚属次要，有些患者还有血容量不足的因素参与。

6.胃肠道症状

疼痛剧烈时，伴有频繁的恶心呕吐、上腹胀痛、肠胀气等，与迷走神经张力增高有关。

7.全身症状

体征包括：主要是发热，一般在发病后1～3天出现，体温38 ℃左右，持续约1周。

（三）体征

体征包括：①约半数患者心浊音界轻度至中度增大，有心力衰竭时较显著；②心率多增快，少数可减慢；③心尖区第一心音减弱，有时伴有第三或第四心音奔马律；④10%～20%的患者在病后2～3天出现心包摩擦音，多数在几天内又消失，是坏死波及心包面引起的反应性纤维蛋白性心包炎所致；⑤心尖区可出现粗糙的收缩期杂音或收缩中晚期喀喇音，为二尖瓣乳头肌功能失调或断裂所致；⑥可听到各种心律失常的心音改变；⑦常见到血压下降到正常以下（病前高血压者血压可降至正常），且可能不再恢复到起病前水平；⑧还可伴有休克、心力衰竭的相应体征。

（四）并发症

心肌梗死除可并发心力衰竭及心律失常外，还可有下列并发症。

1.动脉栓塞

主要为左心室壁血栓脱落所引起。根据栓塞的部位，可能产生脑部或其他部位的相应症状，常在起病后1～2周发生。

2.心室壁瘤

梗死部位在心脏内压的作用下，显著膨出。心电图常示持久的ST段持续抬高。

3.心肌破裂

少见。常在发病1周内出现，患者常突然心力衰竭甚至休克造成死亡。

4.乳头肌功能不全

乳头肌功能不全的病变可分为坏死性与纤维性二种，在发生心肌梗死后，心尖区突然出现响亮的全收缩期杂音，第一心音减低。

5.心肌梗死后综合征

发生率约10%，于心肌梗死后数周至数月内出现，可反复发生，表现为发热、胸痛、心包炎、胸膜炎或肺炎等症状、体征，可能为机体对坏死物质的变态反应。

四、诊断要点

（一）诊断标准

诊断AMI必须至少具备以下标准中的两条。

(1)缺血性胸痛的临床病史,疼痛常持续30分钟以上。

(2)心电图的特征性改变和动态演变。

(3)心肌坏死的血清心肌标记物浓度升高和动态变化。

(二)诊断步骤

对疑为AMI的患者,应争取在10分钟内完成。

(1)临床检查(问清缺血性胸痛病史,如疼痛性质、部位、持续时间、缓解方式、伴随症状;查明心、肺、血管等的体征)。

(2)描记18导联心电图(常规12导联加$V_7 \sim V_9$,$V_{3R} \sim V_{5R}$),并立即进行分析、判断。

(3)迅速进行简明的临床鉴别诊断后做出初步诊断(老年人突发原因不明的休克、心力衰竭、上腹部疼痛伴胃肠道症状、严重心律失常或较重而持续性胸痛或胸闷,应慎重考虑有无本病的可能)。

(4)对病情做出基本评价并确定即刻处理方案。

(5)继之尽快进行相关的诊断性检查和监测,如血清心肌标记物浓度的检测,结合缺血性胸痛的临床病史、心电图的特征性改变,做出AMI的最终诊断。此外,尚应进行血常规、血脂、血糖、凝血时间、电解质等检测,二维超声心动图检查,床旁心电监护等。

(三)危险性评估

(1)伴下列任一项者,如高龄(>70岁)、既往有心肌梗死史、心房颤动、前壁心肌梗死、心源性休克、急性肺水肿或持续低血压等可确定为高危患者。

(2)病死率随心电图ST段抬高的导联数的增加而增加。

(3)血清心肌标记物浓度与心肌损害范围呈正相关,可助估计梗死面积和患者预后。

五、鉴别诊断

(一)不稳定型心绞痛

疼痛的性质、部位与心肌梗死相似,但发作持续时间短、次数频繁、含服硝酸甘油有效。心电图的改变及酶学检查是与心肌梗死鉴别的主要依据。

(二)急性肺动脉栓塞

大块的栓塞可引起胸痛、呼吸困难、咯血、休克,但多出现右心负荷急剧增加的表现如有心室增大,P_2亢进、分裂和有心力衰竭体征。无心肌梗死时的典型心电图改变和血清心肌酶的变化。

(三)主动脉夹层

该病也具有剧烈的胸痛,有时出现休克,其疼痛常为撕裂样,一开始即达高峰,多放射至背部、腹部、腰部及下肢。两上肢的血压和脉搏常不一致是本病的重要体征。可出现主动脉瓣关闭不全的体征,心电图和血清心肌酶学检查无AMI时的变化。X线和超声检查可出现主动脉明显增宽。

(四)急腹症

急性胆囊炎、胆石症、急性坏死性胰腺炎、溃疡病穿孔等常出现上腹痛及休克的表现,但应有相应的腹部体征,心电图及影像、酶学检查有助于鉴别。

(五)急性心包炎

尤其是非特异性急性心包炎,也可出现严重胸痛、心电图ST段抬高,但该病发病前常有上呼吸道感染,呼吸和咳嗽时疼痛加重,早期即有心包摩擦音。无心电图的演变及酶学异常。

六、处理

(一)治疗原则

改善冠状动脉血液供给，减少心肌耗氧，保护心脏功能，挽救因缺血而濒死的心肌，防止梗死面积扩大，缩小心肌缺血范围，及时发现、处理、防治严重心律失常、泵衰竭和各种并发症，防止猝死。

(二)院前急救

流行病学调查发现，50%的患者发病后 1 小时在院外猝死，死因主要是可救治的心律失常。因此，院前急救的重点是尽可能缩短患者就诊延误的时间和院前检查、处理、转运所用的时间；尽量帮助患者安全、迅速地转送到医院；尽可能及时给予相关急救措施，如嘱患者停止任何主动性活动和运动，舌下含化硝酸甘油，高流量吸氧，镇静止痛(吗啡或哌替啶)，必要时静脉注射或滴注利多卡因，或给予除颤治疗和心肺复苏；缓慢性心律失常给予阿托品肌内注射或静脉注射；及时将患者情况通知急救中心或医院，在严密观察、治疗下迅速将患者送至医院。

(三)住院治疗

急诊室医师应力争在 10～20 分钟内完成病史、临床检数记录 18 导联心电图，尽快明确诊断。对ST 段抬高者应在 30 分钟内收住冠心病监护病房(CCU)并开始溶栓，或在 90 分钟内开始行急诊 PTCA 治疗。

1.休息

患者应卧床休息，保持环境安静，减少探视，防止不良刺激。

2.监测

在冠心病监护室进行心电图、血压和呼吸的监测 5～7 天，必要时进行床旁血流动力学监测，以便于观察病情和指导治疗。

3.护理

第一周完全卧床，加强护理，对进食、漱洗、大小便、翻身等，都需要别人帮助。第二周可从床上坐起，第 3～4 周可逐步离床和室内缓步走动。但病重或有并发症者，卧床时间宜适当延长。食物以易消化的流质或半流质为主，病情稳定后逐渐改为软食。便秘 3 天者可服轻泻剂或用甘油栓等，必须防止用力大便造成病情突变。焦虑、不安患者可用地西泮等镇静剂。禁止吸烟。

4.吸氧

在急性心肌梗死早期，即便未合并有左侧心力衰竭或肺疾病，也常有不同程度的动脉低氧血症。其原因可能由于细支气管周围水肿，使小气道狭窄，增加小气道阻力，气流量降低，局部换气量减少，特别是两肺底部最为明显。有些患者虽未测出动脉低氧血症，由于增加肺间质液体，肺顺应性一过性降低，而有气短症状。因此，应给予吸氧，通常在发病早期用鼻塞给氧 24～48 小时，3～5 L/min。有利于氧气运送到心肌，可能减轻气短、疼痛或焦虑症状。在严重左侧心力衰竭、肺水肿和并有机械并发症的患者，多伴有严重低氧血症，需面罩加压给氧或气管插管并机械通气。

5.补充血容量

心肌梗死患者，由于发病后出汗，呕吐或进食少，以及应用利尿药等因素，引起血容量不足和血液浓缩，从而加重缺血和血栓形成，有导致心肌梗死面积扩大的危险。因此，如每天摄入量不足，应适当补液，以保持出入量的平衡。

6.缓解疼痛

AMI时，剧烈胸痛使患者交感神经过度兴奋，产生心动过速、血压升高和心肌收缩力增强，从而增加心肌耗氧量。并易诱发快速性室性心律失常，应迅速给予有效镇痛药。本病早期疼痛是难以区分坏死心肌疼痛和可逆性心肌缺血疼痛，二者常混杂在一起。先予含服硝酸甘油，随后静脉滴注硝酸甘油，如疼痛不能迅速缓解，应即用强的镇痛药，吗啡和派替啶最为常用。吗啡是解除急性心肌梗死后疼痛最有效的药物。其作用于中枢阿片受体而发挥镇痛作用，并阻滞中枢交感神经冲动的传出，导致外周动、静脉扩张，从而降低心脏前后负荷及心肌耗氧量。通过镇痛，减轻疼痛引起的应激反应，使心率减慢。1次给药后10～20分钟发挥镇痛作用，1～2小时作用最强，持续4～6小时。通常静脉注射吗啡5～10 mg，必要时1～2小时重复1次，总量不宜超过15 mg。吗啡治疗剂量时即可发生不良反应，随剂量增加，发生率增加。不良反应有恶心、呕吐、低血压和呼吸抑制。其他不良反应有眩晕，嗜睡，表情淡漠，注意力分散等。一旦出现呼吸抑制，可隔3分钟静脉注射纳洛酮有拮抗吗啡的作用，剂量为0.4 mg，总量不超过1.2 mg。一般用药后呼吸抑制症状可很快消除，必要时采用人工辅助呼吸。哌替啶有消除迷走神经作用和镇痛作用，其血流动力学作用与吗啡相似，75 mg哌替啶相当于10 mg吗啡，不良反应有致心动过速和呕吐作用，但较吗啡轻。可用阿托品0.5 mg对抗之。临床上可肌内注射25～75 mg，必要时2～3小时重复，过量出现麻醉作用和呼吸抑制，当引起呼吸抑制时，也可应用纳洛酮治疗。对重度烦躁者可应用冬眠疗法，经肌内注射哌替啶25 mg异丙嗪（非那根）12.5 mg，必要时4～6小时重复1次。

中药可用复方丹参滴丸，麝香保心丸口服，或复方丹参注射液16 mL加入5%葡萄糖液250～500 mL中静脉滴注。

（四）再灌注心肌

起病3～6小时内，使闭塞的冠状动脉再通，心肌得到再灌注，濒临坏死的心肌可能得以存活或使坏死范围缩小，预后改善，是一种积极的治疗措施。

1.急诊溶栓治疗

溶栓治疗是20世纪80年代初兴起的一项新技术，其治疗原理是针对急性心肌梗死发病的基础，即大部分穿壁性心肌梗死是由于冠状动脉血栓性闭塞引起的。血栓是由于凝血酶原在异常刺激下被激活，形成凝血酶，使纤维蛋白原转化为纤维蛋白，然后与其他有形成分如红细胞、血小板一起形成的。机体内存在一个纤维蛋白溶解系统，它是由纤维蛋白溶解原和内源性或外源性激活物组成的。在激活物的作用下，纤维蛋白溶酶原被激活，形成纤维蛋白溶酶，它可以溶解稳定的纤维蛋白血栓，还可以降解纤维蛋白原，促使纤维蛋白裂解、使血栓溶解。但是纤维蛋白溶酶的半衰期很短，要想获得持续的溶栓效果，只有依靠连续输入外源性补给激活物的办法。现在临床常用的纤溶激活物有两大类，一类为非选择性纤溶剂，如链激酶、尿激酶。它们除了激活与血栓相关的纤维蛋白溶酶原外，还激活循环中的纤溶酶原，导致全身的纤溶状态，因此可以引起出血并发症。另一类为选择性纤溶剂，有重组组织型纤溶酶原激活剂（αt-Pa），单链尿激酶型纤溶酶原激活剂（SCUPA）及乙酰纤溶酶原-链激酶激活剂复合物（APSAC）。它们选择性的激活与血栓有关的纤溶酶原，而对循环中的纤溶酶原仅有中等度的作用。这样可以避免或减少出血并发症的发生。

（1）溶栓疗法的适应证：①持续性胸痛超过半小时，含服硝酸甘油片后症状不能缓解；②相邻两个或更多导联ST段抬高＞0.2 mV；③发病12小时内，或虽超过6小时，患者仍有严重胸痛，并且 ST 段抬高的导联有 R 波者,也可考虑溶栓治疗。

(2)溶栓治疗的禁忌证:①近 10 天内施行过外科手术者,包括活检、胸腔或腹腔穿刺和心脏体外按压术等;②10 天内进行过动脉穿刺术者;③颅内病变,包括出血、梗死或肿瘤等;④有明显出血或潜在的出血性病变,如溃疡性结肠炎、胃十二指肠溃疡或有空洞形成的肺部病变;⑤有出血性或脑栓死倾向的疾病,如各种出血性疾病、肝肾疾病、心房纤颤、感染性心内膜炎、收缩压>24.0 kPa(约 180 mmHg),舒张压>14.7 kPa(约 110 mmHg)等;⑥妊娠期或分娩后前 10 天;⑦在半年至 1 年内进行过链激酶治疗者;⑧年龄>65 岁,因为高龄患者溶栓疗法引起颅内出血者多,而且冠脉再通率低于中年。

(3)溶栓治疗常用药物:①链激酶(Streptokinase SK)是 C 类乙型链球菌产生的酶,在体内将前活化素转变为活化素,后者将纤溶酶原转变为纤溶酶。有抗原性,用前需做皮肤过敏试验。静脉滴注常用量为$(5\sim15)\times10^5$ U 加入 5%葡萄糖液 100 mL 内,在 60 分钟内滴完,后每小时给予 10×10^4 U,滴注 24 小时。治疗前半小时肌内注射异丙嗪 25 mg,加少量(2.5～5 mg)地塞米松同时滴注可减少变态反应的发生。用药前后进行凝血方面的化验检查,用量大时尤应注意出血倾向。冠脉内注射时先做冠脉造影,经导管向闭塞的冠状动脉内注入硝酸甘油 0.2～0.5 mg,后注入 SK 2×10^4 U,继之每分钟$(2\sim4)\times10^3$ U,共 30～90 分钟至再通后继用每分钟2×10^3 U 30～60 分钟。患者胸痛突然消失,ST 段恢复正常,心肌酶峰值提前出现为再通征象,可每分钟注入1 次造影剂观察是否再通。②尿激酶(Urokinase UK)作用于纤溶酶原使之转变为纤溶酶。本品无抗原性,作用较 SK 弱。$(15\sim20)\times10^5$ U 静脉滴注 30 分钟滴完。冠状动脉内应用时每分钟 6×10^3 U 持续 1 小时以上至溶栓后再维持 0.5～1 小时。③组织型重组纤维蛋白溶酶原激活剂(rt-PA)对血凝块有选择性,故疗效高于 SK。冠脉内滴注 0.375 mg/kg,持续45 分钟。静脉滴注用量为 0.75 mg/kg,持续 90 分钟。④其他制剂还有单链尿激酶型纤维蛋白溶酶原激活剂(SCUPA),异化纤维蛋白溶酶原链激酶激活剂复合物(APSAC)等。

以上溶栓剂的选择:文献资料显示,用药 2～3 小时的开通率 rt-PA 为 65%～80%,SK 为 65%～75%,UK 为 50%～68%,APSAC 为 68%～70%。究竟选用哪一种溶栓剂,不能根据以上的数据武断的选择,而应根据患者的病变范围、部位、年龄、起病时间的长短以及经济情况等因素选择。比较而言,如患者年轻(年龄小于 45 岁)、大面积前壁 AMI、到达医院时间较早(2 小时内)、无高血压,应首选rt-PA。如果年龄较大(大于 70 岁)、下壁 AMI、有高血压,应选 SK 或 UK。由于 APSAC 的半衰期最长(70～120 分钟),因此它可在患者家中或救护车上一次性快速静脉注射;rt-PA 的半衰期最短(3～4 分钟),需静脉持续滴注 90～180 分钟;SK 的半衰期为 18 分钟,给药持续时间为 60 分钟;UK 半衰期为 40 分钟,给药时间为 30 分钟。SK 与 APSAC 可引起低血压和变态反应,UK 与 rt-PA 无这些不良反应。rt-PA 需要联合使用肝素,SK、UK、APSAC除具有纤溶作用外,还有明显的抗凝作用,不需要积极使用静脉肝素。另外,rt-PA 价格较贵,SK、UK 较低廉。以上这些因素在临床选用溶栓剂时应予以考虑。

(4)溶栓治疗的并发症。

出血。①轻度出血:皮肤、黏膜、肉眼及显微镜下血尿或小量咯血、呕血等(穿刺或注射部位少量瘀斑不作为并发症);②重度出血:大量咯血或消化道大出血,腹膜后出血等引起失血性休克或低血压,需要输血者;③危及生命部位的出血:颅内、蛛网膜下腔、纵隔内或心包出血。

再灌注心律失常:注意其对血流动力学的影响。

一过性低血压及其他的变态反应。

已证实有效的抗凝治疗可加速血管再通和有助于保持血管通畅。今后研究应着重于改进治疗方法或使用特异性溶栓剂，以减少纤维蛋白分解、防止促凝血活动和纤溶酶原偷窃；研制合理的联合使用的药物和方法。如此，可望使现已明显降低的急性心肌梗死死亡率进一步下降。

2.经皮腔内冠状动脉成形术（PTCA）

（1）直接 PTCA（direct PTCA）：急性心肌梗死发病后直接做 PTCA。指征：静脉溶栓治疗有禁忌证者；合并心源性休克者（急诊 PTCA 挽救生命是作为首选治疗）；诊断不明患者，如急性心肌梗死病史不典型或左束支传导阻滞（LBBB）者，可从直接冠状动脉造影和 PTCA 中受益；有条件在发病后数小时内行 PTCA 者。

（2）补救性 PTCA（rescue PTCA）：在发病 24 小时内，静脉溶栓治疗失败，患者胸痛症状不缓解时，行急诊 PTCA，以挽救存活的心肌，限制梗死面积进一步扩大。

（3）半择期 PTCA（semi-elective PTCA）：溶栓成功患者在梗死后 7～10 天内，有心肌缺血指征或冠脉再闭塞者。

（4）择期 PTCA（elective PTCA）：在急性心肌梗死后 4～6 周，用于再发心绞痛或有心肌缺血客观指征，如运动试验、动态心电图、^{201}Tl 运动心肌断层显像等证实有心肌缺血。

（5）冠状动脉旁路移植术（CABG）：适用于溶栓疗法及 PTCA 无效，而仍有持续性心肌缺血；急性心肌梗死合并有左心房室瓣关闭不全或室间隔穿孔等机械性障碍需要手术矫正和修补，同时进行 CABG；多支冠状动脉狭窄或左冠状动脉主干狭窄。

（五）缩小梗死面积

AMI 是心肌氧供/氧需的严重失衡，纠正这种失衡，就能挽救濒死的心肌，限制梗死的扩大，有效地减少并发症和改善患者的预后。控制心律失常，适当补充血容量和治疗心力衰竭，均有利于减少梗死区。目前多主张采用以下几种。

1.扩血管药物

扩血管药物必须应用于梗死初期的发展阶段，即起病后 4～6 小时之内。一般首选硝酸甘油静脉滴注或异山梨酯舌下含化，也可在皮肤上用硝酸甘油贴片或软膏。使用时应注意：静脉给药时，最好有血流动力学监测，当肺动脉楔嵌压小于 2～2.4 kPa，动脉压正常或增高时，其疗效较好，反之，则可使病情恶化；应从小剂量开始，在应用过程中保持肺动脉楔嵌压不低于 2 kPa，且动脉压不低于正常低限，以保证必需的冠状动脉灌注。

2.β 受体阻滞剂

大量临床资料表明，在 AMI 发生后的 4～12 小时内，给普萘洛尔或阿普洛尔、阿替洛尔、美托洛尔等药治疗（最好是早期静脉内给药），常能达到明显降低患者的最高血清酶（CPK，CK-MB 等）水平，提示有限制梗死范围扩大的作用。但因这些药的负性肌力、负性频率作用，临床应用时，当心率低于每分钟 60 次，收缩压≤14.6 kPa，有心力衰竭及下壁心肌梗死者应慎用。

3.低分子右旋糖酐及复方丹参等活血化瘀药物

一般可选用低分子右旋糖酐每天静脉滴注 250～500 mL，7～14 天为 1 个疗程。在低分子右旋糖酐内加入活血化瘀药物如血栓通 4～6 mL、川芎嗪 80～160 mg 或复方丹参注射液 12～30 mL，疗效更佳。心功能不全者低分子右旋糖酐者慎用。

4.极化液（GIK）

可减少心肌坏死，加速缺血心肌的恢复。但近几年因其效果不显著，已趋向不用，仅用于 AMI 伴有低血容量者。其他改善心肌代谢的药物有维生素 C（3～4 g）、辅酶 A（50～100 U）、肌苷(0.2～0.6 g)、维生素 B_6(50～100 mg),每天 1 次静脉滴注。

5.其他

有人提出用大量激素(氢化可的松 150 mg/kg)或透明质酸酶(每次 500 U/kg,隔 6 小时 1 次,每天4 次),或用钙通道阻滞剂(硝苯地平 20 mg,隔 4 小时 1 次)治疗 AMI,但对此分歧较大,尚无统一结论。

(六)严密观察,及时处理并发症

1.左心功能不全

AMI 时左心功能不全因病理生理改变的程度不同,可表现轻度肺淤血、急性左心衰竭(肺水肿)、心源性休克。

(1)急性左心衰竭(肺水肿)的治疗:可选用吗啡、利尿剂(呋塞米等)、硝酸甘油(静脉滴注),尽早口服 ACEI 制剂(以短效制剂为宜)。肺水肿合并严重高血压时应静脉滴注硝普钠,由小剂量(10 μg/min)开始,据血压调整剂量。伴严重低氧血症者可行人工机械通气治疗。洋地黄制剂在 AMI 发病 24 小时内不主张使用。

(2)心源性休克:在严重低血压时应静脉滴注多巴胺 5～15 μg/(kg・min),一旦血压升至 12.0 kPa(约 90 mmHg)以上,则可同时静脉滴注多巴酚丁胺 3～10 μg/(kg・min),以减少多巴胺用量。如血压不升应使用大剂量多巴胺[≥15 μg/(kg・min)]。大剂量多巴胺无效时,可静脉滴注去甲肾上腺素 2～8 μg/min。轻度低血压时,可用多巴胺或与多巴酚丁胺合用。药物治疗无效者,应使用主动脉内球囊反搏(IABP)。AMI 合并心源性休克提倡 PTCA 再灌注治疗。中药可酌情选用独参汤、参附汤、生脉散等。

2.抗心律失常

急性心肌梗死有 90%以上出现心律失常,绝大多数发生在梗死后 72 小时内,不论是快速性或缓慢性心律失常,对急性心肌梗死患者均可引起严重后果。因此,及早发现心律失常,特别是严重的心律失常前驱症状,并给予积极的治疗。

(1)对出现室性早搏的急性心肌梗死患者,均应严密心电监护及处理。频发的室性早搏或室速,应以利多卡因 50～100 mg 静脉注射,无效时 5～10 分钟可重复,控制后以每分钟 1～3 mg 静脉滴注维持,情况稳定后可改为药物口服;美西律 150～200 mg,普鲁卡因胺 250～500 mg,溴苄胺100～200 mg等,6 小时 1 次维持。

(2)对已发生室颤应立即行心肺复苏术,在进行心脏按压和人工呼吸的同时争取尽快实行电除颤,一般首次即采取较大能量(200～300 J)争取 1 次成功。

(3)对窦性心动过缓如心率小于每分钟 50 次,或心率在每分钟 50～60 次但合并低血压或室性心律失常,可以阿托品每次 0.3～0.5 mg 静脉注射,无效时 5～10 分钟重复,但总量不超过 2 mg。也可以氨茶碱0.25 g或异丙基肾上腺素 1 mg 分别加入 300～500 mL 液体中静脉滴注,但这些药物有可能增加心肌氧耗或诱发室性心律失常,故均应慎用。以上治疗无效症状严重时可采用临时起搏措施。

(4)对房室传导阻滞一度和二度Ⅰ型者,可应用肾上腺皮质激素、阿托品、异丙肾上腺素治疗,但应注意其不良反应。对三度及二度Ⅱ型者宜行临时心脏起搏。

(5)对室上性快速心律失常可选用β阻滞剂、洋地黄类(24 小时内尽量不用)、维拉帕米、胺碘酮、奎尼丁、普鲁卡因胺等治疗,对阵发性室上性、房颤及房扑药物治疗无效可考虑直流同步电转复或人工心脏起搏器复律。

3.机械性并发症的处理

(1)心室游离壁破裂:可引起急性心包压塞致突然死亡,临床表现为电-机械分离或心脏停搏,常因难以即时救治而死亡。亚急性心脏破裂应积极争取冠状动脉造影后行手术修补及血管重建术。

(2)室间隔穿孔:伴血流动力学失代偿者,提倡在血管扩张剂和利尿剂治疗及 IABP 支持下,早期或急诊手术治疗。如穿孔较小,无充血性心力衰竭,血流动力学稳定,可保守治疗,6 周后择期手术。

(3)急性二尖瓣关闭不全:急性乳头肌断裂时突发左心衰竭和/或低血压,主张用血管扩张剂、利尿剂及 IABP 治疗,在血流动力学稳定的情况下急诊手术。因左心室扩大或乳头肌功能不全者,应积极应用药物治疗心力衰竭,改善心肌缺血并行血管重建术。

(七)恢复期处理

住院 3～4 周后,如病情稳定,体力增进,可考虑出院。近年主张出院前作症状限制性运动负荷心电图、放射性核素和/或超声显像检查,如显示心肌缺血或心功能较差,宜行冠状动脉造影检查考虑进一步处理。心室晚电位检查有助于预测发生严重室性心律失常的可能性。

七、护理

(一)护理评估

1.病史

发病前常有明显诱因,如精神紧张、情绪激动、过度体力活动、饱餐、高脂饮食、糖尿病未控制、感染、手术、大出血、休克等。少数在睡眠中发病。约有半数以上的患者过去有高血压及心绞痛史。部分患者则无明确病史及先兆表现,首次发展即是急性心肌梗死。

2.身体状况

(1)先兆:约半数以上患者在梗死前数天至数周,有乏力、胸部不适、活动时心悸、气急、心绞痛等,最突出为心绞痛发作频繁,持续时间较长,疼痛较剧烈,甚至伴恶心、呕吐、大汗、心动过缓,硝酸甘油疗效差等,特称为梗前先兆。应警惕近期内发生心肌梗死的可能,要及时住院治疗。

(2)症状:急性心肌梗死的临床表现与梗死的大小、部位、发展速度及原来心脏的功能情况等有关。

疼痛:是最常见的起始症状。典型的疼痛部位和性质与心绞痛相似,但疼痛更剧烈,诱因多不明显,持续时间较长,多在 30 分钟以上,也可达数小时或数天,休息和含服硝酸甘油多不能缓解。患者常烦躁不安、出汗、恐惧,或有濒死感。老年人、糖尿病患者以及脱水、休克患者常无疼痛。少数患者以休克、急性心力衰竭、突然晕厥为始发症状。部分患者疼痛位于上腹部,或者疼痛放射至下颌、颈部、背部上方,易被误诊,应与相关疾病鉴别。

全身症状:有发热和心动过速等。发热由坏死物质吸收所引起,一般在疼痛后 24～48 小时出现,体温一般在 38 ℃左右,持续约 1 周。

胃肠道症状:频繁常伴有早期恶心、呕吐、肠胀气和消化不良,特别是下后壁梗死者。重症者可发生呃逆。

心律失常:见于 75%～95%的患者,以发病 24 小时内最多见,可伴心悸、乏力、头晕、晕厥等症状。其中以室性心律失常居多,可出现室性期前收缩、室性心动过速、心室颤动或加速性心室自主心律。如出现频发的、成对的、多源的和 R 落在 T 的室性期前收缩,或室性心动过速,常为心室颤动的先兆。室颤是急性心肌梗死早期主要的死因。室上性心律失常则较少，多发生在心力衰竭者中。缓慢型心律失常中以房室传导阻滞最为常见，束支传导阻滞和窦性心动过缓也较多见。

低血压和休克：见于20%～30%的患者。疼痛期的血压下降未必是休克。如疼痛缓解后收缩压仍低于10.7 kPa(约80 mmHg)，伴有烦躁不安、面色苍白、皮肤湿冷、大汗淋漓、脉细而快、少尿、精神迟钝、甚或昏迷者，则为休克表现。休克多在起病后数小时至1周内发生，主要是心源性，为心肌收缩力减弱、心排血量急剧下降所致，尚有血容量不足、严重心律失常、周围血管舒缩功能障碍和酸中毒等因素参与。

心力衰竭：主要为急性左心衰竭。可在发病最初的几天内发生，或在疼痛、休克好转阶段出现。是因为心肌梗死后心脏收缩力显著减弱或不协调所致。患者可突然出现呼吸困难、咳泡沫痰、发绀等，严重时可发生急性肺水肿，也可继而出现全心衰竭，并伴血压下降。

(3)体征。

一般情况：患者常呈焦虑不安或恐惧，手抚胸部，面色苍白，皮肤潮湿，呼吸增快；如左心功能不全时呼吸困难，常采半卧位或咯粉红色泡沫痰；发生休克时四肢厥冷，皮肤有蓝色斑纹。多数患者于发病第2天体温升高，一般在38 ℃左右，不超过39 ℃，1周内退至正常。

心脏：心脏浊音界可轻至中度增大；心率增快或减慢；可有各种心律失常；心尖部第一心音常减弱，可出现第三或第四心音奔马律；一般听不到心脏杂音，二尖瓣乳头肌功能不全或腱索断裂时心尖部可听到明显的收缩期杂音；室间隔穿孔时，胸骨左缘可闻及响亮的全收缩期杂音；发生严重的左心衰竭时，心尖部也可闻及收缩期杂音；1%～20%的患者可在发病1～3天内出现心包摩擦音，持续数天，少数可持续1周以上。

肺部：发病早期肺底可闻及少数湿啰音，常在1～2天内消失，啰音持续存在或增多常提示左心衰竭。

3.实验室及其他检查

(1)心电图：可起到定性、定位、定期的作用。透壁性心肌梗死典型改变是：出现异常、持久宽而深的Q波或QS波。损伤型ST段的抬高，弓背向上与T波融合形成单向曲线，起病数小时之后出现，数天至数周回到基线。T波改变：起病数小时内异常增高，数天至2周变为平坦，继而倒置。但有5%～15%病例心电图表现不典型，其原因：小灶梗死，多处或对应性梗死，再发梗死，心内膜下梗死以及伴室内传导阻滞，心室肥厚或预激综合征等。以上情况可不出现坏死性Q波，只表现为QRS波群高度、ST段、T波的动态改变。另外，右心梗死，真后壁和局限性高侧壁心肌梗死，常规导联中不显示梗死图形，应加做特殊导联以明确诊断。

(2)心向量图：当心电图不能肯定诊断为心肌梗死时，往往可通过心向量图得到证实。

(3)超声心动图：超声心动图并不用来诊断急性心肌梗死，但对探查心肌梗死的各种并发症极有价值，尤其是室间隔穿孔破裂，乳头肌或腱索断裂或功能不全造成的二尖瓣关闭不全、脱垂、室壁瘤和心包积液。

(4)放射性核素检查：放射性核素心肌显影及心室造影^{99m}Tc及^{131}I等形成热点成像或^{201}Ti、^{42}K等冷点先是ST段普通压低，继而T波倒置。成像可判断梗死的部位和范围。用门电路控制γ闪烁照相法进行放射性核素血池显像，可观察壁动作及测定心室功能。

(5)心室晚电位(LPs)：心肌梗死时LPs阳性率28%～58%，其出现不似陈旧性心梗稳定，但与室速与室颤有关，阳性者应进行心电监护及予以有效治疗。

(6)磁共振成像(MRI技术):易获得清晰的空间隔像,故对发现间隔段运动障碍、间隔心肌梗死并发症较其他方法优越。

(7)实验室检查。

血常规:白细胞计数上升,达$(10\sim20)\times10^9/L$,中性粒细胞增至75%~90%。

红细胞沉降率增快;C反应蛋白(CRP)增高可持续1~3周。

血清酶学检查:心肌细胞内含有大量的酶,受损时这些酶进入血液,测定血中心肌酶谱对诊断及估计心肌损害程度有十分重要的价值。常用的有以下2种。①血清肌酸磷酸激酶(CPK):发病4~6小时在血中出现,24小时达峰值,后很快下降,2~3天消失;②乳酸脱氢酶(LDH)在起病8~10小时后升高,达到高峰时间在2~3天,持续1~2周恢复正常。其中CPK的同工酶CPK-MB和LDH的同工酶CDH,诊断的特异性最高,其增高程度还能更准确地反映梗死的范围。

肌红蛋白测定:血清肌红蛋白升高出现时间比CPK略早,在2小时左右,多数24小时即恢复正常;尿肌红蛋白在发病后5~40小时开始排泄,持续时间平均达83小时。

(二)护理目标

(1)患者疼痛减轻。

(2)患者能遵医嘱服药,说出治疗的重要性。

(3)患者的活动量增加、心率正常。

(4)生命体征维持在正常范围。

(5)患者看起来放松。

(三)护理措施

1.一般护理

(1)安置患者于冠心病监护病房(CCU),连续监测心电图、血压、呼吸5~7天,对行漂浮导管检查者做好相应护理,询问患者有无心悸、胸闷、胸痛、气短、乏力、头晕等不适。

(2)病室保持安静、舒适,限制探视,有计划地护理患者,减少对患者的干扰,保证患者充足的休息和睡眠时间,防止任何不良刺激。据病情安置患者于半卧位或平卧位。如无并发症,24小时内可在床上活动肢体,无并发症者可在床上坐起,逐渐过渡到坐在床边或椅子上,每次20分钟,每天3~5次,鼓励患者深呼吸;第1~2周后开始在室内走动,逐步过渡到室外行走;第3~4周可试着上下楼梯或出院。病情严重或有并发症者应适当延长卧床时间。

(3)介绍本病知识和监护室的环境。关心、尊重、鼓励、安慰患者,以和善的态度回答患者提出的问题,帮助其树立战胜疾病的信心。

(4)给予低钠、低脂、低胆固醇、无刺激、易消化的饮食,少量多餐,避免进食过饱。

(5)心肌梗死患者由于卧床休息、消化功能减退、哌替啶或吗啡等止痛药物的应用,使胃肠功能和膀胱收缩无力抑制,易发生便秘和尿潴留。应予以足够的重视,酌情给予轻泻剂,嘱患者排便时勿屏气,避免增加心脏负担和导致附壁血栓脱落。排便不畅时宜加用开塞露,对5天无大便者可保留灌肠或给低压盐水灌肠。对排尿不畅者,可采用物理或诱导法,协助排尿,必要时行导尿。

(6)吸氧:氧治疗可提高改善低氧血症,有利于心肌梗死的康复。急性期给患者高流量吸氧,持续48小时。氧流量在每分钟3~5 L,病情变化可延长吸氧时间。待疼痛减轻,休克解除,可减低氧流量。注意鼻导管的通畅,24小时更换1次。如果合并急性左心衰竭,出现重度低氧血症时。死亡率较高,可采用加压吸氧或乙醇除泡沫吸氧。

(7)防止血栓性静脉炎或深部静脉血栓形成:血栓性静脉炎表现为受累静脉局部红、肿、痛,可延伸呈条索状,多因反复静脉穿刺输液和多种药物输注所致。所以行静脉穿刺时应严格无菌操作,患者感觉输液局部皮肤疼痛或红肿,应及时更换穿刺部位,并予以热敷或理疗。下肢静脉血栓形成一般在血栓较大引起阻塞时才出现患肢肤色改变,皮肤温度升高和可凹性水肿。应注意每天协助患者做被动下肢活动2～3 次,注意下肢皮肤温度和颜色的变化避免选用下肢静脉输液。

2.病情观察与护理

急性心肌梗死系危重疾病、应早期发现危及患者生命的先兆表现,如能得到及时处理,可使病情转危为安。故需严密观察以下情况。

(1)血压:始发病时应 0.5～1 小时测量 1 次血压,随血压恢复情况逐步减少测量次数为每天4～6次,基本稳定后每天 1～2 次。若收缩压在 12.0 kPa(约 90 mmHg)以下,脉压减小,且音调低落,要注意患者的神志状态、脉搏、面色、皮肤色泽及尿量等,是否有心源性休克的发生。此时,在通知医师的同时,对休克者采取抗休克措施,如补充血容量,应用升压药、血管扩张剂以及纠正酸中毒,避免脑缺氧,保护肾功能等。有条件者应准备好中心静脉压测定装登或漂浮导管测定肺微血管楔嵌压设备,以正确应用输液量及调节液体滴速。

(2)心率、心律:在冠心病监护病房(CCU)进行连续的心电、呼吸监测,在心电监测示波屏上,应注意观察心率及心律变化。及时检出可能作为恶性心动过速先兆的任何室性期前收缩,以及室颤或完全性房室传导阻滞,严重的窦性心动过缓,房性心律失常等,如发现室性期前收缩为:①每分钟 5 次以上;②呈二、三联律;③多原性期前收缩;④室性早搏的 R 波落在前一次主搏的 T 波之上,均为转变阵发性室性心动过速及心室颤动的先兆,易造成心搏骤停。遇有上述情况,在立即通知医师的同时,需应用相应的抗心律失常药物,并准备好除颤器和人工心脏起搏器,协同医师抢救处理。

(3)胸痛:急性心肌梗死患者常伴有持续剧烈的胸痛,因此,应注意观察患者的胸痛程度,因剧烈胸痛可导致低血压,加重心肌缺氧,扩大梗死面积,引起心力衰竭、休克及心律失常。常用的止痛剂有罂粟碱肌内注射或静脉滴注,硝酸甘油 0.6 mg 含服,疼痛较重者可用哌替啶或吗啡。在护理中应注意可能出现的药物不良反应,同时注意观察血压、尿量、呼吸及一般状态,确保用药的安全。

(4)呼吸急促:注意观察患者的呼吸状态,对有呼吸急促的患者应注意观察血压,皮肤黏膜的血循环情况,肺部体征的变化以及血流动力学和尿量的变化。发现患者有呼吸急促,不能平卧,烦躁不安,咳嗽,咯泡沫样血痰时,立即取半坐位,给予吸氧,准备好快速强心、利尿剂,配合医师按急性心力衰竭处理。

(5)体温:急性心肌梗死患者可有低热,体温在 37～38.5 ℃,多持续 3 天左右。如体温持续升高,1 周后仍不下降,应疑有继发肺部或其他部位感染,及时向医师报告。

(6)意识变化:如发现患者意识恍惚,烦躁不安,应注意观察血流动力学及尿量的变化。警惕心源性休克的发生。

(7)器官栓塞:在急性心肌梗死第 1、2 周内,注意观察组织或脏器有无发生栓塞现象。因左心室内附壁血栓可脱落,而引起脑、肾、四肢、肠系膜等动脉栓塞,应及时向医师报告。

(8)心室膨胀瘤:在心肌梗死恢复过程中,心电图表现虽有好转,但患者仍有顽固性心力衰竭

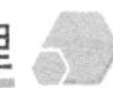

或心绞痛发作，应疑有心室膨胀瘤的发生。这是由于在心肌梗死区愈合过程中，心肌被结缔组织所替代，成为无收缩力的薄弱纤维瘢痕区。该区内受心腔内的压力而向外呈囊状膨出，造成心室膨胀瘤。应配合医师进行 X 线检查以确诊。

(9)心肌梗死后综合征：需注意在急性心肌梗死后 2 周、数月甚至 2 年内，可并发心肌梗死后综合征。表现为肺炎、胸膜炎和心包炎征象，同时也有发热、胸痛、血沉和白细胞升高现象，酷似急性心肌梗死的再发。这是由于坏死心肌引起机体自身免疫变态反应所致。如心肌梗死的特征性心电图变化有好转现象又有上述表现时，应做好 X 线检查的准备，配合医师做出鉴别诊断。因本病应用激素治疗效果良好，若因误诊而用抗凝药物，可导致心腔内出血而发生急性心包压塞。故应严密观察病情，在确诊为本病后，应向患者及家属做好解释工作，解除顾虑，必要时给患者应用镇痛及镇静剂；做好休息、饮食等生活护理。

(四)健康教育

(1)注意劳逸结合，根据心功能进行适当的康复锻炼。

(2)避免紧张、劳累、情绪激动、饱餐、便秘等诱发因素。

(3)节制饮食，禁忌烟酒、咖啡、酸辣刺激性食物，多吃蔬菜、蛋白质类食物，少食动物脂肪、胆固醇含量较高的食物。

(4)按医嘱服药，随身常备硝酸甘油等扩张冠状动脉药物，定期复查。

(5)指导患者及家属，病情突变时，采取简易应急措施。

(王雪玉)

第六节　心源性休克的护理

心源性休克是指由于严重的心脏泵功能衰竭或心功能不全导致心排血量减少，各重要器官和周围组织灌注不足而发生的一系列代谢和功能障碍综合征。

一、临床表现

多数心源性休克患者，在出现休克之前有相应心脏病史和原发病的各种表现，如急性肌梗死患者可表现严重心肌缺血症状，心电图可能提示急性冠状动脉供血不足，尤其是广泛前壁心肌梗死；急性心肌炎者则可有相应感染史，并有发热、心悸、气短及全身症状，心电图可有严重心律失常；心脏手术后所致的心源性休克，多发生于手术 1 周内。

心源性休克目前国内外比较一致的诊断标准如下。

(1)收缩压低于 12.0 kPa(约 90 mmHg)或原有基础血压降低 4.0 kPa(约 30 mmHg)，非原发性高血压患者一般收缩压小于 10.7 kPa(约 80 mmHg)。

(2)循环血量减少的征象：①尿量减少，常少于 20 mL/h；②神志障碍、意识模糊、嗜睡、昏迷等；③周围血管收缩，伴四肢厥冷、冷汗，皮肤湿凉、脉搏细弱快速、颜面苍白或发绀等末梢循环衰竭征象。

(3)纠正引起低血压和低心排血量的心外因素(低血容量、心律失常、低氧血症、酸中毒等)后，休克依然存在。

二、诊断

(1)有急性心肌梗死、急性心肌炎、原发或继发性心肌病、严重的恶性心律失常、具有心肌毒性的药物中毒、急性心脏压塞以及心脏手术等病史。

(2)早期患者烦躁不安、面色苍白,诉口干、出汗,但神志尚清;后逐渐表情淡漠、意识模糊、神志不清直至昏迷。

(3)体检心率逐渐增快,常>120 次。收缩压<10.7 kPa(约 80 mmHg),脉压<2.7 kPa(约 20 mmHg),后逐渐降低,严重时血压测不出。脉搏细弱,四肢厥冷,肢端发绀,皮肤出现花斑样改变。心音低钝,严重者呈单音律。尿量<17 mL/h,甚至无尿。休克晚期出现广泛性皮肤、黏膜及内脏出血,即弥漫性血管内凝血的表现,以及多器官衰竭。

(4)血流动力学监测提示心排血指数降低、左心室舒张末压升高等相应的血流动力学异常。

三、检查

(1)血气分析。

(2)弥漫性血管内凝血的有关检查。血小板计数及功能检测,出凝血时间,凝血酶原时间,凝血因子Ⅰ,各种凝血因子和纤维蛋白降解产物(FDP)。

(3)必要时做微循环灌注情况检查。

(4)血流动力学监测。

(5)胸部 X 线片,心电图,必要时做动态心电图检查,条件允许时行床旁超声心动图检查。

四、治疗

(一)一般治疗

(1)绝对卧床休息,有效止痛,由急性心肌梗死所致者吗啡 3~5 mg 或哌替啶 50 mg,静脉注射或皮下注射,同时予安定、苯巴比妥(鲁米那)。

(2)建立有效的静脉通道,必要时行深静脉插管。留置导尿管监测尿量。持续心电、血压、血氧饱和度监测。

(3)氧疗:持续吸氧,氧流量一般为 4~6 L/min,必要时气管插管或气管切开,人工呼吸机辅助呼吸。

(二)补充血容量

首选低分子右旋糖酐 250~500 mL 静脉滴注或 0.9%氯化钠液、平衡液 500 mL 静脉滴注,最好在血流动力学监护下补液,前 20 分钟内快速补液 100 mL,如中心静脉压上升不超过 0.2 kPa(约1.5 mmHg),可继续补液直至休克改善,或输液总量达 500~750 mL。无血流动力学监护条件者可参照以下指标进行判断:诉口渴,外周静脉充盈不良,尿量<30 mL/h,尿比重>1.02,中心静脉压<0.8 kPa(约 6 mmHg),则表明血容量不足。

(三)血管活性药物的应用

首选多巴胺或与间羟胺(阿拉明)联用,从 2~5μg/(kg · min)开始渐增剂量,在此基础上根据血流动力学资料选择血管扩张剂。①肺充血而心排血量正常,肺毛细血管嵌顿压>2.4 kPa(约 18 mmHg)。而心排血指数>2.2 L/(min · m^2)时,宜选用静脉扩张剂,如硝酸甘油 15~30 μg/min静脉滴注或泵入,并可适当利尿;②心排血量低且周围灌注不足,但无肺充血,即心脏

 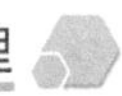

指数<2.2 L/(min·m^2)，肺毛细血管嵌顿压<2.4 kPa(约18 mmHg)而肢端湿冷时，宜选用动脉扩张剂，如酚妥拉明 100～300 μg/min 静脉滴注或泵入，必要时增至1 000～2 000 μg/min；③心排血量低且有肺充血及外周血管痉挛，即心排血指数<2.2 L/(min·m^2)，肺毛细血管嵌顿压<2.4 kPa(约18 mmHg)而肢端湿冷时，宜选用硝普钠，10 μg/min 开始，隔5分钟增加 5～10 μg/min，常用量为 40～160 μg/min，也有高达 430 μg/min 才有效。

(四)正性肌力药物的应用

1.洋地黄制剂

一般在急性心肌梗死的 24 小时内，尤其是 6 小时内应尽量避免使用洋地黄制剂，在经上述处理休克无改善时可酌情使用毛花苷 C 0.2～0.4 mg，静脉注射。

2.拟交感胺类药物

对心排血量低，肺毛细血管嵌顿压不高，体循环阻力正常或低下，合并低血压时选用多巴胺，用量同前；而心排血量低，肺毛细血管嵌顿压高，体循环血管阻力和动脉压在正常范围者，宜选用多巴酚丁胺5～10 μg/(kg·min)，亦可选用多培沙明 0.25～1.0 μg/(kg·min)。

3.双异吡啶类药物

常用氨力农 0.5～2 mg/kg，稀释后静脉注射或静脉滴注，或米力农 2～8 mg，静脉滴注。

(五)其他治疗

1.纠正酸中毒

常用 5%碳酸氢钠或摩尔乳酸钠，根据血气分析结果计算补碱量。

2.激素应用

早期(休克 4～6 小时内)可尽早使用糖皮质激素，如地塞米松(氟美松)10～20 mg 或氢化可的松100～200 mg，必要时 4～6 小时重复 1 次，共用 1～3 天，病情改善后迅速停药。

3.纳洛酮

首剂 0.4～0.8 mg，静脉注射，必要时在 2～4 小时后重复 0.4 mg，继以 1.2 mg 置于 500 mL 液体内静脉滴注。

4.机械性辅助循环

经上述处理后休克无法纠正者，可考虑主动脉内气囊反搏(IABP)、体外反搏、左心室辅助泵等机械性辅助循环。

5.原发疾病治疗

如急性心肌梗死患者应尽早进行再灌注治疗，溶栓失败或有禁忌证者应在 IABP 支持下进行急诊冠状动脉成形术；急性心包压塞者应立即心包穿刺减压；乳头肌断裂或室间隔穿孔者应尽早进行外科修补等。

6.心肌保护

1,6-二磷酸果糖 5～10 g/d，或磷酸肌酸(护心通)2～4 g/d，酌情使用血管紧张素转换酶抑制剂等。

(六)防治并发症

1.呼吸衰竭

呼吸衰竭包括持续氧疗，必要时呼气末正压给氧，适当应用呼吸兴奋剂，如尼可刹米(可拉明)0.375 g 或洛贝林(山梗菜碱)3～6 mg 静脉注射；保持呼吸道通畅，定期吸痰，加强抗感染等。

2.急性肾衰竭

注意纠正水、电解质紊乱及酸碱失衡，及时补充血容量，酌情使用利尿剂如呋塞米 20～40 mg静脉注射。必要时可进行血液透析、血液滤过或腹膜透析。

3.保护脑功能

酌情使用脱水剂及糖皮质激素，合理使用兴奋剂及镇静剂，适当补充促进脑细胞代谢药，如脑活素、胞磷胆碱、三磷酸腺苷等。

4.防治弥散性血管内凝血(DIC)

休克早期应积极应用低分子右旋糖酐、阿司匹林(乙酰水杨酸)、双嘧达莫(潘生丁)等抗血小板及改善微循环药物，有 DIC 早期指征时应尽早使用肝素抗凝，首剂$(3\sim6)\times10^3$ U 静脉注射，后续以$(0.5\sim1)\times10^3$ U/h 静脉滴注，监测凝血时间调整用量，后期适当补充消耗的凝血因子，对有栓塞表现者可酌情使用溶栓药如小剂量尿激酶[$(25\sim30)\times10^4$ U]或链激酶。

五、护理

(一)急救护理

(1)护理人员熟练掌握常用仪器、抢救器材及药品。

(2)各抢救用物定点放置，定人保管，定量供应，定时核对，定期消毒，使其保持完好备用状态。

(3)患者一旦发生晕厥，应立即就地抢救并通知医师。

(4)应及时给予吸氧，建立静脉通道。

(5)按医嘱准、稳、快地使用各类药物。

(6)若患者出现心搏骤停，立即进行心、肺、脑复苏。

(二)护理要点

1.给氧用面罩或鼻导管给氧

面罩要严密，鼻导管吸氧时，导管插入要适宜，调节氧流量 4～6 L/min，每天更换鼻导管1次，以保持导管通畅。如发生急性肺水肿时，立即给患者端坐位，两腿下垂，以减少静脉回流，同时加用 30%乙醇吸氧，降低肺泡表面张力，特别是患者咯大量粉红色泡沫样痰时，应及时用吸引器吸引，保持呼吸道通畅，以免发生窒息。

2.建立静脉输液通道

迅速建立静脉通道。护士应建立静脉通道一至两条。在输液时，输液速度应控制，应当根据心率、血压等情况，随时调整输液速度，特别是当液体内有血管活性药物时，更应注意输液通畅，避免管道滑脱、输液外渗。

3.尿量观察

单位时间内尿量的观察，对休克病情变化及治疗是十分敏感和有意义的指标。如果患者六小时无尿或每小时少于 20 mL，说明肾小球滤过量不足，如无肾实质变说明血容量不足。相反，每小时尿量大于 30 mL，表示微循环功能良好，肾血灌注好，是休克缓解的可靠指标。如果血压回升，而尿量仍很少，考虑发生急性肾衰竭，应及时处理。4.血压、脉搏、末梢循环的观察

血压变化直接标志着休克的病情变化及预后，因此，在发病几小时内应严密观察血压，15～30 分钟一次，待病情稳定后 1～2 小时观察一次。若收缩压下降到 10.7 kPa(约 80 mmHg)以下，脉压小于 2.7 kPa(约20 mmHg)或患者原有高血压，血压的数值较原血压下降 2.7～4.0 kPa

(20～30 mmHg),要立即通知医师迅速给予处理。

脉搏的快慢取决于心率,其节律是否整齐,也与心搏节律有关,脉搏强弱与心肌收缩力及排血量有关。所以休克时脉搏在某种程度上反映心功能,同时,临床上脉搏的变化,往往早于血压变化。

心源性休克由于心排血量减少,末梢循环灌注量减少,血流留滞,末梢发生发绀,尤其以口唇、黏膜及甲床最明显,四肢也因血运障碍而冰冷,皮肤潮湿。这时,即使血压不低,也应按休克处理。当休克逐步好转时,末梢循环得到改善,发绀减轻,四肢转温。所以末梢的变化也是休克病情变化的一个标志。

5.心电监护的护理

患者入院后立即建立心电监护,通过心电监护可及时发现致命的室速或室颤。当患者入院后一般监测 24～48 小时,有条件可直到休克缓解或心律失常纠正。常用标准Ⅱ导进行监测,必要时描记心电记录。在监测过程中,要严密观察心律、心率的变化,对于频发室早(每分钟 5 个以上)、多源性室早,室早呈二联律、三联律,室性心动过速,R-on-T、R-on-P(室早落在前一个 P 波或 T 波上)立即报告医师,积极配合抢救,准备各种抗心律失常药,随时做好除颤和起搏的准备,分秒必争,以挽救患者的生命。

此外,还必须做好患者的保温工作,防止呼吸道并发症和预防压疮等方面的基础护理工作。

(李百慧)

第七节　心源性猝死的护理

一、疾病概述

(一)概念和特点

心源性猝死(sudden cardiac death,SCD)是指急性症状发作后以意识突然丧失为特征的、由心脏原因引起的自然死亡。世界卫生组织将发病 6 小时以内的死亡定为猝死,2007 年美国 ACC 会议上将发病1 小时内的死亡定为猝死。

据统计,全世界每年有数百万人因心源性猝死丧生,占死亡人数的 15%～20%。美国每年有约 30 万人发生心源性猝死,占全部心血管病死亡人数的 50%以上,而且是 20～60 岁男性的首位死因。在我国,心源性猝死也居死亡原因的首位,虽然没有大规模的临床流生病学资料报道,但心源性猝死比例在逐年增高,且随年龄增加发病率也逐渐增高,老年人心源性猝死的概率达 80%～90%。

心源性猝死的发病率男性较女性高,美国弗雷明汉 20 年随访冠心病猝死发病率男性为女性的3.8 倍;北京市的流行病学资料显示,心源性猝死的男性年平均发病率为 10.5/10 万,女性为 3.6/10 万。

(二)相关病理生理

冠状动脉粥样硬化是最常见的病理表现,病理研究显示心源性猝死患者急性冠状动脉内血栓形成的发生率为 15%～64%。陈旧性心肌梗死也是心源性猝死的病理表现,这类患者也可见心肌肥厚、冠状动脉痉挛、心电不稳与传导障碍等病理改变。

心律失常是导致心源性猝死的重要原因，通常包括致命性快速心律失常、严重缓慢性心律失常和心室停顿。致命性快速心律失常导致冠状动脉血管事件、心肌损伤、心肌代谢异常和/或自主神经张力改变等因素相互作用，从而引起的一系列病理生理变化，引发心源性猝死，但其最终作用机制仍无定论。严重缓慢性心律失常和心室停顿的电生理机制是当窦房结和/或房室结功能异常时，次级自律细胞不能承担起心脏的起搏功能，常见于病变弥漫累及心内膜下浦肯野纤维的严重心脏疾病。

非心律失常导致的心源性猝死较少，常由心脏破裂、心脏流入和流出道的急性阻塞、急性心脏压塞等原因导致。心肌电机械分离是指心肌细胞有电兴奋的节律活动，而无心肌细胞的机械收缩，是心源性猝死较少见的原因之一。

(三)病因与危险因素

1.基本病因

绝大多数心源性猝死发生在有器质性心脏病的患者。布郎威(Braunward)认为心源性猝死的病因有十大类：①冠状动脉疾病；②心肌肥厚；③心肌病和心力衰竭；④心肌炎症、浸润、肿瘤及退行性变；⑤瓣膜疾病；⑥先天性心脏病；⑦心电生理异常；⑧中枢神经及神经体液影响的心电不稳；⑨婴儿猝死综合征及儿童猝死；⑩其他。

(1)冠状动脉疾病：主要包括冠心病及其引起的冠状动脉栓塞或痉挛等。而另一些较少见的，如先天性冠状动脉异常、冠状动脉栓塞、冠状动脉炎、冠状动脉机械性阻塞等都是引起心源性猝死的原因。

(2)心肌问题和心力衰竭：心肌的问题引起的心源性猝死常在剧烈运动时发生，其机制认为是心肌电生理异常的作用。慢性心力衰竭患者由于其射血分数较低常常引发猝死。

(3)瓣膜疾病：在瓣膜病中最易引发猝死的是主动脉瓣狭窄，瓣膜狭窄引起心肌突发性、大面积的缺血而导致猝死。梅毒性主动脉炎、主动脉扩张引起主动脉瓣关闭不全时引起的猝死也不少见。

(4)电生理异常及传导系统的障碍：心传导系统异常、Q-T 间期延长综合征、不明或未确定原因的室颤等都是引起心源性猝死的病因。

2.主要危险因素

(1)年龄：从年龄关系而言，心源性猝死有两个高峰期，即出生后至 6 个月内及 45～75 岁。成年人心源性猝死的发病率随着年龄增长而增长，而老年人是成年人心源性猝死的主要人群。随着年龄的增长，高血压、高血脂、心律失常、糖尿病、冠心病和肥胖的发生率增加，这些危险因素促进了心源性猝死的发生率增加。

(2)冠心病和高血压：在西方国家，心源性猝死约 80%是由冠心病及其并发症引起。冠心病患者发生心肌梗死后，左心室射血分数降低是心源性猝死的主要预测因素。高血压是冠心病的主要危险因素，且在临床上两种疾病常常并存。高血压患者左心室肥厚、维持血压应激能力受损，交感神经控制能力下降易出现快速心律失常而导致猝死。

(3)急性心功能不全和心律失常：急性心功能不全患者心脏机械功能恶化时，可出现心肌电活动紊乱，引发心力衰竭患者发生猝死。临床上多种心脏病理类型几乎都是由心律失常恶化引发心源性猝死的。

(4)抑郁：其机制可能是抑郁患者交感或副交感神经调节失衡，导致心脏的电调节失调所致。

(5)时间:美国弗雷明汉38年随访资料显示,猝死发生以7～10时和16～20时为两个高峰期,这可能与此时生活、工作紧张,交感神经兴奋,诱发冠状动脉痉挛,导致心律失常有关。

(四)临床表现

心源性猝死可分为4个临床时期:前驱期、终末事件期、心搏骤停与生物学死亡。

1.前驱期

前驱症状表现形式多样,具有突发性和不可测性,如在猝死前数天或数月,有些患者可出现胸痛、气促、疲乏、心悸等非特异性症状,但也可无任何前驱症状。

2.终末事件期

终末事件期是指心血管状态出现急剧变化到心搏骤停发生前的一段时间,时间从瞬间到1小时不等。心源性猝死所定义时间多指该时期持续的时间。其典型表现包括:严重胸痛、急性呼吸困难、突发心悸或眩晕等。在猝死前常有心电活动改变,其中以致命性快速心律失常和室性异位搏动为主,少部分以循环衰竭为死亡原因。

3.心搏骤停

心搏骤停后脑血流急剧减少,患者出现意识丧失,伴有局部或全身的抽搐。心搏骤停刚发生时可出现叹息样或短促痉挛性呼吸,随后呼吸停止。皮肤苍白或发绀,瞳孔散大,二便失禁。

4.生物学死亡

从心搏骤停至生物学死亡的时间长短取决于原发病的性质和复苏开始时间。心搏骤停后4～6分钟脑部出现不可逆性损害,随后经数分钟发展至生物学死亡。心搏骤停后立即实施心肺复苏和除颤是避免发生生物学死亡的关键。

(五)急救方法

1.识别心搏骤停

在最短时间内判断患者是否发生心搏骤停。

2.呼救

在不影响实施救治的同时,设法通知急救医疗系统。

3.初级心肺复苏

初级心肺复苏即基础生命活动支持,包括人工胸外按压、开放气道和人工呼吸,被简称CBA三部曲。如果具备AED自动电除颤仪,应联合应用心肺复苏和电除颤。

4.高级心肺复苏

高级心肺复苏即高级生命支持,是在基础生命支持的基础上,应用辅助设备、特殊技术等建立更为有效的通气和血运循环,主要措施包括气管插管、电除颤转复心律、建立静脉通道并给药维护循环等。在这一救治阶段应给予心电、血压、血氧饱和度及呼气末二氧化碳分压监测,必要时还需进行有创血流动力学监测,如动脉血气分析、动脉压、中心动脉压、肺动脉压、肺动脉楔压等。早期电除颤对于救治心搏骤停至关重要,如有条件越早进行越好。心肺复苏的首选药物是肾上腺素,3～5分钟重复静脉推注1 mg,可逐渐增加剂量到5 mg。低血压时可使用去甲肾上腺素、多巴胺、多巴酚丁胺等,抗心律失常药物常用胺碘酮、利多卡因、β受体阻滞剂等。

5.复苏后处理

处理原则是维护有效循环和呼吸功能,特别是维持脑灌注,预防再次发生心搏骤停,维护水、电解质和酸碱平衡,防治脑水肿、急性肾衰竭和继发感染等,其中重点是脑复苏。

(六)预防

1.识别高危人群、采用相应预防措施

对高危人群,针对其心脏基础疾病采用相应的预防措施能减少心源性猝死的发生率,如对冠心病患者采用减轻心肌缺血、预防心肌梗死或缩小梗死范围等措施;对急性心肌梗死、心肌梗死后充血性心力衰竭的患者应用β受体阻滞剂;对充血性心力衰竭患者应用血管紧张素转换酶抑制剂。

2.抗心律失常

胺碘酮在心源性猝死的二级预防中优于传统的Ⅰ类抗心律失常药物。抗心律失常的外科手术治疗对部分药物治疗效果欠佳的患者有一定的预防心源性猝死的作用。近年研究证明,埋藏式心脏复律除颤器(implantable cardioverter defibrillator,ICD)能改善一些高危患者的预后。

3.健康知识和心肺复苏技能的普及

高危人群尽量避免独居,对其及家属进行相关健康知识和心肺复苏技能普及。

二、护理评估

(一)一般评估

(1)识别心搏骤停:当发现无反应或突然倒地的患者时,首先观察其对刺激的反应,并判断有无呼吸和大动脉搏动。判断心搏骤停的指标包括:意识突然丧失或伴有短阵抽搐;呼吸断续,喘息,随后呼吸停止;皮肤苍白或明显发绀,瞳孔散大,大小便失禁;颈、股动脉搏动消失;心音消失。

(2)患者主诉:胸痛、气促、疲乏、心悸等前驱症状。

(3)相关记录:记录心搏骤停和复苏成功的时间。

(4)复苏过程中须持续监测血压、血氧饱和度,必要时进行有创血流动力学监测。

(二)身体评估

1.头颈部

轻拍肩部呼叫,观察患者反应、瞳孔变化情况,气道内是否有异物。手指于胸锁乳突肌内侧沟中检测颈总动脉搏动(耗时不超过10秒)。

2.胸部

视诊患者胸廓起伏,感受呼吸情况,听诊呼吸音判断自主呼吸恢复情况。

3.其他

观察全身皮肤颜色及肢体活动情况,触诊全身皮肤温湿度等。

(三)心理-社会评估

复苏后应评估患者的心理反应与需求,家庭及社会支持情况,引导患者正确配合疾病的治疗与护理。

(四)辅助检查结果评估

(1)心电图:显示心室颤动或心电停止。

(2)各项生化检查情况和动脉血气分析结果。

(五)常用药物治疗效果的评估

1.血管升压药的评估要点

(1)用药剂量和速度、用药的方法(静脉滴注、注射泵/输液泵泵入)的评估与记录。

(2)血压的评估:患者意识是否恢复,血压是否上升到目标值,尿量、肤色和肢端温度的改变等。

2.抗心律失常药的评估要点

(1)持续监测心电,观察心律和心率的变化,评估药物疗效。

(2)不良反应的评估:应观察用药后不良反应是否发生,如使用胺碘酮可能引起窦性心动过缓、低血压等现象,使用利多卡因可能引起感觉异常、窦房结抑制、房室传导阻滞等。

三、主要护理诊断/问题

(一)循环障碍

与心脏收缩障碍有关。

(二)清理呼吸道无效

与微循环障碍、缺氧和呼吸形态改变有关。

(三)潜在并发症

脑水肿、感染、胸骨骨折等。

四、护理措施

(一)快速识别心搏骤停,正确及时进行心肺复苏和除颤

心源性猝死抢救成功的关键是快速识别心搏骤停和启动急救系统,尽早进行心肺复苏和复律治疗。快速识别是进行心肺复苏的基础,而及时行心肺复苏和尽早除颤是避免发生生物学死亡的关键。

(二)合理饮食

多摄入水果、蔬菜和黑鱼等,可通过改善心律变异性预防心源性猝死。

(三)用药护理

应严格按医嘱用药,并注意观察常用药的疗效和毒副作用,发现问题及时处理等。

(四)心理护理

复苏后部分患者会对曾发生的猝死产生明显的恐惧和焦虑心情,应帮助患者正确评估所面对情况,鼓励患者和积极参与治疗和护理计划的制订,使之了解心源性猝死的高危因素和救治方法。帮助患者建立良好有效的社会支持系统,帮助患者克服恐惧和焦虑的情绪。

(五)健康教育

1.高危人群

对高危人群,如冠心病患者应教育会患者及家属了解心源性猝死早期出现的症状和体征,做到早发现、早诊断、早干预。教会家属基本救治方法和技能,患者外出时随身携带急救物品和救助电话,以方便得到及时救助。

2.用药原则

按时、正确服用相关药物,让患者了解常用药物不良反应及自我观察要点。

五、急救效果的评估

(1)患者意识清醒。

(2)患者恢复自主呼吸和心跳。

(3)患者瞳孔缩小。

(4)患者大动脉搏动恢复。

(李百慧)

第八节　冠状动脉粥样硬化性心脏病的介入护理

一、基本操作

(一)动脉入路

动脉入路包括股动脉入路和桡动脉入路两种。

(二)指引导管

指引导管是冠脉内治疗的输送管道,一般由3层构成,最内层为滑润的聚四氟乙烯,中层为钢丝或其他编织材料,外层为聚乙烯。为适合不同冠脉的解剖特点,有很多种构形的指引导管,常用的有:①Judkins系列,包括JL和JR,可以用于大多数正常形态且病变较为简单的冠脉;②Amplatz系列,包括AL和AR,主要用于开口异常的冠脉和需要强支撑的病变;③XB和EBU,支撑力强,用于困难的左冠病变。另外,指引导管还有不同的外径,常用的为6 F和7 F。在PCI时,需根据冠脉形态、病变特征和操作者熟练程度等方面来选择指引导管,选择合适的指引导管可以起到事半功倍的效果。

(三)指引导丝

冠脉内指引导丝为球囊、支架和其他器械到达病变提供轨道,由导丝头、中心钢丝和润滑涂层组成,其直径现多为0.014 inch,长度有175～180 cm和300 cm两种,有不同的硬度、表面涂层和尖端构形,以适用于不同的病变。导丝功能的优劣主要体现在其调节力、柔顺性、推送力和支撑力四个方面,需根据不同病变选择不同特性导丝。对普通病变应选择既具有良好的支持力,又具备优异的操纵性和顺应性、尖端柔软的导丝;对于扭曲成角病变要求导丝具有易于通过扭曲血管的柔软尖端,还应具备良好的血管跟踪性及顺应性,同时应有较强的拉伸扭曲血管的能力,以使球囊、支架能够顺利通过扭曲、成角血管到达病变处;对于冠状动脉分叉病变,特别是边支血管粗大、供血范围广泛的血管,在对主支血管进行介入治疗时,往往需要对边支血管送入导丝进行保护,另外当主支血管置入支架影响边支血流或主、边支血管以特殊的术式进行支架置入治疗后,需对吻球囊扩张时,往往需要选择一些操控灵活、顺应性、支持力均好的导丝,以求顺利穿过支架网孔到达边支;对于重度狭窄和急性闭塞病变,尽量不主张使用聚合物涂层的超滑导丝(特别是对于初学者),因为超滑导丝的尖端触觉反馈性能差,导丝极易进入假腔而术者浑然不觉,故对急性闭塞病变建议使用缠绕型导丝,增加尖端的触觉反馈能力,减少进入夹层的概率,而对于慢性完全闭塞病变,需要操纵性强,通过病变能力好、尖端硬度选择范围宽的导丝。

(四)球囊导管

目前最常用的球囊导管是快速交换球囊，包括球囊、导管杆部、抽吸和加压口、导丝腔四部分，其主要作用就是对血管病变进行扩张。

根据其顺应性可分为预扩张球囊(高顺应性)和后扩张球囊(低顺应性)，前者在置入支架前对病变进行预扩张，而后者一般是在置入支架后对支架进行再次扩张以使其贴壁良好。球囊导管根据球囊的扩张后外径和长度有多种型号，应具体根据病变的情况来进行选择。

(五)支架

单纯球囊扩张(PTCA)有可能造成血管急性闭塞，而且扩张效果往往不理想，再狭窄比例过高，而冠脉内支架的应用可以有效地避免这些问题的发生。目前使用的支架绝大多数是球囊扩张支架，主要有金属裸支架和药物洗脱支架两大类。金属裸支架的优点是血栓发生率较低、双联抗血小板药物治疗时程短、价格相对便宜，但是再狭窄发生率较高；药物洗脱支架的优点是再狭窄发生率低，但需要一年以上双联抗血小板治疗，并有一定的血栓发生率。

二、适应证

(一)稳定性冠心病的介入治疗

(1)具有下列特征的患者进行血运重建可以改善预后：左主干病变直径狭窄＞50%(ⅠA)；前降支近段狭窄≥70%(ⅠA)；伴左心室功能减低的2支或3支病变(ⅠB)；大面积心肌缺血(心肌核素等检测方法证实缺血面积大于左心室面积的10%，ⅠB)。非前降支近段的单支病变，且缺血面积小于左心室面积10%者，则对预后改善无助(ⅢA)。

(2)具有下列特征的患者进行血运重建可以改善症状：任何血管狭窄≥70%伴心绞痛，且优化药物治疗无效者(ⅠA)；有呼吸困难或慢性心力衰竭，且缺血面积大于左心室的10%，或存活心肌的供血由狭窄≥70%的罪犯血管提供者(ⅡaB)。优化药物治疗下无明显限制性缺血症状者则对改善症状无助(ⅢC)。

(二)非ST段抬高型急性冠脉综合征(NSTE-ACS)的介入治疗

对NSTE-ACS患者应当进行危险分层，根据危险分层决定是否行早期血运重建治疗。推荐采用全球急性冠状动脉事件注册(GRACE)危险评分作为危险分层的首选评分方法。

冠状动脉造影若显示适合冠脉介入术，应根据冠状动脉影像特点和心电图来识别罪犯血管并实施介入治疗；若显示为多支血管病变且难以判断罪犯血管，最好行血流储备分数检测以决定治疗策略。建议根据GRACE评分是否＞140及高危因素的多少，作为选择紧急(＜2小时)、早期(＜24小时)以及延迟(72小时内)有创治疗策略的依据。

需要行紧急冠状动脉造影的情况：①持续或反复发作的缺血症状；②自发的ST段动态演变(压低＞0.1 mV或短暂抬高)；③前壁导联V_2～V_4深的ST段压低，提示后壁透壁性缺血；④血流动力学不稳定；⑤严重室性心律失常。

(三)急性ST段抬高型心肌梗死(STEMI)的介入治疗

对STEMI的再灌注策略主要建议如下：建立院前诊断和转送网络，将患者快速转至可行直接冠脉介入术的中心(ⅠA)，若患者被送到有急诊冠脉介入术设施但缺乏足够有资质医师的医疗机构，也可考虑上级医院的医师(事先已建立好固定联系者)迅速到该医疗机构进行直接冠脉介入术(ⅡbC)；急诊冠脉介入术中心须建立每天24小时、每周7天的应急系统，并能在接诊90分钟内开始直接冠脉介入术(ⅠB)；如无直接冠脉介入术条件，患者无溶栓禁忌者应尽快溶栓治疗，并考虑给予全量溶栓剂（ⅡaA）；除心源性休克外，冠脉介入术（直接、补救或溶栓后）应仅限于开通罪犯病变（ⅡaB）；在可行直接冠脉介入术的中心，应避免将患者在急诊科或监护病房进行不必要的转运（ⅢA）；对无血流动力学障碍的患者，应避免常规应用主动脉球囊反搏（ⅢB）。

（四）心源性休克

对STEMI合并心源性休克患者不论发病时间也不论是否曾溶栓治疗，均应紧急冠状动脉造影，若病变适宜，立即直接冠脉介入术（ⅠB），建议处理所有主要血管的严重病变，达到完全血管重建；药物治疗后血流动力学不能迅速稳定者应用主动脉内球囊反搏支持（ⅠB）。

（五）特殊人群血运重建治疗

1.糖尿病

冠心病合并糖尿病患者无论接受何种血运重建治疗，预后都较非糖尿病患者差，再狭窄率也高。对于STEMI患者，在推荐时间期限内冠脉介入术优于溶栓（ⅠA）；对于稳定的、缺血范围大的冠心病患者，建议行血运重建以增加无主要不良心脑血管事件生存率（ⅠA）；使用药物洗脱支架以减少再狭窄及靶血管再次血运重建（ⅠA）；对于服用二甲双胍的患者，冠状动脉造影/冠脉介入术术后应密切监测肾功能（ⅠC）；缺血范围大者适合于行冠脉搭桥术（特别是多支病变），如果患者手术风险评分在可接受的范围内，推荐行冠脉搭桥术而不是冠脉介入术；对已有肾功能损害的患者行冠脉介入术，应在术前停用二甲双胍（ⅡbC），服用二甲双胍的患者冠状动脉造影或冠脉介入术术后复查发现肾功能有损害者，亦应停用二甲双胍。

2.慢性肾病

慢性肾病患者心血管病死率增高，特别是合并糖尿病者。若适应证选择正确，心肌血运重建可以改善这类患者的生存率。建议术前应用估算的肾小球滤过率（eGFR）评价患者的肾功能。对于轻、中度慢性肾病，冠状动脉病变复杂且可以耐受冠脉搭桥术的患者，建议首选冠脉搭桥术（ⅡaB）；若实施冠脉介入术应评估对比剂加重。肾损害的风险，术中尽量严格控制对比剂的用量，且考虑应用药物洗脱支架，而不推荐用裸金属支架（ⅡbC）。

3.合并心力衰竭

冠心病是心力衰竭的主要原因。合并心力衰竭者行血运重建的围术期死亡风险增加30%～50%。对于心力衰竭合并心绞痛的患者，推荐冠脉搭桥术应用于明显的左主干狭窄、左主干等同病变（前降支和回旋支的近段狭窄）以及前降支近段狭窄合并2或3支血管病变患者（ⅠB）。左心室收缩末期容积指数＞60 mL/m^2 和前降支供血区域存在瘢痕的患者可考虑行冠脉搭桥术，必要时行左心室重建术（ⅡbB）。如冠状动脉解剖适合，预计冠脉搭桥术围术期死亡率较高或不能耐受外科手术者，可考虑行冠脉介入术（ⅡbC）。

4.再次血运重建

对于冠脉搭桥术或冠脉介入术后出现桥血管失败或支架内再狭窄、支架内血栓形成的患者，可能需要再次冠脉搭桥术或冠脉介入术。选择再次冠脉搭桥术或冠脉介入术应由心脏团队或心内、外科医师会诊决定。

（六）特殊病变的冠脉介入治疗

1.慢性完全闭塞病变（CTO）病变的冠脉介入术

CTO定义为＞3个月的血管闭塞。疑诊冠心病的患者约1/3造影可见≥1条冠状动脉CTO病变。虽然这部分患者大多数（即使存在侧支循环）负荷试验阳性，但是仅有8%～15%的患者接受冠脉介入术。这种CTO发病率和接受冠脉介入术的比例呈明显反差的原因，一方面是开

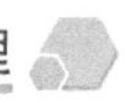

通 CTO 病变技术要求高、难度大，另一方面是因为开通 CTO 后患者获益程度有争议。因此，目前认为，若患者存在临床缺血症状，血管解剖条件合适，由经验丰富的术者(成功率>80%)开通 CTO 是合理的(ⅡaB)。CTO 开通后，与置入金属裸支架或球囊扩张对比，置入药物洗脱支架能显著降低靶血管重建率(ⅠB)。

2.分叉病变的介入治疗

如边支血管不大且边支开口仅有轻中度的局限性病变，主支置入支架、必要时边支置入支架的策略应作为分叉病变治疗的首选策略(ⅠA)。若边支血管粗大、边支闭塞风险高或预计再次送入导丝困难，选择双支架置入策略是合理的(ⅡaB)。

3.左主干病变 PCI

冠状动脉左主干病变占全部冠脉造影病例的3%～5%，一般认为左主干狭窄>50%需行血运重建。CABG 一直被认为是左主干病变的首选治疗方法。球囊扩张治疗无保护左主干病变在技术上是可行的，但手术中和术后 3 年的死亡率很高，不推荐使用。支架的应用有效解决了冠状动脉弹性回缩和急性闭塞的问题，使手术即刻成功率大幅提高，但是术后再狭窄依然是一个重要问题。在药物洗脱支架时代，PCI 的结果和风险得到改善，可以明显减少再狭窄的发生率，有关试验显示左主干 PCI 具有与 CABG 相当的近中期甚至远期疗效。多中心注册资料显示：心功能障碍时预测无保护左主干病变 PCI 不良临床事件的主要危险因素，因而绝大多数学者主张对无保护左主干病变的患者行 PCI 宜选择 LVEF>40%的患者。由于左主干病变多合并其他血管病变，应尽可能达到完全血运重建。此外，左主干病变的其他特征如病变位于体部、开口抑或末端分叉、左主干直径、右冠脉情况等同样是决定能否进行 PCI 的重要因素。血管内超声(intravas-cular ultrasound，IVUS)能准确提供病变的信息，判断支架是否贴壁良好，故在左主干 PCI 时是必需的手段。

三、围术期药物治疗

(一)阿司匹林

术前已接受长期阿司匹林治疗的患者应在冠脉介入术前服用阿司匹林 100～300 mg。以往未服用阿司匹林的患者应在冠脉介入术术前至少 2 小时，最好 24 小时前给予阿司匹林 300 mg 口服。

(二)氯吡格雷

冠脉介入术术前应给予负荷剂量氯吡格雷，术前 6 小时或更早服用者，通常给予氯吡格雷 300 mg 负荷剂量。如果术前 6 小时未服用氯吡格雷，可给予氯吡格雷 600 mg 负荷剂量，此后给予 75 mg/d 维持。冠状动脉造影阴性或病变不需要进行介入治疗可停用氯吡格雷。

(三)肝素

肝素是目前标准的术中抗凝药物。与血小板糖蛋白(GP)Ⅱb/Ⅲa 受体拮抗药合用者，围术期普通肝素剂量应为 50～70 U/kg；如未与 GPⅡb/Ⅲa 受体拮抗药合用，围术期普通肝素剂量应为 70～100 U/kg。

(四)双联抗血小板药物应用持续时间

术后阿司匹林 100 mg/d 长期维持。接受金属裸支架的患者术后合用氯吡格雷的双联抗血小板药物治疗至少 1 个月，最好持续应用 12 个月(ⅠB)。置入药物洗脱支架的患者双联抗血小板治疗至少 12 个月(ⅠB)。但对 ACS 患者，无论置入金属裸支架或药物洗脱支架，双联抗血小板药物治疗至少持续应用12个月(ⅠB)。

四、常见并发症及处理

(一)急性冠状动脉闭塞

急性冠状动脉闭塞指PCI时或PCI后靶血管急性闭塞或血流减慢至TIMI 0～2级。急性冠状动脉闭塞常由冠状动脉夹层、痉挛或血栓形成所致。某些临床情况、冠状动脉解剖和PCI操作技术因素可增加急性冠状动脉闭塞发生的危险性。明确潜在夹层存在,及时应用支架植入术,通常是处理急性冠状动脉闭塞的关键。高危患者(病变)PCI前和术中应用血小板糖蛋白Ⅱb/Ⅲa受体拮抗药有助于预防血栓形成导致的急性冠状动脉闭塞。

(二)慢血流或无复流

慢血流或无复流指冠状动脉狭窄解除,但远端前向血流明显减慢(TIMI 2级,慢血流)或丧失(TIMI 0～1级,无复流)。多见于急性心肌梗死、血栓性病变、退行性大隐静脉旁路血管PCI、斑块旋磨或旋切术时,或将空气误推入冠状动脉。目前认为,无复流的治疗包括冠状动脉内注射硝酸甘油、钙通道阻滞药维拉帕米或地尔硫䓬、腺苷、硝普钠、肾上腺素等,必要时循环支持(包括多巴胺和主动脉内球囊反搏)以维持血流动力学稳定。若为气栓所致,则自引导导管内注入动脉血,以增快微气栓的清除。大隐静脉旁路血管PCI时,应用远端保护装置可有效预防无复流的发生,改善临床预后。对慢血流或无复流的处理原则应是预防重于治疗。

(三)冠状动脉穿孔

冠状动脉穿孔可引起心包积血,严重时产生心脏压塞。慢性完全闭塞性病变PCI时使用中度、硬度导引钢丝或亲水涂层导引钢丝,钙化病变支架术时高压扩张,球囊(支架)直径与血管大小不匹配,可能增加冠状动脉穿孔、破裂的危险性。一旦发生冠状动脉穿孔,先用球囊长时间扩张封堵破口,必要时应用适量鱼精蛋白中和肝素,这些对堵闭小穿孔常有效。对破口大、出血快、心脏压塞者,应立即行心包穿刺引流,置入冠状动脉带膜支架(大血管)或栓塞剂(小帆管或血管末梢)。必要时行紧急外科手术。

(四)支架血栓形成

支架血栓形成一种少见但严重的并发症,常伴急性心肌梗死或死亡。学术研究联合会建议对支架血栓形成采用新的定义:①肯定的支架血栓形成,即有急性冠脉综合征并经冠脉造影证实存在血流受阻的血栓形成或病理证实的血栓形成;②可能的支架血栓形成,即冠脉介入治疗后30天内不能解释的死亡,或未经冠脉造影证实靶血管重建区域的心肌梗死;③不能排除的支架血栓形成,即冠脉介入治疗30天后不能解释的死亡。

同时,根据支架血栓形成发生的时间分为四类:①急性,发生于介入治疗后24小时内;②亚急性,发生于介入治疗后24小时～30天;③晚期,发生于介入治疗后30天～1年;④极晚期,发生于1年以后。

支架血栓形成可能与临床情况、冠状动脉病变和介入操作等因素有关。急性冠脉综合征、合并糖尿病、肾功能减退、心功能障碍或凝血功能亢进及血小板活性增高患者,支架血栓形成危险性增高。弥散性、小血管病变、分叉病变、严重坏死或富含脂质斑块靶病变,是支架血栓形成的危险因素。介入治疗时,支架扩张不充分、支架贴壁不良或明显残余狭窄,导致血流对支架及血管壁造成的剪切力可能是造成支架血栓形成的原因。介入治疗后持续夹层及药物洗脱支架长期抑制内膜修复,使晚期和极晚期支架血栓形成发生率增高。一旦发生支架血栓形成,应立即行冠脉

造影，对血栓负荷大者，可用血栓抽吸导管做负压抽吸。PCI时，常选用软头导引钢丝跨越血栓性阻塞病变，并行球囊扩张至残余狭窄＜20％，必要时可再次植入支架。通常在PCI同时静脉应用血小板糖蛋白Ⅱb/Ⅲa受体拮抗药(如替罗非班)。对反复、难治性支架血栓形成者，则需外科手术治疗。

支架血栓形成的预防包括控制临床情况(例如控制血糖，纠正肾功能和心功能障碍)、充分抗血小板和抗凝治疗，除阿司匹林和肝素外，对高危患者、复杂病变(尤其是左主于病变)PCI术前、术中或术后应用血小板糖蛋白Ⅱb/Ⅲa受体拮抗药(如替罗非班)。某些血栓负荷增高病变PCI后可皮下注射低分子量肝素治疗。PCI时，选择合适的支架，覆盖全部病变节段，避免和处理好夹层撕裂。同时，支架应充分扩张，使其贴壁良好；在避免夹层撕裂的情况下，减低残余狭窄。必要时在IVUS指导下行药物洗脱支架植入术。长期和有效的双重抗血小板治疗对预防介入术后晚期和极晚期支架血栓形成十分重要。

(五)支架脱载

较少发生，多见于以下情况：病变未经充分预扩张(或直接支架术)；近端血管扭曲(或已植入支架)；支架跨越狭窄或钙化病变阻力过大且推送支架过于用力；支架植入失败回撤支架至导引导管时，因管腔内径小、支架与导引导管同轴性不佳、支架与球囊装载不牢，导致支架脱落。仔细选择器械和严格操作规范，可预防支架脱落。一旦发生支架脱落，可操作取出，但需防止原位冠状动脉撕裂。也可沿引导钢丝送入小剖面球囊将支架原位扩张或植入另一支架将其在原位贴壁。

五、介入护理

(一)护理评估

1.评估患者的心理

急性心肌梗死来势都比较急，大多数患者是在清醒的精神状态下，是非常紧张的；处于心源性休克的患者只要有意识也是非常恐惧的。我们必须对患者的心理状态和配合能力给予客观地评估。

2.了解患者的病史

了解患者的既往史、现病史、药物过敏史、家族史以及治疗情况，根据患者的一般情况，评估介入手术的风险，并发症的发生概率，对比剂的使用种类。尤其要了解本次心肌梗死的部位，以评估再灌注心律失常的种类。

3.了解社会的支持系统

急性心肌梗死的介入治疗虽然风险很高，但患者的受益比溶栓得到的快而彻底，不能忽略的是患者的家属虽然也是非常着急和恐惧，但他们来自社会的不同阶层，对介入治疗和疾病的认识程度不一，经济承受能力不同，承担风险的意识也不同，需给予正确的评估，并注意观察签署知情同意书等相关医疗文件有无疑虑。

4.身体评估

观察患者的一般状态及生命体征等是否符合手术要求。

5.实验室检查及其他检查结果

了解心电图以及心肌酶普等情况，评估介入手术的风险、发生再灌注心律失常的种类，心肺复苏的发生概率及术中备药情况。了解患者肝脏、肾脏的功能，血糖情况，选择合适的对比剂。

6.术中评估

了解穿刺入路、麻醉方式、介入医师的操作技能、根据心肌梗死发病到 DSA 的时间,评估血管再通后再灌注心律失常的发生概率,根据心电图上的变化和造影的情况评估病变的部位和再灌注心律失常的种类,以及相关的备用药品、物品是否齐全。

7.物品和材料

急性心肌梗死的导管材料同于冠状动脉的介入治疗。所需评估的是通过造影了解病变的部位,冠状动脉开口的情况。药品和抢救物品的评估,要根据患者的一般情况、术前诊断或造影的结果,进行整体的评估。

(二)护理措施

1.术前护理干预

(1)患者的心理干预:我们必须对患者的心理状态有针对性地给予个体认知干预、情绪干预及行为干预。

具体做法是根据患者的意识、生命指征的情况,有针对性地提供心理疏导,解除患者焦虑、恐惧的心理,让患者树立起信心,保证患者以最佳的心理状态接受治疗。调整导管室内的温度,安排患者平卧与 DSA 床上,保证体位舒适,解开患者的上衣,暴露患者的胸部和需要穿刺的部位,注意保暖。保持环境的舒适,整洁安静,为舒适护理创造条件。

(2)根据病史给予相关的护理干预:造影是发现病变的重要手段,根据冠状动脉介入治疗指南与标准,结合患者的造影情况,给予相关的护理干预,首先限定对比剂的使用种类,在做好细化护理准备的同时,进行有序地护理,并随时观察患者的状态和感觉,注视生命指征的变化,保持输液通路的通畅,及时做好再灌注心律失常等并发症的准备。

(3)物品的准备。

导管材料:除了按冠状动脉介入治疗的物品准备外,还要备好抽吸导管等材料,并根据造影的结果、介入治疗的顺序,将所需导管材料(常用的和不常用的都需备全)有序地摆放好,用后要做好登记,贵重材料要将条形码一份粘贴在耗材登记本上,一份要粘贴在患者巡回治疗单上。

设备:急救设备必须在备用状态并放在靠近患者左侧但不能影响球管转动的位置上,电极帖导联连线、必须安放在不影响影像质量的位置上,氧饱和感应器,有无创压力连线传感器,微量输液泵的连线要有序,不能影响球管的转动,整个环境应该是紧张、安静、有序、整洁,并做好心肺复苏的准备。

(4)药品的准备:急性心肌梗死的介入治疗的药物准备,主要是及时有效地处理再灌注心律失常和心肺复苏的用药,常用药物都要精确配备,阿托品、多巴胺、硝酸甘油等按要求稀释好,并注明每毫升所含的浓度。需要替罗非班治疗时,配药要精确,给药要及时。

2.术中护理要点

(1)时间的重要:根据时间就是心肌的理念,急患者所急,因为能挽救心肌的时间窗很窄,必须把握每一个环节争取时间。

(2)掌握再灌注心律失常的规律:术前不管从心电图还是医师的诊断中必须了解心肌梗死的部位,便于血管再通后再灌注心律失常的处理。因为直接 PTCA 与再灌注心律失常的危险和获益有着直接相关的因素,心肌缺血的时间越短再灌注心律失常的发生率就越高,但这是开通闭塞血管重建有效的心肌灌注,最快最可靠的手段。

一般情况下右冠状动脉或左冠状动脉的回旋支闭塞,血运再通后通常出现的心律失常是缓

慢心律失常;高度房室传导阻滞较常见。可能是窦房结缺血或迷走神经过度兴奋所致,阿托品是一种 M 胆碱受体阻滞药,能拮抗迷走神经过度兴奋所致的传导阻滞和心律失常,必要时置入临时起搏,但起搏电极常常可以诱发快速室性心律失常,导致心室颤动,其发生率统计在35.3%,并且起搏器电极还可以导致心脏穿孔,必须谨慎使用。

前降支闭塞或广泛前壁心肌梗死的患者血运重建后的再灌注心律失常,多以室性心律失常常见,出现室性心动过速的机制包括跨膜静息电位降低,梗死组织与非梗死组织间不应期差异造成的折返和局灶性自律性增高。自主节律可能只是一种再灌注心律失常,并不提示室颤发生的危险会增加。非持续性心动过速持续时间<30 秒,最佳处理应该是先观察几分钟,血流动力学稳定后心律可恢复正常,持续性心动过速持续时间>30 秒,发作时迅速引起血流动力学改变,应立即处理,尤其室性心动过速为多源性发作>5 次搏动应给予高度重视。利多卡因有抗室颤的作用,必要时可直接静脉注射,或静脉注射胺碘酮,出现室颤时如果室颤波较细,直接除颤效果可能不好,可首先选择心前区叩击或使用付肾素让室颤波由细变粗,此时采取非同步除颤。

(3)静脉通路及要求:不管患者是从急症室带来的输液通路,还是我们建立的,其原则都必须保证其通畅,如果通路在患者的右侧,必须用连接管延长到患者的左侧并连接三通,这是患者的生命线,是决定能否及时给药挽救患者生命的关键。

(4)护士站立的位置:跟台护士一般都是安排一人,尤其在夜间所有的护理工作都由一个护士来承担,这样护士很难固定自己的位置,患者和医师的需要会给护理工作带来非常烦琐和忙碌的场面。首先,护士要分清主次并给予有序的护理干预。传递完医师相关的材料后,马上站到患者的左侧,将除颤仪调试好,并排放在与患者胸部接近的位置,术前配置好的药物随身携带到患者的左侧,检查患者的输液通路、氧饱和及有创压力的衔接情况,随时观察患者的生命征象。

(5)备好抽吸导管:如 FFCA 后,“罪犯血管”无血流,有可能是患者血管内有大量的血栓,在备好抽吸导管的同时,将替罗非班12.5 mg稀释成 10 mL,让台上的医师抽吸 1.25 mg 再稀释到 10 mL经导管直接注入冠状动脉,剩余的 11.25 mg 再稀释到 50 mL 的空针中,用微量输液泵以 2 mL/h的速度给患者输入,如是夹层的原因应立即植入支架。

(6)给予全方位的评估:当急性心肌梗死的患者造影结果与患者的症状不相符合时,应给予全方位的评估,在患者血压及生命指征相对稳定的情况下,将硝酸甘油 100～200 μg 经导管直接注入冠状动脉,避免因血管痉挛或血栓的形成导致冠状动脉某支血管的阙如或不显影,尤其在主支与分支分叉的位置,容易将显影的分支误认为是主支,而错过了真正的主支最佳的血管再通的时机甚至延误了治疗。

(韩雅琴)

第九节　心脏瓣膜病的介入护理

一、二尖瓣狭窄的介入治疗

(一)病因

绝大多数二尖瓣狭窄是风湿热的后遗症。极少数为先天性狭窄或老年性二尖瓣环或环下钙化。好发于20～40岁的青壮年，其中2/3为女性，约40%的风湿性心脏病患者为单纯性二尖瓣狭窄。

(二)病理

由于瓣膜交界处和基底部炎症水肿和赘生物形成，纤维化和/或钙质沉着，瓣叶广泛粘连，腱索融合缩短，瓣叶僵硬，导致瓣口变形和狭窄，狭窄显著时成为一个裂隙样的孔。按病变进程分为隔膜型和漏斗型。隔膜型主瓣体无病变或病变较轻，活动尚可；漏斗型瓣叶明显增厚和纤维化，腱索和乳头肌粘连和缩短，整个瓣膜变硬呈漏斗状，活动明显受限，常伴有不同程度的关闭不全。瓣叶钙化进一步加重狭窄，并可引起血栓形成和栓塞。

(三)临床症状与体征

1.症状

通常情况下，从初次风湿性心肌炎到出现明显二尖瓣狭窄的症状可长达10年，此后10～20年逐渐丧失活动能力。常见的症状有呼吸困难、咳嗽、咯血、疲乏无力等。左心房扩大和左肺动脉扩张压迫喉返神经可引起声音嘶哑，左心房明显扩大可压迫食管引起吞咽困难，右心衰竭时可出现食欲减退、腹胀、恶心等症状。

2.体征

(1)心尖区舒张中晚期低调的隆隆样杂音是其最重要的体征。

(2)心尖区第1心音亢进及开瓣音常见于隔膜型，高度提示狭窄的瓣膜仍有一定的柔顺性和活动力，有助于隔膜型二尖瓣狭窄的诊断，对决定手术治疗的方法有一定意义。

(3)肺动脉瓣区第2心音亢进、分裂，是肺动脉高压的表现。

(4)其他，二尖瓣面容，表现为面颊、口唇及耳垂发绀，这是心排血量降低、末梢血氧饱和度降低的结果，是中重度的表现。右心室扩大时可产生三尖瓣相对关闭不全的体征，右心功能不全时可出现体循环淤血的体征。

(四)影像学检查

1.心电图

左心房显著扩大时，可出现二尖瓣型P波。当合并肺动脉高压时，则显示右心室增大，电轴亦可右偏。

2.X线

X线所见与二尖瓣狭窄的程度和疾病的发展阶段有关。仅中度以上狭窄病例在检查时方可发现左心房增大，肺动脉段突出，左支气管抬高，并可有右心室增大等。后前位心影呈梨状，右前斜位显示左心房向后增大，充钡的食管向后移位。其他尚有肺淤血、间质性肺水肿等征象。

3.超声心动图

超声心动图为定性和定量诊断二尖瓣狭窄的可靠方法。二维超声心动图可显示狭窄瓣膜的形态和活动度，测绘二尖瓣口面积。用连续和脉冲多普勒可测定二尖瓣口血流速度，计算跨瓣压差和二尖瓣口面积，还可提供房室大小、室壁厚度和运动、心功能、肺动脉压等信息。

(五)诊断与鉴别诊断

1.诊断

中青年患者有风湿热史，心尖区舒张期隆隆样杂音伴X线、心电图及食管钡餐检查显示左心房扩大，一般可做出诊断，确诊有赖于超声心动图。

2.鉴别诊断

(1)可引起心尖区舒张期杂音的疾病：如重度主动脉瓣关闭不全产生的 Austin-Flint 杂音、风湿性心瓣膜炎产生的 Carey-Coombs 杂音等，应结合各特点加以鉴别。

(2)左心房黏液瘤，可产生类似二尖瓣狭窄的症状和体征，但其杂音往往间歇出现，随体位而改变。超声心动图可见二尖瓣前叶后方的云团状肿瘤反射回声，在收缩期退入左心房。

(六)经皮穿刺球囊二尖瓣成形术(PBMV)

PBMV 是一种非外科手术治疗二尖瓣狭窄的新技术，于 1982 年由 Inoue 等首先报道，方法为经静脉穿刺房间隔后进行二尖瓣球囊扩张术。迄今，PBMV 已积累了不少临床经验，取得了较满意的近期临床疗效。我国自 1985 年开展这一工作以来，取得了良好的效果。

1.适应证

有症状的二尖瓣狭窄患者，心功能在Ⅱ～Ⅲ级，二尖瓣口面积 0.5～1.5 cm^2，瓣叶较柔软、有弹性、无明显增厚及钙化，左心房内无血栓是理想的病例。

2.禁忌证

(1)合并中度或中度以上二尖瓣关闭不全者。

(2)二尖瓣有显著的钙化或硬化者。

(3)右心房巨大者。

(4)心房内有血栓形成或最近 6 个月内有体循环栓塞者。

(5)有严重心脏或大血管转位者。

(6)升主动脉明显扩张者。

(7)脊柱畸形者。

(8)进行抗凝治疗的患者。

(9)有风湿活动者。

(10)全身情况差、不能耐受心导管手术者。

3.操作要点

患者仰卧位，右股静脉穿刺，将直径为 0.032 英寸的导丝送至上腔静脉，沿导丝将心房间隔穿刺导管送至上腔静脉，退出指引导丝，在透视下房间隔穿刺。房间隔穿刺成功的标志：穿刺针的压力监测显示心房压力增高，波形变为左心房压力波形曲线；从穿刺针腔抽出的血流为动脉血，颜色鲜红；从穿刺针注射对比剂时在左心房中弥散。退出穿刺针，注射肝素抗凝，插入专用导丝，扩张股静脉及房间隔穿刺孔，选择Inoue球囊导管，一般选 26～29 mm 直径的球囊，送球囊进入左心房，再进入左心室，向球囊注入稀释的对比剂充盈球囊前半部，并在心室内来回移动 2～3 次以防球囊卡在腱索间。然后将球囊导管回拉致使球囊中央正好嵌在二尖瓣口，助手迅速将事先准备好的稀释对比剂推进球囊，使之完全充盈，充盈后立即回抽排空球囊，一次扩张即告完成。球囊在充盈初期因受狭窄的二尖瓣口挤压而呈“腰状征”，在扩张后期随球囊膨胀力的增加，使二尖瓣口扩大而显示“腰状征”消失。如一次扩张不满意，可如上反复扩张 4～8 次。在整个操作过程中需持续监测血压和心电，同时应有心外科医师做好紧急开胸的手术准备，以协助处理可能发生的严重并发症。

4.并发症

(1)心脏压塞：多由于房间隔穿刺所引起。

(2)二尖瓣反流：多因球囊过大、钙化的联合部扩张后不能对合所引起。如有严重二尖瓣反流者，应及时进行二尖瓣置换术。

(3)栓塞：术前通过食管超声心动图检查观察心房内有无血栓，有助于减少本症。

(4)心律失常：可能发生多种心律失常，一般不需特殊处理。

(5)其他：短暂低血压、胸痛、短暂意识障碍、血肿和感染等。

二、主动脉瓣狭窄的介入治疗

(一)病因和病理

1.风心病

风湿性炎症导致瓣膜交界处粘连融合，瓣叶纤维化、僵硬、钙化和挛缩畸形，因而瓣口狭窄。几乎无单纯的风湿性主动脉瓣狭窄，大多伴有关闭不全和二尖瓣损害。

2.先天性畸形

先天性二叶瓣畸形为最常见的先天性主动脉瓣狭窄的病因。单叶、四叶主动脉瓣畸形偶有发生。

3.退行性老年性主动脉瓣狭窄

为65岁以上老年人单纯性主动脉瓣狭窄的常见原因。无交界处融合，瓣叶主动脉面有钙化结节限制瓣叶活动，常伴有二尖瓣环钙化。

(二)临床症状与体征

1.症状

大多数狭窄较轻的病例无症状。但如瓣膜口有足够的狭窄，则可发生心绞痛、眩晕、昏厥，并可引起心力衰竭。左心衰竭表现为活动后气促、阵发性呼吸困难、端坐呼吸及肺水肿，随后出现右心衰竭的症状。

2.体征

最主要的体征是主动脉瓣区粗糙的喷射性Ⅲ级以上收缩期杂音，常伴有收缩期震颤；杂音沿动脉传导，甚至达肱动脉；一般杂音越长、越响，收缩高峰出现越迟，狭窄越严重。动脉血压差缩小。

(三)影像学与实验检查

1.心电图

可有左心室肥厚、劳损。

2.X线检查

显示不同程度的左心室增大，在侧位透视下可见主动脉瓣钙化。

3.超声心动图

为定性和定量主动脉瓣狭窄的重要方法。二维超声心动图可探测主动脉瓣异常，有助于确定狭窄和病因；借助于连续多普勒可计算出跨瓣压差和瓣口面积。

(四)诊断及鉴别诊断

1.诊断

根据主动脉瓣区收缩期杂音的特点及伴有的震颤，不难做出诊断。确诊有赖于超声心动图。

2.鉴别诊断

(1)先天性主动脉瓣狭窄：本病于幼年便可发现，超声心动图可发现畸形。

(2)肥厚型梗阻性心肌病：由于收缩期二尖瓣前叶前移致左心室流出道梗阻，产生收缩中期或晚期喷射性杂音，最响部位在胸骨左缘，不向颈部传导，有快速上升的重搏脉。超声心动图可助诊断。

（五）经皮腔内球囊主动脉瓣成形术（PBAV）

PBAV 虽然已经成为常规介入治疗手段，但仍然存在许多重要限制，例如，多数患者术后仍有较明显的残余狭窄、主动脉瓣口面积增加幅度有限、远期再狭窄率和病死率相对较高。但对于一些经过慎重选择的病例，仍然是一种可以选择的有效治疗手段。

1.适应证

（1）主动脉瓣明显狭窄但存在主动脉瓣置换术禁忌证，如高龄、一般情况差或伴有其他重要脏器疾病。

（2）需优先进行非心脏手术，可以先进行 PBAV 改善心功能，保证非心脏手术的安全进行，术后再酌情保守治疗或行主动脉瓣置换术。

（3）重度主动脉狭窄引发严重心力衰竭或心源性休克，对这种患者可行急诊 PBAV 稳定血流动力学，为择期主动脉瓣置换术创造条件。

（4）主动脉瓣狭窄合并的充血性心力衰竭原因不明，对这种患者可先行 PBAV，如果术后心功能明显改善，说明主动脉瓣狭窄是充血性心力衰竭的主要原因。如果术后瓣口面积扩大，但心功能却改善不明显，则表明充血性心力衰竭是由其他原因所致。

2.禁忌证

主动脉瓣狭窄合并中度以上主动脉瓣关闭不全，或合并严重的冠心病以及有一般心导管手术禁忌者，则不能行 PBAV。

3.操作步骤（经动脉逆行法）

（1）进行左心导管检查和升主动脉造影，测量主动脉跨瓣压差、瓣环直径，计算瓣口面积。

（2）进行冠状动脉造影检查冠状动脉供血情况。

（3）经猪尾导管将导丝送入左心室，退出猪尾导管，保留导丝。

（4）根据主动脉瓣环直径选择球囊导管，球囊直径与主动脉瓣环直径的比值为 1.1～1.2 较为合适。多数患者选用直径为 15～23 mm的球囊。

（5）多数术者习惯选用 Inoue 球囊导管，因为其球囊导管直径能准确控制，扩张时球囊能良好固定于主动脉瓣口。如果单球囊扩张效果不满意，可换用双球囊技术进行扩张。

（6）沿导丝将球囊导管送至主动脉瓣口，注射少量对比剂确定球囊位置合适。

（7）手推注射器充盈球囊，扩张 3～5 秒后排空球囊。扩张中透视观察球囊最大充盈时腰部凹陷消失的程度。一般扩张 2～3 次后球囊腰部凹陷即完全消失。

（8）如果单球囊扩张效果不满意，可换用双球囊技术扩张。第二根球囊导管可经对侧股动脉或肱动脉送入，两个球囊直径之和应等于主动脉瓣环直径的 1.2～1.3 倍。通常双球囊技术仅限于单球囊扩张后主动脉瓣压力阶差下降不满意的病例。

4.并发症

（1）血管损伤：最常见，主要是由于穿刺和扩张动脉所引起。其中 9%～15%需行血管修补术或输血处理。近年来，随着球囊外径减小，其发生率已明显下降。

（2）严重主动脉瓣反流：发生率为 1%～2%，主要原因是球囊直径过大，尤其是当球囊直径大于主动脉瓣环直径 1.3 倍时更易发生。

（3）猝死：发生率 4%～5%，手术病死率 1%。死因包括难治性心力衰竭、严重主动脉瓣反流、心脏压塞、脑栓塞、内出血及感染等。心功能差、重度主动脉瓣狭窄以及合并严重冠状动脉病变者病死率较高。

三、肺动脉瓣狭窄的介入治疗

(一)病因及病理

肺动脉瓣狭窄最常见的病因为先天性畸形。风湿性极少见。本病的主要病理变化在肺动脉瓣及其上下,分为三型。瓣膜型表现为瓣膜肥厚、瓣口狭窄,重者瓣叶可融合成圆锥状;瓣下型为右心室流出道漏斗部肌肉肥厚造成梗阻;瓣上型指肺动脉主干或主要分支有单发或多发性狭窄,此型较少见。

(二)临床症状与体征

轻中度肺动脉瓣狭窄一般无明显症状,其平均寿命与常人相似;重度狭窄运动耐力差,可有胸痛、头晕、晕厥等症状。主要体征是肺动脉瓣区响亮、粗糙、吹风样收缩期杂音,肺动脉瓣区第2心音减弱伴分裂,吸气后更明显。

(三)影像学及实验检查

1.心电图

轻度狭窄时可正常;中度以上狭窄可出现右心室肥大、右心房增大。也可见不完全性右束支传导阻滞。

2.X线检查

可见肺动脉段突出,此为狭窄后扩张所致。肺血管影细小,肺野异常清晰;心尖左移上翘为右心室肥大的表现。

3.超声心动图

可见肺动脉瓣增厚,可定量测定瓣口面积;瓣下型漏斗状狭窄也可清楚判定其范围;应用多普勒技术可计算出跨瓣或狭窄上下压力阶差。

(四)诊断及鉴别诊断

典型的杂音、X线表现及超声心动图检查可以确诊。鉴别诊断应考虑原发性肺动脉扩张,房、室间隔缺损等。

(五)经皮穿刺球囊肺动脉瓣成形术(PBPV)

1.适应证

凡先天性肺动脉瓣膜型狭窄且需进行治疗者,均可采用本法作为首选的治疗方案。若其跨瓣膜收缩期压力阶差>4.0 kPa(30 mmHg)或右心室收缩压>6.7 kPa(50 mmHg),均有做PBPV的指征。

2.禁忌证

如果患者的全身情况很差,有严重肝肾功能损害及对碘过敏者,不宜行PBPV。

3.操作步骤

(1)常规右心导管检查和右心造影,测定血流动力学参数,计算跨瓣压差,测量肺动脉瓣环直径等,为选择球囊和判断成形效果提供参考。

(2)经股静脉送入右心导管,经下腔静脉、右心房、右心室、跨越肺动脉瓣进入左上肺动脉。

(3)通过右心导管送入0.81 mm或0.97 mm的J形交换导丝,进入左上肺动脉末端。

(4)保留导丝,撤出右心导管。间断透视防止导丝移位。

(5)根据肺动脉瓣环直径选择球囊,原则是球囊直径与瓣环直径比值为1.1～1.3。

(6)经导丝送入球囊导管,根据球囊导管的透视影像或标志将球囊中部定位在狭窄的瓣膜处。

(7)术者固定球囊导管,助手快速推注对比剂使球囊充盈,5秒后迅速排空。一般扩张3～5次,直到球囊中部的凹陷消失。撤出球囊导管,重复肺动脉造影和血流动力学参数测量,评价成形效果。

4.注意事项

对于心脏显著扩大和严重肺动脉瓣狭窄的患者,有时右心导管难以跨越肺动脉瓣,此时可采取以下几种方法。

(1)将右心导管送到肺动脉瓣下,再经右心导管送入直导丝,协调配合操作导管和导丝跨越肺动脉瓣。

(2)先将漂浮导管漂至肺动脉瓣下,然后迅速排空气囊,使导管随血流进入肺动脉。

(3)将右冠状动脉指引导管送至肺动脉瓣下,使其顶端开口指向肺动脉瓣口,再沿指引导管送入直导丝,协调操作指引导管和导丝跨越肺动脉瓣。

四、心脏瓣膜疾病的介入护理

(一)护理要点

(1)向患者介绍介入治疗的目的、方法、注意事项,消除顾虑,使其积极配合治疗。

(2)执行术前常规准备。

(3)注意观察听诊心脏杂音的变化,以利于术中、术后对照。

(4)行股动脉穿刺者,穿刺侧肢体制动12小时,穿刺点沙袋压迫6小时;行股静脉穿刺者,穿刺侧肢体制动6小时,穿刺点沙袋压迫2小时。观察穿刺点有无渗血、出血及足背动脉搏动和皮肤颜色等情况。

(5)遵医嘱应用药物。

(6)术后注意观察有无二尖瓣反流、瓣叶撕裂或穿孔等并发症。一旦穿刺心房间隔引起心包积血而造成心脏压塞时,需做紧急处理。

(7)注意观察心电监护和心电图的变化,以便及时发现各种类型的心律失常。

(二)健康教育

(1)根据患者的情况指导活动,预防感冒。

(2)遵医嘱应用抗凝药物,

(3)饮食以清淡、低盐易消化为宜,避免过饱。

(4)定期门诊复查心电图、心脏彩色多普勒、出凝血试验等。

(韩雅琴)

第十节　先天性心脏病的介入护理

先天性心脏病为胎儿心脏在母体内发育缺陷所造成。患者出生后即有心脏血管病变,部分发育至成人才开始出现临床症状。本节主要介绍房间隔缺损、室间隔缺损及动脉导管未闭3种常见的心脏病。

先天性心脏病的病因如下。①遗传：患先心病的母亲和父亲其子女先心病的患病率分别为3%～16%和1%～3%，远高于普通人群的患病率。先心病中5%伴有染色体异常，3%伴有单基因突变。②子宫内环境变化：子宫内病毒感染，以风疹病毒感染最为突出。③其他：药物、接触放射线、高原环境、早产、营养不良、糖尿病、苯丙酮尿症和高钙血症等因素。

一、房间隔缺损的介入治疗

房间隔缺损(ASD)是成人中最常见的先天性心脏病，女性多于男性，男女之比为1∶2。

(一)病理

房间隔缺损一般分为原发孔缺损和继发孔缺损，前者实际上属于部分心内膜垫缺损，常同时合并二尖瓣和三尖瓣发育不良。后者为单纯房间隔缺损(包括卵圆窝型、卵圆窝上型、卵圆窝后下型和单心房)。房间隔缺损对血流动力学的影响主要取决于分流量的大小，由于左心房压力高于右心房，所以形成左向右的分流。持续的肺血流量增加导致肺淤血，肺血管顺应性下降，从功能性肺动脉高压发展为器质性肺动脉高压，最终使原来的左向右分流逆转为右向左分流而出现青紫。

(二)临床症状与体征

1.症状

症状轻重不一，缺损小者可无症状，仅在检查时被发现。缺损大者的主要症状为劳累后气急、心悸、乏力、咳嗽和咯血。可发生室上性心律失常、房扑和房颤等。有些患者可因右心室容量负荷加重而发生右心衰竭。晚期部分患者因重度肺动脉高压出现右向左分流而有发绀，形成Eisenmenger综合征。

2.体征

心脏浊音界扩大，肺动脉瓣区第二心音亢进，呈固定性分裂，并可闻及Ⅱ～Ⅲ级收缩期喷射性杂音，此系肺动脉血流量增加、肺动脉瓣关闭延迟并相对性狭窄所致。

(三)影像学及实验检查

1.X线检查

肺野充血，肺动脉增粗，肺动脉段明显突出，肺门血管影粗而搏动强烈，形成所谓肺门舞蹈，右心房及右心室增大，主动脉弓缩小。

2.心电图检查

右束支传导阻滞和右心室增大，电轴右偏，PR间期延长。

3.超声心动图检查

可见右心房、右心室增大，肺动脉增宽，剑突下心脏四腔图显示房间隔缺损的部位和大小，彩色多普勒可显示分流的方向和部位。

4.心导管检查

右心导管检查可发现从右心房开始至右心室和肺动脉的血氧含量均高出腔静脉血的氧含量达1.9 Vol%以上，说明在心房水平存在由左至右分流。

(四)诊断与鉴别诊断

典型的心脏听诊、心电图和X线表现可提示房间隔缺损的存在，超声心动图的典型表现可

确诊。

本病需与下列疾病相鉴别。

1.室间隔缺损

室缺患者在胸骨左缘可闻及收缩期杂音，但室缺的杂音位置较低，常在胸骨左缘第3、4肋间，多伴有震颤，左心室常增大。超声心动图有助于确诊。

2.单纯肺动脉瓣狭窄

单纯肺动脉瓣狭窄在肺动脉瓣区可听到收缩期杂音，较房间隔缺损的杂音粗糙，且常可扪及收缩期震颤，P_2 减弱甚至消失；右心导管检查可发现右心室压明显高于主肺动脉压。超声心动图能明确诊断。

(五)介入治疗要点

尽管外科手术治疗房间隔缺损已经非常成熟，但近年来影像学及导管技术的飞速发展，介入治疗在一定范围内取代了手术治疗，目前多数医院用 Amplatzer 双面伞对房间隔缺损进行封堵。

(六)适应证

(1)年龄＞3岁，＜60岁，体重＞5 kg。

(2)继发孔房间隔缺损，其局部解剖结构必须满足以下条件：最大伸展直径＜40 mm；继发孔房间隔缺损边缘至少4 mm，特别是离上腔静脉、下腔静脉、冠状静脉窦口和肺静脉开口；房间隔直径大于房间隔缺损14～16 mm。

(3)复杂先天性心脏病功能矫治术后遗留的房间隔缺损。

(4)继发孔房间隔缺损经外科手术修补后残余分流或再通。

(5)二尖瓣球囊扩张术后明显的心房水平左向右分流。

(6)临床有右心室容量负荷过重的表现，如右心室扩大等。

(七)禁忌证

(1)有明显发绀并自右向左分流，肺动脉高压。

(2)部分或完全肺静脉畸形引流；多发性房间隔缺损；左心房发育不良，复杂先心伴房间隔缺损。

(3)左心房隔膜或超声提示心脏内有明显血栓，特别是左右心耳内。

(4)其他情况：存在没有完全控制的全身感染，有出凝血功能障碍、未治疗的溃疡、阿司匹林应用禁忌等。

(八)操作技术

(1)穿刺股静脉，行常规右心导管检查。将右心导管送至左心房，并在导丝的引导下到达左上肺静脉。

(2)通过右心导管将加硬的置换导丝放置在左上肺静脉，撤出右心导管及血管鞘，并通过静脉输液通道对患者进行肝素化处理。

(3)将测量球囊在体外进行注水(含对比剂的生理盐水)、排气。当其内气体完全排空后，抽成负压状态，沿交换导丝送达 ASD 处，注入稀释后的对比剂。在X线及超声心动图的监测下，观察球囊对 ASD 的封堵情况，然后将球囊撤出体外，根据测量板了解 ASD 的直径，并与X线及超声测得的结果对比，选择封堵 ASD 的封堵器的大小。

(4)沿交换导丝将输送鞘管送至左心房，特别要注意这一过程，切勿将气体带入体内，以免引起冠状动脉气栓。

(5)在体外将输送导丝穿过装载器，并沿顺时针方向将封堵器安装在输送导丝顶端，反复磨合3～4次后拧紧，但切勿安装过紧。

(6)将封堵器及装载器浸入生理盐水中，反复排气，将封堵器完全拉进装载器里。

(7)将装载器连接输送鞘管，推送输送导丝，使封堵器通过输送鞘管送至左心房，推动过程中不要随意旋转输送导丝。在透视或超声心动图监测下张开封堵器的左心房侧，然后轻柔地回拉使其紧贴，固定输送导丝轻轻回撤输送鞘管，张开封堵器的右心房部。

(8)在超声心动图的监测下反复拉动输送导丝，以确保封堵器安全到位，如发现不合适，可将封堵器重新收回，或再行释放或更换封堵器。

(9)按逆时针方向旋转输送导丝的尾端，将封堵器释放。

(10)术后3天内对患者进行肝素化处理，术后半年内使用抗凝血药物(阿司匹林)。

(九)并发症

1.封堵器脱落

封堵器脱落是放置Amplatzer双面伞后的严重并发症，发生率<0.1%。一旦发生封堵器脱落，一般需开胸手术处理或通过介入的方法取出封堵器。

2.血管栓塞

若操作过程中将气体带到左心系统或手术中肝素化不够、器械用肝素水冲洗不完全，各种器械表面的细小血栓脱落可导致动脉系统特别是冠状动脉或脑动脉栓塞。术后未服用阿司匹林等抗凝药也可导致动脉栓塞。

3.急性心脏压塞

常见的原因为心房穿孔(左心房或右心房)，其次为肺静脉破裂，均与手术操作有关。一旦发生上述情况，应尽快行心包穿刺引流。

4.心律失常

手术操作过程中可出现一过性心律失常，如房性期前收缩、房性心动过速、房室传导阻滞，均可在术中自动终止。

二、室间隔缺损的介入治疗

室间隔是分隔左、右心室的心内结构，由膜部、漏斗部和肌部三部分组成。室间隔缺损(VSD)是指左、右心室间隔缺损导致了左、右心室的异常通道，本病男性较多见。

(一)病理

(1)室间隔缺损分为：①嵴上型，缺损在肺动脉瓣下，常合并主动脉瓣关闭不全；②嵴下型或膜部缺损，为最常见的类型；③房室通道型；④肌型缺损。

(2)室间隔缺损导致心室水平的左向右分流，其血流动力学改变为：肺循环血流量增多；左心室容量负荷增大；体循环血量下降。

(二)临床症状与体征

1.症状

缺损小、分流量小的患者可无症状；缺损大者可有发育不良、劳力后气急、心悸、咳嗽和肺部感染等症状。后期可有心力衰竭。肺动脉高压由右向左分流者出现发绀。本病易发生感染性心内膜炎。

2.体征

胸骨左缘第 3～4 肋间有响亮而粗糙的全收缩期杂音，伴有震颤。分流量较大的缺损者，于肺动脉瓣区可闻及第二心音增强或亢进。随着病情的发展，肺血管阻力增高，左向右分流减少，收缩期杂音也随之减弱甚至消失，而肺动脉瓣区第二心音则明显亢进。

(三)影像学检查

1.X 线检查

心室内分流量小时，心肺基本正常或肺纹理稍增多。大量分流者肺纹理明显增粗，肺动脉段突出，肺门动脉扩张，搏动增强，甚至呈“肺门舞蹈”征。

2.超声心动图

可见室间隔回声中断征象。脉冲多普勒和彩色多普勒血流显像可明确心室内分流的存在，并可间接测量肺动脉的压力。

3.心电图

VSD 缺损小者心电图正常；缺损大者以右心室肥厚为主；左、右心室肥厚及右束支传导阻滞等改变。

4.右心导管检查

对室间隔缺损的诊断和选择手术适应证具有重要的参考意义。右心室平均血氧含量超过右心房平均血氧含量 1 Vol%以上，或右心室内某一标本血氧含量突出增多，均表明心室水平由左向右的分流，且在肺动脉压不高或轻度增高的患者，其分流量常与缺损的大小相一致。

(四)诊断与鉴别要点

根据典型的心脏杂音、X 线和心电图改变可提示室间隔缺损，超声心动图及右心导管检查可确定诊断。本病需与下列疾病相鉴别。

1.房间隔缺损

通常 ASD 的杂音位置较高，较柔和，较少伴有震颤。心电图及胸部 X 线均示右心扩大，超声心动图可帮助确诊。

2.肺动脉瓣狭窄

肺动脉瓣狭窄者的杂音呈喷射性，P_2 减弱，心电图显示右心优势，而胸部 X 线则呈肺血减少。右心导管检查可测到跨瓣压差。

(五)介入治疗要点

室间隔缺损的介入治疗是近年来发展迅速的一项经导管介入技术。由于其创伤小、并发症低、康复快，已经得到了医师和患者的接受；但介入治疗室间隔缺损也有其固有的缺陷。介入治疗只能治疗为 60%～70%的膜部 VSD，部分患者膜部 VSD 的局部解剖仍然不适合介入方法治疗，外科开胸是唯一的选择。肌部 VSD 由于其发生率低，因而积累的病例数还不够多。本节仅介绍用 Amplatzer 封堵器关闭膜部室间隔缺损。

(六)适应证

(1)年龄＞3 岁，＜60 岁，体重＞5 kg。

(2)有外科手术适应证的膜部室间隔缺损。

(3)膜部室间隔缺损的上缘离主动脉瓣至少 1 mm，离三尖瓣隔瓣至少 3 mm，室间隔缺损的最窄直径＜14 mm。

(4)伴膜部室间隔瘤形成时，瘤体未影响右心室流出道。

(5)轻到中等度肺动脉高压,而无右向左分流。

(6)外科手术关闭膜部室间隔缺损后遗留的 VSD,且对心脏的血流动力学有影响。

(七)禁忌证

(1)膜部室间隔缺损自然闭合趋势者。

(2)膜部室间隔缺损合并严重肺动脉高压和右向左分流而发绀者。

(3)膜部 VSD 的局部解剖结构缺损过大(>16 mm)。

(4)膜部 VSD 合并其他先天性心脏畸形不能进行介入治疗者。

(八)操作技术

(1)穿刺股动脉、股静脉,行常规左、右心导管检查。用猪尾导管行左心室造影(左心室长轴斜位),了解 VSD 的大小、形态、部位以及距主动脉瓣的距离。

(2)以右冠导管或其他特型导管在左心室面寻找 VSD,并通过 VSD 将导管送至右心室,将 260 cm泥鳅导丝或面条导丝通过该导管送达右心室并达肺动脉。

(3)放置右心导管至肺动脉,通过网篮状异物钳寻找上述泥鳅导丝,并将该导丝通过右心导管拉出体外,以建立主动脉-左心室-VSD-右心室-右心房-下腔静脉轨道。撤除右心导管及血管鞘,将封堵器输送鞘管通过上述轨道,经下腔静脉-右心房-右心室-VSD 达到左心室,此时鞘管前端应尽量送至左心室心尖部。

(4)在体外将输送导丝穿过装载器,并沿顺时针方向将封堵器安装在输送导丝的顶端,反复磨合3～4 次后拧紧。将封堵器及装载器浸入生理盐水中,反复排气,将封堵器完全拉进装载器里。将装载器连接输送鞘管,推送输送导丝将封堵器通过输送鞘管至左心室。在透视或超声监测下张开封堵器的左心室侧,然后轻柔地回拉使其紧贴 VSD(这可通过输送系统传导感觉,通过超声心动图观察到);固定输送导丝,轻轻回撤输送导管,张开封堵器的右心室部。

(5)以猪尾导管在左心室重复左心室造影,观察封堵器对 VSD 的封堵效果、位置以及是否影响主动脉瓣。

(6)认真进行超声心动图检查,了解封堵器与主动脉瓣及三尖瓣的位置关系,是否对以上结构造成损伤。

(7)观察心电图,了解有无心律失常,以判断封堵器是否可以释放。

(8)如发现不合适,可将封堵器重新收回到输送鞘管内,或再行释放或更换封堵器。

(9)将输送导丝逆时针方向旋转,释放封堵器。

(九)并发症

1.一过性心律失常

大多数患者在手术操作过程中会出现一过性心律失常,如室性期前收缩、室性心动过速等,一般不需处理。因为一旦停止心导管操作,这些心律失常多会自然终止。

2.主动脉瓣关闭不全

如果因放置膜部室间隔缺损封堵器后造成了主动脉瓣关闭不全,应当立即取出封堵器。

3.三尖瓣关闭不全

发生率约 1%。在选择膜部室间隔缺损的治疗方法中,膜部室间隔缺损离三尖瓣的距离是非常重要的,一般要求膜部室间隔缺损离三尖瓣在 3 mm 或以上,才能采用经导管法关闭膜部室间隔缺损。

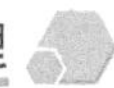

三、动脉导管未闭的介入治疗

动脉导管未闭(PDA)是指主动脉和肺动脉之间的一种先天性异常通道,多位于主动脉峡部和肺动脉根部之间,是常见的先心病之一,发病率女多于男,约为 3∶1。

(一)病理

动脉导管连接肺动脉与降主动脉,是胎儿期血液循环的主要渠道。出生后一般在数月内因废用而闭塞,如 1 岁后仍未闭塞即为动脉导管未闭。病理生理改变为主动脉血流通过未闭的动脉导管进入肺动脉,使肺循环血流量增多,肺动脉及其分支扩张,回流至左心系统的血流量也相应增加,左心室增大。

(二)临床症状与体征

1.症状

分流量小者可无临床症状,分流量大者常有乏力、劳累后心悸、气喘胸闷等。

2.体征

胸骨左缘第 2 肋间及左锁骨下方可闻及连续性机器样杂音,可伴有震颤,脉压轻度增大。周围血管征阳性。后期因继发性严重肺动脉高压可导致右向左分流,此时上述杂音的舒张期成分减轻或消失。

(三)影像学检查

1.心电图

常见的有左心室大、左心房大的改变,有肺动脉高压时,可出现右心房大、右心室肥大。

2.X 线检查

透视下所见肺门舞蹈征是本病的特征性变化。胸片上可见肺动脉凸出,肺血增多,左心房及左心室增大。

3.超声心动图

二维超声心动图可显示动脉导管未闭,左心室内径增大。彩色多普勒可测得主动脉与肺动脉之间的分流。

4.心导管检查及造影

右心导管检查显示肺动脉血氧含量较右心室的血氧含量高出 0.5Vol%以上,肺血流量增多。心导管可由肺动脉通过未闭的动脉导管进入降主动脉,肺动脉压显著增高者可有双向性或右向左分流。选择性主动脉造影可见主动脉弓显影的同时肺动脉也显影。

(四)诊断与鉴别要点

根据典型的心脏杂音、X 线及超声心动图表现,大部分可做出正确诊断,右心导管检查可进一步确定病情。本病应与下列疾病鉴别。

1.单纯肺动脉瓣狭窄

单纯肺动脉瓣狭窄在肺动脉瓣区可闻及收缩期杂音,扪及收缩期震颤,P_2 减弱甚至消失。胸部 X 线示肺动脉段凸出,肺血少,而 PDA 患者则肺血多。右心导管检查显示右心室压明显高于肺动脉压。

2.室间隔缺损继发主动脉瓣关闭不全

室间隔缺损的收缩期杂音与主动脉反流的舒张期杂音同时存在,产生类似连续性杂音,可与动脉导管未闭的杂音相混淆,同时也有脉压增大的表现。

(五)介入治疗要点

应用 Amplatzer 封堵器，封堵 PDA 疗效好、安全性高、并发症少，有适应证的 PDA 患者应首选该方法治疗。

(六)适应证

(1)确诊为动脉导管未闭的患者，PDA 内径<1.2 cm。

(2)体重≥5 kg。

(七)禁忌证

(1)髂静脉或下腔静脉血栓形成；超声心动图确诊心腔内有血栓，特别是右心房内的血栓。

(2)败血症未治愈。

(3)反复的肺部感染病史，而近期肺部感染未得到控制。

(4)生存希望<3 年的恶性肿瘤患者。

(5)肺动脉压力超过 8 Woods 单位。

(6)合并需要进行心外科手术的先天性心脏病。

(7)PDA 是某些复杂先天性心脏病的生命通道时，如主动脉缩窄合并的 PDA 则是关闭未闭动脉导管的绝对禁忌证。

(8)体重<5 kg。

(八)操作技术

(1)穿刺股动脉、股静脉，行常规左、右心导管检查。

(2)用猪尾导管在主动脉弓降部进行造影，了解 PDA 的大小、形态、部位。

(3)将右心导管通过 PDA 送至主动脉侧，经该导管送入交换导丝，撤出右心导管及血管鞘，再将输送鞘管经交换导丝送达降主动脉。

(4)根据主动脉造影结果测量 PDA 的大小，选择一个较 PDA 直径大 2～4 mm 的封堵器，在体外进行安装。

(5)将输送导丝穿过装载器，并沿顺时针方向将封堵器安装在输送导丝的顶端。

(6)将封堵器及装载器浸入生理盐水中反复排气，将封堵器完全拉进装载器里。

(7)将装载器连接于输送鞘管，然后将封堵器通过输送鞘管送至降主动脉。

(8)在降主动脉先张开封堵器的裙状结构，并拉回使其牢固地卡在 PDA 上(这可以通过透视观察、听心脏杂音、同步的主动脉搏动等方式清楚地感觉到)，固定输送导丝，轻轻回撤输送鞘管，使封堵器的腰部张开，安全置于 PDA 上。

(9)再次进行主动脉弓降部造影，以观察封堵器的封堵效果，有无残余分流。如不满意可将封堵器重新收回到输送鞘管内，或再行释放或更换封堵器。

(10)将输送导丝尾端按逆时针方向旋转，将封堵器释放。

(九)并发症及处理

1.残余分流

手术可有极少数患者存在少量残余分流，随着时间的推移，一般 2～3 个月后残余分流可以消失，这种情况属于正常现象。如果术后半年仍有残余分流，可考虑在第一次手术后 1 年左右再次进行介入治疗。

2.封堵器脱落

发生率低于 0.1%。一旦发生封堵器脱落，可通过网篮道导管将其套出体外，如不成功则需

外科手术将其取出。

3.溶血

主要由于封堵术后残余分流过大或封堵器过大突入主动脉所造成，发生率为0.3%。轻度溶血时在严密观察下，保守治疗(应用降压、激素等药物)可治愈。残余分流较大者，药物治疗控制无效时，可再置入一个封堵器，封堵残余缺口后溶血可治愈。如置入封堵器失败或置入封堵器后仍有难以控制的溶血，则需外科手术将封堵器取出。

四、先天心脏病的介入护理

(一)护理要点

1.术前准备

(1)做好患儿及家属的心理指导，以解除患儿的紧张情绪，配合治疗。

(2)协助医师做好各种检查 测定血常规、尿常规、血型、出凝血时间、肝功能、肾功能及心脏彩色多普勒等检查。

(3)术前3天口服血小板抑制药，如阿司匹林3～5 mg/(kg・d)。

(4)术前1天双侧腹股沟区备皮，并观察股动脉和足背动脉的搏动情况。

(5)了解药物过敏史，做好青霉素皮试、碘试验。

(6)对较大的患儿训练床上大小便，术前禁饮食6小时；年龄较小准备行全麻的患儿禁食禁饮12小时。

(7)术前30分钟肌内注射氯丙嗪1.5～2.0 mg/kg体重，以达到镇静、止痛的目的，或根据患儿的情况术前半小时肌内注射阿托品0.02 mg/kg体重。

2.术后护理

(1)将全麻的患儿术后放置在监护室，准备好各种抢救物品，如吸引器、氧气、气管插管用物及抢救药品，给患者进行心电监护、血压监测，神志不清或半清醒的患儿头偏向一侧，避免误吸导致吸入性肺炎或窒息，严密观察病情变化，每15～30分钟观察并记录一次，应严密监测血氧饱和度，如低于95%应查找原因，及时报告医师。禁食期间注意保持静脉输液通畅。神志完全清醒后给予少量流质饮食。

(2)行右心导管检查的患儿术后卧床12小时，术侧肢体伸直并制动6小时，行左心导管检查的患儿术后卧床24小时，术侧肢体伸直并制动12小时，穿刺点用0.5 kg沙袋压迫6小时，避免咳嗽、打喷嚏、用力排便、憋尿等增加动脉压及腹压的因素，还要注意观察穿刺侧肢体的颜色、温度、感觉、足背动脉搏动是否对称有力，下床活动后注意患儿的步态，不会行走的婴幼儿停止制动后注意观察穿刺侧肢体是否活动自如。若发现穿刺侧肢体疼痛、肤色苍白或发绀、肢体发凉、足背动脉搏动减弱或消失，应考虑动脉血运不良或血栓形成。

(3)并发症的观察及护理：①封堵器脱落及异位栓塞是PDA封堵术的严重并发症，由于封堵器型号选择不当或放置位置不合适所引起。封堵器脱落常常进入肺循环，患儿可出现胸痛、呼吸困难、发绀等。因此，术后应密切观察患者有无胸闷、气促、呼吸困难、胸痛、发绀等症状，注意心脏杂音的变化。②机械性溶血的观察及护理，机械性溶血是PDA封堵术罕见的严重并发症。一般认为溶血与残余分流有关，通过已封堵PDA的血流速度越快，越易发生机械性溶血。因此，术后要密切观察心脏杂音的变化、小便的颜色，必要时送检尿常规。注意皮肤有无黄染。当发现溶血时，要做好再次封堵的准备工作。③对比剂反应的观察及护理，心血管造影时大量对比剂的快速注入，部分患儿有头痛、头晕、恶心、呕吐、荨麻疹等反应，严重者可出现心律失常、休克、虚脱、发绀、喉黏膜水肿、呼吸困难。如果心腔造影时对比剂进入心肌内或心壁穿孔，可引起急性心脏压塞。术后要密切观察对比剂的不良反应，监测呼吸、心率、心律、血压，注意有无心脏压塞、心包摩擦音等。④感染性心内膜炎的预防及护理，为预防感染，术中应严格注意无菌操作，术后按医嘱使用抗生素 3～5 天，术后注意监测体温的变化。

(4)房间隔缺损患者的护理：①注意遵医嘱抗凝，因左心房压力低，血流恢复慢，在封堵器周围内皮细胞未完全覆盖之前，极易导致血栓形成。护理人员要将抗凝的重要性告诉患者及家属，以引起足够的重视，使其严格按医嘱用药。②由于左心房压力大于右心房，封堵器脱落时一般脱落在右心房，然后到达右心室进入肺动脉分叉处，会出现一系列右心功能不全的症状。如果有右心循环障碍的临床表现，应立即通知医师寻找原因及时处理。③房间隔缺损的患者常会合并有房性心律失常，加上血液黏稠度高和心房内有一异物，易导致血栓形成或栓子脱落。因此，术后患者如有呼吸困难，应立即采取有力措施进一步检查，明确是否有肺栓塞等并及时处理。

(5)室间隔缺损患者的护理：因室间隔部位的传导系统组织丰富，术中的导管刺激以及封堵器的存在，一旦封堵影响三尖瓣的血流或压迫甚至机械损伤房室传导系统，会出现房室传导阻滞或束支传导阻滞，应严密观察心电监护和心电图的变化，及时报告医师进行处理。术后还可能出现急性主动脉瓣关闭不全。术后应询问患者有无心前区不适、头部动脉搏动感等，并动态观察患者的血压，特别注意脉压的大小及外周血管征，并及时通知医师。

(6)动脉导管未闭患者的护理：实行封堵术的患者，由于残余分流会导致溶血，系高速血流通过网状封堵器所致，因此，72 小时内应严密观察患者的面色，有无贫血貌，定时查血尿常规、血红蛋白，如患者面色苍白，尿常规检查有红细胞，血红蛋白下降至 70 g/L 以下，则表明严重溶血，应告知医师有关情况，并及时诊断处理。如为管状动脉导管未闭的患者，术后 3 个月内避免剧烈活动，防止封堵器脱落。3 个月后血管内皮细胞完全封盖封堵器，封堵器不会脱落，运动不受限制。

(二)健康教育

(1)指导患儿及家长近期内避免剧烈活动，穿刺处 1 周之内避免洗澡，防止出血。

(2)预防感冒及其他感染。

(3)遵医嘱应用药物，并于术后 1 个月、3 个月、6 个月、1 年定期来院随访，行心脏超声、EKG、胸部 X 线片检查，了解其疗效及有无并发症，观察肺血流改变和封堵器的形态、结构有无变化等。

(韩雅琴)

参考文献

[1] 叶林.实用心血管疾病诊疗技术[M].北京:科学技术文献出版社,2020.
[2] 毕新同.临床心血管常见疾病[M].天津:天津科学技术出版社,2020.
[3] 吕新.临床心电图鉴别诊断与应用[M].长春:吉林科学技术出版社,2019.
[4] 朱珍妮.心血管疾病膳食指导[M].北京:人民卫生出版社,2020.
[5] 杨杰书.临床心血管疾病综合治疗学[M].长春:吉林科学技术出版社,2019.
[6] 于沁,褚晨宇,黄玲.现代心血管病学[M].天津:天津科学技术出版社,2019.
[7] 李培武,王丽平.急诊常见心电图识别与诊治原则[M].北京:科学出版社,2019.
[8] 王庭槐.心血管系统[M].北京:北京大学医学出版社,2019.
[9] 张晶,陈涛,林美萍.中西医结合心血管病临床诊疗[M].长春:吉林科学技术出版社,2019.
[10] 陈鹏.心血管疾病基本知识与技术[M].天津:天津科学技术出版社,2020.
[11] 罗群.心血管疾病临床诊治[M].上海:上海交通大学出版社,2019.
[12] 金强.心血管疾病简明诊疗学[M].长春:吉林科学技术出版社,2019.
[13] 左海霞.心血管疾病理论与实践[M].上海:上海交通大学出版社,2019.
[14] 吴斌,李惠玲.心血管病及并发症鉴别诊断与治疗[M].郑州:河南科学技术出版社,2019.
[15] 胡日波.实用胸心血管外科学[M].昆明:云南科技出版社,2020.
[16] 姜志胜.心血管病理生理学[M].北京:人民卫生出版社,2020.
[17] 张健.心血管疾病的诊断与治疗[M].北京:北京工业大学出版社,2020.
[18] 裴建明.心血管生理学基础与临床[M].北京:高等教育出版社,2020.
[19] 翟向红.临床心电图诊断与应用[M].长春:吉林科学技术出版社,2019.
[20] 何建桂,柳俊.心血管疾病预防与康复[M].广州:中山大学出版社,2020.
[21] 邹弘麟.充血性心力衰竭与心脏移植[M].北京:北京大学医学出版社,2019.
[22] 宋雷,惠汝太.心血管疾病与精准医学[M].北京:人民卫生出版社,2019.
[23] 张兆光.心血管外科诊疗常规[M].北京:中国医药科技出版社,2020.
[24] 姜炜炜.临床心电图解析与诊断[M].北京:科学技术文献出版社,2019.
[25] 贾钰华,周迎春.常见心血管疾病的中西医结合防治[M].北京:中国中医药出版社,2019.
[26] 曹勇.心血管疾病介入治疗[M].北京:科学技术文献出版社,2019.
[27] 崔莹.心血管内科常见病的诊断与防治[M].南昌:江西科学技术出版社,2019.

[28] 刘勇.心血管疾病诊疗精粹[M].北京:科学技术文献出版社,2019.

[29] 那荣妹,司晓云.心血管疾病诊疗精要[M].贵阳:贵州科学技术出版社,2020.

[30] 李凡民,牛文堂.现代临床心电图学[M].长春:吉林科学技术出版社,2019.

[31] 于海波.新编心血管疾病及介入治疗[M].长春:吉林科学技术出版社,2019.

[32] 马术魁.心血管疾病临床诊疗[M].长春:吉林科学技术出版社,2020.

[33] 王阶.实用心血管病证中西医治疗学[M].北京:人民卫生出版社,2019.

[34] 刘春霞,郑萍,陈艳芳.心血管系统疾病[M].北京:人民卫生出版社,2020.

[35] 李阳.心血管内科诊疗精要[M].南昌:江西科学技术出版社,2020.

[36] 刘静,孙艺红,彭道泉,等.中国心血管病一级预防指南[J].中华心血管病杂志,2020,48(12):1000-1038.

[37] 李玲.动态心电图与常规心电图诊断冠心病患者心律失常的比较.心电图杂志,2020,9(1):9-10.

[38] 陈桂英,张苗苗,吴群红.心血管疾病的整合管理[J].中国全科医学,2020,23(11):1368-1371.

[39] 奉淑君,唐欣颖,王瑛,等.血脂康降脂以外的心血管保护作用及机制研究进展[J].中国新药杂志,2019,28(10):1192-1196.

[40] 国方.常规心电图与动态心电图对心肌缺血及心律失常检出率对比分析.中国现代医药杂志,2019,21(11):90-92.